丁震医学教育® www.dzyxedu.com 护理考试丛书

丁震护考急救包®

护士执业资格考试

模拟 6 套卷全解析

丁　震　编著

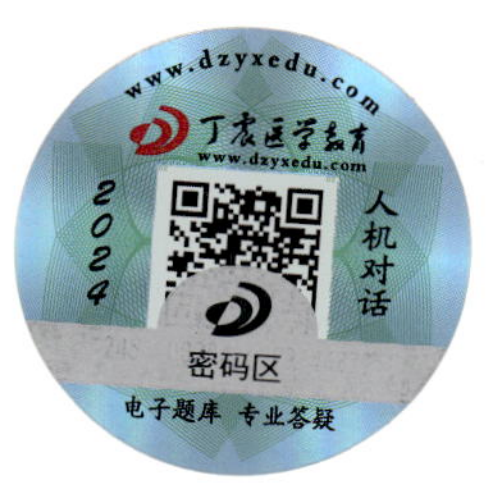

山东城市出版传媒集团·济南出版社

图书在版编目（C I P）数据

护士执业资格考试模拟6套卷全解析 / 丁震编著 .—
济南：济南出版社，2023.10
（丁震护考急救包）
ISBN 978-7-5488-5912-3

Ⅰ.①护… Ⅱ.①丁… Ⅲ.①护士—资格考试—题解
Ⅳ.① R192.6-44

中国国家版本馆 CIP 数据核字 (2023) 第 181585 号

丁震护考急救包 护士执业资格考试模拟 6 套卷全解析
DING ZHEN HUKAO JIJIUBAO HUSHI ZHIYE ZIGE KAOSHI MONI 6 TAO JUAN QUANJIEXI
丁震 / 编著

出 版 人 田俊林
责任编辑 李 哲
装帧设计 舜思教育

出版发行 济南出版社
地 址 济南市市中区二环南路 1 号（250002）
总 编 室 （0531）86131715
印 刷 河北文扬印刷有限公司
版 次 2023 年 10 月第 1 版
印 次 2023 年 10 月第 1 次印刷
成品尺寸 210mm × 285mm 16 开
印 张 16.25
字 数 612 千
定 价 58.00 元

内容简介

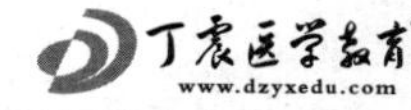

本书是“丁震护考急救包”系列图书之一，共包含6套试卷1440题。每套卷分为第一科专业实务，第二科实践能力。每个科目的题型构成及比例与最新考试一致。解析部分是对1440题的全解析，即每道试题均做解析，且对有干扰价值的选项做逐项解析。考试前大量综合“刷题”往往是通过考试的优选途径，丁震版综合刷题卷题量大，“护考6＋5＋4刷题三本套”，共15套卷3600题，可供参加全国护士执业资格考试的考生使用。

内容简介

前 言

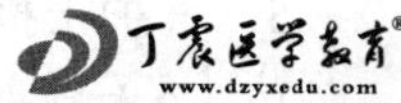

根据2008年国务院颁布的《护士条例》和2010年卫生部、人力资源社会保障部颁布的《护士执业资格考试办法》文件精神，全国护士执业资格考试（简称护考）实行国家统一考试大纲、统一组织命题和统一合格标准的考试制度。考试成绩合格者，方可申请护士执业资格注册。

现行的护考分为专业实务和实践能力2个科目，每个科目有120道试题，采用标准分报告成绩，目前固定合格分数线，2个科目均为300分通过，一次通过2个科目为成绩合格。2011年作为护考的分水岭，2010年之前，护考与护理学（师）和护理学（中级）考试的考试形式和命题特点相同，难度较低；2011年之后，护考命题特点发生巨大变化，难度加大，且已形成独特的命题风格。难度提升主要体现在新考点比例高、命题范围大、出题思路绕3个方面。

2015年以来，每年考试之后都会在网上听到众多考生的抱怨之声，这说明有相当比例的考生并没有做好护考难度加大的学习准备和心理准备。为了适应目前护考命题的难度特点，我认为最重要的前提就是选择高质量的考试图书。质量高的考试图书应该具备两个基本特点：一是考点、试题的覆盖面足够大。现行护考的命题范围很大，过于简单的图书会缺失大量考点，严重误导考生，容易导致考生进入考场后心理防线崩溃，所以提醒考生一定不可轻信只复习高频考点就可以轻松通过考试的宣传。护考复习有方法、有技巧，但每年与全国的70万考生竞争，并无捷径。二是能够帮助考生梳理清楚考试所要求的庞大考点体系的内在联系，化繁为简，使考生能在理解的基础上掌握、记忆。注意复习一定要建立在理解的基础上，不求甚解地死记硬背或总结一些没有内在联系的顺口溜并不能有效地应对目前命题灵活的考试。

我已经跟踪护考20年，并不断分析、总结每年护考的命题规律和变化趋势，目的是为考生提供质量更高、更权威的考试图书和培训课程。2024年“丁震护考急救包”系列图书共有7本，略有变化，原《护士执业资格考试点线学习法考点背诵及强化1000题》和《护士执业资格考试考点背诵掌中宝》2本图书停止出版，取而代之的2本新书分别是《护士执业资格考试历年真题考点解读5套卷》和《护士执业资格考试札记》。7本图书简介如下：

1．《丁震护士执业资格考试护考急救包》：是全国护考经典的培训教材，自2009年出版以来，已助力全国数百万考生顺利通过考试。该书包含上、中、下3册图书和1张网络学习卡，上册为应试指导教材，坚持及时修订，考点覆盖全，编写精练，经历年考试验证，每个批次考试考点的押中比例高于同类书20%左右，但篇幅却比同类书少20%以上；全书共有表格200余个，插图、彩图近100幅，绝大多数为我归纳的原创图表。中册为包含2024道题的章节练习。下册为5套模拟试卷。网络学习卡中包括“护考核心专题课”“护考历年题讲解课”“护考病例分析分析专项课”等总时长超过60个小时的优质课程。

2．《护士执业资格考试应试指导》：与《丁震护士执业资格考试护考急救包》的上册应试指导内容相同，便于考生与其他图书搭配选购。

3．《护士执业资格考试模拟6套卷全解析》：精选1440题。

4．《护士执业资格考试预测5套卷全解析》：精选1200题。

5．《护士执业资格考试冲刺4套卷全解析》：精选960题。

以上3本试卷共有3600题，每套试卷中包含8道图形题。每套试卷均高度仿真历年机考，精心组卷。每道试题均配有作者的原创解析，对有干扰价值的选项逐项解析，解析可帮助考生不仅掌握考点，更可以理清解题的逻辑思路，特别适合应对目前灵活的护考命题。3本试卷之间的试题不同，且与《丁震护士执业资格考试护考急救包》中、下册中的试题也不相同。为适应护考难度加大的要求，建议考生加大做题量。

6．《护士执业资格考试历年真题考点解读5套卷》：是根据近2年多批考试原创的全真试卷和解析，体现近年考试命题微妙变化，参考价值特别高。

7．《护士执业资格考试机记》：是一本图表化的记忆手册，以表格总结归纳历年考试的高频知识点，以流程图和思维导图梳理重点疾病的知识逻辑，并配套近20节重点、难点疾病的精品课程。

由于护考难度较大，对基础比较差的考生，跟着老师的思路，认真听考试的培训课程可以大幅度降低复习备考难度和时间成本，有效提高分数。

从2010年到2019年，每年考试前，我都应邀到全国护理院校为考生做“点线学习法”现场冲刺培训，共培训200余场。2020年以后，课程转向线上直播和录播，课件经过不断地修订完善，试题和考点覆盖更广。2023年起课程已全部转变为线上录播课的形式，有以讲题为主的“护考预测课”“护考押题课”“护考历年题讲解课”“护考病例分析专项课”，也有以讲知识点为主的“护考核心考点课”等。“护考预测课”“护考押题课”是主干课程，以“点线学习法”的思路展开讲解，重在类似知识点的分类和归纳，对知识点的扩展是课程的最大特色，有助于考生深刻理解每道题和每个知识点，融会贯通，举一反三。课程充分体现了我和我的讲师团队对护考教学的专业研究成果，对考生应考将大有裨益。

在图书编写和课程录制过程中，我和我的团队始终坚持两个基本原则，一是内容原创原则，二是及时修订原则，每年增补新的知识总结和新试题。只有不断努力，才能出精品。

由于编写和出版的时间紧、任务重，书中不足之处，请考生批评指正。

丁震

2023 年 9 月于北京

目　录

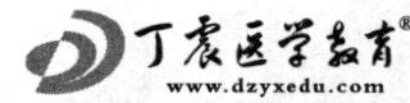

模拟试卷一

专业实务

一、单选题（每题 1 个得分点）：以下每道试题有 5 个备选答案，请从中选择 1 个最佳答案。提示：本部分在答题过程中可以回退（对已作答试题可以返回检查或修改答案）。

1. “您回到家要注意休息，按时服药并在规定的时间来复查。”“您慢走。”此语言属于
   A. 工作用语
   B. 指导用语
   C. 电话用语
   D. 招呼用语
   E. 迎送用语

2. 《中华人民共和国献血法》规定，我国现行的献血制度是
   A. 自愿献血制度
   B. 无偿献血制度
   C. 法定献血制度
   D. 强制献血制度
   E. 有偿献血制度

3. 初产妇，33 岁。妊娠 38 周，正常阴道分娩。第二产程时宫缩频繁，疼痛难忍。此时护士最恰当的处理方式是
   A. 劝其忍耐
   B. 给予安慰和鼓励
   C. 抚摸腹部
   D. 握紧产妇的手
   E. 投以关切的目光

4. 关于病室环境要求，正确的是
   A. 一般病室冬季室温以 16~22℃为宜
   B. 两张病床之间的距离应不小于 50 cm
   C. 定时通风，10 分钟 / 次
   D. 午休和睡眠时室内光线宜柔和、暗淡
   E. 通风时最好使患者能直接感受到风

5. 肝硬化患者出现全血细胞减少的主要原因是
   A. 血液稀释
   B. 脾功能亢进
   C. 肝衰竭
   D. 营养不良
   E. 失血过多

6. 高渗性脱水治疗早期补液首选
   A. 5% 葡萄糖注射液
   B. 平衡盐溶液
   C. 等渗盐水和氯化钾
   D. 5% 氯化钠注射液
   E. 林格液

7. 关于沟通的层次，说法错误的是
   A. 五个层次的区别是一个人希望把他真正的感觉与别人分享的程度
   B. 共鸣性沟通是参与程度和信任程度最高的沟通
   C. 事务性沟通对于护理人员了解患者是十分重要的
   D. 为尽快建立良好的护患关系，护理人员应选择较高层次的沟通
   E. 情感性沟通只有在建立了信任感和安全感后才比较容易做到

8. 构成护患关系基础的是
   A. 道德关系
   B. 技术性关系
   C. 利益关系
   D. 法律关系
   E. 文化关系

9. 股静脉穿刺的正确体位是
   A. 仰卧，下肢伸直
   B. 仰卧，下肢伸直，略外展、外旋
   C. 仰卧，下肢伸直，略内收

D．仰卧，屈膝
E．仰卧，屈膝，略外展

10．护士从患者的角度，通过倾听和提问，与患者交流，理解患者的感受。护士采用的交谈策略是
A．沉默
B．核对
C．阐述
D．移情
E．反应

11．护士对出院患者进行出院指导属于
A．协作性护理措施
B．辅助性护理措施
C．依赖性护理措施
D．参与性护理措施
E．独立性护理措施

12．护士未认真核对，将患者液体输错，但及时发现未造成不良后果，该行为属于
A．意外事故
B．二级乙等医疗事故
C．三级甲等医疗事故
D．四级医疗事故
E．不属于医疗事故

13．护士欲将10%氯化钾30ml稀释于5%葡萄糖注射液中，最合适的稀释液量是
A．200ml
B．300ml
C．500ml
D．700ml
E．1000ml

14．护士职业损伤不包括
A．护理临终患者时，受到负面情绪刺激
B．上班途中，被社会车辆撞伤
C．工作中感染乙肝病毒
D．准备化疗药物时，药液溅到皮肤上
E．搬运患者过程中，扭伤腰部

15．患者入院后护士收集相关资料，不需要收集的是
A．患者的年龄、民族、职业、宗教信仰
B．患者对健康和疾病的认识、精神和情绪状态
C．患者的现病史
D．患者的手术、过敏史
E．患者家庭成员的生活方式

16．患者在沟通中对护士的陈述，需要护士进一步去澄清的是
A．我从去年5月份开始，每天只吃两餐饭，从不吃早餐
B．我每天都喝少量的酒
C．我痰中有血丝已经1个星期了
D．我这次住院的费用是26 000元
E．我每天抽一包烟，已经6年了

17．急性阑尾炎易出现坏死穿孔，其最主要的解剖因素是
A．阑尾管腔狭小，排空欠佳
B．阑尾系膜短易扭曲
C．阑尾是与盲肠相通的弯曲盲管，呈蚯蚓状
D．阑尾动脉是一条终末血管，且无侧支
E．阑尾管壁淋巴组织丰富

18．加压输液时由于未及时更换液体发生空气栓塞，为减轻患者症状，应采取的卧位是
A．右侧卧位，头低足高位
B．端坐位，双腿下垂
C．俯卧位
D．去枕平卧位
E．左侧卧位，头低足高位

19．甲型肝炎的传播途径是
A．血液-体液传播
B．接触传播
C．虫媒传播
D．消化道传播
E．呼吸道传播

20．甲状腺功能亢进症患者进行基础代谢率测定时间宜在
A．下午6时、餐后和静卧
B．清晨空腹和静卧
C．下午4时，静卧
D．午间12时、餐后和静卧
E．下午2时，静卧

21. 精神分裂症最重要的发病因素是
A. 脑器质性病变
B. 环境因素
C. 脑组织损伤
D. 遗传因素
E. 精神因素

22. 可以促进有效沟通的行为是
A. 按患者叙述内容转移展开的话题
B. 不评论患者所谈内容
C. 避免长时间的倾听，及时插话
D. 全神贯注，保持目光的接触
E. 患者担心疾病预后时可做出保证

23. 控制的分类中，按照管理者控制和改进工作的不同方式进行分类的是
A. 前馈控制和资金控制
B. 间接控制和直接控制
C. 同期控制和定期控制
D. 实施控制和全面控制
E. 技术控制和人员控制

24. 临床护理操作中，属于侵犯患者隐私的是
A. 取得患者同意后让学生观摩学习
B. 窥探与病情无关的身体其他部位
C. 一旦确诊患者具有烈性传染病立即上报
D. 不探究与诊疗无关的患者隐私
E. 经过患者同情后，公开患者资料

25. 男，38 岁。因消化性溃疡穿孔行胃大部切除术，采用如图所示的手术术式，其缺点是

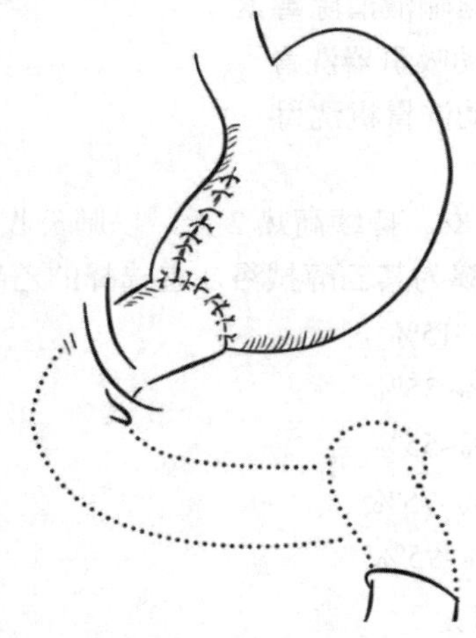

A. 术后胆汁、胰液易反流
B. 避免胆汁、胰液反流入胃
C. 吻合口张力大
D. 吻合口溃疡发生率低
E. 减少胃炎发生

26. 慢性肺源性心脏病最常见的病因是
A. 慢性阻塞性肺疾病
B. 支气管哮喘
C. 支气管扩张症
D. 肺动脉栓塞
E. 睡眠呼吸暂停综合征

27. 某产妇，29 岁。因双胎妊娠行剖宫产娩出两活婴，新生儿均因轻度窒息转儿科治疗。该产妇因患有活动性乙型肝炎，护士告知其需要退乳。产后第 2 天值班护士查房时发现产妇情绪低落，其可能的原因不包括
A. 母婴分离
B. 手术后疲劳
C. 生产过程中缩宫素的使用
D. 产妇体内雌、孕激素水平急剧下降
E. 家属对新生儿的高度关注带来的失落感

28. 某护士办理了执业注册变更后，其执业的许可期限为
A. 5 年
B. 1 年
C. 2 年
D. 12 年
E. 8 年

29. 某护士给外伤患者做头孢菌素皮试，其结果为阳性，但医生仍坚持用药。此时护士最应该坚持的是
A. 重新做一次
B. 做对照试验
C. 拒绝使用
D. 与其他护士商量
E. 继续执行医嘱

30. 某孕妇，34 岁。子宫内膜检查见腺体缩小，内膜水肿消失，螺旋小动脉痉挛性收缩，有坏死、内膜下血肿。护士根据检查结果判断该内膜为月经周期的

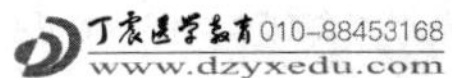

A．月经期
B．增殖期
C．分泌早期
D．分泌晚期
E．月经前期

31. 男，11 个月。因发热、呕吐、腹泻入院。大便为黄色蛋花汤样，每天 10 余次，量多，无腥臭味。前囟、眼窝稍凹陷，尿量减少，大便镜检（－）。对该患儿的治疗不恰当的是
A．及时足量使用广谱抗生素
B．补液
C．补钾
D．应用双歧杆菌
E．使用蒙脱石散

32. 男，14 岁。休克型肺炎。经抢救病情稳定，医嘱：10% 葡萄糖注射液 400ml ＋多巴胺 20mg，IV。若滴速 20 滴 / 分，则告诉家长输液可维持的时间是
A．2 小时
B．1 小时
C．3 小时
D．6 小时
E．5 小时

33. 男，20 岁。因患急性蜂窝织炎需要抗生素治疗，选择最有效抗生素的依据是
A．药敏试验结果
B．感染的深度
C．感染发生部位
D．感染的面积
E．是否伴随全身症状

34. 男，20 天。口腔黏膜出现乳白色微高起斑膜，不易擦掉，诊断为鹅口疮。为患儿清洁口腔宜选用的溶液是
A．碘酊
B．生理盐水
C．呋喃西林溶液
D．2% 碳酸氢钠溶液
E．0.3% 过氧化氢溶液

35. 如图所示，二尖瓣为
A．①
B．②
C．③
D．④
E．⑤

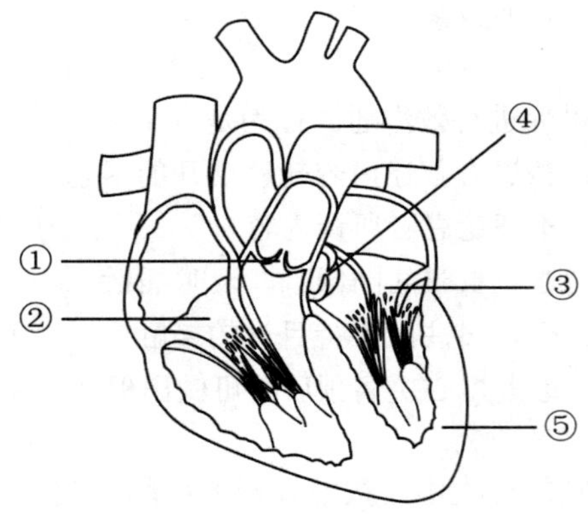

36. 男，27 岁。因低热、全身不适、头痛、畏食、肌肉关节疼痛以及淋巴结肿大就诊，实验室检查结果显示血清抗 HIV 阳性。护士为其指导日常生活的注意事项中应除外
A．排泄物用漂白粉消毒
B．教给患者用药方面的知识和可能出现的不良反应
C．性生活应使用阴茎套
D．加强心理疏导
E．外出时应戴口罩

37. 男，28 岁。约 1 小时前食用有毒蘑菇急诊就诊。患者意识清醒，护士首选的处理方法是
A．口服催吐
B．给予药物导泻
C．快速输液清除毒素
D．电动吸引器洗胃
E．自动洗胃机洗胃

38. 男，31 岁。持续高热 2 天，以肺炎收治入院。护士遵医嘱为其乙醇拭浴，宜选择的乙醇浓度是
A．5%~15%
B．25%~35%
C．45%~55%
D．70%~75%
E．90%~95%

39. 男，25 岁。骑摩托车翻车后头部受伤，颈部剧

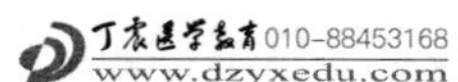

痛，四肢感觉和运动功能尚存，身体多处软组织损伤，此时急救运送方法正确的是

A．立刻将其扶起
B．用软担架搬运
C．专人托扶头部
D．一人背负搬运
E．二人抱持搬运

40. 男，45 岁。高血压，每天摄盐较多。护士通过收集资料了解到患者存在知识缺乏，并为其制订护理计划。此时护士与患者处于护患关系发展时期的

A．协作期
B．工作期
C．亲密期
D．解决期
E．结束期

41. 男，45 岁。因尿急、尿频、尿痛入院。遵医嘱行尿细菌培养，患者的一般状态良好，护士留取尿标本的方法，正确的是

A．患者自己留尿
B．留取前段尿
C．留取中段尿
D．收集 24 小时尿
E．导尿术留取

42. 男，46 岁。慢性肾小球肾炎、尿毒症。因酸中毒给予 5% 碳酸氢钠静脉滴注，患者突然手足抽搐，抢救时首先采取的措施是

A．吸氧
B．地西泮肌内注射
C．压舌板插入上下磨牙间
D．静脉注射 10% 葡萄糖酸钙
E．肌内注射苯妥英钠

43. 男，48 岁。因肝性脑病处于昏迷状态，护士在为其行口腔护理时，张口器放入的正确位置是

A．正切牙
B．尖牙
C．门齿
D．臼齿
E．侧切牙

44. 男，50 岁。因急性胰腺炎入院治疗。病情稳定后，患者依赖性增强，自己能做的事也要别人代劳，该患者使用的心理防卫机制是

A．否认
B．退化
C．投射
D．转移
E．补偿

45. 如图所示，注射的进针角度为

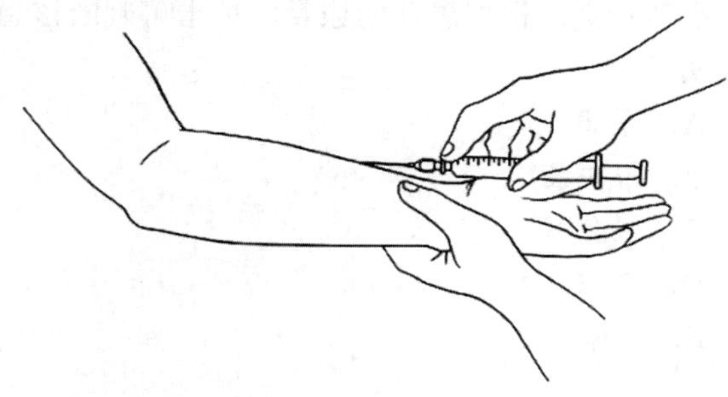

A．30°~40°
B．15°~30°
C．15°
D．5°
E．90°

46. 男，50 岁。左下肢出现发凉、麻木、针刺感 1 年，伴有间歇性跛行，到医院检查：皮肤完整，左下肢皮温降低，足背动脉搏动减弱，诊断为血栓闭塞性脉管炎。给予药物治疗，正确的是

A．烟酸、罂粟碱可减少侧支循环形成
B．前列腺素 E 具有血管收缩的作用
C．常采用血管收缩药物，增高血压
D．常采用促进血小板聚集的药物
E．低分子右旋糖酐能降低血液黏滞度，改善微循环

47. 男，52 岁。既往支气管扩张症 10 年，两天来出现高热、咳嗽、咳痰剧烈，其治疗原则应为

A．促进排痰和控制感染
B．加强痰液引流
C．促进排痰和卧床休息
D．控制感染和增加营养
E．手术治疗

48. 男，55 岁。诊断为胃癌晚期。因家境贫困，患者

向护士要求主动出院，该案例主要涉及患者的
A．自主选择权
B．隐私保护权
C．不伤害原则
D．知情同意权
E．请求回避权

49．男，8 岁。因眼睑水肿、尿少 4 天入院。查体：精神差，眼睑及面部水肿、指压凹陷不明显；血压 135/80mmHg，尿量＜ 17ml/h，诊断为急性肾小球肾炎。根据患儿的尿量，护士可判断该患儿属于
A．尿痛
B．尿失禁
C．尿潴留
D．少尿
E．无尿

50．内服药包装上的标签颜色是
A．红色
B．棕色
C．蓝色
D．黑色
E．绿色

51．尿液呈酱油色常见于
A．梗阻性黄疸
B．急性溶血
C．肝细胞性黄疸
D．肾脏肿瘤
E．晚期丝虫病

52．女，16 岁。淋雨后患吉兰 - 巴雷综合征。查体：双下肢无力，能在床上移动，但不能抬起。该患者的肌力为
A．0 级
B．2 级
C．3 级
D．4 级
E．肌力下降

53．女，18 岁。服毒自杀，被送急诊抢救。电动机洗胃时，引出液有血性液体。护士应采取的措施是
A．停止操作，通知医生
B．降低电动机吸引压力
C．更换洗胃液，重新减量灌洗
D．请示医师灌入止血药物
E．留取标本，备查出血原因和毒物性质

54．女，22 岁。新入院患者，护士为其准备床位的原则是
A．将其安排在观察室
B．由分管医师安排床位
C．根据病情需要选择床位
D．将其安排在监护室
E．按患者意愿安排床位

55．深Ⅱ度烧伤的深度可达下图中的

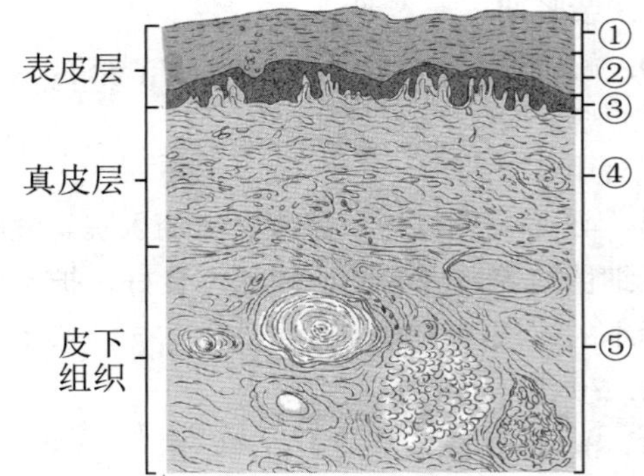

A．①
B．②
C．③
D．④
E．⑤

56．女，35 岁。因糖尿病住院治疗。医嘱：普通胰岛素 8U，ac，H。护士应为其执行的时间是
A．上午
B．餐后
C．临睡前
D．餐前
E．必要时

57．女，36 岁。阑尾炎切除术后 3 天肠蠕动仍未恢复，为减轻腹胀，最简单、有效的措施是
A．鼓励下床活动
B．胃肠减压
C．腹部热敷
D．肛管排气
E．腹部环形按摩

58. 女，37 岁。肛门周围瘙痒，肛周皮肤外口反复红肿，流脓，诊断为低位单纯性肛瘘，治疗的最佳方法是
A．1∶5000 高锰酸钾溶液温水坐浴
B．肛瘘切除术
C．局部换药治疗
D．瘘管搔刮
E．使用抗菌药物

59. 女，38 岁。因消化性溃疡入院治疗，患者进入病区后，护士的初步护理工作<u>除外</u>
A．护理评估
B．测量生命体征
C．建立静脉通道
D．填写住院病历和有关护理表格
E．通知主管医生查看患者

60. 女，40 岁。6 个月前无明显诱因出现大便表面时有血液及黏液，伴大便次数增多，3~4 次 / 天，时有排便不尽感，但无腹痛。曾在当地医院按“慢性细菌性痢疾”治疗无效。发病以来体重下降 3kg，经内镜检查确诊为直肠癌收入院。术前行直肠指诊，距肛缘约 10cm 触及一肿块，应考虑采取的术式是
A．Dixon 手术
B．乙状结肠造口术
C．Miles 手术
D．直肠息肉摘除术
E．左半结肠切除术

61. 女，42 岁。大学文化。20 年前注射链霉素后导致双耳听力障碍。护士询问病史时，沟通方式<u>错误</u>的是
A．提高讲话声调
B．可通过文字交流
C．核实含糊的信息
D．倾听时身体前倾，保持目光的接触
E．运用手势和表情加强沟通

62. 女，45 岁。餐后 3~4 小时或在午夜至凌晨腹部钝痛、灼痛或有饥饿样不适感，进食后迅速缓解。此疼痛缓解的机制为
A．胃酸分泌减少
B．胃蛋白酶分泌减少
C．胃酸被中和
D．迷走神经张力增加
E．交感神经兴奋

63. 女，45 岁。乏力、全身不适、关节痛 2 年。关节痛开始于双手指间关节的掌指关节，近 3 个月逐渐出现双侧腕关节、肘关节疼痛，并伴晨起后伸指困难。2 天前因关节疼痛加重伴低热入院，医嘱行血常规、血沉、C 反应蛋白等检查。其中，护士在采血时，血沉宜选用的容器是
A．氯化钠试管
B．葡萄糖试管
C．普通干燥试管
D．抗凝试管
E．血培养瓶

64. 女，50 岁。诊断为尿失禁，行留置导尿术。为预防尿路感染，首选的护理措施是
A．定时更换卧位
B．遵医嘱给予抗生素
C．及时拔出导尿管
D．增加清洗尿道口次数
E．鼓励患者多饮水，行膀胱冲洗

65. 女，52 岁。B 超检查发现肝占位性病变 1 周，查肝功能正常，最有助于原发性肝癌诊断的检查是
A．CEA
B．AKP
C．AFP
D．γ-GT
E．CA19-9

66. 女，55 岁。脑出血昏迷，静脉营养支持 3 年。患者死亡后尸解发现，肺后有数十个肉芽肿，其内可见炭粒样和胶粒样颗粒。考虑其来源最可能是
A．服用的活性炭沉积
B．环境空气污染
C．输液微粒的污染
D．吞噬细胞运输而致
E．代谢物沉积转变

67. 女，56 岁。稳定型心绞痛病史，今与邻居争吵时突然发生心前区压榨性疼痛，自行舌下含服硝酸甘油，其作用是

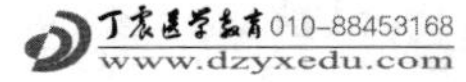

A．增强心肌收缩力
B．增加心脏做功
C．增加外周血管阻力
D．扩张外周血管
E．扩张静脉系统

68. 女，60岁。今晨在医院如厕时突然倒地不起。护士赶到后发现患者意识丧失，触不到颈动脉搏动，双侧瞳孔散大。护士应首先采取的措施是
A．吸氧
B．左侧卧位
C．心肺复苏
D．心电监护
E．备血

69. 女，66岁。慢性肺源性心脏病，喘憋明显，略有烦躁。治疗方案中，应慎用镇静催眠药，主要是为了防止
A．加重水、钠潴留
B．感染
C．脱水、低钾血症
D．诱发肺性脑病
E．全心衰竭

70. 女，67岁。车祸后出现损伤，现场护士急救时优先处理的是
A．右侧胫骨开放性骨折
B．胫腓骨干骨折
C．胸壁损伤
D．张力性气胸
E．右前臂皮肤擦伤

71. 女，68岁。因“高血压、冠心病7年，加重3天”入院，在对患者进行健康评估时，属于主观健康资料的是
A．血压160/110mmHg
B．胸闷、头晕
C．体温36.5℃
D．心率72次/分
E．心电图示V_4~V_6ST段水平下移

72. 女，82岁。内囊出血，护士用热水袋时温度不宜过高的原因是
A．容易加重偏瘫
B．局部对热敏感
C．皮肤感觉迟钝
D．患者血液循环不良
E．热疗的继发效应

73. 女，日龄3天。上腭中线和牙龈部有黄白色斑点，护士为其提供针对性护理的方法是
A．切开
B．用软布擦净
C．用生理盐水清洗
D．无须处理，可自行消失
E．用2%碳酸氢钠溶液清洗

74. 轻度缺氧时，血气分析PaO_2指标为
A．80~100mmHg
B．70~80mmHg
C．50~70mmHg
D．40~50mmHg
E．20~40mmHg

75. 人工流产负压吸引术后禁止盆浴和性交的时间是
A．1周
B．2周
C．3周
D．1个月
E．2个月

76. 男，50岁。在建筑工地工作时被铁钉扎伤，医嘱给予破伤风抗毒素肌内注射，护士为患者行过敏试验时，不正确的是
A．当皮丘直径大于1.5cm，红晕直径超过4cm可以判断皮试结果为阳性
B．试验结果为阳性时，可采用破伤风脱敏注射法
C．破伤风皮试液的浓度是1500U/ml
D．试验结果为阴性时，余液0.9ml与皮试液剩余量行肌内注射
E．当皮丘周围有伪足、痒感时可以判断皮试结果为阳性

77. 女，30岁。因类风湿关节炎入院，使用某种药物治疗后患者关节疼痛减轻，但出现体重增加，满月脸、向心性肥胖等不良反应，此药物为
A．泼尼松

B. 环磷酰胺
C. 硫唑嘌呤
D. 吲哚美辛
E. 阿司匹林

78. 烧伤患者宜采用的饮食是
A. 低蛋白、高维生素饮食
B. 高热量、低脂饮食
C. 高蛋白、高热量饮食
D. 高脂、高热量饮食
E. 高维生素、高脂饮食

79. 淋巴细胞增多主要见于
A. 化脓性感染
B. 寄生虫病
C. 病毒性感染
D. 免疫性疾病
E. 过敏性疾病

80. 食管癌晚期转移通过的途径是
A. 直接扩散
B. 淋巴转移
C. 种植性转移
D. 血行转移
E. 浸润转移

81. 属于开放性损伤的是
A. 挫伤
B. 扭伤
C. 裂伤
D. 挤压伤
E. 爆震伤

82. 通过利尿作用达到降压效果的药物是
A. 美托洛尔
B. 硝苯地平
C. 卡托普利
D. 氢氯噻嗪
E. 氯沙坦

83. 外阴阴道假丝酵母菌病阴道灌洗时碳酸氢钠的适宜浓度为
A. 4%
B. 5%
C. 6%
D. 7.5%
E. 10%

84. 危重患者抢救中的护理道德不包括
A. 果断与审慎
B. 理解和任怨
C. 机警与敏捷
D. 热情与关怀
E. 慎独与协作

85. 一名护理人员负责一位患者全部护理的护理工作方式是
A. 个案护理
B. 整体护理
C. 责任制护理
D. 功能制护理
E. 小组护理

86. 隐性感染的重要临床意义是
A. 轻症患者增加
B. 显性感染减少
C. 病原携带状态减少
D. 潜伏性感染增加
E. 免疫人群扩大

87. 用吗啡镇痛时，要观察的主要不良反应是
A. 心律失常
B. 呼吸抑制
C. 喉头痉挛
D. 食欲减退
E. 末梢神经炎

88. 预防运动和过敏原诱发的支气管哮喘，最有效的药物是
A. 氨茶碱
B. 异丙托溴铵
C. 沙丁胺醇
D. 乙胺丁醇
E. 色甘酸钠

89. 遇到灾难事故，护理人员主动提出到救灾第一线去工作，这体现了护理人员
A. 良好的科学文化素质

B．扎实的专业理论知识
C．规范的实践操作能力
D．崇高的职业道德素质
E．具有批判性思维能力

90. 责任护士查房期间，将某患者的病历资料不慎留在病房，恰巧被其配偶翻阅，其配偶发现患者隐瞒了婚前流产史，极为不满，坚决与患者离婚。患者遂以医院侵犯了其隐私权为由提起诉讼。此事件处理时，不应对责任护士采取的处罚措施是
A．暂停执业活动
B．向患者赔礼道歉
C．责令改正
D．承担刑事责任
E．警告处分

91. 政府免费向公民提供的疫苗属
A．第一类
B．第二类
C．第三类
D．第四类
E．第五类

92. 中医学认为，疾病发生的重要条件除了正气虚弱，还应包括
A．邪气亢盛
B．四季变换
C．饮食失调
D．脏腑失调
E．缺乏锻炼

93. 中医在诊断疾病的活动中，主要在于
A．辨证
B．辨症
C．辨病
D．辨识体征
E．辨识治疗方法

94. 肿瘤患者最常见的发热类型是
A．稽留热
B．弛张热
C．间歇热
D．不规则热
E．回归热

95. 最容易被误解的非语言行为是
A．触摸
B．目光的接触
C．面部表情
D．手势
E．身体的姿势

二、共用题干单选题（每个提问1个得分点）：以下每道试题有2~6个提问，每个提问有5个备选答案，请选择1个最佳答案。提示：进入此部分试题后，您不能返回前面部分查看试题或修改答案；本部分在答题过程中不能回退（对已作答试题不能返回检查或修改答案）。您是否进入共用题干单选题部分？

（96~98题共用题干）

初产妇，26岁。产后发热3天，汗多伴下腹阵痛。查体：体温37.5℃，宫底脐下3横指，无压痛，会阴切口无肿胀及压痛，恶露暗红、腥味，双乳胀、有硬结。

96. 第1问：该产妇腹痛的原因是
A．产后子宫内膜炎
B．急性胃肠炎
C．产后宫缩痛
D．产后尿潴留
E．子宫附件炎症

97. 第2问：护士向该产妇解释发热的原因是
A．会阴切口感染
B．乳汁淤积
C．急性乳腺炎
D．产褥感染
E．尿路感染

98. 第3问：护士应采取的护理措施是
A．应用抗生素
B．阴道冲洗
C．鼓励哺乳
D．会阴切口热敷
E．鼓励多饮水

（99~101题共用题干）

男，24岁。发热1天。前天淋雨后突发寒战、高热，咳嗽、胸痛、气促，咳铁锈色痰。查体：左下肺有实变体征及湿啰音。

99. 第1问：首选的治疗用药是
A. 青霉素
B. 地塞米松
C. 红霉素
D. 盐酸氨溴索
E. 氨茶碱

100. 第2问：患者经抗感染及对症治疗后，病情未有明显好转。为防止病情恶化，护士应注意重点观察
A. 体温变化
B. 血压变化
C. 心率变化
D. 呼吸节律的变化
E. 痰液性状的变化

101. 第3问：若发生休克型肺炎，则休克治疗的必需药物除外
A. 硝酸甘油
B. 低分子右旋糖酐
C. 5%碳酸氢钠
D. 抗生素
E. 糖皮质激素

（102~103题共用题干）

男，34岁。肺结核，拟行链霉素治疗。

102. 第1问：链霉素过敏试验皮试液的浓度是
A. 15U/ml
B. 25U/ml
C. 150U/ml
D. 250U/ml
E. 2500U/ml

103. 第2问：注射皮试液3分钟，患者皮肤出现发红、瘙痒、丘疹，眼睑水肿。其过敏反应的类型是
A. 休克
B. 结膜炎
C. 周围神经炎
D. 荨麻疹
E. 肾炎

（104~106题共用题干）

男，38岁。慢性细菌性痢疾，拟给予药物灌肠治疗。

104. 第1问：给予该患者最好的灌肠方法是
A. 大量不保留灌肠法
B. 小量不保留灌肠法
C. 清洁灌肠法
D. 保留灌肠法
E. 大量保留灌肠法

105. 第2问：灌肠时，药量一般不超过
A. 200ml
B. 400ml
C. 500ml
D. 600ml
E. 800ml

106. 第3问：灌肠时，护士为该患者采取的卧位是
A. 仰卧位
B. 俯卧位
C. 左侧卧位
D. 右侧卧位
E. 膝胸卧位

（107~108题共用题干）

男，58岁。高血压病史7年，血压控制不佳。患者听到母亲去世的消息后突发头痛、视物模糊、失语，急诊入院测血压200/130mmHg。

107. 第1问：应首选的药物是
A. 卡托普利
B. 呋塞米
C. 普萘洛尔
D. 维拉帕米
E. 硝普钠

108. 第2问：监测该患者血压，6小时内血压控制的水平为
A. 160/100mmHg以内
B. 170/100mmHg以内
C. 160/110mmHg以内
D. 150/100mmHg以内
E. 140/90mmHg以内

（109~110题共用题干）

男，61岁。患糖尿病5年，一直采用口服降糖药，但血糖控制不佳。今查空腹血糖10.8mmol/L，餐后2

小时血糖 17.7mmol/L 入院，医嘱：注射胰岛素。

109. 第 1 问：如果患者采用短效胰岛素，注射时间应在
A. 餐前 1 小时
B. 餐前半小时
C. 进餐时
D. 餐后半小时
E. 餐后 1 小时

110. 第 2 问：胰岛素治疗后最常见的不良反应是
A. 局部脂肪萎缩
B. 胰岛素过量
C. 轻度水肿
D. 低血糖
E. 感染

（111~112 题共用题干）

男，6 岁。诊断为急性肾小球肾炎。患儿住院 3 天后，突然出现头痛、惊厥、视物不清。

111. 第 1 问：小儿出现上述情况的原因可能是
A. 血钙降低
B. 血钠升高
C. 颅内出血
D. 氮质血症
E. 高血压脑病

112. 第 2 问：护士测患儿血压 144/96mmHg。此时，最正确的处理措施是
A. 地西泮口服、呋塞米静脉注射
B. 呋塞米、硝普钠静脉注射
C. 地西泮注射、硝普钠静脉治疗
D. 地西泮静脉注射、硝苯地平口服
E. 氢氯噻嗪、硝苯地平口服

（113~114 题共用题干）

男，8 个月。由家属带到社区保健门诊接种麻疹减毒活疫苗。

113. 第 1 问：护士对于接种疫苗的健康指导，错误的是
A. 注射部位瘙痒时不要抓挠
B. 最好在餐后接种
C. 接种后不可剧烈活动
D. 接种后注意保暖
E. 接种后立即回家，防止感冒

114. 第 2 问：接种后约 1 分钟，婴儿出现烦躁不安、面色苍白、口周青紫、四肢湿冷、呼吸困难、脉搏细速等症状。考虑小儿可能发生了
A. 低血糖反应
B. 过敏性休克
C. 癫痫发作
D. 中毒反应
E. 低钙抽搐

（115~116 题共用题干）

女，26 岁。风湿性心脏病，合并瓣膜病。患者自幼好发扁桃体炎，5 年前于劳动时出现呼吸困难，咳粉红色泡沫痰并双下肢水肿。

115. 第 1 问：查体：水冲脉、毛细血管搏动征阳性。分析其原因是
A. 脉压增大
B. 肺动脉高压
C. 病毒感染
D. 体循环淤血
E. 呼吸衰竭

116. 第 2 问：护士向患者解释双下肢水肿的原因是
A. 左心衰竭
B. 全心衰竭
C. 呼吸衰竭
D. 右心衰竭
E. 下肢静脉栓塞

（117~118 题共用题干）

女，42 岁。脑外伤后昏迷卧床 1 年，社区护士检查患者骶尾部皮肤破损处组织发黑，有脓性分泌物与臭味，面积为 3cm×4cm。

117. 第 1 问：该护士考虑患者目前最主要的护理问题是
A. 营养失调
B. 知识缺乏
C. 自理能力缺陷
D. 有受伤的危险
E. 皮肤完整性受损

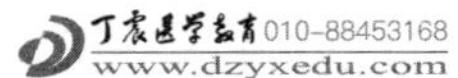

118. 第 2 问：该护士采取的护理措施中正确的是
A. 不可给患者取侧卧位
B. 每 4 小时翻身 1 次
C. 给予高脂、低盐饮食
D. 清创后用无菌敷料包扎
E. 不可床上擦浴，易感冒

（119~120 题共用题干）

女，55 岁。因急性有机磷农药中毒到急诊科抢救，经过洗胃等抢救，现患者病情稳定。

119. 第 1 问：护士在抢救结束后要及时据实补记抢救记录和护理病历，时间为
A. 3 小时内
B. 6 小时内
C. 2 小时内
D. 9 小时内
E. 8 小时内

120. 第 2 问：患者需要复印病历，不能复印的病历资料是
A. 门诊病历
B. 体温单
C. 实验室检查单
D. 医学影像资料
E. 会诊记录

实践能力

一、单选题（每题 1 个得分点）：以下每道试题有 5 个备选答案，请从中选择 1 个最佳答案。提示：本部分在答题过程中可以回退（对已作答试题可以返回检查或修改答案）。

1. 黑加征是指
A. 子宫增大、变软
B. 子宫呈后倾位
C. 子宫峡部软，宫体和宫颈似不相连
D. 宫颈呈紫蓝色
E. 乳头及乳晕着色加深

2. 阿托品化的指标不包括
A. 颜面潮红
B. 皮肤干燥
C. 瞳孔扩大
D. 心率减慢
E. 肺底湿啰音减少或消失

3. 膀胱恶性肿瘤最常见的症状是
A. 尿频、尿急、尿痛
B. 全程无痛性肉眼血尿
C. 排尿困难
D. 肾积水
E. 腹部肿块

4. 病毒性心肌炎的治疗要点不包括
A. 预防心力衰竭
B. 抗生素治疗
C. 抗病毒治疗
D. 急性期卧床休息
E. 防治心律失常

5. 出生时已经存在，以后永不消失的反射是
A. 角膜反射
B. 觅食反射
C. 拥抱反射
D. 巴宾斯基征
E. 吸吮反射

6. 初产妇，顺产第 3 天，自诉连续 2 天发热，汗多，伴下腹阵痛。查体：体温 37.5℃，宫底脐下 2 横指，无压痛，会阴切口无肿胀及压痛，恶露暗红、有腥味，双乳胀、有硬结。护士为患者采取的护理措施是
A. 服用抗生素
B. 新生儿多吮吸
C. 生麦芽煎服
D. 芒硝外敷乳房
E. 停止哺乳，改为人工喂养

7. 窦性心动过缓的定义是安静状态下成人心率每分钟少于
   A. 45次
   B. 55次
   C. 60次
   D. 80次
   E. 90次

8. 二尖瓣狭窄患者最易发生栓塞的部位是
   A. 肺
   B. 肠
   C. 脑
   D. 肾
   E. 脾

9. 肥厚型梗阻性心肌病患者最常见的死亡原因是
   A. 猝死
   B. 脑卒中
   C. 休克
   D. 心肌梗死
   E. 肺栓塞

10. 肺炎链球菌肺炎最重要的表现是
   A. 呼吸浅快，鼻翼扇动
   B. 口唇发绀
   C. 胸腔积液
   D. 高热
   E. 肺部湿啰音

11. 高位单纯性肛瘘的治疗方法可采用
   A. 瘘管切开术
   B. 挂线疗法
   C. 肛瘘外口扩大术
   D. 口服药物
   E. 瘘管切除术

12. 宫内节育器（IUD）的避孕原理是
   A. 抑制排卵
   B. 对精子和胚胎的毒性作用，干扰受精卵着床
   C. 灭活精子
   D. 改变子宫内膜形态和功能
   E. 使宫颈黏液变稠，不利于精子穿透

13. 关于下肢骨牵引的护理，<u>不正确</u>的是
   A. 加强皮肤护理，预防并发症
   B. 冬季做好患肢保暖
   C. 做好生活护理
   D. 保持有效牵引
   E. 除去骨牵引针孔处的血痂

14. 观察急腹症患者的腹部体征中，最重要的是
   A. 腹膜刺激征
   B. 肠鸣音变化
   C. 肝浊音界的大小
   D. 腹部包块
   E. 腹式呼吸运动的幅度

15. 护士对新入院的阿尔茨海默病患者采取的护理措施中，<u>错误</u>的是
   A. 和患者沟通时语言应清晰、简练，患者一次没听懂，应耐心重复
   B. 患者回忆出现错误并坚持已见时，要坚持说服其接受正确的观点
   C. 多帮助患者回忆往事，锻炼记忆力
   D. 移除周围环境中一切危险物品
   E. 有技巧地为患者提供安全保护，防止患者产生被监视和隔离的感觉

16. 护士判断先天性心脏病右向左分流型最明显的外观特征是
   A. 心脏杂音
   B. 乏力、气促
   C. 持续发绀（青紫）
   D. 声音嘶哑
   E. 杵状指

17. 护士为气胸患者查体时，患侧肺部叩诊音为
   A. 清音
   B. 浊音
   C. 鼓音
   D. 实音
   E. 过清音

18. 护士为支气管扩张症患者行体位引流时，<u>不正确</u>的是
   A. 采取病变部位处于高处的体位
   B. 引流1~3次/天，15~20分钟/次
   C. 痰量多的患者，应尽快将痰排出

D．嘱患者同时配合深呼吸，辅以胸部叩击，可提高排痰效果
E．引流前 15 分钟应用支气管扩张药

19. 化脓性关节炎患者放置的引流管，其拔管指征为
A．退热
B．引流液细菌培养阴性后
C．停用抗生素后几天内无引流液
D．关节无压痛
E．血常规正常

20. 急性肺水肿的治疗措施<u>不包括</u>
A．静脉注射吗啡
B．高流量吸氧
C．取坐位，两腿下垂
D．口服地高辛
E．静脉滴注呋塞米

21. 急性黄疸性肝炎患者的尿中含有胆红素的原因是
A．血非结合胆红素过多
B．血结合胆红素过多
C．血尿素氮过多
D．肾小球滤过率增高
E．血尿胆原过多

22. 急性胰腺炎禁食的时间是
A．6~12 小时
B．6~18 小时
C．6~8 小时
D．3~5 天
E．5~7 天

23. 麻醉恢复后应采取半坐卧位的手术<u>不包括</u>
A．阑尾炎术
B．血胸闭式引流术
C．胸膜腔闭式引流术
D．腹股沟疝术
E．胃大部切除术

24. 慢性肺源性心脏病患者发生心力衰竭，最常见的类型是
A．左心衰竭继而右心衰竭
B．右心衰竭继而左心衰竭
C．右心衰竭
D．左心衰竭
E．全心衰竭

25. 男，26 岁。因急性阑尾炎急诊入院。其主要的腹痛位置在

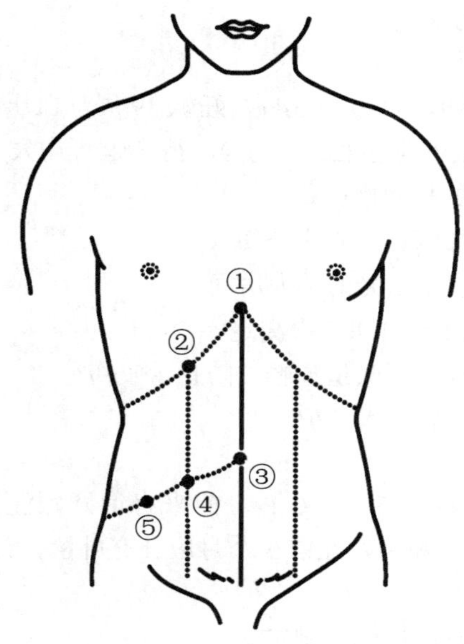

A．①
B．②
C．③
D．④
E．⑤

26. 慢性阻塞性肺疾病（COPD）的标志性症状是
A．气短
B．咯血
C．咳嗽
D．咳痰
E．发热

27. 某孕妇，25 岁。妊娠 31 周，臀先露，护士指导其矫正胎位正确的体位是
A．膝胸卧位
B．自由体位
C．右侧卧位
D．截石位
E．头低足高位

28. 某孕妇，32 岁。已婚，有 2 次流产史。现停经 2 个月，阴道少许流血伴轻微下腹痛 1 天。查体：阴道有少许血性分泌物，宫口未开，子宫如妊娠

2 个月大。考虑可能为
A. 先兆流产
B. 难免流产
C. 不全流产
D. 完全流产
E. 复发性流产

29. 某孕妇，33 岁。G_1P_0，妊娠 39 周。血压 165/105 mmHg，尿蛋白（＋＋），待产过程中发生抽搐。首要的护理措施是
A. 加床栏，防止外伤
B. 置于暗光的单人房间
C. 24 小时尿蛋白测定
D. 保持呼吸道通畅，防止舌咬伤
E. 家属专人陪护

30. 某孕妇，35 岁。G_1P_0，前来咨询妊娠注意事项，护士告知其妊娠前 3 个月应补充叶酸，最主要的目的是
A. 预防巨幼细胞贫血
B. 防止妊娠葡萄胎
C. 预防妊娠期高血压疾病
D. 防止新生儿黄疸
E. 预防胎儿神经管发育畸形

31. 某孕妇，G_1P_0，妊娠 38^{+3} 周，夜间不规则宫缩 6 天。半小时前“见红”来院检查。护士估计该孕妇分娩的时间是
A. 12 小时
B. 24~48 小时
C. 3~4 天
D. 4~5 天
E. 5~6 天

32. 男，18 岁。3 天前开始出现咳嗽、咽干，继而出现喷嚏，流清水样鼻涕，伴轻度头痛，低热，无明显咳嗽。查体：鼻黏膜充血。该患者最可能出现了
A. 急性疱疹性咽峡炎
B. 急性感染性喉炎
C. 急性咽 - 扁桃体炎
D. 急性支气管炎
E. 流行性感冒

33. 男，1 岁半。发热、咳嗽 4 天，曾用青霉素肌内注射治疗无效。昨天起拒食，呕吐，尿量少，入院查体：体温 39.8℃，心率 180 次 / 分，呼吸 65 次 / 分，精神萎靡，烦躁不安，口唇发绀，鼻翼扇动；双肺散在湿啰音，肝右肋下 3cm。血常规：白细胞 2.5×10^9/L，中性粒细胞分类 0.90，该患儿最有可能的诊断是
A. 肺炎合并脓胸
B. 肺炎合并中毒性脑病
C. 肺炎合并肺脓肿
D. 肺炎合并心力衰竭
E. 肺炎合并肺大疱

34. 男，20 岁。缺铁性贫血。有关口服铁剂，注意事项错误的是
A. 服用液体铁剂时可用吸管服药
B. 与维生素 C 同服
C. 从小量开始逐渐增加用量
D. 不宜与牛奶、茶、钙片、咖啡同服
E. 应在餐前服用以利于铁剂吸收

35. 男，65 岁。以“反复发作喘息、气促、咳嗽、胸闷”入院，查体时护士予患者体位如图所示，护士向患者解释该体位的目的是
A. 缓解头痛
B. 预防压疮
C. 利于呼吸和静脉回流
D. 有利于痰液排出
E. 减少耗氧量

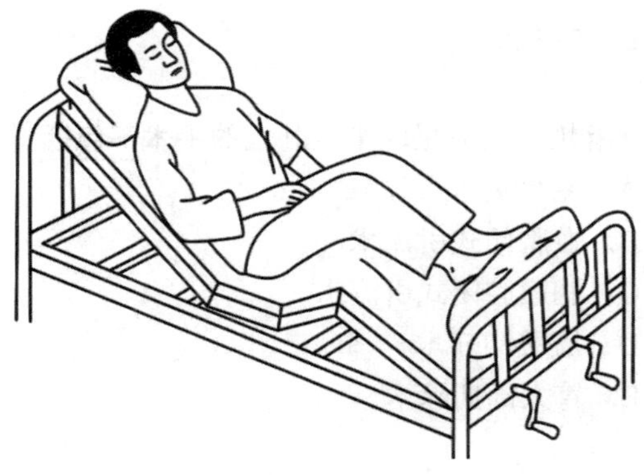

36. 男，25 岁。因车祸致胸部损伤，X 线检查示胸膜腔有大片阴影，纵隔移位，该患者最可能出现了
A. 心脏压塞
B. 闭合性气胸

C．血胸
D．张力性气胸
E．开放性气胸

37. 慢性盆腔炎最主要的病变部位是
A．子宫附件
B．子宫内膜
C．子宫肌层
D．子宫旁结缔组织、输卵管及卵巢
E．盆腔腹膜和阴道黏膜

38. 男，27 岁。劳动时示指被割伤，肌肉外翻。争取清创的时间是
A．伤后 1~2 小时内
B．伤后 3~5 小时内
C．伤后 6~8 小时内
D．伤后 8~10 小时内
E．伤后 24 小时内

39. 男，34 岁。午后低热、乏力、食欲减退、消瘦、盗汗、咳嗽、咳痰 2 个月。查体：锁骨上、下区可闻及湿啰音。最能帮助明确诊断的检查是
A．血常规
B．血培养
C．痰培养
D．胸部 X 线检查
E．痰结核分枝杆菌检查

40. 男，34 岁。左足麻木，疼痛，走路时小腿酸胀、易疲劳，足底有硬胀感，初步诊断为血栓闭塞性脉管炎。可确诊的辅助检查是
A．肢体抬高试验
B．静脉注射硫酸镁 10ml
C．仔细检查肢体各动脉搏动情况
D．交感神经阻滞
E．动脉造影

41. 男，36 岁。因血压升高、腹部肥胖且出现条带状紫红色纹入院。血压 170/110mmHg，随机血糖 8.1mmol/L，血浆皮质醇水平增高，X 线检查：骨质疏松，该患者最可能出现的诊断是
A．Cushing 综合征
B．高血压
C．痛风
D．肥胖
E．糖尿病

42. 男，3 岁。青紫型先天性心脏病，准备择期手术，护士在护理患儿时要注意保证入量，防止脱水，其目的是防止
A．肾衰竭
B．休克
C．心力衰竭
D．形成血栓
E．便秘

43. 男，3 岁。汽车撞伤上腹部 2 小时入院，腹腔诊断性穿刺（－）。诊断为腹壁挫伤。伤后 8 小时腹部逐渐饱胀。腹部触诊时哭闹，腹肌紧张，肠鸣音消失。诊断尚未明确前，正确的护理措施是
A．不可使用哌替啶缓解疼痛
B．输血
C．嘱回家卧床休息
D．让患儿进食，保证营养
E．插导尿管，观察尿量

44. 男，40 岁。饮酒史 10 余年，昨晚饮酒约 500ml，查体：面色苍白，皮肤湿冷，心率 130 次 / 分，血压 80/50mmHg，呼吸慢而有鼾音，陷入昏迷状态。医嘱予血液透析，促使体内乙醇排出。提示患者血乙醇含量达到
A．50mg/dl
B．100mg/dl
C．150mg/dl
D．200mg/dl
E．300mg/dl

45. 如图所示，该体征最常见于的疾病是

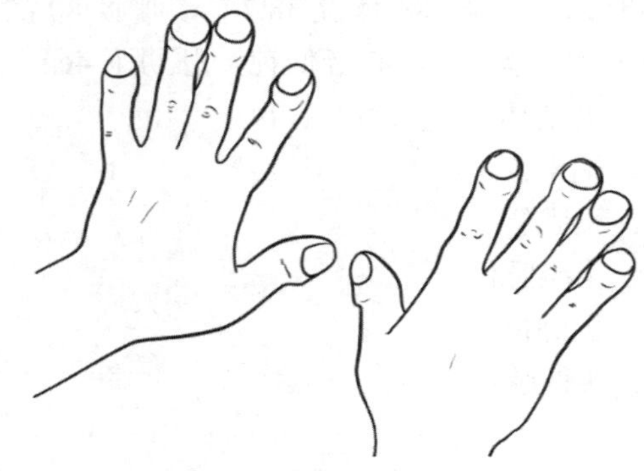

A. 室间隔缺损
B. 房间隔缺损
C. 动脉导管未闭
D. 法洛四联症
E. 主动脉瓣狭窄

46. 男，45 岁。春季反复呼吸困难、咳嗽伴喘息 5 年。实验室检查：嗜酸性粒细胞增多，血清 IgE 增高。患者最可能的问题是
A. 细菌性肺炎
B. 支气管哮喘
C. 慢性支气管炎
D. 风湿性心脏病
E. 支气管扩张症

47. 男，48 岁。十二指肠壶腹部（球部）溃疡原疼痛节律消失，变为持续上腹痛，伴频繁呕吐隔夜酵酸性食物。推断患者出现的并发症是
A. 溃疡出血
B. 溃疡穿孔
C. 多发性溃疡
D. 溃疡癌变
E. 幽门梗阻

48. 男，48 岁。血压 140/90mmHg，因工作紧张劳累常有头痛、失眠等不适。护士给予患者的健康指导中最重要的是
A. 促进身心休息为主
B. 需要终身服用降压药
C. 每天观察血压
D. 卧床休息，减少活动
E. 讲解药物的作用

49. 男，4 个月，因咳嗽、咳痰 2 天，气促伴发绀 2 小时入院。查体：体温 38.7℃、呼吸 80 次 / 分，心率 180 次 / 分，心音低钝，肝肋下 4cm。应给予患儿的体位是
A. 端坐位
B. 平卧位
C. 半坐卧位
D. 侧卧位
E. 头低卧位

50. 男，50 岁。因急性髓系白血病入院治疗。输注柔红霉素化疗期间，输液速度应保持在
A. 10 滴 / 分
B. 20 滴 / 分
C. 40 滴 / 分
D. 60 滴 / 分
E. 80 滴 / 分

51. 男，52 岁。因为“胸痛、痰中带血 1 个月”入院。X 线检查显示右肺上叶有一个不规则肿块。为明确诊断最可能的检查是
A. 痰细胞学检查
B. MRI 检查
C. CT 检查
D. 癌相关抗原检查
E. 支气管镜检查

52. 男，58 岁。食管癌拟行结肠代食管手术，术前口服甲硝唑的最佳时间是
A. 术前 3 天
B. 术前 1 天
C. 术前 2 天
D. 术前 14 天
E. 术前 7 天

53. 男，5 岁。因“高热、咳嗽、气促 2 天”，确诊为支气管肺炎入院，遵医嘱使用二代头孢控制感染。护士在回答家属关于抗生素何时停用的问题时，正确的回答是停用时间是抗生素用至体温正常后
A. 1~2 天
B. 2~3 天
C. 3~4 天
D. 4~5 天
E. 5~7 天

54. 男，5 岁。因高热、头痛伴烦躁不安 3 天，时有抽搐入院。查体：体温 41℃，呼吸 32 次 / 分，神志清楚，颈强直。实验室检查：白细胞 15×10^9/L，中性粒细胞分类 0.82；脑脊液白细胞 100×10^6/L，蛋白 400mg/L，糖和氯化物正常。临床诊断为流行性乙型脑炎。目前首要的护理措施是
A. 使用脱水药预防抽搐
B. 给氧以改善呼吸困难
C. 应用抗病毒药物

D. 静脉补液，维持水、电解质平衡
E. 采用物理降温和退热药降低体温

55. 如图所示，心电图检查时胸导联 V_5 导联放置的位置是

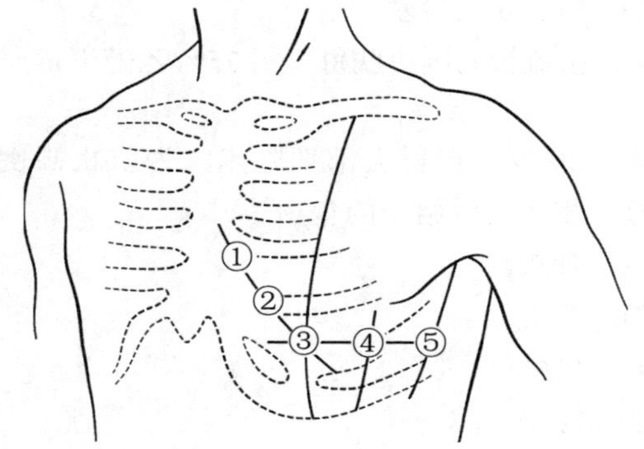

A. ①
B. ②
C. ③
D. ④
E. ⑤

56. 男，64 岁。慢性乙型肝炎 30 余年。进食油炸麻花后突发呕血和黑便。该患者呕血的原因可能是
A. 凝血功能异常
B. 胃溃疡出血
C. 急性胃黏膜病变
D. 食管胃底静脉曲张破裂出血
E. 十二指肠溃疡出血

57. 男，65 岁。久病体弱、长期卧床、排痰无力，护士协助胸部叩击以促进排痰。叩击方法错误的是
A. 餐前半小时或餐后 2 小时叩击
B. 患者取坐位或侧卧位
C. 叩击顺序由下而上
D. 叩击应避开心脏和骨突部位
E. 叩击者的手呈扇形张开

58. 男，25 岁。外伤性肱骨髁上骨折，骨折线从前下方斜向后上方。此骨折最易出现的并发症是
A. 尺神经损伤
B. 骨筋膜室综合征
C. 脂肪栓塞综合征
D. 肱动脉损伤
E. 创伤性关节炎

59. 男，69 岁。排尿困难 5 年，1 天前因受凉感冒出现下腹胀痛，不能排尿。直肠指诊：良性前列腺增生。该患者首要的处理措施是
A. 应用 5α 还原酶抑制剂使前列腺缩小
B. 急诊行前列腺切除术
C. 给予排钾利尿药
D. 导尿
E. 急诊行耻骨上膀胱造口术

60. 男，6 个月。因热性惊厥就医，现病情好转，护士对患儿家长进行健康教育时最重要的是
A. 惊厥的预防及急救
B. 提高免疫力的方法
C. 预防感染的方法
D. 物理降温的方法
E. 合理喂养的方法

61. 男，70 岁。因 ARDS 入住 ICU，经机械通气、抗感染等积极治疗后，病情好转，拟于今天拔除气管插管，护士给患者的指导，不恰当的是
A. 拔管后鼓励患者咳嗽、咳痰
B. 拔管后如有胸闷、憋气等不适，及时通知医生、护士
C. 进食时抬高床头避免误吸
D. 拔管时协助患者取坐位或半坐卧位
E. 拔管后鼓励患者尽早进食恢复胃肠功能

62. 男，7 岁。因风湿性心内膜炎入院，病情较重，护士为其采取绝对卧床休息的时间为
A. 2~3 周
B. 3~4 周
C. 6~12 周
D. 4~5 个月
E. 5~6 个月

63. 男，8 个月。因高热伴有喷射性呕吐入院，现在患儿烦躁不安，哭闹不止，前囟隆起，护理措施不妥的是
A. 护理操作集中进行
B. 保持室内安静
C. 给予患儿平卧位
D. 密切观察生命体征
E. 静脉使用脱水药应先快后慢

64. 女，28岁。车祸后急诊入院。初步诊断为骨盆骨折合并腹膜后出血，静脉通道宜建立在
A．上肢或下肢
B．下肢或颈部
C．上肢或颈部
D．左下肢
E．右下肢

65. 女，28岁。近1个月左侧腰部有隐痛、钝痛。今晨突感阵发性刀割样疼痛，向下腹及会阴部放射。患者面色苍白，疼痛难忍，伴镜下血尿。护士判断此疼痛为
A．急性阑尾炎
B．肠梗阻
C．急性腹膜炎
D．肾绞痛
E．坐骨神经痛

66. 女，29岁。因近1个月常出现腹泻、腹痛、脓血便就诊，诊断为溃疡性结肠炎入院治疗。入院3天后患者突然感觉剧烈腹痛，呈持续性。查体：腹肌紧张，反跳痛明显，肠鸣音减弱。该护士判断患者可能发生的并发症为
A．直肠结肠癌变
B．中毒性巨结肠
C．急性肠穿孔
D．直肠癌变
E．结肠大量出血

67. 女，32岁。痛经2年，呈进行性加重。妇科检查：子宫后倾固定，子宫后壁触及3个痛经结节，给予达那唑治疗。目前最重要的护理措施是
A．保持心情愉快
B．避免剧烈运动
C．湿热敷下腹部
D．指导规范用药
E．给予清淡饮食

68. 女，36岁。车祸后头痛、呕吐，神志清醒；CT检查提示颅内血肿。患者如出现黑便应停用
A．甘露醇
B．呋塞米
C．西咪替丁
D．醒脑静
E．地塞米松

69. 女，37岁。行胆管切开取石、T管引流术，术后第4天。护士给患者的T管进行护理，错误的是
A．平卧时，引流袋应低于腋中线
B．避免扭曲、折叠、受压
C．观察及记录引流液的颜色及量
D．每天定时冲洗
E．引流管周围皮肤每天用75%乙醇消毒

70. 女，39岁。行胃大部切除术，为防止倾倒综合征，术后可以给予的食物是
A．骨头汤
B．蒸蛋
C．牛奶
D．酸奶
E．蛋糕

71. 女，39岁。因消化性溃疡入院治疗，病情稳定后准备出院。护士对其行用药指导时错误的是
A．铝碳酸镁应在餐后1~2小时或睡前服用
B．甲硝唑应在餐后半小时服用
C．硫糖铝应在餐后1小时服用
D．奥美拉唑应避免在开车时服用
E．法莫替丁应在餐中或餐后立即服用

72. 女，40岁。上腹部不适4年。近1个月进食后有饱胀感，有时嗳气。血清学检查：抗壁细胞抗体阴性。胃镜检查：黏膜呈颗粒状，血管网显露。该患者最可能的诊断是
A．自身免疫性胃炎
B．胃溃疡
C．胃癌
D．慢性萎缩性胃炎
E．慢性浅表性胃炎

73. 女，40岁。胰腺癌术后第4天，患者出现心悸、出冷汗，测血糖为2.8mmol/L，护士正确的处理是
A．补充葡萄糖
B．输注血浆
C．补充盐水
D．输入脂肪乳
E．增加胰岛素用量

74. 女，47岁。患颈部蜂窝织炎，颈部肿胀明显，白

班护士向夜班护士交班时，提醒应重点观察该患者

A. 呼吸
B. 脉搏
C. 瞳孔
D. 心率
E. 吞咽功能

75. 女，4 个月。体重 5kg，每天需要 8% 糖牛乳量和另外补水量为

A. 110ml、100ml
B. 220ml、150ml
C. 440ml、180ml
D. 550ml、200ml
E. 660ml、220ml

76. 女，50 岁。胃癌术后静脉给予长春新碱治疗。对其护理措施错误的是

A. 输注时若发现外渗，立即拔针
B. 外周静脉应选择粗直的血管
C. 静脉交替使用
D. 推注药物前，先用生理盐水冲管
E. 输注时若发现外渗，局部涂氢化可的松，冰敷 24 小时

77. 女，50 岁。支气管哮喘病史 20 余年。护士评估时发现该患者服药依从性差，一旦症状消失便停止服药，发作后又开始服药。针对该患者，护士应当首先告知的是

A. 应每天定时口服支气管扩张药
B. 需要认识到要长期规范治疗支气管哮喘，不得自行停药
C. 避免接触粉尘等诱发因素
D. 病情发生变化的时候及时就医
E. 合理锻炼，减少用药

78. 女，53 岁。冠心病 12 年。咳嗽、咳痰 2 个月，晚上常感喘气费力，入睡后突然因憋气惊醒，被迫坐起。该患者特征性的临床表现是

A. 交替脉
B. 丝脉
C. 间歇脉
D. 奇脉
E. 水冲脉

79. 女，63 岁。2 天前突然右侧肢体瘫痪，言语不清；昨天清晨呕血 1 次，排黑便 2 次。既往无腹痛史。上消化道出血最可能的病因是

A. 急性腐蚀性胃炎
B. 胃黏膜脱垂症
C. 胃溃疡活动期
D. 急性糜烂出血性胃炎
E. 食管胃底静脉曲张破裂出血

80. 女，80 岁。因慢性呼吸衰竭入院治疗，遵医嘱消炎、祛痰、平喘并应用呼吸兴奋药，患者突然出现恶心、呕吐、烦躁不安、面颊潮红、肌肉颤动等表现。考虑为

A. 肺性脑病先兆
B. 呼吸兴奋药过量
C. 呼吸道感染
D. 呼吸道梗阻
E. 呼吸性碱中毒

81. 女，8 岁。经常大便出血，鲜血见于大便表面，大便 1~2 次 / 天。偶有像草莓样肉团脱出肛外。直肠指诊距肛门 5~6cm 处可触及葡萄状肿块，质软，指套有血迹。该患儿最可能出现了

A. 直肠癌
B. 直肠脱垂
C. 肛乳头肥大
D. 直肠息肉
E. 内痔

82. 气胸患者行胸膜腔闭式引流时，引流管应没入无菌生理盐水液面下

A. 5~6cm
B. 1~2cm
C. 3~4cm
D. 6~7cm
E. 4~5cm

83. 确诊葡萄胎最重要的辅助检查是

A. 血 / 尿 hCG 测定
B. B 超检查
C. 多普勒胎心听诊检查
D. 腹部 CT 检查
E. 腹部 X 线检查

84. 男，42 岁。感染性心内膜炎住院期间，突然胸痛、气促，随后出现咯血，口唇明显发绀。患者可能发生了
A. 肠系膜动脉栓塞
B. 脑栓塞
C. 外周动脉栓塞
D. 肾栓塞
E. 肺栓塞

85. 男，62 岁。甲状腺功能亢进症 5 年。今天体温突然达 40℃，心率 150 次 / 分，恶心、呕吐、腹泻，大汗淋漓，昏睡。查 FT_3 及 FT_4 显著增高，诊断为甲状腺危象。产生该现象的原因是
A. 感染使代谢增高
B. 机体消耗大量甲状腺激素
C. 垂体前叶功能亢进
D. 大量甲状腺激素释放入血
E. 自主神经功能紊乱

86. 肾结核患者最早出现的症状是
A. 尿频
B. 血尿
C. 脓尿
D. 肾区疼痛
E. 午后低热、盗汗

87. 最能反映贫血的实验室指标是
A. 红细胞计数
B. 红细胞沉降率
C. 网织红细胞计数
D. 血细胞比容
E. 血红蛋白浓度

88. 心肺复苏过程中高级生命支持内容<u>不包括</u>
A. 气管插管
B. 人工呼吸
C. 除颤、复律
D. 药物治疗
E. 起搏

89. 心肌细胞的生理特征<u>不包括</u>
A. 兴奋性
B. 自律性
C. 传导性
D. 收缩性
E. 应激性

90. 腰椎间盘突出症多见于腰 4、5 及腰 5 至骶 1 的原因是此处
A. 纤维环薄弱，易受损
B. 活动度大，承重大
C. 后纵韧带松弛
D. 椎间盘发育不良
E. 血液供应少，营养有限

91. 引起心前区压榨性疼痛的主要原因是
A. 冠心病
B. 急性心包炎
C. 急性主动脉夹层动脉瘤
D. 急性胸膜炎
E. 反流性食管炎

92. 营养不良患儿最早出现的临床表现是
A. 精神萎靡
B. 体重不增
C. 消瘦
D. 感染
E. 运动和智能发育落后

93. 用于判断胎儿肺成熟度的指标是
A. 胆红素值
B. 脂肪细胞含量
C. 卵磷脂和鞘磷脂的比值
D. 肌酐值
E. 甲胎蛋白值

94. 有助于肝癌早期诊断的实验室检查是
A. 癌胚抗原测定
B. 肝功能检查
C. 甲胎蛋白测定
D. 胆红素代谢试验
E. 血脂测定

95. 诊断缩窄性心包炎的辅助检查项目<u>不包括</u>
A. 胸部 X 线
B. 胸部 CT
C. 心电图

D．超声心动图
E．心肌核素显像

二、共用题干单选题（每个提问1个得分点）：以下每道试题有2~6个提问，每个提问有5个备选答案，请选择1个最佳答案。提示：进入此部分试题后，您不能返回前面部分查看试题或修改答案；本部分在答题过程中不能回退（对已作答试题不能返回检查或修改答案）。您是否进入共用题干单选题部分？

（96~97题共用题干）

某孕妇，30岁。G_3P_0，妊娠32周，以往有2次人工流产史。今晨阴道流血约200ml。查体：血压110/60mmHg，腹软，无压痛；胎头先露，胎头浮，胎心率140次/分。拟诊为前置胎盘。

96. 第1问：为进一步确诊，应首选的检查是
A．阴道窥器检查
B．阴道后穹隆穿刺
C．B超检查
D．腹腔镜
E．CT检查

97. 第2问：入院后处理应选择
A．急诊剖宫产
B．人工破膜术及静脉滴注缩宫素
C．地塞米松促胎肺成熟
D．期待疗法
E．择期剖宫产

（98~99题共用题干）

男，25岁。6天来频繁呕吐，不能进食，表情淡漠，肌无力，腹胀，膝腱反射减弱。

98. 第1问：若行心电图检查，最有确诊意义的变化是
A．T波降低
B．T波倒置
C．ST段压低
D．QT间期延长
E．出现u波

99. 第2问：该患者心电图表现不包括
A．T波倒置
B．T波高尖
C．ST段压低
D．QT间期延长
E．出现u波

（100~101题共用题干）

男，43岁。因“失眠、食欲减退、凭空闻语3月余，加重1个月”来诊，以精神分裂症收入院。患者病前性格内向，多疑。入院时神志清醒，精神差，多问少答。

100. 第1问：针对该患者失眠，护理措施错误的是
A．白天适当参加娱乐活动
B．睡前不喝浓茶、咖啡
C．临睡前排尿
D．睡前访谈患者
E．创造良好的睡眠环境

101. 第2问：患者住院治疗1个月后，病情好转准备出院。正确的出院指导是
A．低盐、低脂饮食
B．鼓励家人照顾患者日常生活
C．症状消失后可停止药物治疗
D．鼓励患者增加人际交往，回归社会生活
E．出院1年后再复查

（102~103题共用题干）

男，52岁。慢性肾小球肾炎。查体：血压正常，全身明显水肿。实验室检查：尿蛋白（+++），血肌酐正常，血浆白蛋白20g/L。

102. 第1问：护士为患者采取的饮食是
A．低盐、低脂
B．低盐、正常量优质蛋白
C．低盐、高优质蛋白
D．低蛋白、不限盐
E．低盐、低优质蛋白

103. 第2问：患者住院1个月后症状好转拟出院，护士为其进行健康教育，其中不包括
A．避免劳累
B．遵医嘱坚持服药，定期复检
C．加强锻炼，提高抵抗力
D．禁烟酒
E．增强抵抗力，预防感冒

（104~105 题共用题干）

男，67 岁。因心前区疼痛 3 小时、呈压榨性，伴冷汗、恐惧，来院就诊。

104. 第 1 问：目前该患者需要立即进行的检查是
A．肺功能检查
B．血常规
C．心电图检查
D．超声心动图
E．CT

105. 第 2 问：根据目前病情，暂不需要的处理是
A．测体温
B．心电监护
C．护理评估
D．血液生化检查
E．胸部 X 线检查

（106~107 题共用题干）

女，25 岁。5 天前不慎被生锈的铁钉刺伤足底，自行包扎处理。12 小时前患者出现头痛、烦躁、张口困难、颈强直。诊断为破伤风。

106. 第 1 问：破伤风患者死亡的常见原因是
A．尿潴留
B．窒息
C．高热
D．心脏损害
E．脱水，酸中毒

107. 第 2 问：护士采取控制痉挛的护理措施，不包括
A．保持病室安静
B．护理措施集中进行
C．病室遮光
D．尽早气管切开
E．减少探视

（108~109 题共用题干）

女，45 岁。经量增多，经期延长 2 年，头晕、乏力2个月。查体：子宫呈不规则增大，如妊娠3个月大小，表面结节状突起，质硬。

108. 第 1 问：首先考虑该患者的诊断是
A．宫颈癌
B．子宫内膜癌
C．浸润性葡萄胎
D．子宫肌瘤
E．绒毛膜癌

109. 第 2 问：为患者实施的护理措施不包括
A．酌情予以输血和补液
B．帮助患者及家属正确认识疾病
C．补充营养和含铁高的食物
D．口服补血制剂
E．嘱患者绝对卧床休息

（110~111 题共用题干）

女，54 岁。二尖瓣狭窄 10 年，心功能Ⅲ级，给予地高辛治疗。近来出现食欲减退，恶心、呕吐、头晕、头痛、视物模糊，心率 50 次 / 分，心律失常。

110. 第 1 问：患者发生的情况是
A．脑出血
B．急性胃肠炎
C．洋地黄中毒
D．心律失常
E．低钾血症

111. 第 2 问：护士为患者制订的休息计划是
A．活动如常
B．劳逸结合
C．早睡早起
D．卧床休息，限制活动量
E．严格卧床休息，采取半坐卧位

（112~114 题共用题干）

女，56 岁。头部外伤 10 小时，急诊入院。查体：呼唤能睁眼，对问题答非所问，疼痛定位存在，双侧瞳孔等大、等圆，直径 3mm，对光反射灵敏。

112. 第 1 问：若护士巡视发现患者一侧瞳孔先缩小后散大，对光反射减弱或消失，则考虑患者可能发生的情况是
A．角回损伤
B．颞叶钩回疝
C．枕骨大孔疝

D. 小脑损伤
E. 中央后沟损伤

113. 第 2 问：护士计算该患者的 GCS 是
A. 14 分
B. 10 分
C. 12 分
D. 11 分
E. 8 分

114. 第 3 问：若患者躁动不安，护士为其采取的护理措施应除外
A. 立即给予镇静药
B. 发现并消除引起躁动的原因
C. 不强加约束，以免引起颅内压升高
D. 勤剪指甲，以防抓伤
E. 做好引流管护理，防止脱出

（115~116 题共用题干）

女，56 岁。午后低热，盗汗，干咳 1 个月。2 天前开始出现反复咯血，今晨 1 次咯血量达到 600ml。

115. 第 1 问：该患者的咯血程度是
A. 超大量咯血
B. 大量咯血
C. 中等量咯血
D. 小量咯血
E. 痰中带血

116. 第 2 问：护士指导患者饮食，正确的是
A. 普食
B. 流质饮食
C. 少渣饮食
D. 高蛋白饮食
E. 禁食

（117~118 题共用题干）

女，64 岁。反复咳嗽、咳痰 25 年。近 2 周上述症状加重，并伴气促、双下肢水肿。自服氢氯噻嗪 25mg，bid，双下肢水肿稍好转，但气促加重，并出现心悸、烦躁不安、四肢抽搐，被家人送入急诊室。

117. 第 1 问：患者急需的辅助检查是
A. 肾功能
B. 肝功能
C. 心电图
D. 血气分析
E. 头颅 CT 检查

118. 第 2 问：经吸氧 5L/min、抗炎、解痉治疗 1 天后，护士发现患者白天嗜睡。估计出现该现象最可能的原因是
A. 氧浓度不足
B. 低氧血症加重
C. 二氧化碳潴留加重
D. 并发代谢性酸中毒
E. 感染未控制住

（119~120 题共用题干）

女，胎龄 38 周。出生体重 2300g，身长 45cm，皮肤红润，胎毛少，足纹明显。

119. 第 1 问：护士判断该小儿属于
A. 适于胎龄儿
B. 极低出生体重儿
C. 未成熟儿
D. 早产儿
E. 足月儿

120. 第 2 问：护士为该小儿制订的主要护理措施除外
A. 做好预防接种
B. 加强体温监测，注意保暖
C. 入温箱保暖
D. 严格执行消毒隔离制度，预防感染
E. 鼓励尽早吸吮母乳

模拟试卷二

专业实务

一、单选题（每题 1 个得分点）：以下每道试题有 5 个备选答案，请从中选择 1 个最佳答案。提示：本部分在答题过程中可以回退（对已作答试题可以返回检查或修改答案）。

1. Graves 病发病的最主要因素是
   A. 感染
   B. 碘摄入量过多
   C. 精神刺激
   D. 自身免疫
   E. 妊娠

2. 氨中毒学说认为肝性脑病的主要发病机制是
   A. 氨引起神经传导抑制
   B. 氨导致脑的脂类代谢紊乱
   C. 氨导致脑的胆色素代谢紊乱
   D. 氨导致脑的能量代谢紊乱
   E. 氨促进假性神经递质生成

3. 产妇，32 岁。分娩后 2 天，会阴伤口疼痛、水肿，可触及波动感。护士遵医嘱予以头孢他啶 2.0g，IV，bid，给药时间正确的是
   A. 8am
   B. 8am，4pm
   C. 8am，8pm
   D. 8am，12n，4pm
   E. 8am，12n，4pm，8pm

4. 可导致左心室后负荷过重的情况是
   A. 二尖瓣狭窄
   B. 肺动脉高压
   C. 主动脉瓣关闭不全
   D. 室间隔缺损
   E. 原发性高血压

5. 导致 COPD 最常见的因素是
   A. 吸烟
   B. 职业粉尘
   C. 大气污染
   D. 感染
   E. 蛋白酶 - 抗蛋白酶失衡

6. 对高热患者进行体温监测，测量体温应间隔时间是
   A. 每 6 小时 1 次
   B. 每 4 小时 1 次
   C. 每 2 小时 1 次
   D. 每 1 小时 1 次
   E. 每 30 分钟 1 次

7. 非语言性交流<u>不包括</u>
   A. 身体姿态
   B. 沉默
   C. 倾诉
   D. 专业性皮肤接触
   E. 面部表情

8. 个案护理的主要优点是
   A. 分工明确，节省人力
   B. 24 小时负责制，文字书写任务过重
   C. 护士间容易沟通，护理系统性、连续性好
   D. 对患者观察全面，护患关系融洽
   E. 有利于实施整体护理，对护士能力要求较高

9. 公共距离指沟通双方的距离
   A. ＜ 0.5m
   B. 0.5~1.0m
   C. 1.1~4.0m
   D. 2.4~4.0m
   E. ＞ 4.0m

10. 沟通的基本要素是
   A. 信息、反馈、沟通方式、信息发出者、信息

接收者、信息背景

B. 信息、沟通渠道、信息发出者、信息接收者、信息背景、信息表达方式

C. 信息、反馈、沟通渠道、信息发出者、信息接收者、信息背景

D. 信息、反馈、沟通渠道、信息发出者、信息接收者、目光接触

E. 信息、反馈、目光接触、信息发出者、信息接收者、信息背景

11. 骨肉瘤最常见的转移部位是

A. 胃

B. 肺

C. 肝

D. 脑

E. 结肠

12. 关于感染性心内膜炎选用抗生素的原则<u>除外</u>

A. 待病原菌明确后，应及早用药

B. 要足量用药，以便药物在赘生物内达到治疗浓度

C. 疗程宜长，应不短于 4~6 周

D. 以选择杀菌制剂为主

E. 尽量联合用药，加强协同杀菌作用

13. 关于护理程序的论述，<u>不正确</u>的概念是

A. 建立在人、环境、健康、护理这四个基本概念之上

B. 是一种系统地为护理对象提供全面、整体护理的工作方法

C. 是一种临床护理工作的简化形式

D. 是一种系统方法，是实施计划性、连续性、全面整体护理的理论与实践模式

E. 是一个综合的、动态的，具有决策和反馈功能的过程

14. 关于热水袋的使用操作<u>不正确</u>的是

A. 置于足底，利于扩张血管

B. 灌水至 1/3~1/2 满

C. 热水袋用布套套好，测水温后再使用

D. 一般施热为 10~30 分钟

E. 昏迷患者使用热水袋的水温应为 70℃

15. 护士在从事护理工作时，首要的义务是

A. 维护患者利益

B. 维护护士的利益

C. 维护医生的利益

D. 维护患者家属的利益

E. 维护科室的利益

16. 护士长因该科护士经常因为孩子请假、影响工作而不满；陈护士则认为护士长对她不体谅、缺乏人情味，为此两人关系一直比较紧张，影响她们关系的主要原因是

A. 角色压力过重

B. 经济压力过重

C. 角色责任模糊

D. 角色权力争议

E. 期望值差异

17. 缓解支气管痉挛的药物中，其作用机制为兴奋 β_2 受体的是

A. 氨茶碱

B. 沙丁胺醇

C. 异丙托溴铵

D. 色甘酸钠

E. 甲泼尼龙

18. 患者的权利<u>不包括</u>

A. 医疗费用知晓权

B. 医疗风险知情权

C. 公平权

D. 隐私权

E. 治疗决定干涉权

19. 患者静脉注射青霉素 9 天后，出现皮肤瘙痒、荨麻疹、腹部疼痛，体温 38.5℃，关节疼痛，全身淋巴结肿大，护士考虑该患者出现

A. 呼吸道过敏反应

B. 过敏性延迟反应

C. 消化道感染毒性反应

D. 血清病性反应

E. 青霉素毒性反应

20. 火邪、燥邪、暑邪三者共同的致病特点是

A. 上炎

B. 伤津

C. 失血

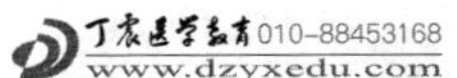

D. 生风
E. 气虚

21. 急性腹膜炎患者休克的主要原因是
A. 体温过高
B. 麻痹性肠梗阻
C. 剧烈疼痛
D. 血容量减少及毒素吸收
E. 细菌大量繁殖

22. 急性呼吸窘迫综合征的说法，错误的是
A. 早期体征可无明显异常
B. 高浓度（＞50%）、高流量（4~6L/min）吸氧
C. 主要表现为严重低氧血症和急性进行性呼吸窘迫
D. 迅速纠正低氧血症是抢救 ARDS 最重要的措施
E. 血气分析是诊断急性呼吸窘迫综合征的必备条件

23. 抗结核药对细胞内结核分枝杆菌无效的是
A. 异烟肼
B. 利福平
C. 乙胺丁醇
D. 吡嗪酰胺
E. 链霉菌

24. 可出现尿频、尿急、尿痛的疾病是
A. 肾盂肾炎
B. 糖尿病肾病
C. 急性肾小球肾炎
D. 肾病综合征
E. 膀胱结石

25. 大肠癌的最好发部位是

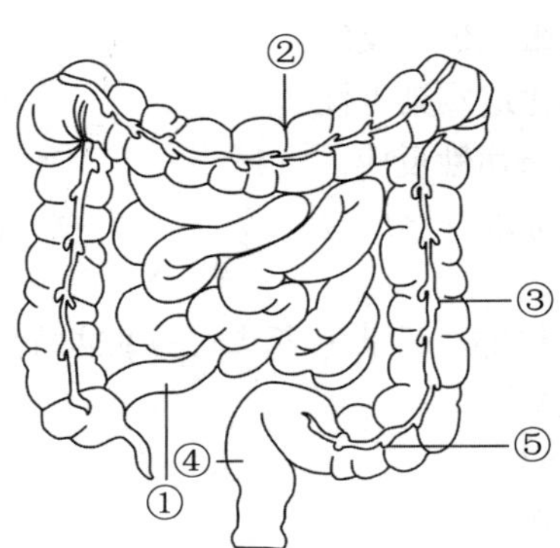

A. ①
B. ②
C. ③
D. ④
E. ⑤

26. 可用碘酊消毒的部位是
A. 会阴部
B. 手术切口
C. 颜面部
D. 供皮区
E. 颈部

27. 某护理部因普外科护士严重短缺，聘用一名在本院实习结束但未取得护士执业资格的学生为普外科护士。护理部做法违反的是
A. 护士条例
B. 刑法
C. 民法
D. 卫生法
E. 护士执业注册管理办法

28. 良好医护关系的基础是医生和护士能相互
A. 代替
B. 尊重
C. 独立
D. 补充
E. 谦让

29. 流行性乙型脑炎的传播媒介是
A. 蚊
B. 虱
C. 螨
D. 鼠
E. 蚤

30. 美托洛尔治疗高血压的机制是
A. 降低心肌收缩力
B. 抑制血管紧张素 II 的生成
C. 扩张外周血管
D. 减慢心率，降低心排血量
E. 抑制水钠重吸收

31. 男，35 岁。因车祸导致右腓骨骨折，石膏固定 1

周后出现压疮，判断压疮发生的最主要原因是

A. 石膏过紧的压力
B. 石膏凹凸不平的摩擦力
C. 石膏透气性差，汗液刺激
D. 卧床对皮肤的压力
E. 卧床缺少活动，局部循环不良

32. 某传染病医院发现了一名鼠疫患者，是一名公路维修工人，对患者采取的措施<u>不正确</u>的是

A. 将患者隔离治疗
B. 患者的家属以及其他与患者密切接触者，必须在指定场所内医学观察
C. 患者拒绝隔离，可请公安机关协助
D. 隔离期限可根据患者的要求而定
E. 隔离期间患者单位不能停止支付隔离期间的薪酬

33. 某二级医院的护理管理架构是护理部主任—科护士长—病区护士长，该医院护理管理的层次数是

A. 5级
B. 4级
C. 3级
D. 2级
E. 1级

34. 某妇女，28岁。已婚。因“外阴瘙痒、阴道大量脓性泡沫状分泌物”就诊。首选的治疗药物是

A. 广谱抗生素
B. 雌激素
C. 制霉菌素
D. 红霉素
E. 甲硝唑

35. 溃疡性结肠炎好发于

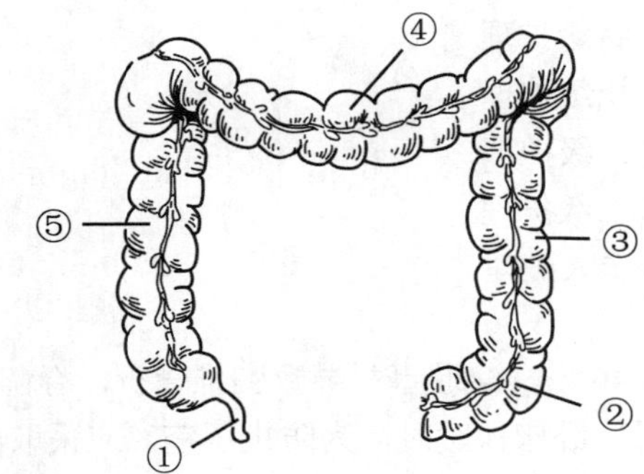

A. ①
B. ②
C. ③
D. ④
E. ⑤

36. 某女士正在服用口服避孕药避孕，服药期间应停药的情况是

A. 体重增加
B. 闭经
C. 色素沉着
D. 头晕乏力
E. 经量减少

37. 男，14岁。阑尾切除术后。医嘱：哌替啶 50mg，IM，q6h，prn。正确的执行时间是

A. 每8小时1次，连续使用
B. 术后2小时使用1次
C. 术后6小时1次，限用2次
D. 术后8小时1次，限用3天
E. 必要时用，两次间隔时间6小时

38. 男，20岁。原发免疫性血小板减少症。护士查体发现其口唇有散在瘀点，轻触牙龈出血。护士为患者行口腔护理时应特别注意

A. 动作轻稳，勿损伤黏膜
B. 夹紧棉球防止遗留在口腔
C. 棉球不可过湿，以防呛咳
D. 先取下义齿，避免操作中脱落
E. 擦拭勿深，以免恶心

39. 男，22岁。因车祸导致双下肢截肢，在某医院安装假肢，但安装不久假肢断裂。假肢由某工厂生产，某公司销售，依据《中华人民共和国侵权责任法》，患者正确的做法是

A. 向销售公司申请赔偿
B. 向医院、工厂、销售公司申请赔偿
C. 向工厂申请赔偿
D. 自行承担损害
E. 向医院申请赔偿

40. 男，25岁。与朋友聚餐饱餐后去球场踢球，导致肠扭转，突发脐周剧烈腹痛、伴腰背部牵涉痛。对该患者采取的正确的治疗措施是

A. 给予镇痛药

B．应用解痉药
C．纠正水、电解质紊乱
D．胃肠减压
E．立即手术

41．男，28 岁。患化脓性扁桃体炎，需要使用青霉素治疗。在做皮试时突然发生青霉素过敏性休克，其原因可能是
A．从未使用过青霉素
B．患者抵抗力差
C．体内已有特异性抗体
D．致病菌对青霉素敏感
E．青霉素剂量过大

42．男，2 个月。人工喂养，口腔黏膜上有白色凝乳块样物，不易拭去，不影响吃奶。本病的病原体可能是
A．埃可病毒
B．柯萨奇病毒
C．单纯疱疹病毒
D．链球菌
E．白假丝酵母菌

43．男，30 岁。阿米巴痢疾。医嘱：硫酸巴龙霉素 40 万 ~60 万 U，po，qid。患者正确的服药时间是
A．每天 4 次
B．每天 3 次
C．每天 2 次
D．每天 1 次
E．每 4 小时 1 次

44．男，32 岁。诊断为十二指肠溃疡入院治疗。在该患者的治疗用药中，不恰当的是
A．艾司奥美拉唑
B．ORS
C．胶体果胶铋
D．克拉霉素
E．甲硝唑

45．某产妇，27 岁。经阴道正常分娩后，宫底的位置是
A．①
B．②
C．③
D．④
E．⑤

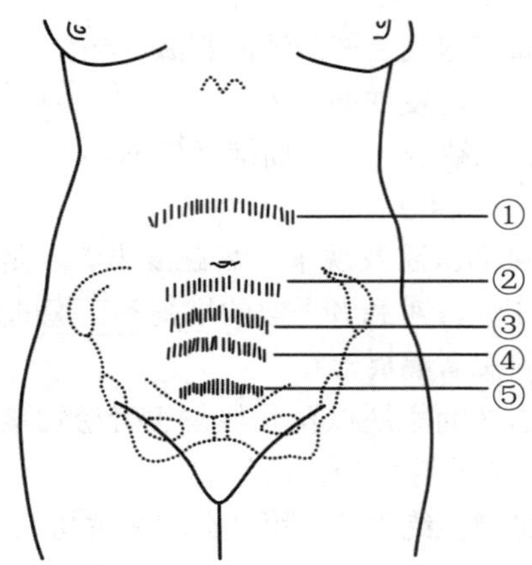

46．男，40 岁。痔手术后行热水坐浴，不妥的是
A．坐浴盆、溶液及用物必须无菌
B．坐浴前先排尿、排便
C．如有异常应停止坐浴
D．水温调节为 50~55℃
E．坐浴时间为 15~20 分钟

47．男，44 岁。因食入烙饼，食管静脉破裂出血约 1000ml，输入大量库存血后，出现心率缓慢、手足抽搐、血压下降、伤口渗血。出现该症状的有关因素是
A．血钾降低
B．血钠降低
C．血钙升高
D．血钙降低
E．血钾升高

48．男，45 岁。消化性溃疡 5 年。呕血、黑便 1 天。查体：脉搏 100 次 / 分，血压 90/60mmHg，该患者应给予的护理是
A．特级护理
B．一级护理
C．二级护理
D．三级护理
E．专人护理

49．男，46 岁。交通事故导致胸椎骨折，脊髓损伤 6 个月，卧床保暖时，为防止压疮，应采取的保护具是

A. 支被架
B. 髋部约束带
C. 多功能床栏
D. 尼龙搭扣约束带
E. 肩部约束带

50. 男，55 岁。拟行结肠镜检查，护士介绍口服硫酸镁清洁肠道的方法，患者询问其与口服甘露醇的不同之处，该护士合适的回答是
A. 检查前 3 天每晚服用
B. 检查前观察并记录排便次数及性状
C. 检查前 3 天半流饮食
D. 检查前 1 天流质饮食
E. 检查前 1 天下午服用

51. 男，48 岁。支气管哮喘。患者呼吸困难，不能平卧，护士将其床头抬高，并给予氧气吸入，此时护士的角色是
A. 护嘱制订者
B. 研究者
C. 关怀者
D. 教育者
E. 临床护理者

52. 男，50 岁。诊断为“冠心病、心绞痛”，拟择日行主动脉 - 冠状动脉旁路移植术。术前护士查房时发现患者一个人默默地对着窗户发呆、神情非常无助。耐心询问患者，患者诉说一方面担心手术发生意外，另一方面担心不手术会有心肌梗死的风险，所以非常恐惧，此时护士采取的措施<u>除外</u>
A. 告诉患者手术没有任何风险
B. 指导患者放松的方法，做好术前心理准备
C. 请手术成功的患者现身说法，鼓励患者积极配合手术
D. 请患者家属一起做好患者的思想工作
E. 告诉患者手术对缓解病情、防止病情恶化有重要的作用

53. 男，53 岁。体重 93kg，因工作压力大和应酬较多，近来经常出现恶心、呕吐、视物模糊、头晕等症状。查体：血压 180/95mmHg。护士向其解释导致上述状况最主要的发病机制是
A. 高级神经中枢功能失调
B. 肥胖
C. 饮酒
D. 年龄偏大
E. 高血压急症

54. 男，55 岁。间断全程无痛性肉眼血尿，经检查诊断为 T_1 期膀胱肿瘤。该患者术后膀胱内灌注常用的药物是
A. 干扰素
B. 新霉素
C. 红霉素
D. 卡介苗
E. 庆大霉素

55. 男，48 岁。被开水烫伤，烫伤范围如图中阴影所示，判断烧伤面积为

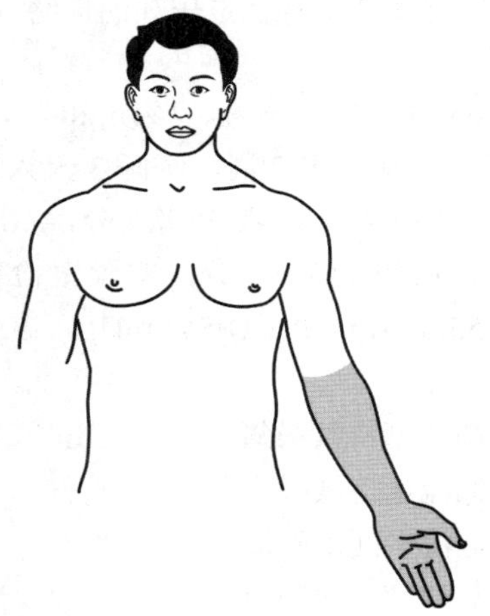

A. 9%
B. 21%
C. 18%
D. 11%
E. 5.5%

56. 男，55 岁。因上消化道出血住院，护士为其准备床单位应
A. 根据患者要求安排床单位
B. 根据病情需要安排床单位
C. 安排在重症监护室
D. 安排在隔离病室
E. 根据家属要求安排床单位

57. 男，56 岁。4 小时前出现持续心前区疼痛，不能缓解，诊断为急性心肌梗死，收入监护室。监护

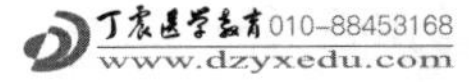

中患者出现心室颤动，护士应采取的首要措施是
A. 静脉注射利多卡因
B. 气管切开，呼吸机辅助呼吸
C. 高流量吸氧
D. 直流非同步电除颤
E. 直流同步电复律

58. 男，63 岁。有高血压、冠心病史 5 年，入院血压 195/135mmHg，经治疗稍有下降，但时有波动，患者精神紧张焦虑，护士为其拟定的护理措施不包括
A. 血压计与患者视线平行，以便知晓病情
B. 测血压后与原基础血压对照，向患者、家属做好解释
C. 行健康教育，促进患者改变不良生活方式
D. 测得血压偏高时应保持镇静
E. 安慰患者保持稳定乐观的情绪

59. 男，65 岁。反复咳嗽、咳痰 20 年，因发热、咳黄痰且不易咳出 2 周，嗜睡 3 天入院。查体：嗜睡，口唇发绀，呼吸 35 次 / 分，双肺闻及干、湿啰音，心率 116 次 / 分，实验室检查：血气分析 $PaO_2$55mmHg，$PaCO_2$54mmHg。该患者正确的吸氧方式是
A. 高浓度持续吸氧
B. 低流量持续吸氧
C. 低流量间歇吸氧
D. 高浓度间歇吸氧
E. 乙醇湿化吸氧

60. 男，65 岁。因活动后心悸气促 15 年，症状加重伴下肢水肿 1 周，拟诊冠心病并发全心衰竭、心功能Ⅳ级收入院。入院后即下达病重通知书。在救治期间，患者及家属因质疑是否有必要反复抽血检查而拒绝再度抽血送检。作为医嘱执行者的护士，最佳的表达内容是
A. “你有权利拒绝抽血，但费用已收，退不了。”
B. “你必须抽血，要不医生该埋怨我了。”
C. “不抽可以，出了事你们自己负责，在病历上签字吧！”
D. “你去问医生，如果医生说不查，那我就不抽。”
E. “抽血检查有利于病情观察与判断及确定进一步的治疗措施。”

61. 男，7 岁。诊断为先天性心脏病并发充血性心力衰竭。患儿拟服用地高辛维持治疗，护士在给患儿服用地高辛前，必须监测
A. 体温
B. 脉搏
C. 瞳孔
D. 血压
E. 神志

62. 男，8 岁。右下肢外伤、铜绿假单胞菌感染。对其换药后的污染敷料，正确的处理是
A. 过氧乙酸浸泡后清洗
B. 高压蒸汽灭菌后再清洗
C. 清洗后煮沸消毒
D. 丢入污物桶集中处理
E. 单独放置，送焚烧炉焚烧

63. 脑复苏时，静脉滴注 250ml 甘露醇所用的时间应是
A. 15~30 分钟
B. 30~50 分钟
C. 45~60 分钟
D. 60~70 分钟
E. 90~100 分钟

64. 能够反映骨髓造血功能的指标是
A. 血红蛋白量
B. 白细胞计数
C. 红细胞沉降率
D. 网织红细胞计数
E. 凝血时间

65. 女，17 岁。打球时不慎骨折。入院后焦虑、哭泣，应采取的护理措施是
A. 请家属协助劝说
B. 给予镇静药
C. 让其倾诉，给予安慰
D. 及时制止，耐心说服
E. 告知医师，安排出院

66. 女，18 岁。因上呼吸道感染伴高热急诊入院，查体：体温 40.1℃，呼吸急促，面色潮红，正确的物理降温措施是
A. 嘱患者多饮水

B．前额、头顶部置冰袋
C．前额、足底冰敷
D．腹部乙醇拭浴
E．冰敷60分钟后测体温

67. 女，20岁。在田间劳动时与人发生口角，一气之下喝下敌敌畏200ml，急诊入院。给患者洗胃首选的是
A．0.1%硫酸铜溶液
B．3%过氧化氢溶液
C．2%碳酸氢钠溶液
D．5%醋酸溶液
E．高锰酸钾溶液

68. 女，25岁。生殖系统感染，在服用磺胺类药物时，护士嘱其多饮水的目的是
A．减少对消化道的刺激
B．降低药物在体内的血药浓度
C．降低药物的毒性
D．减轻肝的负担
E．增加溶解，避免尿少时析出结晶

69. 女，30岁。未婚。近期由于工作劳累紧张，心悸，多汗2个月。查体：甲状腺Ⅱ度肿大，有血管杂音，心率130次/分，FT_3、T_4升高，TSH显著降低，首选治疗方案
A．甲巯咪唑（他巴唑）
B．甲巯咪唑（他巴唑）＋普萘洛尔
C．普萘洛尔
D．^{131}I
E．甲状腺切除术

70. 女，32岁。患肺下叶肺炎，痰为铁锈色，其致病菌是
A．大肠埃希菌
B．假单胞菌属
C．链球菌属
D．肺炎衣原体
E．肺炎支原体

71. 女，36岁。心脏术后恢复良好，今天输液后突然发生心脏骤停，医护人员全力抢救。家属在旁哭声不断，此时护士对家属最适宜的言论是
A．“请您别哭，不要吵着其他患者。”
B．“放心，她一定能活过来。”
C．“请您先离开抢救现场，谢谢。”
D．“我们现在行心肺复苏步骤。”
E．“这样的情况在我们这里太多了，不要担心，一定能成功。”

72. 女，38岁。突然感到腹痛难忍，面色苍白、出冷汗来院就诊，在医生未确诊之前，值班护士的做法<u>不妥</u>的是
A．测量生命体征
B．与医生沟通，留血标本
C．了解病史，行护理评估
D．给予热水袋镇痛
E．开放静脉通道，准备急救物品

73. 女，41岁。性格孤僻，主诉同事们总在背后议论自己，想对付自己，自己喝水的杯子被同事放了毒药。关于患者心理护理的内容，正确的是
A．说服患者接受自己的幻觉
B．避着患者窃窃私语
C．耐心倾听患者诉说，尽量满足患者合理要求
D．反复引导患者回忆病史
E．安排患者独处

74. 女，45岁。慢性胆囊炎，护士宜为患者提供的饮食是
A．低盐饮食
B．低蛋白饮食
C．低脂饮食
D．低碳水化合物饮食
E．低纤维素饮食

75. 女，48岁。因心悸、气短5年，突然咳粉红色泡沫痰2小时来诊。查体：血压150/90mmHg，心率96次/分，心律失常，心尖区可闻及舒张期隆隆样杂音，肺动脉瓣第二心音亢进，双肺可闻及湿啰音。应首先选用的是
A．毛花苷丙
B．螺内酯
C．氨茶碱
D．酚磺乙胺（止血敏）
E．美托洛尔

76. 女，49岁。子宫肌瘤切除手术后第5天，手术切

口疼痛，红肿，体温 38.3℃，考虑该患者出现了医院感染。此类感染最有利的预防措施是
A．勤换敷料
B．建议患者转院
C．提高机体抵抗力
D．使用抗生素
E．健全医院感染监测制度

77. 女，50 岁。患卵巢囊肿，新入院。护士收集资料时，询问："您是否已经绝经了？"这一提问属于
A．指导性提问
B．主观提问
C．开放式提问
D．封闭式提问
E．直接提问

78. 女，50 岁。住院期间发生便秘，护士嘱其多吃新鲜蔬菜和水果，其中能通便的成分是
A．碳水化合物
B．纤维素
C．维生素 C
D．胡萝卜素
E．水

79. 女，55 岁。尿路感染。留取尿培养标本，正确的方法是
A．嘱患者留取晨尿 100ml
B．嘱患者留取 24 小时的全部尿液
C．随机留取 100ml 尿液
D．留取 12 小时的尿液
E．导尿术留取 5~10ml 尿液

80. 女，63 岁。晨练中突然头痛，眩晕伴呕吐，步态不稳，查体：血压 175/105mmHg，心率 60 次 / 分，双眼向右注视可见眼震颤，右侧指鼻欠稳准，右侧巴宾斯基征阳性。进一步明确诊断的可靠检查依据为
A．头颅 CT
B．血生化
C．脑电图
D．X 线
E．脑血管造影

81. 女，65 岁。诊断为慢性阻塞性肺疾病 8 年。1 天前，因感冒后病情加重入院治疗，医嘱拟予无创呼吸机辅助通气治疗。在操作前，护士观察到患者存在较为紧张情绪，不清楚为何要用呼吸辅助通气。此时，护士给予患者适宜的解释是
A．医生说的，一定要用呼吸机
B．别担心，可能有点难受，这是帮助您呼吸的
C．紧张也没用，您这病必须要用呼吸机治疗
D．您这病没关系的，死不了的
E．呼吸机治疗 2 天后肯定给您撤机

82. 葡萄胎可能的发病原因，不正确的是
A．年龄＞ 35 岁
B．低脂饮食
C．雌激素增高
D．口服避孕药
E．营养不良

83. 脐疝的疝环是
A．脐环
B．腹股沟管
C．阴囊
D．外环
E．直疝三角

84. 清醒的口服毒物中毒者，洗胃首选的方法是
A．口服催吐法
B．漏斗胃管洗胃法
C．注洗器胃管洗胃法
D．自动洗胃机洗胃法
E．灌肠法

85. 三叉神经痛治疗的首选药物是
A．布洛芬
B．卡马西平
C．地西泮
D．吗啡
E．阿司匹林

86. 体温上升期的特点是
A．散热大于产热
B．产热大于散热
C．散热增加而产热趋于正常
D．产热和散热趋于平衡
E．散热和产热在较高水平上平衡

87. 为患者导尿未用屏风遮挡，导致患者不满投诉。其行为属于
A. 侵权
B. 过失犯罪
C. 玩忽职守
D. 意外事故
E. 疏忽大意

88. 羊水过多常见于
A. 多胎妊娠
B. 过期妊娠
C. 胎膜早破
D. 孕妇脱水
E. 胎儿先天性肾缺如

89. 胰液进入十二指肠后，最先被肠激酶激活的是
A. RNA 酶
B. 羧基肽酶原
C. 糜蛋白酶原
D. 胰脂肪酶
E. 胰蛋白酶原

90. 在传染病区内，属于半污染区的是
A. 值班室
B. 病区内走廊及病区化验室
C. 层流监护病房
D. 病区外走廊
E. 配餐室、更衣室

91. 张力性气胸时首要的急救处理措施是
A. 气管插管辅助呼吸
B. 输血、补液抗休克
C. 立即排气、降低胸膜腔内压力
D. 开胸探查
E. 气管切开辅助呼吸

92. 治疗肾病综合征最有效的药物是
A. 抗生素
B. 降脂药
C. 糖皮质激素
D. 免疫抑制药
E. 血管紧张素转换酶抑制剂

93. 治疗猩红热的首选抗菌药物是
A. 头孢菌素
B. 庆大霉素
C. 红霉素
D. 青霉素
E. 链霉素

94. 中医学五脏中，心
A. 主疏泄、主藏血
B. 主血脉、主神志
C. 主纳气、主藏志
D. 主运化、主升清
E. 主宣降、主行水

95. 做尿糖定量检查时，在尿标本容器中应加入的防腐剂是
A. 甲醛
B. 甲苯
C. 乳酸钠
D. 浓盐酸
E. 肝素钠

二、共用题干单选题（每个提问 1 个得分点）：以下每道试题有 2~6 个提问，每个提问有 5 个备选答案，请选择 1 个最佳答案。提示：进入此部分试题后，您不能返回前面部分查看试题或修改答案；本部分在答题过程中不能回退（对已作答试题不能返回检查或修改答案）。您是否进入共用题干单选题部分？

（96~97 题共用题干）

初孕妇，32 岁。妊娠 28 周。休息时心率超过 120 次 / 分，呼吸 22 次 / 分，夜间常因胸闷、憋气惊醒。听诊有舒张期杂音，确诊为早期心力衰竭。

96. 第 1 问：为预防妊娠期间发生心力衰竭，护士向患者介绍注意事项，但应除外
A. 多食水果、蔬菜，防止便秘
B. 避免情绪激动
C. 每天睡眠 10 小时以上，宜取左侧卧位或半坐卧位
D. 临产后入院
E. 预防感染，避免去人多的地方

97. 第 2 问：为预防分娩期间发生心力衰竭，护士实施的护理措施中应避免的事项是

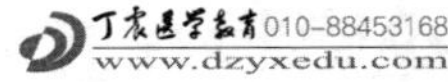

A．必要时遵医嘱给予哌替啶，避免情绪激动
B．指导产妇屏气用力，缩短产程
C．取半坐卧位
D．吸氧
E．胎儿娩出后立即在腹部压沙袋（1kg）24 小时

（98~99 题共用题干）

某患者因脑出血已在家卧床 2 个月，大小便失禁，不能自行翻身，最近骶尾部皮肤出现红肿，压之不褪色。

98. 第 1 问：该患者的压疮分期是
A．淤血红润期
B．炎性浸润期
C．浅度溃疡期
D．溃疡期
E．坏死溃疡期

99. 第 2 问：为预防患者发生其他并发症，应着重指导家属学会的护理技术是
A．更换敷料
B．测量血压
C．被动运动
D．鼻饲营养
E．皮下注射

（100~101 题共用题干）

某孕妇，29 岁。妊娠 10 周。下腹阵发性疼痛，阴道有肉样组织排出、出血量大，贫血貌。妇科检查：宫口已开，有组织堵塞宫口，子宫较妊娠周数小。

100. 第 1 问：首先考虑可能为
A．复发性流产
B．先兆流产
C．不全流产
D．完全流产
E．感染性流产

101. 第 2 问：护士为其采取的护理措施<u>不包括</u>
A．平卧位
B．通知医师应诊、抢救
C．需要输血者让家属取血
D．将术中刮出物送病理检查
E．严密监测生命体征

（102~103 题共用题干）

男，23 岁。行腹外疝修补术后，医嘱：青霉素静脉滴注，当班护士未做青霉素过敏试验，即给患者输入青霉素，导致患者过敏性休克死亡。

102. 第 1 问：该事件属于
A．医疗事故
B．护理质量缺陷
C．责任心不强
D．护理差错
E．医疗纠纷

103. 第 2 问：医疗事故预防措施<u>不包括</u>
A．设立医疗质量监控部门
B．加强职业道德教育
C．严格控制探视
D．提高护理人员的知识和技术水平
E．持续质量改进

（104~105 题共用题干）

男，40 岁。汉族，教师。以“心慌、气短、乏力”为主诉入院。查体：脉搏 120 次 / 分，血压 70/46mmHg，脉搏细弱，口唇发绀，呼吸急促。患者自述食欲减退、便秘。此外还收集了患者病史、家庭关系、排泄等资料。

104. 第 1 问：属于患者主观资料的是
A．脉搏 120 次 / 分，心慌，气短
B．心慌，气短，脉搏细弱
C．脉搏 120 次 / 分，血压 70/46mmHg，脉搏细弱
D．心慌，疲乏，口唇发绀
E．心慌，气短，疲乏

105. 第 2 问：患者应该优先解决的问题是
A．低效性呼吸型态：发绀，呼吸急促
B．语言沟通障碍
C．便秘
D．营养失调
E．潜在并发症：心律失常

（106~107 题共用题干）

男，45 岁。因坠楼受伤入院。查体：神志不清，瞳孔直接、间接对光反射消失，单侧瞳孔散大、固定。急诊手术后，患者呼吸道分泌物增多，遵医嘱给予吸痰治疗。

106. 第 1 问：患者入院时的意识障碍属于
A．意识模糊
B．浅昏迷
C．深昏迷
D．躁狂
E．昏睡

107. 第 2 问：患者手术后返回病房，为其准备的床位是
A．备用床
B．备用床加橡胶单和中单
C．暂空床
D．暂空床加橡胶单和中单
E．麻醉床

（108~111 题共用题干）

男，57 岁。咳嗽、咳痰，痰中带血。经支气管镜检查为鳞状细胞肺癌。

108. 第 1 问：按解剖学部位分类，此类肺癌最常见于
A．弥漫型
B．周围型
C．中央型
D．结节型
E．混合型

109. 第 2 问：化疗前最重要的护理措施是
A．制订静脉使用计划
B．告知患者，并要求签署化疗同意书
C．检查患者血常规
D．提供患者高蛋白、低脂饮食
E．解释给药目的和药物不良反应

110. 第 3 问：输注化疗药物时，患者突感穿刺处疼痛、肿胀，药液不滴。此时护士首要的处理措施是
A．立即停止输液，做进一步处理
B．立刻拔针，重新穿刺
C．调整针头位置或变换肢体位置
D．用热水袋热敷注射部位上段血管
E．轻轻挤压输液管，检查有无回血

111. 第 4 问：白细胞达到以下数值时，应暂停化疗的情况是
A．5.5×10^9/L
B．4.5×10^9/L
C．3.5×10^9/L
D．1.5×10^9/L
E．1.0×10^9/L

（112~113 题共用题干）

女，25 岁。平时工作紧张，常有疲乏、失眠。今晨工作时因面色苍白、头晕、出冷汗被送就诊。医嘱：50% 葡萄糖 100ml，IV，st。

112. 第 1 问：治疗时，宜选择的最佳注射部位是
A．腋静脉
B．头静脉
C．小隐静脉
D．大隐静脉
E．锁骨下静脉

113. 第 2 问：治疗中，患者主诉注射部位疼痛，查体：局部肿胀，抽之无回血。考虑可能的情况是
A．血管阻塞
B．针头滑出血管外
C．肌肉抽搐疼痛
D．输液静脉痉挛
E．药液液体张力大

（114~116 题共用题干）

女，36 岁。唇痈 8 天，高热 3 小时。查体：体温 39.6℃；神志不清，左侧瞳孔散大，对光反应消失；唇周红肿，质地坚韧，界限不清，表面有多个脓栓；右侧肢体瘫痪。

114. 第 1 问：患者感染的致病菌可能是
A．金黄色葡萄球菌
B．溶血性链球菌
C．结核分枝杆菌
D．白假丝酵母菌
E．脆弱拟杆菌

115. 第 2 问：判断该患者可能出现的问题是
A．脑梗死
B．菌血症
C．颅内脓肿
D．颅内出血
E．脓毒症

116. 第 3 问：向家属解释此问题出现的可能原因是
A. 挤压或说话多
B. 细菌毒力强
C. 未及时应用抗生素
D. 机体抵抗力下降
E. 应用镇静、镇痛药

（117~118 题共用题干）

女，67 岁。烈日下劳作后出现颜面潮红、嗜睡但呼之能醒、反应迟钝，立即送医院。查体：肛温 41℃，脉搏 117 次/分，呼吸 26 次/分，血压 90/60mmHg；瞳孔稍大，对光反射迟钝，全身皮肤干燥无汗，颈软。血糖 5.4mmol/L。

117. 第 1 问：此患者最可能出现了
A. 热射病
B. 热痉挛
C. 热衰竭
D. 先兆中暑
E. 轻症中暑

118. 第 2 问：可采用的降温方法不包括
A. 物理降温同时采用亚低温冬眠疗法
B. 4℃葡萄糖氯化钠溶液 1000~2000ml 静脉滴注
C. 4~10℃的 5% 葡萄糖氯化钠溶液 1000ml 注入患者胃内
D. 物理降温的同时，将氯丙嗪 25~50mg 稀释在 500ml 4℃的葡萄糖氯化钠溶液内，快速静脉滴注，2 小时内滴注完毕
E. 物理降温同时给予地塞米松 10~20mg 静脉注射

（119~120 题共用题干）

女，70 岁。近 1 年来腰背、脊柱 X 线检查可见胸 12 至腰 1 椎体楔形压缩性骨折，骨密度测定腰椎低于正常年轻妇女峰值骨量。实验室检查：血钙 2.18mmol/L，血磷 0.98mmol/L，血碱性磷酸酶 134U/L。

119. 第 1 问：该病的诱发因素不包括
A. 服用多种维生素
B. 女性绝经后雌激素缺乏
C. 饮食钙摄入不足
D. 长期大量饮酒、咖啡、吸烟
E. 活动过少或过度运动

120. 第 2 问：可用于治疗的药物不包括
A. 钙剂
B. 雌激素
C. 泼尼松
D. 双膦酸盐
E. 阿仑膦酸盐

实践能力

一、单选题（每题 1 个得分点）：以下每道试题有 5 个备选答案，请从中选择 1 个最佳答案。提示：本部分在答题过程中可以回退（对已作答试题可以返回检查或修改答案）。

1. 膀胱癌患者行回肠膀胱术，术后拔除输尿管引流管和回肠膀胱引流管，改为佩戴皮肤造口袋的时间是
A. 术后 3~5 天
B. 术后 5~6 天
C. 术后 10~12 天
D. 术后 11~13 天
E. 术后 15~21 天

2. 闭合性单处肋骨骨折的处理重点是
A. 功能锻炼
B. 骨折对线
C. 骨折对位
D. 应用抗生素
E. 固定胸廓

3. 初孕妇，32 岁。妊娠 16 周首次行产前检查时，腹部触诊发现多个小肢体，考虑多胎妊娠。安排该

孕妇进行检查，最有助于明确诊断的是
A．腹部B超
B．胎心监护
C．腹部听诊
D．腹部MRI
E．腹部CT

4．大肠癌手术术式中，属于姑息性手术的是
A．右半结肠切除术
B．Miles术
C．左半结肠切除术
D．短路手术
E．Dixon术

5．动脉导管未闭有显著肺动脉高压者可出现差异性青紫，青紫最严重的部位是
A．左上肢
B．右上肢
C．头、颈部
D．左侧肢体
E．下半身

6．对未接种过卡介苗患儿行结核菌素试验，其结果如果呈强阳性反应，常提示
A．机体反应正常
B．需要接种卡介苗
C．有活动性肺结核
D．曾有结核分枝杆菌感染
E．营养状况良好

7．对先天性心脏病患儿，不正确的健康宣教是
A．以休息为主，适量活动
B．积极参加各种体育运动
C．注意保暖，防止受凉
D．按时接种疫苗
E．营养支持，给予高蛋白、高热量、易消化的饮食

8．对心力衰竭患者进行的健康指导不包括
A．保持大便通畅，勿用力排便
B．右心衰竭急性发作时，应立即平卧位休息
C．根据心功能选择日常活动方式
D．低盐易消化饮食
E．勿自行调节输液速度

9．对重度抑郁症患者的健康教育，正确的叙述是
A．建议患者以自我心理调整为主，用药为辅
B．休息时保持环境安静，避免声光刺激
C．生活中回避压力，不要主动挑起对抗
D．尽量减少社会活动，避免受人关注
E．坚持服药治疗，不要漏服或随意停药

10．恶性肿瘤患者化疗期间，白细胞降至3.5×10^9/L，正确的处理是
A．加强营养
B．加大用药量
C．输注白蛋白
D．服抗生素
E．暂停用药

11．服用以下药物时，为预防不良反应，应常规测量心率的是
A．卡托普利
B．地西泮
C．地高辛
D．阿司匹林
E．阿米卡星

12．关于产褥感染的护理措施，错误的叙述是
A．保证足够液体摄入
B．每4小时测体温1次
C．给予高蛋白饮食
D．产妇取平卧位，臀部抬高
E．遵医嘱使用广谱抗生素

13．关于小儿测量体重的方法，不妥的是
A．空腹排大小便后
B．进食后立即测量
C．宜选择在清晨
D．测量前应先校正磅秤为零点
E．只穿贴身衣裤，不穿鞋

14．关于协调性子宫收缩乏力的说法，正确的是
A．子宫收缩极性倒置
B．可发生子宫破裂
C．不宜静脉滴注缩宫素
D．产程常延长
E．可致初产妇宫颈、阴道、会阴撕裂伤

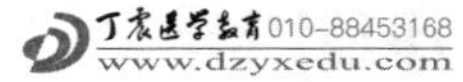

15. 护士在对腹泻患儿补钾时，遵循的原则不包括
  A. 食用含钾高的食物
  B. 见尿补钾
  C. 静脉补钾速度宜慢
  D. 静脉滴注浓度＜ 0.3%
  E. 重症患儿可缓慢静脉推注

16. 护士在护理泌尿系统外伤患者的各种引流管时，错误的护理措施是
  A. 了解各种引流管在体内的位置
  B. 限制饮水以避免管瘘和皮炎
  C. 引流管不能高于导管引出的水平位置
  D. 保持引流通畅
  E. 避免管道扭曲折叠，防止外流

17. 患者因左下肢血栓闭塞性脉管炎入院治疗，护士指导其做伯格运动的目的是
  A. 减轻下肢水肿
  B. 促进患者舒适
  C. 减慢肢体坏疽速度
  D. 促进侧支循环建立
  E. 提高日常活动能力

18. 急性喉炎中小儿比成年人病情更重的主要原因是
  A. 解剖结构的差异
  B. 免疫系统发育不全
  C. 细菌毒力强
  D. 治疗不及时
  E. 诊断困难

19. 经产妇，36 岁。妊娠足月临产，胎儿、胎盘娩出后，出现间歇性阴道流血，量较多，血液凝固，查体：血压下降，脉搏细速，子宫轮廓不清，宫底无法触及，宫体柔软。进一步的处理原则是
  A. 防治感染
  B. 加强宫缩
  C. 输血
  D. 清除残留胎盘
  E. 注意休息和营养

20. 卡介苗接种禁忌证不包括
  A. 早产儿
  B. 发热
  C. 新生儿腹泻
  D. 结核菌素试验阴性
  E. 湿疹

21. 抗酸药铝碳酸镁的正确服用方法是
  A. 温水吞服
  B. 咀嚼后服用
  C. 餐后立即服用
  D. 早起后立即服用
  E. 与牛奶一起服用

22. 抗幽门螺杆菌治疗四联疗法中常用的药物是
  A. 奥美拉唑＋克拉霉素＋阿莫西林＋枸橼酸铋钾
  B. 红霉素＋奥美拉唑＋阿莫西林＋枸橼酸铋钾
  C. 硫酸镁＋多潘立酮＋甲硝唑＋阿莫西林
  D. 多潘立酮＋奥美拉唑＋克拉霉素＋枸橼酸铋钾
  E. 青霉素＋克拉霉素＋甲硝唑＋枸橼酸铋钾

23. 溃疡性结肠炎患者行肠镜检查时，护士进行健康指导，正确的是
  A. 检查前 3 天进流质饮食
  B. 检查后可以立即离开
  C. 检查前 1 天清洁灌肠
  D. 检查前 1 天阿托品肌内注射
  E. 检查前 1 天进流质饮食

24. 扩张型心肌病的主要临床表现是
  A. 心音减弱
  B. 左心室明显扩大
  C. 出现第三心音或第四心音
  D. 心尖区可听到收缩期杂音
  E. 下肢水肿

25. 男，20 岁。托举重物时发生自发性气胸，急诊行胸膜腔闭式引流术。胸膜腔闭式引流装置如图所示。BC 段的长度应该为
  A. 3~4cm
  B. 4~5cm
  C. 6~7cm
  D. 8~10cm
  E. 10cm 以上

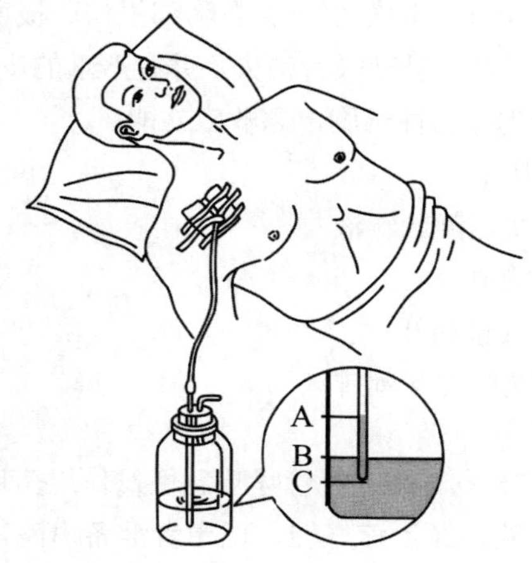

26. 颅底骨折诊断的主要依据是
  A. 异常活动
  B. 畸形
  C. 临床表现
  D. MRI
  E. B 超

27. 慢性肺源性心脏病代偿期特征的临床表现不包括
  A. 发绀
  B. 呼吸困难
  C. 颈静脉充盈
  D. 肺部叩诊呈过清音
  E. 主动脉瓣区第一心音亢进

28. 某孕妇，30 岁。G_3P_0，现妊娠 35 周。自诉阴道无痛、无诱因流血 3 天。在检查项目中能协助确诊的检查是
  A. 肛门检查
  B. 妇科检查
  C. B 超检查
  D. 腹腔镜检查
  E. 基础体温测定

29. 某孕妇，30 岁。已婚，主诉月经过期 10 天，对确诊早期妊娠最有价值的检查是
  A. 超声多普勒
  B. 免疫法测定 hCG
  C. 测宫底高度
  D. 阴道镜检查
  E. 基础体温测定

30. 某孕妇，32 岁。妊娠 33 周，G_2P_0，妊娠合并心脏病，一般体力活动稍受限制，休息时无自觉症状。评估该孕妇的心功能为
  A. Ⅰ级
  B. Ⅲ级
  C. Ⅳ级
  D. Ⅴ级
  E. Ⅱ级

31. 某孕妇，33 岁。剖宫产术后 15 天，因晚期产后出血入院，采取保守治疗。护士采取的护理措施应除外
  A. 密切观察生命体征
  B. 密切观察阴道流血情况
  C. 注意营养支持
  D. 给予补液、输血
  E. 取半坐卧位

32. 男，10 岁。因发热 40.2℃入院，诊断为流行性乙型脑炎。针对该患儿的高热，护理措施正确的是
  A. 严格限制钠盐的摄入
  B. 早期给予脱水治疗
  C. 以药物降温为主，无效时给予物理降温
  D. 以物理降温为主，可用小剂量阿司匹林或肌内注射安乃近
  E. 密切观察病情，预防低钾血症

33. 男，13 岁。游泳时不幸发生淹溺，救起后，急救人员应给予该患儿的首要救治措施是
  A. 给予强心药
  B. 建立静脉通道
  C. 口对口人工呼吸
  D. 胸外按压
  E. 保持呼吸道畅通

34. 流产合并盆腔感染时，正确的处理是
  A. 避免感染扩散
  B. 取侧卧位
  C. 每天测呼吸 4 次
  D. 给予高蛋白、高胆固醇饮食
  E. 会阴冲洗 2 次 / 天

35. 男，48 岁。因急性胆囊炎急诊入院，护士查体时发现墨菲征阳性。压痛点位于下图中的

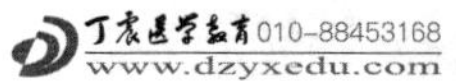

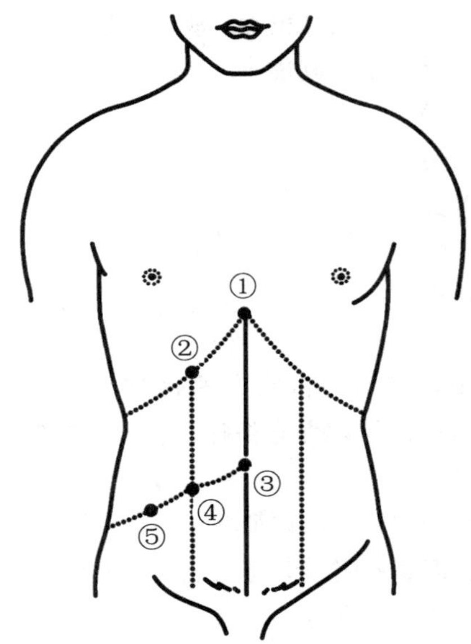

A．①
B．②
C．③
D．④
E．⑤

36. 男，25 岁。胸痛、咳嗽，低热 20 余天。诊断为肺结核，入传染病区住院治疗。对该患者应执行的隔离方式为
A．保护性隔离
B．消化道隔离
C．昆虫隔离
D．接触隔离
E．呼吸道隔离

37. 男，28 岁。因胸闷、气促、咳嗽、咳痰就诊，患者自诉痰中无血，最可能的疾病为
A．支气管扩张症
B．闭合性气胸
C．肺癌
D．大叶性肺炎
E．肺结核

38. 男，30 岁。晨 7 时测得血压 142/82mmHg。此时测得的血压值属于
A．轻度高血压
B．正常血压
C．重度高血压
D．正常高值
E．中度高血压

39. 男，30 岁。因车祸引起右胸部损伤，极度呼吸困难，发绀，肺呼吸音消失，并有严重的皮下气肿，判断为张力性气胸，急救应立即
A．吸氧
B．快速静脉输液
C．输血
D．气管切开
E．胸膜腔穿刺排气

40. 男，35 岁。因支气管哮喘急性发作用药后不能缓解入院。经治疗好转，现患者准备出院。护士出院指导时告知患者出院后居室环境应
A．铺全毛地毯
B．防止灰尘飞扬
C．使用羽毛枕
D．布置花草
E．饲养狗

41. 男，3 岁。哭闹时出现口唇发绀，听诊闻及胸骨左缘收缩期杂音，考虑为先天性心脏病。最具有诊断价值的检查是
A．心电图
B．X 线检查
C．超声心动图
D．血常规检查
E．心肌标志物检查

42. 男，3 岁。因小儿肺炎入院，护士采取的护理措施不妥的是
A．鼓励患儿多饮水，防止痰液黏稠
B．雾化吸入稀释痰液
C．翻身叩背，协助排痰
D．喘憋较重时镇静平卧
E．防止心力衰竭和脓胸的发生

43. 男，40 岁。因工作压力过大出现失眠、焦虑来诊。护士需要进一步进行健康指导的叙述是
A．“无论多忙，我都要争取在晚上 11 点前睡觉。”
B．“每天吃完晚饭出去走走，散散心。”
C．“在家尽可能不去想工作，放松自己。”
D．“睡觉前洗澡。”
E．“睡觉前喝一瓶啤酒有助睡眠。”

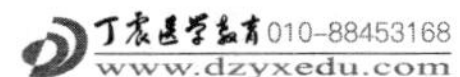

44. 男，45岁。患糖尿病5年，近些天出现糖尿病酮症酸中毒，其呼吸特点为
A. 呼吸频率异常
B. 吸气时间大于呼气时间
C. 呼吸困难
D. 深大呼吸
E. 呼吸浅促

45. 浅Ⅱ度烧伤的深度可达下图中的

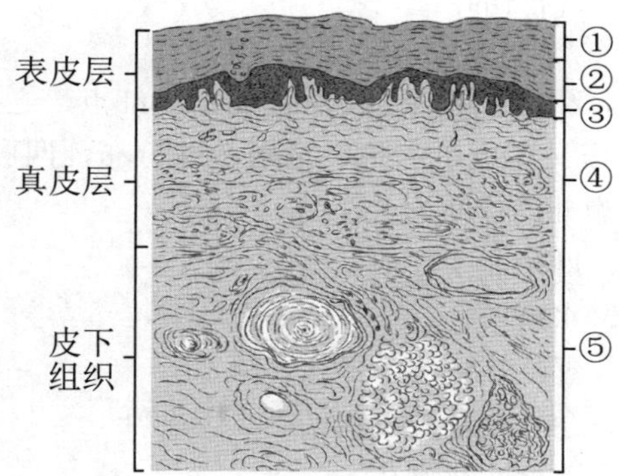

A. ①
B. ②
C. ③
D. ④
E. ⑤

46. 男，46岁。慢性肾衰竭12年，3年前已进入尿毒症期。该患者的临床表现可能与肾脏内分泌功能障碍有关的是
A. 恶心、呕吐
B. 高血压
C. 心力衰竭
D. 肾性骨病
E. 贫血

47. 男，24岁。手指刺伤4天。劳动时左手中指末节指腹被刺伤，有少量出血，自行处理。昨天手指肿胀、苍白，搏动性跳痛，夜间为甚，伴全身乏力。考虑该患者手指的情况是
A. 甲沟炎
B. 脓性指头炎
C. 急性化脓性腱鞘炎
D. 化脓性滑囊炎
E. 掌浅间隙感染

48. 男，50岁。有机磷农药中毒急诊入院，洗胃后使用阿托品治疗。护士观察用药反应，应及时通知医师停药的表现为
A. 颜面潮红
B. 皮肤干燥、口干
C. 烦躁不安、抽搐
D. 瞳孔较前扩大
E. 肺部啰音消失

49. 男，52岁。活动后气促，颈静脉怒张，心音遥远，肝大，下肢水肿。胸部X线检查示心脏向两侧扩大，肺野清晰，应考虑为
A. 充血性心力衰竭
B. 肝硬化
C. 风湿性二尖瓣狭窄并关闭不全
D. 心包积液
E. 胸腔积液

50. 男，52岁。心悸、消瘦2年。查体：结节性甲状腺肿伴血管杂音，心脏扩大，心房颤动，心尖部2/6级杂音。诊断为
A. 甲状腺毒症心脏病
B. 心肌病
C. 冠心病
D. 先心病
E. 风湿性心脏病

51. 男，52岁。因大叶性肺炎住院，体温39.5℃，脉搏细弱，血压90/60mmHg，在观察病情时特别警惕发生
A. 晕厥
B. 昏迷
C. 心律失常
D. 休克
E. 惊厥

52. 男，53岁。近来体力活动时常出现呼吸困难，稍加休息可缓解，应考虑为
A. 年老体弱
B. 劳力性呼吸困难
C. 支气管哮喘
D. 慢性心力衰竭
E. 夜间阵发性呼吸困难

53. 男，55 岁。8 小时前剧烈咳嗽时，右侧腹股沟斜疝发生嵌顿。若疝发生绞窄，可出现的情况是
A．疝块增大，不能回纳
B．腹胀明显、恶心、呕吐
C．用手轻推即可回纳
D．阵发性腹痛伴停止排便、排气
E．局部有压痛，肌紧张

54. 男，55 岁。慢性咳嗽、咳痰、气短 5 年。为明确该患者是否为慢性阻塞性肺疾病，最有价值的一项指标是
A．最大通气量低于预计值的 80%
B．第 1 秒用力呼气容积 / 用力肺活量＜ 70%
C．潮气量低于预计值的 80%
D．残气量 / 肺总量＞ 40%
E．PaO_2 低于正常值

55. 如图所示，试验若呈阳性，可见于的疾病是

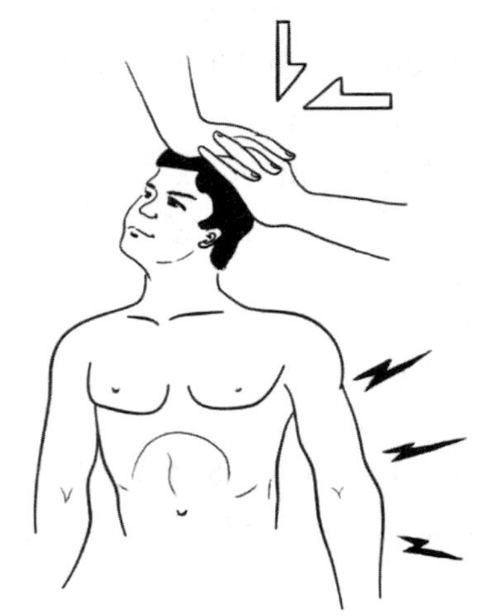

A．脊髓型颈椎病
B．椎动脉型颈椎病
C．交感型颈椎病
D．神经根型颈椎病
E．肩关节周围炎

56. 男，66 岁。诊断心绞痛入院，舌下含服硝酸甘油 0.5mg 后眼前发黑、恶心，护士首先应指导患者
A．搀扶坐下
B．活动四肢
C．立即平卧
D．吸氧
E．加服硝酸甘油 0.5mg

57. 男，68 岁。肺癌，行右上肺叶切除术，遵医嘱输全血 200ml，iv drip。输血过程中患者面部出现麻疹，眼睑、口唇出现水肿，血压 80/60mmHg，脉搏 120 次 / 分，呼吸 25 次 / 分。目前首选的措施是
A．立即停止输血
B．减慢输血速度
C．吸氧
D．遵医嘱建立静脉通道
E．气管切开

58. 男，6 岁。高热 1 天后身上出现红点，之后变成丘疹又变成小水疱，呈向心性分布，四肢较少，该患儿的诊断为
A．麻疹
B．水痘
C．猩红热
D．急性细菌性痢疾
E．流行性腮腺炎

59. 男，9 岁。高热、惊厥，有里急后重感 2 天。询问有不洁饮食史，最可能的疾病是
A．脓毒症
B．肺炎
C．中毒型细菌性痢疾
D．急性上呼吸道感染
E．急性尿路感染

60. 女，18 岁。因“感冒后出现心悸、气促 7 天”入院，入院诊断为病毒性心肌炎，实验室检查：血沉 40mm/h，心肌酶谱增高。对患者的健康宣教正确的是
A．可在病区里散步或做活动耐力以内的运动
B．无症状时可做轻体力劳动
C．进食低蛋白、高维生素饮食
D．可适当饮酒，促进睡眠
E．绝对卧床休息 4 周以上，出院后继续休息 3~6 个月

61. 女，20 岁。寒战、发热，右小腿内侧皮肤出现鲜红色片状疹，烧灼样疼痛，附近淋巴结肿大疼痛。错误的护理措施是
A．嘱患者勿抬高患肢
B．局部湿热敷
C．遵医嘱使用抗生素

D．嘱患者卧床休息
E．给予物理降温

62. 女，22 岁。由家人送到急诊室。患者表示不清楚发生的事情，把当天（8 月 9 日）说成 8 月 5 日，对具体问题不能确切回答，对之后的事情不能回忆。做麻醉分析时，称自己和朋友在 8 月 5 日开车旅行遇到抢匪，抢匪打死了朋友，而自己逃脱了。该患者最可能的情况是
A．联想障碍
B．妄想性回忆
C．分离性遗忘
D．强迫性回忆
E．分离性身份障碍

63. 女，27 岁。上唇疖挤压后出现寒战、高热、头痛、昏迷。护士应首先考虑为
A．感染性休克
B．疖
C．脓毒症
D．蜂窝织炎
E．化脓性海绵状静脉窦炎

64. 女，30 岁。因车祸急诊入院。现神志模糊、咯血，口鼻有泥沙夹血外溢，呼吸困难、烦躁。查体：左胸严重擦伤、肿胀，心率 94 次 / 分，血压 124/88mmHg，左下肢中度肿胀、严重擦伤。最紧急的处理是
A．请骨科医师会诊
B．清除上呼吸道异物，保持呼吸道通畅
C．建立静脉通道，备血
D．术前准备
E．左下肢夹板固定

65. 女，32 岁。阑尾切除术后 6 天，体温 39.1℃，诉切口疼痛，无咳嗽，应首先考虑
A．膈下脓肿
B．肺炎
C．肠间脓肿
D．盆腔脓肿
E．切口感染

66. 女，35 岁。性生活后少量阴道流血。妇科检查：宫口突出，色鲜红、易出血、质软而脆，有细蒂与宫颈相连的如黄豆样大小的组织。应考虑为
A．宫颈糜烂
B．宫颈息肉
C．巴氏腺囊肿
D．尖锐湿疣
E．宫颈腺体囊肿

67. 女，38 岁。在接受经腹输卵管结扎术后，护士对其进行术后护理中错误的是
A．督促其术后 12 小时内自解小便
B．协助取平卧位
C．注意观察体温、血压、脉搏
D．排气前给予半流质饮食
E．鼓励其术后 4~6 小时下床活动

68. 女，40 岁。上腹部胀痛 1 月余，持续并进行性加重，可放射至腰背部，同时伴有食欲减退，明显消瘦，今天因疼痛剧烈来医院就诊，诊断为“胰腺癌”。入院后患者提出需要服用镇痛药，护士的正确做法是
A．报告医生，及时给予有效的镇痛药
B．说明镇痛会掩盖病情，劝患者忍耐
C．待其他处置结束后报告医生
D．告知是疾病的症状，无须处理
E．观察疼痛的进展状况

69. 女，43 岁。消化性溃疡病史 8 年。近几天来上腹部疼痛加剧，无恶心、呕吐，今晨起排尿、排便时自觉头晕、乏力、黑蒙，前来就诊。关于病史资料的收集，除腹痛外，还应该重点询问的是
A．大便颜色
B．尿液颜色
C．服药情况
D．睡眠情况
E．进食情况

70. 女，45 岁。以休克型肺炎急诊入院，在抢救过程中，护士实施静脉输液的注意事项不正确的是
A．尽快建立 2 条静脉通道
B．输液速度不宜过快
C．输液量宜先少后多
D．监测中心静脉压，作为调整补液速度的依据
E．遵医嘱使用 2~3 种广谱抗生素联合大剂量静脉给药

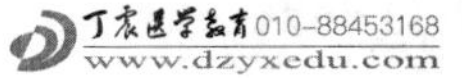

71. 女，48岁。入院时查体肝颈静脉反流征阳性，下肢水肿，护士指导患者饮食，每天限制食盐量不超过
A. 3.2g
B. 2g
C. 1.5g
D. 0.8g
E. 0.7g

72. 女，56岁。反复咳嗽、咳脓痰15年，加重伴发热5天。体位引流痰液，不正确的操作是
A. 向患者说明引流目的和注意事项
B. 根据病变部位选择引流体位
C. 宜选择餐后引流
D. 引流可配合叩击、震荡等手法治疗
E. 引流过程中应观察患者的反应

73. 女，57岁。患白血病2年。患者突然出现头痛、头晕、视物模糊、呼吸急促，来院急诊。判断该患者可能发生的并发症是
A. 蛛网膜下腔出血
B. 脑膜炎
C. 颅内出血
D. 脑梗死
E. 高血压急症

74. 女，5个月。急性支气管肺炎5天，高热持续不退，咳嗽日渐加重，口唇发绀，呼吸困难。查体：右侧肋间隙饱满，呼吸运动减弱，叩诊呈浊音，听诊呼吸音减弱。该患儿可能并发了
A. 肺不张
B. 呼吸衰竭
C. 脓胸
D. 气胸
E. 血胸

75. 女，65岁。绝经7年。自诉阴道血水样分泌物3个月，味臭。妇科检查：阴道黏膜充血，宫颈萎缩，子宫如妊娠40天大，质软，双侧附件正常。对确诊有意义的检查是
A. 诊断性刮宫
B. 阴道B超检查
C. 宫颈刮片细胞学检查
D. 宫颈活组织检查
E. 阴道分泌物检查

76. 女，74岁。因慢性心力衰竭，心功能Ⅳ级入院。经治疗、护理心功能恢复至Ⅱ级，但患者不愿下床活动。护士对其宣教长期卧床的危险，应除外
A. 影响食欲和消化功能
B. 易发生尿路感染
C. 易导致皮肤压疮
D. 易发生脑栓塞
E. 易致肺部感染

77. 葡萄胎患者术后避孕的最佳方法是
A. 避孕针
B. 宫内节育器
C. 口服避孕药
D. 皮下埋植法
E. 阴茎套、阴道套

78. 男，45岁。突发剑突下疼痛1天，伴寒战、高热、恶心、呕吐。查体：巩膜黄染，体温39.5℃。血常规检查：白细胞 15×10^9/L，中性粒细胞分类0.92。为进一步明确诊断首选的辅助检查是
A. 胆囊造影
B. 腹部CT
C. 经皮肝穿刺胆管造影（PTC）
D. 经内镜逆行胰胆管造影（ERCP）
E. B超

79. 男，58岁。因支气管扩张症、咯血入院，患者突然出现表情恐怖，张口瞠目，两手乱抓，发生窒息。抢救措施不妥的是
A. 立即置患者于头低足高位
B. 立即清除口、鼻腔内凝血块
C. 立即应用镇静、镇咳药
D. 吸引器吸出凝血块
E. 呼吸道通畅后给予呼吸兴奋药

80. 随着年龄的增长，老年人感官系统明显改变的是
A. 听力上升
B. 皮肤弹性增强
C. 晶状体调节能力提高
D. 皮肤防御功能下降
E. 皮肤感觉敏感性升高

81. 缩唇呼吸训练的目的是
A. 减少胸痛
B. 减轻呼吸困难
C. 加强呼吸运动
D. 避免小气道塌陷
E. 减轻呼吸肌劳累

82. 通常不会导致咯血的疾病是
A. 支气管扩张症
B. 高血压
C. 急性肺水肿
D. 肺癌
E. 肺结核

83. 为临产后产妇听诊胎心应选择在
A. 宫缩刚开始时
B. 宫缩极期
C. 宫缩快结束时
D. 宫缩间歇期
E. 宫缩任何时间

84. 系统性红斑狼疮患者的常见首发症状是
A. 蝶形红斑
B. 关节畸形
C. 呼吸困难
D. 血尿、蛋白尿
E. 关节痛

85. 先天性甲状腺功能减退症检查骨龄时，X 线检查选择的部位是
A. 腕和膝
B. 膝和踝
C. 髋和肘
D. 手和腕
E. 肘和踝

86. 心电图显示心房与心室独立活动，P 波与 QRS 波群无关，心室率慢于心房率，应考虑是
A. 期前收缩
B. 结性心律
C. 窦性心动过缓
D. 二度房室传导阻滞
E. 三度房室传导阻滞

87. 新生儿寒冷损伤综合征的复温原则是
A. 逐步升温，循序渐进
B. 供给足够水量，缓慢升温
C. 立即升温，使体温迅速达正常
D. 即刻放入暖箱，每 30 分钟升高 1℃
E. 每小时升高 1℃，8 小时体温达正常

88. 右心衰竭的特征性体征是
A. 交替脉
B. 心尖区舒张期奔马律
C. 全身水肿
D. 肝颈静脉反流征阳性
E. 咳粉红色泡沫痰

89. 预防新生儿颅内出血的关键措施是
A. 出生后喂养合理
B. 及时注射维生素 K
C. 出生后积极建立呼吸
D. 加强孕产期保健
E. 注意头皮清洁，保持安静

90. 诊断呼吸衰竭最主要的依据是
A. 动脉血气分析
B. 静脉血气分析
C. 胸部 X 线检查
D. 胸部听诊
E. 胸部叩诊

91. 诊断心律失常最有效的检查方法是
A. 心电图
B. 心电向量图
C. 心尖搏动图
D. 超声心动图
E. 心脏 MRI

92. 支气管哮喘长期反复发作后易导致
A. 肺不张
B. 气胸
C. 呼吸衰竭
D. 慢性支气管炎
E. 慢性阻塞性肺疾病

93. 蜘蛛痣形成的原因是
A. 毛细血管脆性增加

B．胆道感染
C．胆红素过多
D．血中雌激素增加
E．严重感染

94．重度支气管哮喘急性发作患者的首选药物是
A．氨茶碱
B．地塞米松
C．沙丁胺醇
D．色甘酸钠
E．异丙托溴铵

95．最危急的心律失常类型是
A．心室颤动
B．阵发性室上性心动过速
C．心房颤动
D．房室传导阻滞
E．窦性心动过速

二、共用题干单选题（每个提问 1 个得分点）：以下每道试题有 2~6 个提问，每个提问有 5 个备选答案，请选择 1 个最佳答案。提示：进入此部分试题后，您不能返回前面部分查看试题或修改答案；本部分在答题过程中不能回退（对已作答试题不能返回检查或修改答案）。您是否进入共用题干单选题部分？

（96~97 题共用题干）

女，46 岁。有风湿性心脏病二尖瓣狭窄病史。近来轻度活动即感心悸、气促。

96．第 1 问：此患者并发心律失常，最常见的类型为
A．房性期前收缩
B．室性期前收缩
C．心房颤动
D．阵发性心动过速
E．房室传导阻滞

97．第 2 问：风湿性心脏瓣膜病最常受累的瓣膜为
A．肺动脉瓣
B．主动脉瓣
C．主动脉瓣及肺动脉瓣
D．二尖瓣
E．三尖瓣

（98~99 题共用题干）

女，37 岁。经量增多 4 年，近半年感头晕、乏力。妇科检查：宫颈多发肿块，子宫增大如妊娠 3 个月大小，质硬，表面光滑，两侧附件无异常。

98．第 1 问：正确的治疗措施是
A．随访观察
B．药物治疗
C．全子宫切除术
D．次全子宫切除术
E．肌瘤切除术

99．第 2 问：对其首优的护理诊断是
A．感染的危险
B．知识缺乏
C．焦虑
D．组织灌注量不足
E．活动无耐力

（100~103 题共用题干）

女，28 岁。因皮肤发红，有瘀斑，伴牙龈出血就诊。2 周前曾有上呼吸道病毒感染。实验室检查：出血时间延长，血小板计数低，皮肤束臂试验阳性，骨髓象：幼稚型巨核细胞增多。

100．第 1 问：可能的疾病是
A．原发免疫性血小板减少症
B．再生障碍性贫血
C．血友病
D．慢性髓系白血病
E．过敏性紫癜

101．第 2 问：有助于疾病分型诊断的数据是
A．血常规
B．出血时间
C．骨髓检查结果
D．病程长短
E．年龄

102．第 3 问：首选的药物治疗方案应为
A．糖皮质激素
B．输血及血小板悬液
C．静脉滴注大剂量免疫球蛋白

D. 免疫抑制药
E. 达那唑

103. 第4问：为防止发生颅内出血，应监测患者的血小板不低于
A. $20\times10^9/L$
B. $40\times10^9/L$
C. $60\times10^9/L$
D. $70\times10^9/L$
E. $80\times10^9/L$

（104~106 题共用题干）

女，1岁。发热、咳嗽、流涕3天入院。入院后体温持续不退，达40℃，呕吐、谵妄，抽搐2次。查体：胸、腹部及四肢皮肤有瘀斑，前囟隆起，双肺呼吸音粗糙，可闻及少许干啰音，腹软，脑脊液外观浑浊。

104. 第1问：该患儿可能发生的疾病是
A. 脓毒症
B. 吉兰-巴雷综合征
C. 支气管肺炎
D. 癫痫
E. 化脓性脑膜炎

105. 第2问：为明确病原菌，应首先进行的检查是
A. 神经传导功能测定
B. 痰液涂片
C. 胸部X线
D. 脑电图
E. 皮肤瘀斑涂片找细菌

106. 第3问：该病最主要的治疗原则是
A. 早期用药
B. 规律用药
C. 强化用药
D. 长程用药
E. 减少户外活动

（107~108 题共用题干）

男，5岁。全身水肿，以“肾病综合征”入院。查体：面部、腹壁及双下肢水肿明显，阴囊壁变薄透亮。实验室检查：尿蛋白4.0g/d，血浆白蛋白20g/L，胆固醇升高，血脂升高。

107. 第1问：引起患儿临床表现的根本原因是
A. 低白蛋白血症
B. 大量蛋白尿
C. 高脂血症
D. 全身水肿
E. 高血压

108. 第2问：患儿出院时，健康指导最重要的内容是
A. 介绍本病病因
B. 说明疾病预后
C. 遵医嘱服药，不能随便停药
D. 学会监测尿蛋白
E. 采取有效措施预防感染

（109~110 题共用题干）

男，42岁。排便时有组织团块脱出肛门，便后可自行回纳，伴无痛性出血。

109. 第1问：对脱出肛门的组织团块视诊时，患者应采取的卧位是
A. 右侧卧位
B. 左侧卧位
C. 蹲位
D. 截石位
E. 膝胸卧位

110. 第2问：该患者属于
A. Ⅲ度内痔
B. Ⅱ度内痔
C. 前哨痔
D. Ⅰ度内痔
E. 血栓性外痔

（111~114 题共用题干）

男，31岁。因火灾跳窗逃生，自3楼坠落，左侧身体撞击水泥地面。查体：脉搏110次/分，血压80/60mmHg；上腹部压痛、反跳痛、腹肌紧张，移动性浊音阳性。

111. 第1问：有助于护士判断患者发生腹部空腔脏器损伤最有价值的体征是
A. 血压80/60mmHg
B. 肠鸣音亢进
C. 移动性浊音阳性

D. 腹膜刺激征
E. 恶心、呕吐

112. 第 2 问：应采取的治疗原则是
A. 抗休克同时手术探查
B. 休克改善后再行手术
C. 立即手术
D. 全力抢救休克
E. 明确诊断后再处理

113. 第 3 问：术后患者询问伤口的拆线时间，护士正确的回答是
A. 10~12 天
B. 6~7 天
C. 4~5 天
D. 7~9 天
E. 9~10 天

114. 第 4 问：该患者肠蠕动恢复，肛门排气拔除胃管后，应首先选择的饮食为
A. 豆浆
B. 米汤
C. 牛奶
D. 蛋羹
E. 米粥

（115~118 题共用题干）

男，27 岁。酒后 4 小时剧烈腹痛。患者中午聚餐，饮 6 两白酒。下午出现剧烈、持续的上腹部疼痛，并向腰背部呈带状放射，伴有恶心、呕吐，吐出食物和胆汁。查体：体温 39℃，脉搏 87 次 / 分，血压 105/75mmHg；中、左上腹压痛明显，无明显肌紧张。

115. 第 1 问：向患者解释引起该病的主要诱因是
A. 特异性感染
B. 十二指肠液反流
C. 药物作用
D. 暴饮暴食
E. 胰腺外伤

116. 第 2 问：为减轻疼痛，患者采取的体位是
A. 平卧位
B. 俯卧位
C. 头低足高位
D. 中凹卧位
E. 弯腰屈膝侧卧位

117. 第 3 问：能有效抑制胰腺分泌的药物是
A. 阿托品
B. 抑肽酶
C. 生长抑素
D. 西咪替丁
E. 加贝酯

118. 第 4 问：经非手术治疗，患者病情好转，准备出院。给予出院后请患者复述，提示其对生活指导理解有误的是
A. “要养成规律进食习惯。”
B. “我要少吃高脂和高蛋白食物。”
C. “每天 1 杯红酒，可减少复发的风险。”
D. “避免进食刺激强、产气多的食物。”
E. “如果我患有胆囊疾病，应积极治疗。”

（119~120 题共用题干）

男，15 岁。发热、咽痛半月余，肉眼血尿 3 天。尿常规示尿蛋白（＋＋＋），红细胞满视野，白细胞 5~10 个 /HPF；血清 C3 和总补体明显下降。为进一步诊治行肾活组织检查。

119. 第 1 问：关于术前护理措施的目的和意义，说法不妥的是
A. 向患者说明检查的目的和意义
B. 详细解释肾脏穿刺的必要性和操作过程，消除恐惧心理
C. 教会患者练习憋气及床上排尿
D. 术前禁食 8~12 小时
E. 术日晨清洁灌肠

120. 第 2 问：患者肾活检术后，护理措施不妥的是
A. 术后平卧 24 小时，如有肉眼血尿应延长卧床时间
B. 定时观察生命体征、尿色及有无腰痛、腹痛
C. 患者应大量饮水以避免血块堵塞尿路
D. 包扎腹带，局部沙袋压迫穿刺部位
E. 术后 3 天使用止血药和抗生素

模拟试卷三

专业实务

一、单选题（每题 1 个得分点）：以下每道试题有 5 个备选答案，请从中选择 1 个最佳答案。提示：本部分在答题过程中可以回退（对已作答试题可以返回检查或修改答案）。

1. "阿普唑仑 0.4mg，qn"，此医嘱是
   A．长期医嘱
   B．停止医嘱
   C．长期备用医嘱
   D．临时备用医嘱
   E．即刻医嘱

2. "水谷之海"指的是
   A．胃
   B．脾
   C．肾
   D．肝
   E．胆

3. 女，31 岁。阴道分娩后 4 周，行热水坐浴，护士交代其坐浴的时间是
   A．5~10 分钟
   B．10~15 分钟
   C．15~20 分钟
   D．20~35 分钟
   E．30~45 分钟

4. Ⅱ度子宫脱垂合并直肠壁膨出首选的治疗方法是
   A．观察病情发展情况
   B．应用子宫托
   C．子宫切除术
   D．手术治疗
   E．药物治疗

5. 阿托品用于治疗不完全性肠梗阻患者，其主要作用是
   A．刺激副交感神经兴奋
   B．解除平滑肌痉挛
   C．抑制交感神经兴奋
   D．抑制中枢神经系统
   E．抑制腺体分泌

6. 产后血性恶露持续的时间一般是
   A．1~2 天
   B．3~4 天
   C．8~10 天
   D．10~15 天
   E．15~20 天

7. 初产妇，23 岁。足月自然分娩产下 3250g 的健康女婴，出院时咨询护士新生儿的护理方法，产妇复述时不正确的是
   A．喂奶后取侧卧位，以免溢乳或呛咳造成窒息
   B．大便后用清水洗臀部，以免出现臀红
   C．上腭中线及牙龈边缘的黄白色小点须挑破
   D．室内不宜用厚重窗帘遮光，自然光线最好
   E．衣物和尿布以柔软且易于吸水的棉织品为主

8. 初产妇，妊娠 40 周。分娩过程中发现产程延长，行阴道检查发现宫口开大 6cm，胎位为 ROT，羊水清亮，胎心率无异常。产妇继续阴道试产过程中，不恰当的心理护理措施是
   A．医护人员处理产程时，为避免加重产妇家属负担，分娩结束后再作相关解释
   B．及时回答产妇及家属疑问，尽量给予充分的解释
   C．可跟产妇讨论育儿方面的知识或其他产妇感兴趣的话题
   D．轻柔按摩产妇腹部，以亲切的态度与产妇交谈
   E．鼓励产妇，增强信心

9. 当发生医疗事故后，承担赔偿责任的是

A．包括护士在内的医务人员
B．医院法人
C．医疗机构行政人员
D．医务人员和医疗机构
E．医务人员及其家属

10．典型腹外疝的病理结构不包括
A．疝囊
B．疝内容物
C．疝环
D．疝袢
E．疝外被盖

11．多根多处肋骨骨折的特征性表现是
A．胸部疼痛
B．妨碍正常呼吸
C．痰不易咳出
D．反常呼吸
E．骨折端摩擦

12．肺炎链球菌肺炎的病理分期不包括
A．充血期
B．红色肝变期
C．溃疡期
D．灰色肝变期
E．消散期

13．咯血窒息急救时患者采取
A．头低足高位
B．患侧卧位
C．平卧位，头偏一侧
D．端坐位
E．去枕平卧位

14．慢性肺源性心脏病患者急性期合并心力衰竭时，最根本的治疗措施是
A．控制感染
B．低流量给氧
C．给予强心药
D．给予利尿药
E．给予镇静药

15．关于破伤风的描述，不正确的是
A．控制痉挛是治疗的中心环节
B．接触隔离患者应住单间
C．可以进食的患者给予高热量、高蛋白、高维生素饮食
D．保持呼吸道通畅
E．伤口分泌物恶臭

16．护士发完口服药后，收回的一次性药杯应
A．直接销毁
B．直接丢弃
C．消毒后销毁
D．消毒后备用
E．清洗后销毁

17．护士为患者准备坐浴药物时，不慎将高锰酸钾溶液沾到工作服上，欲去除此污渍宜用的溶液是
A．乙醇
B．盐酸
C．过氧化氢
D．维生素 C
E．氢氧化钠

18．护士在进行艾滋病防治的宣传教育工作，观点错误的是
A．艾滋病应预防为主、防治结合
B．艾滋病患者及其家属享有的就医合法权益受法律保护
C．艾滋病患者及其家属享有的婚姻合法权益不受法律保护
D．艾滋病患者及其家属享有的就业合法权益受法律保护
E．艾滋病患者及其家属享有的入学合法权益受法律保护

19．护士在执行口头医嘱时正确的是
A．坚决不执行口头医嘱
B．任何情况均应执行口头医嘱
C．医生提出口头医嘱应立即执行
D．一人听到口头医嘱即可
E．抢救完毕，应让医生及时补书面医嘱

20．护士执业注册的有效期为
A．1 年
B．2 年
C．4 年

D. 5 年
E. 10 年

21. 患者权利中具体体现患者自主权的是
A. 隐私保护权
B. 监督医疗护理的权利
C. 被探视权
D. 知情同意权和知情选择权
E. 社会免责权

22. 静脉留置针的进针角度是
A. 10°~20°
B. 15°~30°
C. 30°~40°
D. 25°~30°
E. 5°~10°

23. 可能导致乳腺癌的因素是
A. 肥胖
B. 雌激素水平降低
C. 多产
D. 人乳头瘤病毒
E. 早育

24. 可以引起帕金森病的药物是
A. 苯巴比妥钠
B. 卡马西平
C. 利血平
D. 他巴唑
E. 苯妥英钠

25. 关于脑损伤患者行脑室引流的装置如图所示，AB段的长度应该为

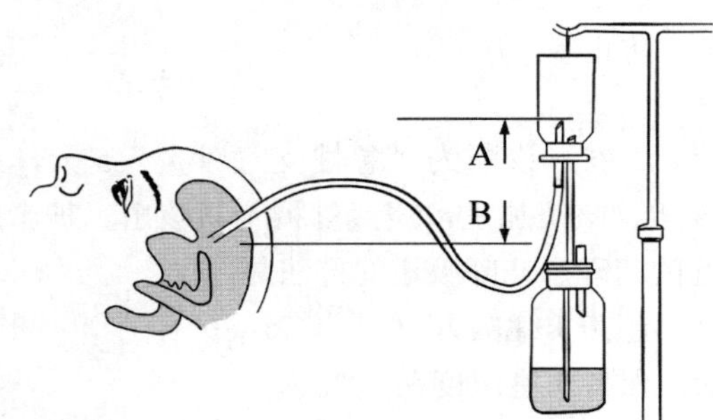

A. 9~12cm
B. 9~13cm
C. 10~15cm
D. 11~16cm
E. 11cm 以上

26. 某护士从小医院调入大医院工作，且工作任务较以前更加繁重，但该护士能保持稳定的情绪和规范的行为举止，很快地胜任工作。这说明该护士具有
A. 良好的健康状况
B. 良好的专业技能
C. 明确的工作目标
D. 良好的人际关系
E. 良好的社会适应能力

27. 某患者家属在护士站焦急等待护士甲，而其正在配药，此时该护士最恰当的做法是
A. 告诉患者家属，自己正在忙，请耐心等待
B. 告诉该患者家属，好好陪伴患者
C. 告诉患者家属稍等，配完药后马上去患者处
D. 继续埋头忙自己的事情
E. 告诉患者家属，让其找护士长

28. 某患者住院期间因输入不合格血液导致乙型肝炎，其索赔对象应为
A. 当地疾病控制中心
B. 当地卫生行政部门
C. 血站及医院
D. 当地公安部门
E. 执行输血操作的护士

29. 某孕妇，妊娠 37 周，以重度子痫前期入院，治疗药物首选
A. 降压药
B. 抗生素
C. 解痉药
D. 利尿药
E. 正性肌力药

30. 男，10 岁。发热 2 天，查体：体温 40℃，咽痛，咽部有脓性渗出物；全身可见针尖大小的皮疹，全身皮肤鲜红。导致该病的病原体是
A. 柯萨奇病毒
B. A 组 β 溶血性链球菌
C. 腺病毒

D．伤寒杆菌
E．金黄色葡萄球菌

31. 男，18 岁。持续高热 39~40℃，遵医嘱给予冰袋物理降温，冰袋应置于患者的
A．腹部
B．足底
C．前额
D．胸前区
E．耳部

32. 男，20 岁。需要输血治疗，可导致医疗事故的操作是
A．护理人员去血库提取所需配血
B．输血前查血型并行交叉配血试验
C．不得同时抽取两人或以上患者的配血标本
D．输血时严格执行查对制度
E．输血后马上整理用物，输血袋与输血器按医疗垃圾处理

33. 男，22 岁。踢足球时向后跌倒，摔伤右肩部来诊。检查见右肩部呈“方肩”畸形，肩关节空虚，弹性固定，Dugas 征阳性。首选的处理方法是
A．手法复位外固定
B．切开复位内固定
C．骨牵引复位
D．悬吊牵引复位
E．皮牵引复位

34. 男，23 岁。支气管扩张症 8 年。近来因上呼吸道感染咳嗽剧烈，咳大量黄色脓痰。胸部 X 线检查显示病变位于右肺下叶，体位引流时护士应指导患者采取
A．左侧卧位，头高足低
B．左侧卧位，头低足高
C．右侧卧位，头高足低
D．右侧卧位，头低足高
E．半坐卧位

35. 如图所示，混合痔是指
A．①
B．②
C．③
D．④
E．⑤

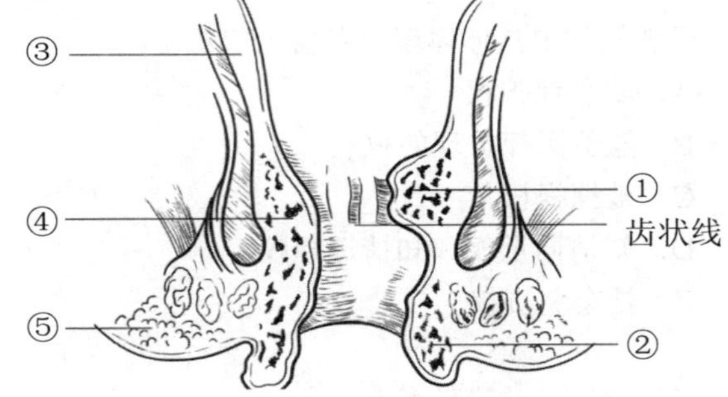

36. 男，26 岁。因下肢挤压伤致血钾升高，心率 54 次 / 分，律不齐。应选用的药物是
A．毛花苷丙（西地兰）
B．美托洛尔（倍他乐克）
C．硝酸甘油
D．5% 碳酸氢钠
E．10% 葡萄糖酸钙

37. 男，2 岁。化脓性脑膜炎。体温 39℃，给予降温处理后，复测体温的时间是
A．降温后 30 分钟
B．降温后 45 分钟
C．降温后 60 分钟
D．降温后 75 分钟
E．降温后 90 分钟

38. 男，2 岁。急性肺炎，体温 40.1℃。行温水拭浴时，护士将冰袋置于其头部的目的是
A．防止头部充血
B．有利于控制炎症扩散
C．提高脑组织对缺氧的耐受
D．有利于脑组织的恢复
E．防止脑水肿

39. 男，2 岁。诊断为“急性支气管炎”5 天，患儿咳嗽、咳痰加重，痰液黏稠不易咳出。护士应首选的清理患儿呼吸道的方法是
A．超声雾化吸入
B．保持病室湿度在 60% 左右
C．体位引流
D．负压吸痰
E．翻身叩背，协助排痰

40. 男，3 岁。急性细菌性痢疾，高热，排脓血样便 8~9 次 / 天。现对患者的大便消毒处理，漂白粉与大便的比例是
A. 1∶2
B. 1∶3
C. 1∶4
D. 1∶5
E. 1∶6

41. 男，3 岁。支气管肺炎入院。医嘱需要给患儿输液，护士执行该医嘱时，滴速应控制在每小时
A. 5ml/kg
B. 12ml/kg
C. 15ml/kg
D. 25ml/kg
E. 30ml/kg

42. 男，40 岁。胆石病，第 2 天于硬膜外阻滞下行胆囊切除术。患者病情稳定，术前准备已完成，但患者仍焦虑不安、犹豫不定。提示患者未被满足的需要是
A. 基本生理需要
B. 安全需要
C. 爱与归属需要
D. 被医生、护士尊重的需要
E. 自我实现需要

43. 男，42 岁。胃大部切除术后，出现严重贫血，表现为外周巨幼红细胞增多，其主要原因是
A. 黏液减少
B. HCO_3^- 减少
C. 胃蛋白酶原减少
D. 盐酸减少
E. 内因子减少

44. 男，54 岁。劳累后感心悸。测脉搏，每隔 2 个正常搏动后出现 1 次过早的搏动。判断此脉律为
A. 二联律
B. 三联律
C. 频发期前收缩
D. 成对期前收缩
E. 脉搏短绌

45. 如图所示，心脏的正常心电活动起源于
A. ①
B. ②
C. ③
D. ④
E. ⑤

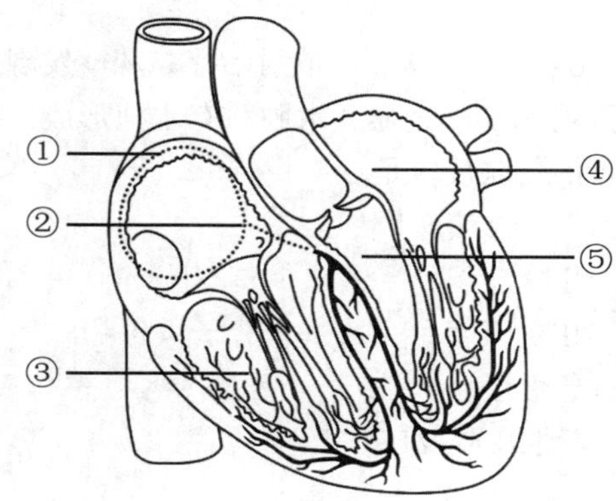

46. 男，5 个月。人工喂养，未添加辅食。平时多汗，睡眠不安，今因突发惊厥来院就诊，查血钙 1.25mmol/L。护士应对患儿采取的紧急处理是
A. 立即现场抢救，气管切开
B. 氧气吸入、输液
C. 静脉注射稀释的 10% 葡萄糖酸钙溶液
D. 肌内注射解痉药
E. 保持病室安静，避免一切刺激

47. 男，62 岁。以霍乱收治入院。护士在向患者及家属做入院宣教时，错误的内容是
A. 患者不能走出病室
B. 双休时家属可探视
C. 剩饭须煮沸后倾倒
D. 排泄物要严格消毒
E. 通向走廊的门窗须关闭

48. 男，63 岁。因股骨头坏死在全麻下行髋关节置换术，术后 5 小时排稀便于床上。护士首要的处理方法是
A. 让家属更换床单
B. 向患者示范如何更换病号服
C. 立即温水擦洗
D. 教育患者有便意应立即通知护士
E. 评估后再擦洗处理

49. 男，63 岁。因糖尿病、脑梗死右侧肢体无力入院。护士为患者测量血压时，正确的操作应除外

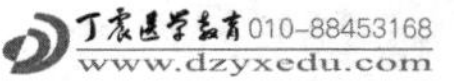

A．固定血压计
B．测左上肢血压
C．卧位测量时肱动脉平腋中线
D．固定专人测量
E．测量前嘱患者休息 20~30 分钟

50．男，64 岁。鼻咽癌，放射治疗。观察发现患者照射野局部皮肤充血、水肿，有水疱形成。判断该患者的皮肤反应是
A．Ⅰ～Ⅱ度
B．Ⅱ度
C．Ⅱ～Ⅲ度
D．急性湿疹
E．慢性皮肤反应

51．男，70 岁。因脑出血急诊入院，目前患者各种反射消失，瞳孔散大，心跳、呼吸停止，脑电波平坦，无任何复活可能。目前该患者处于
A．生物学死亡期
B．深昏迷期
C．濒死期
D．临床死亡期
E．临终状态

52．女，25 岁。因胃、十二指肠溃疡住院治疗。患者入病区因环境陌生有些紧张，护士首先应使用
A．迎送性语言
B．指导性语言
C．安慰性语言
D．招呼性语言
E．礼节性语言

53．女，26 岁。下肢急性淋巴管炎，查体见肢体肿胀明显，局部应涂搽的药液是
A．0.1% 碘伏
B．50% 硫酸镁
C．外用生理盐水
D．3% 过氧化氢
E．75% 乙醇

54．女，30 岁。风湿性心脏病二尖瓣狭窄 10 年。近 1 个月常于夜间憋醒，呼吸深快，伴有哮鸣音，端坐后可稍缓解。对夜间易发生喘憋的机制，正确的叙述是
A．平卧位回心血量增加
B．膈肌抬高 / 下降
C．交感神经张力增加
D．小支气管舒张
E．全身小动脉痉挛

55．下图为门静脉高压症常用手术术式之一，该术式术后易发生

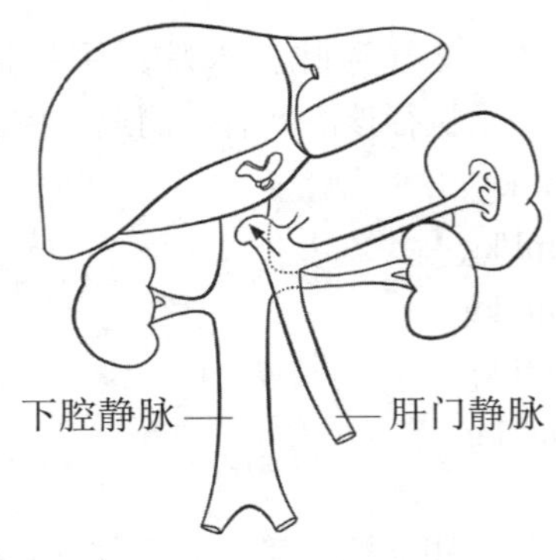

A．呕吐
B．黄疸
C．吻合口出血
D．肝性脑病
E．下肢水肿

56．女，32 岁。初步诊断胃溃疡，为明确诊断拟行胃镜检查。检查前 30 分钟，护士为其皮下注射药物以松弛平滑肌。该药物是
A．吗啡
B．阿托品
C．硫糖铝
D．奥美拉唑
E．谷氨酸钾

57．女，32 岁。发热 3 天，咽喉疼痛，经检查诊断为急性扁桃体炎。静脉滴注青霉素后发生过敏性休克。错误的处理是
A．立即停药
B．皮下注射 0.1% 盐酸肾上腺素
C．立即吸氧
D．减慢输液速度，继续观察
E．静脉注射 5~10mg 地塞米松

58．女，32 岁。因“腰酸背痛及下坠感，常在走路时蹲位”，重体力劳动后加重，卧床休息后减轻，2

月余就诊。行妇科及压力性尿失禁检查确诊为尿失禁，行盆底肌肉锻炼，护士指导患者用力收紧盆底肌肉收缩后放松，每天锻炼的次数和时间是
A. 2~3 次 / 天，15~20 分钟 / 次
B. 1~2 次 / 天，15~20 分钟 / 次
C. 2~3 次 / 天，10~15 分钟 / 次
D. 1~2 次 / 天，10~15 分钟 / 次
E. 5~10 次 / 天，每次 10 秒左右

59. 女，33 岁。颅脑外伤急诊。在全麻下行开颅探查术，术后返回病房。监护室护士应为患者准备的床单位是
A. 暂空床，橡胶单、中单上缘距床头 30~40cm
B. 麻醉床，根据病情铺橡胶单和中单，中单应遮住橡胶单
C. 备用床，床中部和床上部各加一橡胶单、中单
D. 暂空床，床中部和床尾部各加橡胶单、中单
E. 麻醉床，盖被扇形折叠于床的一侧，开口向里

60. 女，33 岁。输血 15 分钟后感觉头胀，四肢麻木，腰背部剧痛，继而出现黄疸、血红蛋白尿。护士遵医嘱为患者静脉注射碳酸氢钠，其目的主要是
A. 纠正酸中毒
B. 补充血容量
C. 碱化尿液
D. 补充水分和电解质
E. 维持静脉通道

61. 女，34 岁。因血压升高，双下肢水肿 2 周入院。尿常规：尿蛋白（＋＋＋）。导致其水肿最主要的因素是
A. 肾小球滤过率下降
B. 心力衰竭
C. 肝功能不全
D. 血管升压素分泌增多
E. 低白蛋白血症引起的血浆胶体渗透压下降

62. 女，36 岁。转移性右下腹痛 5 小时，伴恶心、呕吐。查体：体温 39℃，精神萎靡，腹硬，麦氏点固定压痛，行急诊手术治疗。平车转送中不正确的操作是
A. 患者头部卧于护士推车的一侧
B. 固定输液针头，保证液体通畅
C. 上坡时，护士应位于坡下防止平车下滑
D. 下坡时，使患者头部位于坡下防止坠车
E. 进入手术间时护士在前，用身体顶开房门

63. 女，40 岁。在工地被石板压迫 4 小时，右下肢严重肿胀，组织广泛坏死。该损伤属于
A. 爆震伤
B. 挤压伤
C. 刺伤
D. 冲击伤
E. 撕脱伤

64. 女，43 岁。支气管扩张症 20 余年，病情严重、反复发作。近来因咯血收治入院，由于患者近来咳嗽严重，夜不能寐，情绪烦躁不安，医嘱给予镇静、镇咳药，该患者严禁使用的药物是
A. 吗啡
B. 沙丁胺醇
C. 溴己新
D. 爱全乐
E. 氯化铵

65. 女，48 岁。腹外疝修补术后 2 天，患者主诉伤口疼痛，无其他不适。应给予患者的护理级别是
A. 特级护理
B. 二级护理
C. 三级护理
D. 四级护理
E. 一级护理

66. 女，48 岁。乳腺癌，拟行手术治疗。患者因担心手术预后，近来烦躁不安、失眠、血压升高。正确的护理处置是
A. 尽量给患者独处的空间
B. 只与家属讨论相关问题
C. 与患者讨论所关心的问题
D. 尽量不让患者向医生咨询
E. 尽量不与患者谈论其所患疾病

67. 女，56 岁。因乳腺癌在全麻下行乳腺癌根治术，手术顺利，术后返回病房。为患者准备麻醉床，节力原则不包括
A. 动作平稳

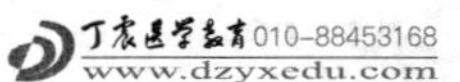

B. 使用肘部力量
C. 铺床时身体靠近床铺
D. 上身保持一定的弯度
E. 两脚分开，两膝稍屈

68. 女，5岁。诊断为化脓性脑膜炎，经细菌培养确定为肺炎链球菌感染。此时应首选的抗生素是
A. 第三代头孢菌素
B. 阿奇霉素
C. 青霉素
D. 四环素
E. 红霉素

69. 女，62岁。原发性高血压病史7年，诉血压波动范围（140/90）~（170/105）mmHg，未予重视，只是在头晕、头痛时服降压药，缓解后即减量或停药，身体肥胖。近1周劳累过度，今天出现剧烈头痛、头晕、恶心，测血压205/120mmHg。确诊为高血压急症，住院1周后症状消失，血压恢复至140/90mmHg。护士认为目前患者存在的主要护理诊断是
A. 潜在并发症：心力衰竭
B. 活动无耐力
C. 疼痛
D. 知识缺乏
E. 潜在并发症：脑血管意外

70. 女，68岁。脑血管意外，经过抢救治疗，生命体征趋于平稳，但处于昏迷状态。护士交接班时发现患者骶尾部皮肤有2cm×3cm压疮，呈紫红色，并有小水疱。若骶尾部的小水疱融合成大水疱，护士应采取的正确措施是
A. 行清创处理
B. 在无菌操作下用注射器将水疱内液体抽出后包扎
C. 用50%乙醇按摩水疱，使其吸收
D. 剪破水疱表皮后，用无菌敷料包扎
E. 减少摩擦，让其自行吸收

71. 女，7岁。以先天性心脏病收入院第1天，拟行手术治疗。当天晚上夜班护士查房时患儿开始哭闹："我要爸爸妈妈，现在就要，离开他们我睡不着。"护士最佳的回答是
A. "如果你乖乖地睡觉，我就拿玩具给你玩。"
B. "你再闹的话，我就给你扎针了。"
C. "你不许瞎闹，再闹大灰狼就来了。"
D. "你想爸爸妈妈了吧？我陪你说说话吧。"
E. "医院有规定，你现在的情况父母不能陪床。"

72. 女，80岁。肿瘤晚期。患者全身极度衰竭，意识有时模糊。为安慰患者，护士与其交流时应使用的距离是
A. 亲密距离
B. 社交距离
C. 熟人距离
D. 工作距离
E. 演讲距离

73. 其生理功能主受纳与腐熟水谷的脏腑是
A. 小肠
B. 胆
C. 大肠
D. 胃
E. 三焦

74. 妊娠期患者出现咯血应禁用的止血药为
A. 卡巴克络
B. 垂体后叶素
C. 维生素K
D. 云南白药
E. 氨基己酸

75. 男，25岁。因失血性休克急诊入院，病情稳定后，护士用平车护送患者入病区，对正在进行的静脉输液和吸氧正确的处置是
A. 保留静脉通道，暂停输液，继续吸氧
B. 继续吸氧、输液，做好导管固定
C. 暂停输液、吸氧
D. 保留导管暂停吸氧
E. 暂停吸氧，继续输液

76. 男，56岁。患鼻咽癌，进行放疗。护士询问患者："你对放疗有什么想法？"这一问题属于
A. 主观问题
B. 半开放式问题
C. 开放式问题
D. 封闭式问题
E. 非指导性问题

77. 肾脏的基本功能单位是
A．肾小管
B．肾小体
C．肾皮质
D．肾髓质
E．肾单位

78. 体温单大便次数记录栏“※”表示的意义是
A．未解便
B．便秘
C．大便失禁
D．腹泻
E．排便不规律

79. 通过加强外周组织对葡萄糖的摄取和利用，改善外周组织对胰岛素的敏感性，达到降低血糖目的的药物是
A．阿卡波糖
B．二甲双胍
C．格列吡嗪
D．罗格列酮
E．瑞格列奈

80. 我国的《护士条例》中规定了护士的权利和义务。在护士享有权利的叙述中，不正确的是
A．按照国家有关规定获取工资报酬，享受福利待遇的权利
B．获得与其所从事的护理工作相适合的卫生防护、医疗保健服务的权利
C．按照国家有关规定获得与本人能力和学术水平相应的专业技术职称的权利
D．参加专业培训、从事学术研究交流、参加行业协会专业学术团体的权利
E．获得接触有毒有害物质津贴的权利

81. 女，30 岁。服 1059 农药自杀，家人送入急诊，护士为其洗胃清除毒物，但应禁用的洗胃液是
A．蒸馏水
B．1% 盐水
C．1∶15 000~1∶20 000 高锰酸钾
D．生理盐水
E．2%~4% 碳酸氢钠

82. 血气胸患者行胸膜腔闭式引流术时，开胸探查的指征是
A．术后 3 小时引流血性液体 300ml/h
B．连续 3 小时内引流血性液体超过 200ml/h
C．连续 3 小时内引流血性液体超过 100ml/h
D．连续 6 小时内引流血性液体超过 200ml/h
E．连续 6 小时内引流血性液体超过 300ml/h

83. 氧气筒可使用的最低压力值是
A．0.5MPa
B．1MPa
C．2MPa
D．3MPa
E．4MPa

84. 关于《中华人民共和国基本医疗卫生法》基本原则的叙述，不正确的是
A．预防为主原则
B．保护弱者原则
C．公平原则
D．卫生保护原则
E．保障社会健康原则

85. 医院饮食中，属于治疗饮食的是
A．普通饮食
B．软质饮食
C．高热量饮食
D．半流质饮食
E．流质饮食

86. 以疾病为中心的护理阶段工作的重要内容是
A．执行医嘱和各种护理常规
B．诊断和治疗
C．制订护理方案
D．处理心理和情感反应
E．应用护理程序

87. 用于治疗轻、中型溃疡性结肠炎的首选药是
A．糖皮质激素
B．免疫抑制药
C．柳氮磺吡啶
D．氯霉素
E．止泻药

88. 有关医嘱说法，不正确的是
A．医嘱是护士对患者实施治疗的依据
B．执行医嘱时必须仔细核对

C．执行医嘱后须签名
D．抢救患者时，应立即执行口头医嘱
E．护士发现医嘱有明显错误时，须告知相关医生

89. 原发性肝癌最早、最常见的转移方式是
A．淋巴转移
B．肝内血行转移
C．肝外胆道转移
D．肝内胆道转移
E．腹腔性种植转移

90. 原发性支气管肺癌的起源部位是
A．毛细支气管
B．支气管腺体或黏膜
C．主支气管
D．纵隔黏膜
E．肺泡黏膜

91. 在青霉素批号没有改变的情况下，使用时免做过敏试验的间隔时间不超过
A．14 天
B．7 天
C．5 天
D．3 天
E．1 天

92. 在倾听患者的话语时，不正确的做法是
A．全神贯注
B．尊重患者的观点，不做批评
C．面对患者，保持与患者适当的距离和姿势
D．不必保持目光的接触
E．不能随意打断患者的话

93. 男，37 岁。慢性肾小球肾炎，长期服用糖皮质激素，该药常见的不良反应不包括
A．感染
B．血糖升高
C．多毛症
D．血压升高
E．末梢神经炎

94. 肢体被动运动的目的不包括
A．促进血液循环
B．恢复肌肉功能
C．预防静脉血栓形成
D．防止关节僵硬
E．预防坠积性肺炎

95. 治疗轻度支气管哮喘急性发作首选的支气管扩张药为
A．糖皮质激素
B．氨茶碱
C．沙丁胺醇
D．异丙托溴铵
E．色甘酸钠

二、共用题干单选题（每个提问 1 个得分点）：以下每道试题有 2~6 个提问，每个提问有 5 个备选答案，请选择 1 个最佳答案。提示：进入此部分试题后，您不能返回前面部分查看试题或修改答案；本部分在答题过程中不能回退（对已作答试题不能返回检查或修改答案）。您是否进入共用题干单选题部分？

（96~97 题共用题干）

初产妇，妊娠 38^{+2} 周。骨盆内测量：对角径 12.5cm，坐骨棘间径 9cm。骨盆外侧量：坐骨结节间径 7.5cm，耻骨弓角度 80°。

96. 第 1 问：其骨盆属于
A．男性骨盆
B．中骨盆狭窄
C．漏斗骨盆
D．均小骨盆
E．骨盆入口平面狭窄

97. 第 2 问：估计胎儿体重 3800g，其适宜的分娩方式为
A．等待自然分娩
B．阴道试产
C．剖宫产
D．阴道手术助产
E．加强宫缩促进自然分娩

（98~99 题共用题干）

某医院手术室护士长在全年的护理质量检查中，发现一个外科手术包过期，随即召集科室护士开会，分析问题，查找原因，制订整改计划，并对直接责任人做了批评和相应的处罚。

98. 第 1 问：保证无菌物品的合格率属于质量控制中的
A. 前馈控制
B. 同期控制
C. 后馈控制
D. 反馈控制
E. 过程控制

99. 第 2 问：手术室质量管理标准内容的叙述，不正确的是
A. 手术室有定期清扫制度
B. 无菌手术感染率小于 0.5%
C. 不需要对无菌物品做细菌培养
D. 对感染手术严格执行消毒隔离制度
E. 三类切口感染有追踪登记制度

（100~101 题共用题干）

男，26 岁。右小腿蛇咬伤急诊。查体：右小腿外侧有一对深、大齿痕，伤口出血不止，周围皮肤形成瘀斑、血疱。

100. 第 1 问：护士应首先采取的急救措施是
A. 呼叫医师
B. 伤口冲洗
C. 伤口排毒
D. 绑扎伤处近心端的肢体
E. 反复挤压伤口

101. 第 2 问：为降解蛇毒，可用于伤口外周封闭的药物是
A. 胰蛋白酶
B. 胰淀粉酶
C. α- 糜蛋白酶
D. 纳豆激酶
E. 胶原酶

（102~103 题共用题干）

男，31 岁。出现午后低热、乏力、食欲减退、消瘦、盗汗 2 月余。近 1 周又出现高热、咳嗽、咳痰，痰中带血。查体：咳嗽时在肩胛间区及锁骨上下部位可闻及湿啰音，初步诊断为肺结核。行 PPD 试验。

102. 第 1 问：对结核菌素试验的描述，错误的是
A. 皮内注射 0.1mlPPD
B. 48~72 小时后观察结果
C. 注射部位为左前臂掌侧中、下 1/3 交界处
D. 注射部位为左上臂三角肌下缘
E. 测量局部硬结范围，取纵、横径两者平均直径判断强度

103. 第 2 问：对该患者的痰液简单有效的处理方法是
A. 70% 乙醇浸泡
B. 焚烧
C. 阳光下暴晒
D. 紫外线照射消毒
E. 5% 苯酚浸泡

（104~105 题共用题干）

男，41 岁。肛周肿痛 3 天。肛门左侧皮肤发红伴疼痛，以坐时及排便时明显。2 天前加剧并局部肿胀，无畏寒、发热。查体：膝胸卧位肛门 11 点处局部肿胀 2cm×2cm，有脓头，周围皮肤发红，波动感（+）。

104. 第 1 问：引起该病最常见的原因是
A. 外伤
B. 肛周皮肤感染
C. 肛腺感染
D. 痔行药物注射治疗后
E. 血栓性外痔剥离术后

105. 第 2 问：目前对该患者生活影响最大的护理问题是
A. 体温过高
B. 疼痛
C. 皮肤完整性受损
D. 便秘
E. 个人应对无效

（106~108 题共用题干）

男，52 岁。心率 150 次 / 分，心电图检查示连续多个 QRS 波群宽大畸形，时限＞ 0.12 秒，RR 间期不绝对相等，刺激迷走神经时心率无变化。

106. 第 1 问：首先考虑其心律失常为
A. 房性心动过速
B. 室性心动过速
C. 快速心房颤动

D．窦性心动过速
E．预激综合征

107. 第 2 问：为防病情变化，首要的急救器材准备是
A．心电监护仪
B．呼吸机
C．微量泵
D．除颤仪
E．心电图机

108. 第 3 问：若患者行心脏电复律，电极板的放置部位是
A．胸骨左缘第 2、3 肋间和心尖部
B．胸骨右缘第 2、3 肋间和心尖部
C．胸骨右缘第 4、5 肋间和心尖部
D．两侧锁骨中线 2、3 肋间
E．剑突和心尖部

（109~110 题共用题干）

男，7 岁。因白血病、肺部感染入院。上午 10 时测体温 39.8℃，给予降温。

109. 第 1 问：给予该患儿的降温方式是
A．冰袋
B．冰帽
C．冰槽
D．乙醇拭浴
E．温水拭浴

110. 第 2 问：适宜该患儿进食的食物是
A．馒头
B．油条
C．饺子
D．包子
E．稀粥

（111~113 题共用题干）

女，35 岁。因高热 3 天伴呼吸困难转入院。护理病历显示近 3 天体温维持在 39~40℃。

111. 第 1 问：护士对该患者热型的判断正确的是
A．弛张热
B．间歇热
C．稽留热
D．不规则热
E．回归热

112. 第 2 问：为进一步诊断，遵医嘱查血沉、心肌酶及血培养。护士在采集血沉标本时，应选用的试管是
A．液状石蜡试管
B．无菌试管
C．血培养瓶
D．抗凝试管
E．干燥试管

113. 第 3 问：采集上述血标本后，注入容器的先后顺序是
A．抗凝试管、干燥试管、血培养瓶
B．干燥试管、血培养瓶，抗凝试管
C．干燥试管、抗凝试管、血培养瓶
D．血培养瓶、干燥试管、抗凝试管
E．血培养瓶、抗凝试管、干燥试管

（114~115 题共用题干）

女，35 岁。因头痛、胸闷、心烦意乱、坐卧不宁、入睡困难、多梦 1 年就诊。患者病前自觉压力大，渐起全身不适症状，经常担心有不好的事情要发生，查体及实验室检查均正常。

114. 第 1 问：此患者最可能的心理问题是
A．神经衰弱
B．抑郁症
C．广泛性焦虑症
D．恐惧
E．惊恐发作

115. 第 2 问：选择的治疗方法<u>不包括</u>
A．苯二氮䓬类药物
B．β 受体阻滞剂
C．放松训练
D．脱敏疗法
E．SSRIs 类抗抑郁药

（116~118 题共用题干）

女，55 岁。血压升高 1 年。患者血脂偏高，劳累后感心前区疼痛，休息可缓解。查体：血压 160/100mmHg，心电图示 T 波倒置。

116. 第 1 问：为患者测量血压时，血压计袖带下缘距肘窝的距离应该是
A．1cm
B．2cm
C．2~3cm
D．3.5~4.0cm
E．4.5cm

117. 第 2 问：有关患者病情的描述，不正确的是
A．患者为高血压
B．患者为 1 级高血压
C．患者有心绞痛
D．患者可能有冠状动脉狭窄
E．心前区疼痛为心肌缺血所致

118. 第 3 问：患者对血压持续升高有些紧张，护士对其的健康指导，不正确的内容是
A．嘱患者注意休息
B．避免情绪激动
C．嘱患者避免剧烈运动
D．注意安慰患者
E．选择低脂、高盐饮食

（119~120 题共用题干）

女，65 岁。丧偶，现独居。每天早餐吃 1 根油条，午餐、晚餐不规律，感觉饥饿时吃馒头和咸菜，不觉口渴不主动饮水，2 个月前退休后极少与他人来往，基本不参加各种活动。

119. 第 1 问：社区护士为患者制订的护理计划中，目前健康问题最突出的是
A．缺乏社会支持
B．难以完善自我
C．营养不良
D．知识缺乏
E．难以适应退休后生活

120. 第 2 问：社区护士帮助其保持心理平衡，采取的措施不妥的是
A．指导增加睡眠
B．生活有规律，增加营养
C．保持稳定、乐观的情绪
D．维持与社会、亲友的联系
E．多参加各种群体活动

实践能力

一、单选题（每题 1 个得分点）：以下每道试题有 5 个备选答案，请从中选择 1 个最佳答案。提示：本部分在答题过程中可以回退（对已作答试题可以返回检查或修改答案）。

1. 17 岁。因月经量增多就诊。自幼稍微碰伤后均会有皮肤紫斑，实验室检查：缺乏凝血因子Ⅷ，诊断为血友病。护士在为患者实施的健康教育，错误的是
A．尽量避免受伤
B．限制剧烈活动
C．注意观察出血情况
D．可用阿司匹林治疗
E．结婚前应去医院咨询

2. 被犬咬伤后接种狂犬病疫苗的次数为
A．6 次
B．3 次
C．2 次
D．5 次
E．4 次

3. 壁细胞主要分泌
A．胃蛋白酶
B．凝乳酶原
C．促胃液素
D．盐酸
E．黏液

4. 肠梗阻的典型临床表现不包括

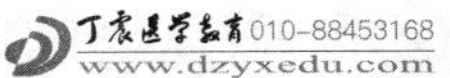

A．阵发性腹痛
B．均匀性腹胀
C．腹泻
D．反射性呕吐
E．肛门停止排气排便

5. 初产妇，25 岁。顺产第 3 天，表现异常的是
A．体温 36.8℃
B．分泌的乳汁少
C．宫底与脐平
D．多汗
E．哺乳时有轻微宫缩痛

6. 初产妇，33 岁。妊娠合并心脏病，产后心功能Ⅱ级。护士实施的护理措施不包括
A．产后 3 天严密观察心力衰竭的表现
B．遵医嘱应用抗生素至产后 1 周
C．不宜母乳哺喂
D．进食富含纤维素的食物，预防便秘
E．可在产后 10 天出院

7. 胆道疾病中最容易发生休克的是
A．胆囊结石
B．肝外胆管结石
C．胆道蛔虫病
D．肝内胆管癌
E．急性梗阻性化脓性胆管炎

8. 导致发绀的疾病不包括
A．肺炎
B．严重贫血
C．气胸
D．急性左心衰
E．慢性阻塞性肺疾病

9. 对胎膜早破患者的护理措施，应除外
A．立即听胎心并记录破膜时间
B．每天会阴护理 2 次
C．注意羊水的性状和颜色，出现胎儿宫内缺氧的表现，应及时给予吸氧
D．超过 12 小时尚未临产者，遵医嘱给予抗生素
E．一旦脐带脱垂，可等待自然分娩

10. 肥厚型梗阻性心肌病患者屏气可能会导致
A．晕厥
B．栓塞
C．脑出血
D．心力衰竭
E．呼吸衰竭

11. 肛瘘最常继发于
A．内痔
B．肛裂
C．直肠肿瘤
D．直肠肛管周围脓肿
E．直肠息肉

12. 关于大隐静脉曲张高位结扎剥脱术后的护理措施，不正确的是
A．抬高患肢 30°
B．术后弹力绷带包扎宜使用 1~3 个月
C．术后 24~48 小时鼓励活动
D．注意切口有无渗血
E．小腿有溃疡禁止包扎

13. 关于孕妇血液、循环系统的变化，正确的是
A．血容量于妊娠 12 周开始增加，妊娠 38 周达高峰
B．红细胞增加多于血浆，可有生理性贫血
C．白细胞减少
D．血沉加快
E．大部分凝血因子减少

14. 护士对心房颤动患者要注意主要观察的是
A．P 波的形态
B．代偿间歇的变化
C．脉搏的改变
D．患者的主诉
E．心室率的改变

15. 护士为支气管哮喘的患者采取的护理措施不包括
A．痰液黏稠时嘱其多饮水，每天饮水 2500ml 以上
B．呼吸困难时给予鼻导管持续低流量吸氧
C．室内不摆花草
D．不使用羽毛制品等易引起过敏的物品
E．卧床休息，可吃营养丰富的食物，如牛奶、鱼、虾

16. 患儿双下肢出现瘀点、瘀斑，此时患儿可能会出现的最严重的并发症是
A. 颅内出血
B. 内脏出血
C. 皮肤出血
D. 心力衰竭
E. 呼吸衰竭

17. 急性细菌性咽 - 扁桃体炎有别于其他上呼吸道感染的突出表现是
A. 起病急
B. 发热
C. 咽痛明显
D. 鼻黏膜充血肿胀
E. 颌下淋巴结肿大

18. 绞窄性疝和嵌顿性疝的区别最主要是在于
A. 腹部突起包块的形状
B. 疝内容物能否回纳
C. 疝囊有无压痛
D. 是否有机械性肠梗阻
E. 疝内容物有无血液循环障碍

19. 经肾排出一天的代谢产物，尿量<u>不应</u>少于
A. 100~300ml
B. 300~500ml
C. 500~600ml
D. 800~1000ml
E. 1000~1500ml

20. 老年人最佳的运动时间为
A. 5:00~6:00
B. 6:00~7:00
C. 12:00~14:00
D. 15:00~17:00
E. 10:00~12:00

21. 临床上最常见的心律失常是
A. 期前收缩
B. 窦性停搏
C. 二度房室传导阻滞
D. 室上性心动过速
E. 室性心动过速

22. 颅脑手术后患者，如头部翻转过剧可引起
A. 脑疝
B. 休克
C. 脑脓肿
D. 脑栓塞
E. 脑干损伤

23. 慢性肺源性心脏病患者并发呼吸衰竭严重缺氧的典型表现是
A. 颜面发红
B. 颈静脉怒张
C. 发绀
D. 神志恍惚
E. 球结膜水肿

24. 慢性支气管炎并发慢性阻塞性肺疾病时的主要症状是
A. 夜间阵发性呼吸困难
B. 进行性呼吸困难
C. 喘息
D. 劳力性呼吸困难
E. 咳痰

25. 男，35 岁。上班途中遭遇车祸，急诊入院。如图所示，A 为患者发生骨折的部位。说法<u>不正确</u>的是

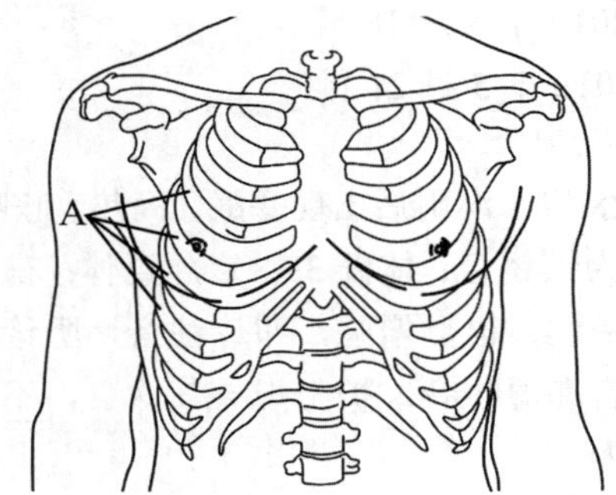

A. 此时应重点评估患者的尿量
B. 呼气时胸壁外突
C. 吸气时软化区胸壁内陷
D. 局部压痛明显，间接挤压则疼痛加重
E. 现场急救时，用坚硬的垫子或手掌施压于胸壁软化部位

26. 某产妇，32 岁。G_2P_1。于 12 小时前经阴道自然分娩一女婴。现该产妇面色苍白，大汗，查体示

子宫轮廓不清，触不到宫底，按摩子宫时阴道大量流血。此时护士评估产妇的出血量的方法为
A．收集便器中血液
B．目测观察
C．测量生命体征
D．急诊血常规
E．称重使用后的会阴垫

27. 某孕妇，34岁。G_1P_0，妊娠39周。于今晨6:00出现规律宫缩，当晚21:00在会阴常规消毒下自娩一体重3800g活女婴，流血不多，会阴Ⅰ度裂伤，予皮内缝合。责任护士对其进行健康宣教，不恰当的内容是
A．强调母乳喂养的重要性，产后1小时内开始哺乳
B．产后24小时应卧床休息，以免切口裂开和子宫脱垂
C．产后第2天可以在室内随意走动
D．产后2周开始膝胸卧位，预防子宫后倾
E．注意子宫复旧及恶露情况，注意清洁卫生

28. 某孕妇，平素月经周期规律，末次月经是2011年8月8日，预产期应为
A．2012年5月9日
B．2012年5月13日
C．2012年5月15日
D．2012年5月18日
E．2012年5月21日

29. 男，28岁。淋雨后出现寒战、高热、咳嗽、咳痰，痰液为铁锈色；体温39.8℃，查体：右下肺呼吸运动减弱，语颤增强，叩诊浊音，听诊有支气管呼吸音和湿啰音。护士指导其饮食，不应给予的饮食为
A．高热量
B．高维生素
C．清淡食物
D．高脂
E．易消化

30. 男，31岁。右上肢烫伤，创面疼痛剧烈就诊。查体：右前臂掌侧密布大小不等的水疱，张力大，少数破裂后基底部潮红。护士判断该患者的烧伤深度是
A．Ⅰ度
B．浅Ⅱ度
C．深Ⅱ度
D．混合Ⅲ度和浅Ⅱ度
E．混合深Ⅱ度和浅Ⅱ度

31. 关于门静脉高压症行分流术后的护理，错误的是
A．观察意识及生命体征
B．1周后下床活动
C．48小时内平卧位
D．高蛋白饮食
E．食物宜细软，不宜过烫

32. 男，35岁。施工时不小心触高压电，导致心脏呼吸骤停。心肺初期复苏成功后，最重要的是恢复
A．消化功能
B．泌尿系统功能
C．循环功能
D．呼吸功能
E．中枢神经功能

33. 男，35岁。因溃疡性结肠炎接受治疗。医生建议患者在家坚持服用柳氮磺吡啶。护士对于该药的使用指导，正确的是
A．避免与食物同服
B．睡前服用全部剂量
C．服药时应少喝水
D．如果尿液变为橘黄色应停药
E．餐后分次服用

34. 男，40岁。慢性肺源性心脏病病史5年。近3周来出现呼吸困难加重、气促、心悸、食欲减退、腹胀，适宜的饮食是
A．高蛋白、高热量、高维生素饮食
B．高盐、高热量、低维生素饮食
C．高蛋白、高热量饮食
D．低蛋白、高热量、高维生素饮食
E．低盐、低热量、高维生素饮食

35. 男，66岁。晨起运动后发生腰部绞痛，向会阴部放射，继而出现肉眼血尿，诊断为尿路结石。其结石最可能位于
A．①
B．②

C. ③
D. ④
E. ⑤

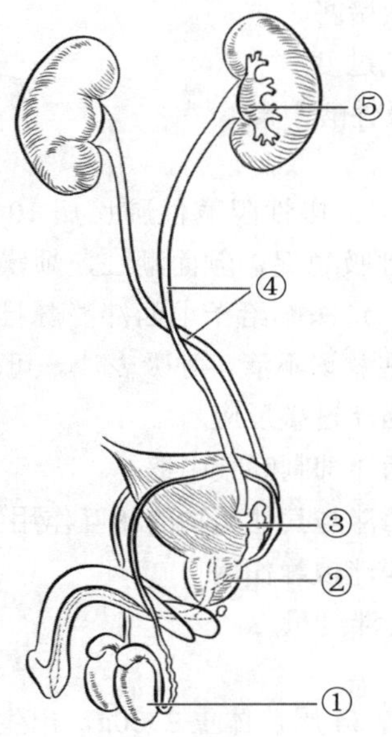

36. 男，43 岁。3 次不同的门诊时间，测得其血压（142~150）/（92~96）mmHg。预约患者下次门诊的时间应在
A. 2 周后
B. 1 个月内
C. 1 周后
D. 6 个月内
E. 1 年后

37. 男，45 岁。久站后双下肢出现酸胀感，小腿内侧可见静脉团突起，诊断为原发性下肢静脉曲张。对患者日常指导正确的是
A. 穿弹力袜时应抬高患肢，排空曲张静脉内血液再穿
B. 绝对卧床休息 1 周
C. 使用弹力绷带自上向下包扎，包扎不应妨碍关节活动
D. 尽量减少下肢活动
E. 休息保持下肢下垂

38. 男，45 岁。因胃癌行胃大部切除术后 13 天，痊愈出院。正确的出院指导是
A. 进流质饮食
B. 绝对卧床休息
C. 经常消毒切口
D. 定期回院复查
E. 定期针灸理疗

39. 男，53 岁。4 天前不慎刺伤手指，当时有少量流血。2 天后手指肿胀，呈搏动性跳痛，下垂时加重。对该患者的首要处理措施是
A. 鱼石脂软膏敷贴指头
B. 拔除指甲
C. 切开减压引流
D. 应用抗生素
E. 局部热敷和理疗

40. 男，53 岁。心悸、气促 10 年，反复咯血 4 年。听诊：心率 90 次 / 分且规则，心尖区舒张期隆隆样杂音，第一心音亢进，可闻及开瓣音；肺动脉瓣第二心音亢进。胸部 X 线检查示“梨形心”。根本的治疗方法是
A. 应用利尿药
B. 应用抗生素
C. 行二尖瓣交界分离术
D. 应用血管扩张药
E. 应用强心药

41. 男，58 岁。长期伏案工作。近期自觉颈肩疼痛及僵硬，上肢麻木、无力，感觉过敏和放电样窜痛；咳嗽、打喷嚏，颈部活动时加重。查体：肌力下降，腱反射减弱，臂丛牵拉试验阳性，压头试验阳性。其颈椎病的类型是
A. 神经根型
B. 脊髓型
C. 椎动脉型
D. 交感型
E. 混合型

42. 男，65 岁。慢性阻塞性肺疾病 10 余年，为改善通气状况，患者坚持做腹式呼吸锻炼，正确的方法是
A. 30~60 分钟 / 次
B. 18~20 次 / 分
C. 吸气时间短，呼气时间长
D. 吸气时收腹，呼气时挺腹
E. 用鼻吸气，用鼻呼气

43. 男，65 岁。诊断为肾癌。关于肾癌最常见的症状是
A. 发热
B. 腰部肿块
C. 疼痛
D. 间歇性无痛性血尿
E. 贫血

44. 男，42 岁。反复发作右上腹痛、向右肩背放射 2 个月。查体：右上腹轻度压痛，肝不大，未触及包块。首选的检查是
A. 静脉胆管造影
B. 腹部 CT
C. 腹部 B 超
D. 胆道镜
E. 经皮肝穿刺胆管造影（PTC）

45. 输卵管妊娠最易发生的部位是

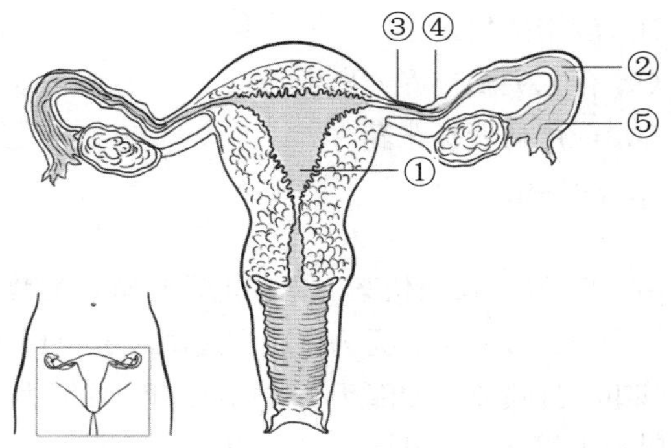

A. ①
B. ②
C. ③
D. ④
E. ⑤

46. 男，6 岁。发热、咳嗽、日渐消瘦 20 天。疑诊急性粟粒型肺结核，最重要的确诊检查是
A. 抗结核抗体
B. 红细胞沉降率
C. 胸部 X 线
D. 肺穿刺活检
E. 支气管镜

47. 男，73 岁。慢性呼吸衰竭，护士观察到患者辅助呼吸和应用呼吸兴奋药的过程中，出现了烦躁不安、面颊潮红、恶心、呕吐、肌肉颤动等现象。该护士考虑患者可能是
A. 肺性脑病先兆
B. 呼吸兴奋药过量
C. 痰液堵塞
D. 通气过度
E. 呼吸性酸中毒

48. 男，76 岁。慢性阻塞性肺疾病 10 年。近来病情加重，呼吸急促，颜面潮红，烦躁不安，甚至出现抽搐。遵医嘱给予地西泮静脉推注 10 分钟后，患者出现意识不清、呼吸表浅。可能的原因是
A. 地西泮过敏反应
B. 地西泮抑制呼吸中枢
C. 地西泮与其他药物的相互作用
D. 地西泮镇静作用
E. 地西泮过量

49. 男，胎龄 34 周，体重 2300g，出生后第 1 天，基本情况尚可。母乳尚未分泌。为预防新生儿低血糖，正确的护理措施是
A. 及时喂葡萄糖水
B. 静脉输注葡萄糖溶液
C. 及时喂一段配方奶
D. 给予糖皮质激素
E. 口服葡萄糖水结合静脉推注葡萄糖溶液

50. 能反映急性呼吸窘迫综合征（ARDS）的典型症状是
A. 脉搏浅快
B. 血压下降
C. 心律不齐
D. 进行性呼吸困难
E. 出现神经精神症状

51. 能洗漱、上 3 楼胸闷的心功能分级是
A. 心功能Ⅰ级
B. 心功能Ⅱ级
C. 心功能Ⅲ级
D. 心功能Ⅳ级
E. 心功能代偿期

52. 女，11 个月。呕吐、腹泻 4 天。排便 12~14 次 / 天，稀水样便，精神差，脱水症状明显。在补充累积损失量的过程中，患儿出现肌无力、心音低钝、

腹胀、肠鸣音减弱，病区护士首先应考虑
A．低镁血症
B．高钾血症
C．低血糖
D．低钾血症
E．低钙血症

53. 女，23 岁。甲状腺功能亢进症，行 ^{131}I 治疗中出现恶心、呕吐、大汗淋漓、神志恍惚。护士查体：体温 39℃，心率 160 次 / 分。该患者可能发生的情况是
A．^{131}I 治疗正常反应
B．甲状腺危象
C．^{131}I 过敏反应
D．低血糖
E．低血容量性休克

54. 女，23 岁。左肩关节脱位，服用磷酸可待因镇痛，用药期间最重要的护理措施是
A．监测排便情况
B．监测脉搏
C．限制液体摄入
D．监测体温
E．监测血压

55. 某孕妇，26 岁。已婚，停经 52 天，阴道少量流血 2 天。4 小时前突感下腹撕裂样剧痛，该疾病的病理改变如图所示。考虑该患者发生了

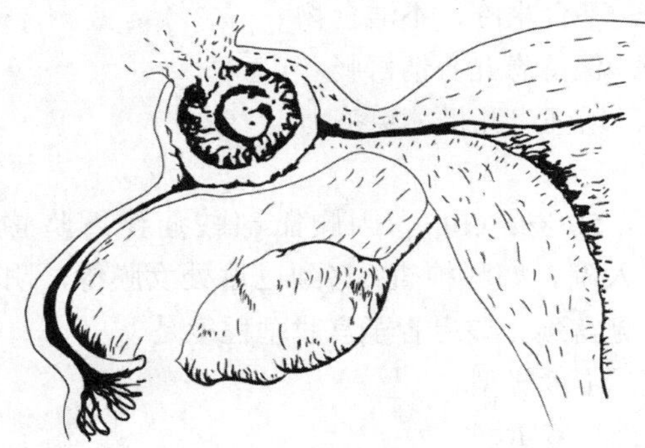

A．输卵管妊娠破裂
B．蒂扭转
C．前置胎盘
D．子宫肌瘤红色变性
E．输卵管妊娠流产

56. 女，27 岁。1 年多来为“唱歌的敲门声”困扰。一听到有人敲门的声响，就同时听到有人在唱歌，而敲门声停，同时歌声也停了。该患者最可能的症状是
A．错觉
B．功能性幻听
C．被害妄想
D．内脏幻觉
E．联想障碍

57. 女，27 岁。查体发现卵巢囊性肿物，直径 3cm，月经正常，无其他主诉。恰当的处理是
A．预防性化疗
B．腹腔镜检查
C．每 3 个月复查 1 次
D．雄激素治疗
E．择期患侧卵巢切除术

58. 女，29 岁。急性化脓性阑尾炎。术后第 7 天出现高热、寒战，右上腹疼痛，伴有呃逆。判断患者可能发生的情况是
A．膈下脓肿
B．盆腔脓肿
C．吻合口瘘
D．胆囊炎
E．肝脓肿

59. 女，2 岁。因反复上呼吸道感染，发育迟缓就诊，医生诊断为法洛四联症。护士对患儿的家长做健康指导，<u>不正确</u>的是
A．维持营养，宜少食多餐
B．尽量避免到公共场所和人群密集的地方
C．注意观察心力衰竭、脑缺氧的表现
D．因血液黏稠应多饮水
E．避免接受任何预防接种

60. 女，30 岁。3 天前外出洗浴，出现白带增多及外阴瘙痒，医生诊断为滴虫阴道炎。护士告知患者滴虫阴道炎白带的典型特征是
A．稀薄泡沫
B．有血丝
C．豆渣样
D．均匀一致稀薄
E．有腥臭味

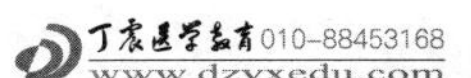

61. 女，32 岁。患风湿性心脏病二尖瓣狭窄，近来出现发热，疑为亚急性感染性心内膜炎。护士应告知患者抗生素的正确使用方法是
A. 用抑菌抗生素治疗
B. 早期、大剂量使用抗生素长期治疗
C. 症状缓解后停用抗生素
D. 体温下降后停用抗生素
E. 细菌培养阳性后再使用抗生素

62. 女，36 岁。因低热伴胸闷、气促 3 周入院，进一步检查后确诊为心包积液，护士协助患者采取的正确体位是
A. 左侧卧位
B. 去枕平卧位
C. 头低足高位
D. 右侧卧位
E. 半坐卧位

63. 女，38 岁。1 小时前被发现昏迷、抽搐、呕吐。查体：多汗、流涎，瞳孔明显缩小，呼吸有大蒜味。分诊护士考虑最可能为
A. 脑出血
B. 一氧化碳中毒
C. 有机磷农药中毒
D. 食物中毒
E. 癔症

64. 女，40 岁。完全性葡萄胎清宫术后 1 周，无阴道流血。护士行健康教育，告知患者出院后应定期监测血压、尿 hCG，其主要目的是
A. 及时发现恶变
B. 指导避孕方法
C. 了解子宫复旧情况
D. 了解卵巢黄素化囊肿变化
E. 及早发现妊娠

65. 女，41 岁。外伤后破伤风。护士巡视病房时，发现患者角弓反张、四肢抽搐、牙关紧闭。此时应先采取的措施是
A. 立即做人工呼吸
B. 立即氧气吸入
C. 通知医生，镇静、解痉
D. 注射破伤风抗毒素
E. 纱布包裹压舌板，放于上、下臼齿之间

66. 女，47 岁。餐后上腹痛 8 年，服药有效。近 4 个月腹痛变为无规律，食欲减退。查体：轻度贫血貌，上腹压痛，未触及包块，多次大便隐血试验（+）。最可能的疾病为
A. 胃溃疡癌变
B. 胃溃疡活动期
C. 十二指肠溃疡癌变
D. 十二指肠溃疡合并出血
E. 胃溃疡合并幽门梗阻

67. 女，4 岁。因呼吸困难 3 小时就诊。查体：体温 38.2℃，烦躁不安，呼吸急促，三凹征，咳嗽如犬吠，双肺呼吸音粗，可闻及吸气性喉鸣音，心率 124 次 / 分。考虑为
A. 急性感染性喉炎
B. 气管异物
C. 白喉
D. 慢性支气管炎
E. 支气管哮喘

68. 女，4 岁。因家长怀疑孩子扁桃体炎，多次自行给予“阿奇霉素”“头孢克洛”“罗红霉素”等药物治疗。7 天前出现发热、呕吐、腹泻，大便呈暗绿色、量多且混有黏液，伴中毒症状，诊断为金黄色葡萄球菌肠炎入院。出院时护士对家长进行健康指导应特别强调
A. 补充叶酸和维生素 B_{12}
B. 滥用抗生素的严重后果
C. 不食生冷、不洁食物
D. 保持患儿心情舒畅
E. 增强患儿机体免疫力

69. 女，50 岁。G_4P_2，因腰骶部酸痛伴下坠感 6 个月入院。妇科检查：宫颈已达处女膜缘，阴道口可见宫颈。该患者子宫脱垂程度是
A. Ⅰ度轻型
B. Ⅰ度重型
C. Ⅱ度轻型
D. Ⅱ度重型
E. Ⅲ度

70. 女，55 岁。因左乳头血性溢液就诊，确诊为左侧乳腺癌，全麻下行左侧乳癌根治术。为防止皮下积液及皮瓣坏死，采取的主要护理措施是

A．术后 3 天患侧肩部制动
B．抬高患侧
C．胸带加压包扎，使皮瓣与胸壁紧密贴合
D．保持皮瓣引流管通畅，引流皮瓣下渗液和积气
E．沙袋压迫

71. 女，55 岁。有心绞痛病史 1 年。2 小时前出现胸前区剧烈疼痛，舌下含服硝酸甘油不能缓解。查体：心尖部可闻及舒张期奔马律，急诊心电图显示 ST 段抬高。该患者最可能出现的检验结果是
A．血糖减低
B．白细胞升高
C．血清心肌酶升高
D．血沉降低
E．血淀粉酶升高

72. 女，62 岁。风湿性心脏病 10 余年。2 天前受凉后出现胸闷、心悸，双下肢水肿。此时患者输液速度应控制在
A．20~30 滴 / 分
B．30~40 滴 / 分
C．30~50 滴 / 分
D．40~60 滴 / 分
E．50~60 滴 / 分

73. 女，62 岁。患结肠癌，拟行左结肠癌根治术，护士指导患者术前开始提前服用肠道抗菌药的时间是
A．1 天
B．3 天
C．4 天
D．5 天
E．6 天

74. 女，胎龄 38 周。出生体重 3500g，身长 52cm，皮肤红润，胎毛少，足纹明显。助产护士估计该新生儿最可能是
A．低出生体重儿
B．微小儿
C．早产儿
D．足月儿
E．过期产儿

75. 判断胎儿成熟度可靠、无创的方法是
A．B 超检查
B．推算胎龄
C．羊水检查
D．根据孕妇体重增加判断
E．根据宫高、腹围判断

76. 判断血栓闭塞性脉管炎闭塞部位的准确方法是
A．交感神经阻滞试验
B．肢体位置试验
C．静脉注射硫酸镁
D．检查肢体各动脉搏动情况
E．动脉造影

77. 三度房室传导阻滞的心电图表现不包括
A．P 波与 QRS 波群无关
B．R 波频率＞P 波频率
C．PP 间期相等
D．QRS 波群形态取决于阻滞部位
E．心室率可在 40 次 / 分以下

78. 男，67 岁。因肺癌行双肺叶切除术。术后给予胸膜腔闭式引流。护士巡视时，发现患者出现胸膜腔进行性出血。护士判断的依据是引流血量
A．≥ 150ml/h
B．≥ 200ml/h
C．≥ 250ml/h
D．≥ 300ml/h
E．≥ 500ml/h

79. 缩窄性心包炎最常见的体征是
A．吸停脉
B．心尖搏动减弱或消失
C．肝颈静脉反流征阳性
D．大动脉枪击音
E．心尖区抓刮样杂音

80. 痰液呈黄色，静置后分 4 层，上层为泡沫，中间为浑浊黏液，下层为脓性成分，最下层为坏死组织。见于
A．肺炎链球菌肺炎
B．支气管炎
C．支气管扩张症

D. 肺结核
E. 肺脓肿

81. 为避免乳头皲裂，护士指导产妇哺乳时应注意的是
A. 让新生儿勤吸吮乳头
B. 哺乳前清水清洗乳头
C. 哺乳前碘伏消毒乳头
D. 让新生儿含住乳头及大部分乳晕
E. 苯甲酸雌二醇涂抹乳头防止皲裂

82. 系统性红斑狼疮患者血液系统最常见的表现是
A. 缺铁性贫血
B. 溶血性贫血
C. 巨幼细胞贫血
D. 正细胞正色素性贫血
E. 小细胞低色素性贫血

83. 猩红热的临床特点应除外
A. 帕氏线
B. 杨梅舌
C. 口周苍白圈
D. 口腔颊黏膜有科氏斑
E. 全身皮肤弥漫性红色小丘疹

84. 休克代偿期的临床表现是
A. 血压稍降低，脉搏快，脉压正常
B. 血压稍升高，脉搏快，脉压增大
C. 血压无变化，脉搏快，脉压无变化
D. 血压稍升高，脉搏快，脉压缩小
E. 血压稍降低，脉搏快，脉压缩小

85. 血清中通过常规方法能够检测到的 HBV 标志物不包括
A. HBsAg
B. HBeAg
C. HBcAg
D. HBeAb
E. HBcAb

86. 一氧化碳中毒的主要诊断依据是
A. 煤气泄漏
B. 意识障碍
C. 皮肤、黏膜发绀
D. 血液碳氧血红蛋白浓度升高
E. 血氧饱和度下降

87. 抑郁症患者的核心表现是
A. 情绪低落
B. 思维迟缓
C. 情感淡漠
D. 睡眠障碍
E. 自责自罪

88. 女，24 岁。每天离家后总认为门窗没有锁好，多次返回检查，自己无法控制，异常苦恼。治疗方法最恰当的是
A. 单纯药物治疗
B. 认知行为治疗
C. 电痉挛治疗
D. 精神分析治疗
E. 药物治疗＋心理治疗

89. 影响手术切口愈合的因素不包括
A. 营养状况
B. 切口张力
C. 切口感染
D. 胃、肠功能紊乱
E. 腹压增加

90. 右心衰竭引起皮肤发绀的原因是
A. 肺循环血液中还原血红蛋白增多
B. 体循环静脉血中还原血红蛋白增多
C. 肺循环血液中还原血红蛋白减少
D. 体循环静脉血中还原血红蛋白减少
E. 血液中高铁血红蛋白减少

91. 诊断胃肠破裂最有意义的检查是
A. 腹腔穿刺抽出不凝血
B. X 线检查示膈下游离气体
C. 腹部 B 超检查发现积液
D. 血液检查
E. 体格检查

92. 支气管肺癌压迫颈交感神经引起的临床表现不包括
A. 瞳孔由大变小
B. 患侧上睑下垂

C．声音嘶哑
D．眼球凹陷
E．患侧额部少汗

93. 支气管哮喘的典型表现为
A．吸气性呼吸困难三凹征
B．吸气性呼吸困难伴窒息感
C．反复发作带哮鸣音的呼气性呼吸困难
D．呼气性呼吸困难，咳粉红色泡沫痰
E．端坐呼吸

94. 直肠癌最早期的临床表现是
A．腹痛
B．腹泻
C．里急后重
D．排便习惯改变
E．肠梗阻症状

95. 中暑时最易发生痉挛的肌肉是
A．腹斜肌
B．腓肠肌
C．前臂肌群
D．肱二头肌
E．臀大肌

二、共用题干单选题（每个提问 1 个得分点）：以下每道试题有 2~6 个提问，每个提问有 5 个备选答案，请选择 1 个最佳答案。提示：进入此部分试题后，您不能返回前面部分查看试题或修改答案；本部分在答题过程中不能回退（对已作答试题不能返回检查或修改答案）。您是否进入共用题干单选题部分？

（96~97 题共用题干）

足月新生儿，出生体重 3000g，身长 50cm，母乳喂养。

96. 第 1 问：哺乳后竖抱婴儿并轻拍其背是为了
A．增强食欲
B．促进消化
C．安慰婴儿
D．防止溢乳
E．增加亲子接触

97. 第 2 问：喂奶后婴儿应采取的卧位是
A．右侧卧位
B．左侧卧位
C．仰卧位
D．俯卧位
E．半坐卧位

（98~99 题共用题干）

女，65 岁。诊断为高血压 10 年。1 小时前用力排大便时突然头痛、呕吐，语言不清，倒地不起，家属送来急诊。

98. 第 1 问：该患者优先就诊的科室应为
A．心血管内科急诊
B．神经外科急诊
C．普外科急诊
D．骨科急诊
E．胸外科急诊

99. 第 2 问：配合医生查体时，护士<u>不正确</u>的做法是
A．扶患者坐起，听双肺呼吸音
B．监测血压
C．协助患者取侧卧位
D．头部放置冰袋
E．头抬高 15°~30°

（100~102 题共用题干）

女，24 岁。近 1 周发热、头痛、疲乏无力、食欲减退，腰痛伴尿急、尿频、尿痛。尿常规检查：白细胞 25 个 /HPF。

100. 第 1 问：首先考虑的疾病是
A．急性肾小球肾炎
B．急性肾盂肾炎
C．原发性肾病综合征
D．慢性肾小球肾炎
E．急进性肾小球肾炎

101. 第 2 问：护士指导患者多饮水的目的是
A．降低体温
B．补充血容量
C．增加食欲
D．冲洗尿路
E．缓解腰痛

102. 第 3 问：患者复述预防本病的措施时，提示健康教育有效的一项是
A. 做好会阴部卫生
B. 定期锻炼，增强身体抵抗力
C. 多吃营养丰富易消化的饮食
D. 适当服用保健品
E. 戒烟、酒

（103~104 题共用题干）

女，10 岁。咽痛、乏力、食欲减退 1 周后出现反应迟钝、高热，体温持续在 39.1~39.7℃。查体：体温 39.5℃，心率 70 次 / 分，胸前有淡红色小斑丘疹；B 超检查可见肝、脾大。

103. 第 1 问：该患者最可能发生了
A. 细菌性脑膜炎
B. 伤寒
C. 肠结核
D. 急性胃肠炎
E. 急性细菌性痢疾

104. 第 2 问：患者开始逐渐增加活动量的时间是体温正常后
A. 1 天
B. 3 天
C. 1 周
D. 2 周
E. 3 周

（105~108 题共用题干）

男，64 岁。四肢活动障碍伴加重 1 年入院。无慢性疾病史。查体：表情呆滞，慌张步态，四肢呈“齿轮样”肌张力增高，双手指鼻试验正常。头颅 MRI 检查无异常。

105. 第 1 问：本病的主要病变部位在
A. 皮质
B. 小脑
C. 黑质
D. 白质
E. 丘脑

106. 第 2 问：本病的体征应除外
A. 手“搓丸样”动作
B. “小字征”
C. 行走时步距缩短
D. 系裤带、鞋带等不易完成
E. 偏身感觉减退

107. 第 3 问：针对病因治疗，应选用
A. 华法林
B. 溴隐亭
C. 左旋多巴
D. 甘露醇
E. 氟哌啶醇

108. 第 4 问：患者经药物治疗一段时间后，症状好转，但后又出现加重。为进一步治疗加用苯海索（安坦）、金刚烷胺、溴隐亭和司来吉兰。患者出现口干、视物模糊、排尿困难症状，考虑此现象可能是某种药物的不良反应，最可能的药物是
A. 苯海索
B. 金刚烷胺
C. 左旋多巴
D. 溴隐亭
E. 司来吉兰

（109~110 题共用题干）

男，32 岁。车祸造成左胫骨骨折，手法复位行石膏固定术。

109. 第 1 问：反映患肢血供情况的主要指标是
A. 血压
B. 神志
C. 疼痛
D. 患肢远端皮肤色泽、温度
E. 患肢活动度

110. 第 2 问：护士向患者介绍功能锻炼开始的时间应为
A. 石膏固定当天
B. 石膏固定后 3 天
C. 石膏固定后 3 周
D. 石膏固定后 5 周
E. 石膏固定后 1 个月

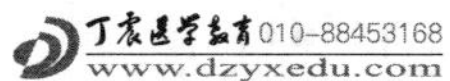

（111~113 题共用题干）

男，28 岁。腹泻、脓血便 4 周，4~5 次/天，伴下腹阵痛，便后缓解。

111. 第 1 问：最有可能考虑的疾病是
   A. 克罗恩病
   B. 肠易激综合征
   C. 直肠肛管周围脓肿
   D. 肠结核
   E. 溃疡性结肠炎

112. 第 2 问：为明确诊断，应进行的检查是
   A. X 线钡剂灌肠检查
   B. 腹部 B 超检查
   C. 大便检查
   D. 结肠镜检查
   E. 腹部 CT 检查

113. 第 3 问：首选的治疗药物为
   A. 异烟肼
   B. 糖皮质激素
   C. 匹维溴铵
   D. 氨基水杨酸制剂
   E. 血管紧张素转换酶抑制剂

（114~115 题共用题干）

男，20 岁。突发右侧胸痛，伴呼吸困难、发绀。查体：气管向左侧移位、右侧胸廓饱满，触诊语颤减弱，叩诊呈鼓音，听诊呼吸音消失。疑为气胸。

114. 第 1 问：如须确诊，需要做
   A. 胸部 X 线检查
   B. MRI 检查
   C. 血气分析
   D. 胸膜腔穿刺
   E. 潮气量测定

115. 第 2 问：护士应做好的准备是
   A. 气管切开
   B. 吸氧
   C. 胸膜腔穿刺术护理
   D. 嘱患者深呼吸
   E. 指导患者腹式呼吸

（116~118 题共用题干）

男，17 岁。患 1 型糖尿病 3 年，长期皮下注射胰岛素，近 2 天因腹泻停用。查体：意识不清，血压 75/50mmHg，心率 125 次/分，皮肤中度失水征，呼吸深大，有烂苹果味。

116. 第 1 问：最可能考虑为
   A. 高渗高血糖综合征
   B. 糖尿病酮症酸中毒
   C. 糖尿病乳酸酸中毒
   D. 低血糖昏迷
   E. 低血容量性休克

117. 第 2 问：与诊断无关的检查是
   A. 血气分析
   B. 血脂、胆固醇测定
   C. 血糖
   D. 尿糖、尿酮
   E. 血培养

118. 第 3 问：为该患者立即采取的措施是
   A. 静脉滴注 5% 碳酸氢钠
   B. 吸氧
   C. 建立静脉通道并恢复皮下注射胰岛素
   D. 补液加有效的抗生素
   E. 补液同时静脉滴注胰岛素

（119~120 题共用题干）

患者既往有冠心病，活动后突发心肌梗死。

119. 第 1 问：可以使冠状动脉再通的药物是
   A. 阿司匹林
   B. 肝素
   C. 复方丹参片
   D. 尿激酶
   E. 硝酸甘油

120. 第 2 问：用此药后应重点观察
   A. 心率
   B. 意识
   C. 血压
   D. 呼吸抑制
   E. 体温

模拟试卷四

专业实务

一、单选题（每题 1 个得分点）：以下每道试题有 5 个备选答案，请从中选择 1 个最佳答案。提示：本部分在答题过程中可以回退（对已作答试题可以返回检查或修改答案）。

1. 采用主动 - 被动型护患关系的患者不包括
A. 婴幼儿
B. 精神病患者
C. 休克患者
D. 昏迷患者
E. 反复住院的慢性病患者

2. 成人缺铁性贫血最常见的原因是
A. 需铁量多而摄入不足
B. 胃肠功能紊乱，吸收差
C. 长期、少量的慢性失血
D. 骨髓抑制，利用铁的功能低下
E. 餐后即饮浓茶、咖啡

3. 初产妇，28 岁。顺产，产后第 14 天，子宫复旧情况不正常的是
A. 耻骨联合上方可触及宫底
B. 白色恶露
C. 宫颈内口关闭
D. 宫颈外口呈“一”字形
E. 子宫内膜修复不充分

4. 初产妇，产后 10 天仍有阴道流血，考虑为胎盘残留，首先的治疗是
A. 行刮宫术
B. 绝对卧床
C. 行开腹探查术
D. 行子宫动脉结扎
E. 输血，补充血容量

5. 单纯疱疹病毒性脑炎首选的治疗药物是
A. 吗啉胍
B. 干扰素
C. 利巴韦林
D. 阿糖胞苷
E. 阿昔洛韦

6. 导致小儿惊厥最常见的原因是
A. 维生素 B_6 所致惊厥
B. 低血糖所致惊厥
C. 热性惊厥
D. 低镁血症所致惊厥
E. 低钙血症所致惊厥

7. 低血容量及低血浆蛋白患者宜输入
A. 浓缩红细胞
B. 保存血浆
C. 自体血
D. 新鲜全血
E. 洗涤红细胞

8. 二甲双胍的降糖作用机制是
A. 使细胞内 cAMP 升高
B. 促进肝糖原合成
C. 增加肌肉组织中糖的无氧酵解
D. 刺激胰岛 β 细胞释放胰岛素
E. 增加肌肉组织中糖的有氧氧化

9. 肺炎患者用抗生素治疗无效，检测出有真菌感染时选择避光的药物是
A. 两性霉素 B
B. 制霉菌素
C. 灰黄霉素
D. 咪康唑
E. 克霉唑

10. 腹股沟斜疝发生绞窄时，疝囊渗液的性质不包括

A. 棕褐色
B. 淡红色
C. 红褐色
D. 暗红色
E. 淡黄色

11. 构成传染的最基本因素是
A. 机体免疫状态
B. 传染途径
C. 季节变化
D. 传染源
E. 年龄

12. 关于化学消毒剂使用的叙述，不正确的是
A. 精密仪器宜用戊二醛浸泡消毒灭菌
B. 苯扎溴铵不能与肥皂合用
C. 环氧乙烷应置于无火源、阴凉处，最好存入冰箱中
D. 碘伏对二价金属有腐蚀，不宜用于相应金属制品的消毒
E. 过氧化氢溶液可除掉陈旧血迹

13. 关于小儿前囟的描述，正确的是
A. 早闭或过小见于佝偻病
B. 凹陷见于颅内压增高
C. 有的小儿出生时已闭合
D. 出生时大约为3cm×3cm
E. 于出生12~18个月闭合

14. 护理人员对待本职工作的基本态度是
A. 刻苦钻研
B. 富有同情心
C. 乐于助人
D. 坚持原则
E. 热情待人

15. 护士的标准防护措施不包括
A. 戴口罩
B. 穿隔离衣
C. 免疫接种
D. 戴手套
E. 洗手

16. 护士甲与护士乙同在一个科室，但两人性格迥异。甲觉得乙做事急急忙忙、不够稳重，乙觉得甲做事慢条斯理、经常拖拉，因而经常产生矛盾。造成护际关系紧张的主要原因是
A. 职务不同
B. 年龄因素
C. 工作经历
D. 知识水平
E. 心理因素

17. 患者与护士交流时，对住院的高额收费不满，情绪激动。缓解患者情绪可采用的交谈技巧是
A. 争论
B. 安慰
C. 提问
D. 教育
E. 沉默

18. 会导致体温调节中枢直接受损引起发热的疾病是
A. 脑卒中
B. 病毒性脑炎
C. 化脓性脑膜炎
D. 流行性脑脊髓膜炎
E. 结核性脑膜炎

19. 脊柱骨折的形态，多属于
A. 裂缝骨折
B. 线形骨折
C. 压缩骨折
D. 斜形骨折
E. 粉碎性骨折

20. 叩背操作的描述，不正确的是
A. 餐后2小时操作
B. 患者取坐位
C. 叩击由外向内
D. 叩击自上而下
E. 避开心脏和骨突部位

21. 慢性肺源性心脏病急性发作期应慎用
A. 祛痰药
B. 抗生素
C. 平喘药
D. 氧疗
E. 镇静催眠药

22. 慢性肾衰竭最常见的病因是
A．慢性肾小球肾炎
B．肾盂肾炎
C．肾囊肿
D．肾小动脉硬化
E．肾病综合征

23. 某产妇，30 岁。产后 3 周，左侧乳腺红、肿、热、痛，经处理后乳腺出现波动感。宜采取的处理措施是
A．局部热敷
B．经静脉输注抗生素
C．停止哺乳
D．切开引流
E．口服清热解毒中药

24. 某护士上夜班巡视，发现 1 位二级护理的患者倒在床旁，此时夜班值班室人员只有她 1 人。针对患者发生的坠床情况，护士应首先采取的措施是
A．向患者解释和道歉
B．马上通知医生到病房
C．初步检查判定患者伤情
D．上报该不良事件
E．通知护士长

25. 女，42 岁。风湿性心脏病二尖瓣狭窄伴心房颤动 10 年，半身麻木、活动不便 3 天，来院就诊。脱落栓子最可能栓塞的部位是

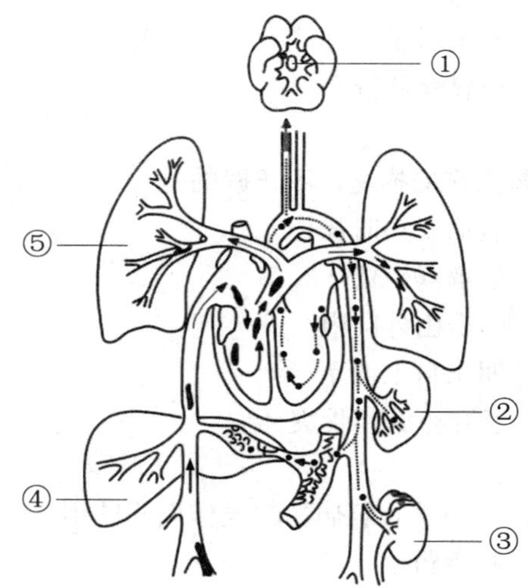

A．①
B．②
C．③
D．④
E．⑤

26. 某医院护理部要求各科室提交的工作计划须根据医院的总体工作目标制订护理工作的总目标，内容清晰明确，高低适当。这体现的护理管理组织原则是
A．管理层次的原则
B．集权分权结合原则
C．任务和目标一致原则
D．等级和统一指挥的原则
E．专业化分工和协作原则

27. 男，10 个月。因发热、咳嗽、气喘 1 天入院。查体：体温 38.6℃，呼吸 60 次 / 分，心率 140 次 / 分，有呼气性呼吸困难，双肺满布哮鸣音，有少量粗湿啰音。对该患儿首先应采取的治疗措施是
A．给予镇咳药镇咳
B．用退热药降温
C．氨茶碱稀释后缓慢静脉滴注
D．给氧
E．使用抗生素控制感染

28. 男，20 岁。头晕、乏力、恶心、呕吐，血钠 129 mmol/L，血钾 4.6mmol/L，尿比重 1.010。考虑患者出现的电解质紊乱为
A．原发性脱水
B．低渗性脱水
C．急性脱水
D．低钾血症
E．稀释性低钠血症

29. 男，23 岁。因化疗后白细胞 2.0×10^9/L，对该患者应采取
A．消化道隔离
B．保护性隔离
C．呼吸道隔离
D．严密隔离
E．接触隔离

30. 男，29 岁。因火灾烧伤后 3 小时入院。现心率 124 次 / 分、血压 72/54mmHg，尿少，导致现状的最可能原因是
A．吸入烟雾后导致呼吸障碍

B．大量水分蒸发造成脱水
C．应激性休克
D．大量体液从血管内渗出引起低血容量性休克
E．感染性休克

31．男，30 岁。反复发作性胸闷、呼吸困难 2 年。2 天前受凉后咳嗽，咳大量白色泡沫样痰，呼吸困难呈进行性加重，常有焦虑和烦躁，大汗淋漓。查体：双肺可闻及响亮、弥漫的哮鸣音，心率增快，＞ 120 次 / 分。该患者治疗首选的药物是
A．糖皮质激素
B．β_2 受体激动剂
C．氨茶碱
D．抗生素
E．抗胆碱药

32．男，30 岁。因肺炎在妻子陪同下入院，此时收集资料的主要来源是
A．患者妻子
B．患者自己
C．患者的病历
D．文献资料
E．接诊医生

33．男，32 岁。因车祸致右下肢开放性骨折被路人送入院。医生和护士及时止血、建立静脉通道并做好急救准备。护士保护了患者的
A．人格受到尊重的权利
B．参与治疗的权利
C．选择诊疗方式的权利
D．知情同意权
E．享有平等的医疗服务的权利

34．男，38 岁。因急腹症手术治疗，术中见腹腔内少量淡黄色腹水，有粪臭味，感染的致病菌为
A．金黄色葡萄球菌
B．大肠埃希菌
C．变形杆菌
D．铜绿假单胞菌
E．溶血性链球菌

35．男，38 岁。因脑外伤急诊入院。现呈昏迷状态，护士为其进行肠内营养，如图所示，在鼻饲前需测量胃管长度，测量的终点应是图中的
A．①
B．②
C．③
D．④
E．⑤

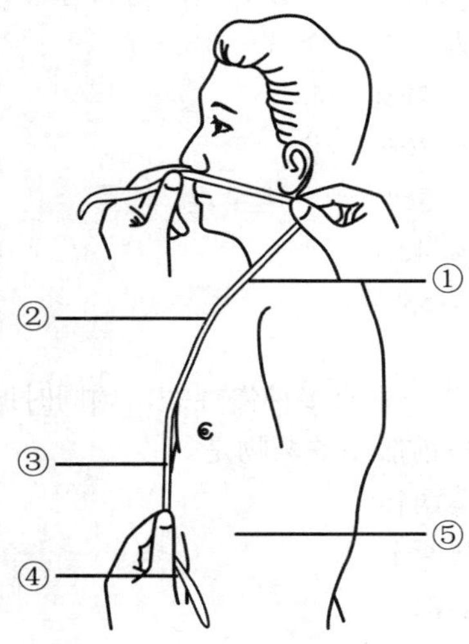

36．男，40 岁。自感头晕，诊断为低血压。符合低血压诊断标准的是
A．收缩压＜ 90mmHg
B．舒张压＜ 95mmHg
C．收缩压 91~94mmHg
D．脉压≤ 40mmHg
E．脉压≥ 40mmHg

37．男，42 岁。最近几天低热、食欲减退，住院治疗。接到住院通知，病区护士应为患者准备的床单位是
A．麻醉床
B．备用床
C．暂空床
D．专用床
E．暂空床加床栏

38．男，45 岁。脑外伤昏迷 1 个月，给予鼻饲饮食。护士采取的措施不妥的是
A．口腔护理 2~3 次 / 天
B．注入流质食物或药物前要检查胃管是否在胃中
C．每次鼻饲结束后要冲管，防止胃管被食物堵塞

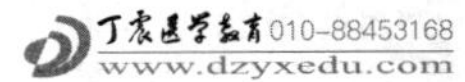

D．灌注物品应注意消毒
E．胃管应每天更换，晚上拔出，次晨再由另一鼻孔插入

39. 男，48 岁。慢性呼吸衰竭。血气分析 PaO_2 50mmHg，$PaCO_2$70mmHg，为患者吸氧，宜选择的浓度为
A．18%~24%
B．28%~30%
C．30%~36%
D．36%~42%
E．46%~53%

40. 男，50 岁。患有多种慢性病，须同时服用多种药物，宜餐前服用的药物是
A．阿莫西林
B．卡马西平
C．保泰松
D．健胃消食片
E．法莫替丁

41. 男，50 岁。胃大部切除术后第 1 天，医嘱记录出入液量。该患者每天排出量的记录内容不包括
A．胃肠减压吸出液
B．汗液
C．尿量
D．腹腔引流液
E．切口渗出液

42. 男，50 岁。夜间上腹烧灼痛发作 2 个月余，进食或服阿托品后迅速缓解，诊断为十二指肠溃疡，进食后疼痛缓解的机制是
A．交感神经兴奋
B．胃酸被中和
C．胃酸分泌增多
D．平滑肌松弛
E．迷走神经张力增加

43. 男，50 岁。因肺炎住院。患者前往放射科行胸部 X 线检查，其病床应铺为
A．备用床
B．加中单的备用床
C．暂空床
D．加中单的暂空床
E．麻醉床

44. 男，56 岁。主诉活动后心前区疼痛 1 月余。患者平时活动后即出现心前区压榨性疼痛，持续 3~5 分钟。休息后可以缓解，入院治疗 5 天后出院，遵医嘱继续服用硝苯地平，该药物属于
A．血管紧张素转换酶抑制剂
B．利尿药
C．钙通道阻滞剂
D．β 受体拮抗剂
E．硝酸酯类

45. 男，5 岁。鼻部手术后以口呼吸，拟采用面罩吸氧（如图），使用面罩时的情况正确的是

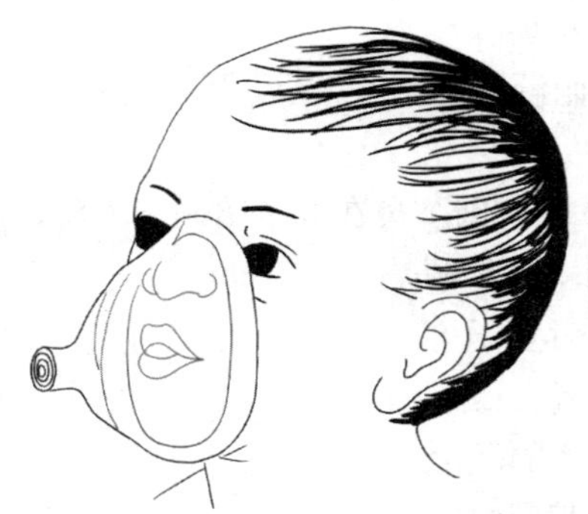

A．面罩太小，没有包住患儿的脸部
B．面罩太大，包住了患儿的鼻子
C．面罩太大，已经盖住了患儿的眼睛
D．面罩的型号是正确的
E．应该使用鼻导管吸氧

46. 男，60 岁。肝癌，使用氟尿嘧啶化疗。患者向护士询问此药物的作用机制，护士应解释为
A．干扰核酸代谢，影响 DNA 合成
B．直接影响和破坏 DNA 的结构及功能
C．改变激素调节，抑制癌细胞生长
D．促使癌细胞逆转
E．抑制蛋白质合成

47. 男，68 岁。慢性阻塞性肺疾病 10 年。因受凉后咳嗽、咳痰加重，上楼胸闷、气短来门诊就诊。候诊时患者一阵剧烈咳嗽后突感一侧胸痛，呼吸困难，伴有明显发绀，门诊护士应
A．安排患者提前就诊
B．请医生加快诊疗速度
C．安排患者立即平卧

D．通知患者家属来医院

E．不采取任何措施

48. 男，70 岁。肺癌晚期，处于昏迷状态。患者骶尾部皮肤有 2cm×3cm 压疮，破溃的水疱上脓性分泌物增多，出现皮下组织感染、坏死。护士认为该患者压疮的临床分期是

A．淤血红润期

B．炎性浸润期

C．淤血浸润期

D．浅度溃疡期

E．坏死溃疡期

49. 男，72 岁。白血病晚期病情加重，怨恨家属照顾欠周到，要求停止治疗。此患者的心理反应属于

A．否认期

B．愤怒期

C．协议期

D．忧郁期

E．接受期

50. 男，72 岁。肺性脑病，昏迷，给予呼吸机辅助呼吸。近 1 周患者高热并发肺部感染，给予大量抗生素治疗。今晨护士为其行口腔护理时发现其口腔黏膜破溃，创面上附着白色膜状物，拭去附着物可见创面轻微出血。护士为该患者行口腔护理时，最适宜的漱口液是

A．蒸馏水

B．0.1% 醋酸溶液

C．过氧化氢溶液

D．0.02% 呋喃西林溶液

E．1%~4% 碳酸氢钠溶液

51. 男，72 岁。右上肢骨折。为该患者脱、穿衣服的正确方法是

A．先脱左上肢，先穿左上肢

B．可任意选择

C．先脱左上肢，先穿右上肢

D．先脱右上肢，先穿右上肢

E．先脱右上肢，先穿左上肢

52. 男，74 岁。因膀胱癌住院手术，术后接受顺铂化疗。在给药前后，护士遵医嘱给患者输入大量液体进行水化，此做法是为了防止该药物对患者产生

A．骨髓抑制

B．肾功能损害

C．胃肠道反应

D．神经毒性

E．肝功能损害

53. 男，75 岁。因脑出血进行手术已有数小时。家属焦急地问病房护士："手术怎么还没结束啊？我很担心！" 此时，最能安慰家属的回答是

A．"假如手术有问题，医生会通知您。"

B．"这样的病情手术风险本来就很大，您就别催促了。"

C．"您的心情我能理解，我可以打电话问清情况后再告诉您。"

D．"这种手术的时间就是很长，您去手术室门口等着吧。"

E．"对不起，我不清楚手术的情况。"

54. 女，1 岁。体重 10kg，发热、咳嗽 3 天，应用头孢拉定 300mg。已知头孢拉定规格 500mg/ 支，用 5ml 注射用水溶解后，应抽取注射液的量为

A．1ml

B．2ml

C．3ml

D．4ml

E．5ml

55. 如图所示，该佝偻病患者成年后遗留此畸形，形成此畸形的小儿年龄是

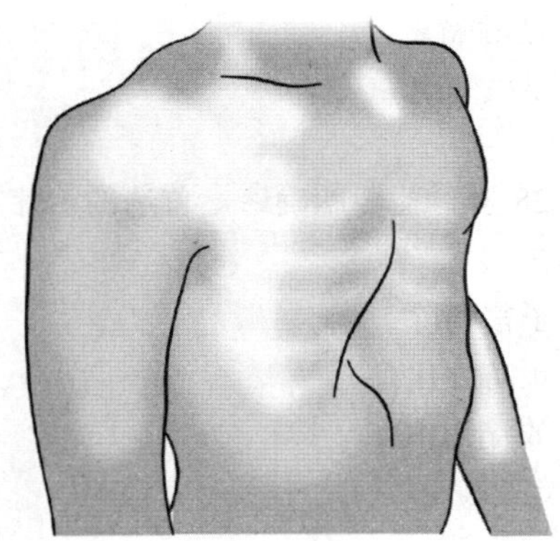

A．6 个月

B．1 岁左右

C. 7~8 个月
D. 3~4 个月
E. 10~12 个月

56. 女，25 岁。得知自己被确诊为甲状腺癌早期时，情绪失控，放声痛哭。护士关心地问："有什么跟我说说好吗？我帮你开导开导。"但患者表示不愿与人交流，之后几天患者非常消沉，常独自落泪。护士看到患者伤心落泪，采取的沟通行为不恰当的是
A. 坐在患者身边，轻轻递纸巾
B. 安慰患者，让患者适当宣泄
C. 鼓励患者，积极的情绪更容易战胜疾病
D. 在停止哭泣时，鼓励患者说出悲伤的原因
E. 制止患者哭泣，告诉患者这只是早期，没什么大不了的

57. 女，25 岁。拟行早期妊娠诊断试验，留取标本最适宜的时间是
A. 即刻
B. 下午
C. 临睡前
D. 晨起
E. 中午

58. 女，25 岁。自感低热、乏力、食欲减退，有盗汗、体重下降、呼吸困难、胸痛等症状，诊断为浸润性肺结核，收入院抗结核治疗。护士应采取的隔离措施是
A. 严密隔离
B. 一般隔离
C. 呼吸道隔离
D. 接触隔离
E. 昆虫隔离

59. 女，28 岁。葡萄胎确诊，首选的治疗方案是
A. 清宫术
B. 子宫切除
C. 预防性化疗
D. 放疗为主
E. 定期随访

60. 女，28 岁。行剖宫产术，术后第 1 天医生告知患者可能拔除导尿管，但未开具医嘱。次晨，护士因未给患者拔除导尿管受到患者及其家属抱怨，护士因此指责该医生。导致这次医护关系冲突的原因是
A. 角色心理差位
B. 角色理解欠缺
C. 角色压力过重
D. 角色权力争议
E. 角色期望冲突

61. 女，30 岁。服美曲磷酯（敌百虫）中毒，急诊抢救。护士为其洗胃清除毒物，禁用的洗胃液是
A. 清水
B. 1 : 15 000~1 : 20 000 高锰酸钾溶液
C. 2%~4% 碳酸氢钠溶液
D. 1% 盐水
E. 0.9% 生理盐水

62. 女，30 岁。面部整形手术后，应采取的体位是
A. 左侧卧位
B. 头低足高位
C. 俯卧位
D. 端坐位
E. 半坐卧位

63. 女，30 岁。因车祸大出血急诊入院，经抢救无效死亡，其家属无法接受事实，悲痛至极。此时，护士应采取
A. 干预
B. 沉默
C. 追问
D. 制止
E. 核实

64. 女，30 岁。因肺炎收治入院。护士测得患者口温为 39.8℃，同时注意到患者口唇干燥脱皮。护理措施错误的是
A. 冰袋置于腋窝、枕后降温
B. 嘱患者注意口腔清洁卫生
C. 加强体温监测
D. 嘱患者多饮水
E. 嘱患者卧床休息

65. 女，30 岁。幼年曾患过麻疹肺炎，诊断支气管扩张症 10 余年。该患者支气管扩张症的主要原因是

A. 病毒感染
B. 原发性免疫缺陷
C. 继发性免疫缺陷
D. 先天性结构缺损
E. 真菌感染

66. 女，35 岁。上午 10 时补液治疗，给予 5% 葡萄糖 1000ml 静脉滴注。11 时快输完时，患者突然气促、咳嗽，咳粉红色泡沫痰，护士应采取的急救措施不包括
A. 立即停止输液
B. 及时清除口腔分泌物
C. 乙醇湿化吸氧
D. 遵医嘱给予镇静及血管扩张药
E. 协助患者取左侧头低足高位

67. 女，35 岁。因肩关节扭伤后疼痛就诊，遵医嘱予红外线照射，在照射 15 分钟后，护士发现患者的皮肤变成紫红色，此时首先应采取的措施是
A. 立即停止照射，涂抹凡士林保护皮肤
B. 调整照射的距离，继续照射
C. 改用小功率灯，继续照射
D. 停止照射，改用超短波局部理疗
E. 停止照射，改用高频局部理疗

68. 女，37 岁。因急性胆管炎反复发作，将于明天行胆总管结石切除术。患者告诉护士，自己对手术一无所知，感到特别焦虑。护士采取的心理护理恰当的是
A. 告知患者手术很简单，很安全
B. 告诉患者一切听医生的，无须知道细节
C. 劝患者好好休息，以免影响手术
D. 提供患者想知道的手术信息
E. 给予患者镇静药

69. 女，42 岁。车祸事故中致胫骨开放性骨折伴大出血，面色苍白，脉搏细速，现场护士应首先采取的措施是
A. 固定骨折
B. 迅速建立静脉通道
C. 止血
D. 安慰患者
E. 骨折复位

70. 女，23 岁。右手砸伤 3 小时。查体：右手肿胀，皮肤完整，有青紫斑，压痛明显。X 线检查未见骨折。其受伤的类型为
A. 挫裂伤
B. 爆震伤
C. 挤压伤
D. 刺伤
E. 挫伤

71. 女，43 岁。因乳腺癌行乳腺切除术，术后恢复良好给予出院。护士向患者行出院指导时，应采用的沟通距离是
A. 0~0.5m
B. 0.5~1.0m
C. 1.1~4.0m
D. 3.5~5.0m
E. 5.0m 以上

72. 女，46 岁。7 天前右足趾受伤，今晨突发畏寒、体温 38.9℃；右小腿局部皮肤红疹，微隆起，颜色鲜红，中间稍淡，边界清楚；右腹股沟淋巴结肿大，有压痛。对该患者治疗应首选的抗生素是
A. 氧氟沙星
B. 两性霉素 B
C. 红霉素
D. 青霉素
E. 庆大霉素

73. 女，49 岁。因肝硬化、食管胃底静脉曲张破裂出血、肝性脑病入院，目前患者处于昏迷期。为了给患者降血氨，护士可鼻饲
A. 牛奶
B. 鸡汤
C. 氨基酸口服液
D. 排骨汤
E. 25% 葡萄糖溶液

74. 女，50 岁。患多发子宫肌瘤 5 年余，定期随诊。近半年肌瘤明显增大，经量增大，伴有贫血症状，医生建议手术。正确的手术备皮范围是
A. 肚脐周围 10cm
B. 剑突下至大腿上 1/3 处
C. 脐下至阴阜

D．剑突下至阴阜
E．阴阜周围 10cm

75. 女，50 岁。患甲状腺功能减退症 2 年。家属主诉患者记忆力严重减退，反应迟钝，经常猜疑别人，家属都无法与其正常交流和相处。该患者目前存在的主要心理问题是
A．焦虑
B．恐惧
C．社交障碍
D．角色紊乱
E．自我形象紊乱

76. 女，64 岁。因意外跌倒致昏迷送入急诊。初步诊断颅内出血，股骨骨折。护士已经建立静脉通道、心电监护，需要立即 CT 检查。护士护送患者时的方法不包括
A．选用平车运送
B．护士站在患者头侧
C．护送时不停止心电监护
D．运送前同家属说明
E．运送期间暂时停止输液

77. 女，66 岁。因风湿性心脏病、心力衰竭住院。为患者安排床位正确的是
A．将其安排在观察室
B．安排在单人病室
C．按患者意愿随意选择床位
D．将其安排在监护室
E．安排在离办公室较近的小病室

78. 秋季腹泻的病原体是
A．痢疾杆菌
B．轮状病毒
C．大肠埃希菌
D．埃可病毒
E．A 组 β 溶血性链球菌

79. 某护士申请外出学习，是行使《护士条例》中的
A．依法获得卫生防护的权利
B．依法自由选择的权利
C．依法获得危险工作津贴的原则
D．依法获得福利待遇的原则
E．依法获得培训进修的原则

80. 适用于危重患者的护患关系类型是
A．主动 - 被动型
B．指导 - 合作型
C．指导 - 被动型
D．共同参与型
E．主动参与型

81. 输卵管峡部妊娠时，最易出现的病理结局是
A．输卵管妊娠流产
B．输卵管妊娠破裂
C．继发性腹腔妊娠
D．陈旧性异位妊娠
E．受精卵向宫腔生长

82. 属于语言性沟通的是
A．点头示意
B．面带微笑
C．愉快表情
D．宣教资料
E．肢体运动

83. 水痘患儿出皮疹时，其皮肤病变局限于
A．表皮
B．真皮
C．黏膜层
D．皮下结缔组织及脂肪组织
E．肌层

84. 提示全身麻醉患者意识完全清醒的指标是
A．对光反射灵敏
B．能唤醒
C．眼球转动
D．轻拍或轻推时，出现呻吟
E．能准确回答问题

85. 为加强腰部稳定性，护士在使用劳动保护用品时的正确方法是
A．夏天穿软底鞋，冬天穿硬底鞋
B．工作时佩戴腰围，休息时解下
C．协助患者翻身时采用辅助器材
D．尽量不用弹力袜或弹力绷带
E．工作时常规佩戴护腕

86. 为胸膜腔进行性出血患者采取的处理原则是
A．胸膜腔穿刺抽取

B．输注冷冻血浆
C．开胸探查
D．应用抗生素
E．胸膜腔闭式引流

87. 心律失常中，房性期前收缩形成的原因是
A．窦房结发出冲动频率过慢
B．房室结传导途径异常
C．窦房结以外的起搏点激动
D．窦房结发出冲动频率过快
E．左、右束支传导阻滞

88. 心脏的传导系统不包括
A．窦房结
B．房室结
C．冠状窦
D．浦肯野纤维
E．结间束

89. 选择非手术治疗的尿路结石患者，其结石的直径应小于
A．0.6cm
B．1.2cm
C．1.6cm
D．2.2cm
E．2.5cm

90. 关于婴儿呼吸系统的生理特点，不正确的是
A．年龄越小，呼吸频率越快
B．婴儿呼吸节律规整，如若不齐则有严重问题
C．呼吸时胸廓运动幅度小，多呈腹式呼吸
D．呼吸功能储备能力差
E．婴儿气道管径小，容易阻塞

91. 与患者交谈时正确的做法是
A．尽量避免和患者眼神交流
B．尽量使用专业术语
C．适当点头或轻声说“是”
D．及时对患者谈话的内容做出是非判断
E．不断提问引导谈话

92. 孕妇，33 岁。妊娠 8 周，有复发性流产史。遵医嘱给予黄体酮肌内注射，护士正确的操作是
A．碘酊消毒皮肤
B．消毒范围 4cm
C．选择粗长针头注射
D．进针角度为 60°
E．见回血后方可推药

93. 中医护理原则中体现“先安未受邪之地”的是
A．未病先防
B．以防为重
C．同病异护
D．异病异护
E．既病防变

94. 竹罐最适用的方法是
A．闪火法
B．投火法
C．滴酒法
D．水吸法
E．抽气吸法

95. 自发性气胸最重要的治疗原则是
A．积极治疗原发病
B．抗感染
C．预防并发症
D．预防复发
E．尽早促进肺复张

二、共用题干单选题（每个提问 1 个得分点）：以下每道试题有 2~6 个提问，每个提问有 5 个备选答案，请选择 1 个最佳答案。提示：进入此部分试题后，您不能返回前面部分查看试题或修改答案；本部分在答题过程中不能回退（对已作答试题不能返回检查或修改答案）。您是否进入共用题干单选题部分？

（96~98 题共用题干）

初产妇，妊娠 37^{+4} 周。宫缩 3 分钟 / 次，持续 30 秒 / 次，产科检查：宫口开大 2cm，先露部平坐骨棘平面，已破膜，羊水Ⅲ度污染，胎心监护显示缩宫素激惹试验（OCT）阳性。

96. 第 1 问：针对产妇情况，护士应采取的措施是
A．立即剖宫产
B．待产
C．静脉滴注缩宫素
D．鼓励产妇屏气用力
E．严密监测胎心

97. 第 2 问：新生儿出生后，Apgar 评分为 4 分，助产护士首选的措施是
    A. 建立出生档案
    B. 清理呼吸道
    C. 维持正常循环
    D. 称体重、量身长
    E. 保暖

98. 第 3 问：对新生儿的处理，正确的是
    A. 人工呼吸频率为 15 次 / 分
    B. 胸外按压频率为 80 次 / 分
    C. 胸外按压深度为 2.5~4.0cm
    D. 出生后立即擦拭面部，畅通呼吸道
    E. 抢救床的恒定温度在 24~26℃

（99~100 题共用题干）

男，26 岁。近半年多经常担心记不住存折密码，脑内反复重复密码，不停地核对，反反复复，明知不对，但又无法控制。

99. 第 1 问：该患者最可能的诊断是
    A. 抑郁症
    B. 焦虑症
    C. 躁狂症
    D. 强迫症
    E. 恐怖症

100. 第 2 问：该患者疾病的核心症状是
    A. 强迫行为
    B. 思维播散
    C. 过分担心
    D. 不合理恐惧
    E. 强迫观念

（101~102 题共用题干）

男，32 岁。患急性扁桃体炎。医嘱青霉素过敏试验阴性后，肌内注射 160 万 U 青霉素。

101. 第 1 问：护士在青霉素过敏试验前现配皮试液的目的是
    A. 防止挥发失效
    B. 保持药液无菌
    C. 防止药物过敏
    D. 减少组胺的产生
    E. 减少青霉噻唑蛋白的产生

102. 第 2 问：护士为患者肌内注射青霉素的操作要点不包括
    A. 为避免患者疼痛，可在双侧臀部交替注射
    B. 注射前必须确认患者的过敏试验结果
    C. 使用一次性的注射器，不可将针梗全部刺入
    D. 第 1 次注射青霉素后可立刻回家休息
    E. 严格遵医嘱注射剂量

（103~104 题共用题干）

男，56 岁。肝癌晚期，已出现远处转移。化疗后食欲减退、腹部胀痛，夜间睡眠质量差，患者精神萎靡，近 2 天常有少量粪水从肛门排出，有排便冲动，无法正常排出大便。

103. 第 1 问：患者首优的护理问题是
    A. 潜在的皮肤完整性受损
    B. 焦虑
    C. 营养失调
    D. 便秘
    E. 睡眠型态紊乱

104. 第 2 问：针对患者排便的问题，护士应采取的护理措施是
    A. 调整心理状态，有助于建立正常排便反射
    B. 给予小量保留灌肠，必要时人工取便
    C. 纠正不当、无效的排便动作
    D. 给予口服导泻通便
    E. 增加静脉输液量，防止水及电解质紊乱

（105~107 题共用题干）

男，出生后 6 天，发热，拒乳，哭闹不安。查体：体温 38.2℃，皮肤、巩膜黄染，脐带根部红肿，脐窝有渗液，实验室检查：白细胞增多。

105. 第 1 问：该患儿最可能为
    A. 病理性黄疸
    B. 新生儿颅内出血
    C. 新生儿脐炎
    D. 新生儿破伤风
    E. 新生儿败血症

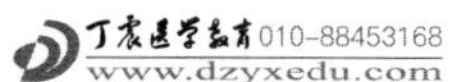

106. 第 2 问：引起该疾病最常见的病原菌是
A. 破伤风梭菌
B. 铜绿假单胞菌
C. 溶血性链球菌
D. 金黄色葡萄球菌
E. 真菌

107. 第 3 问：患儿局部皮肤消毒可选用
A. 95% 乙醇
B. 0.1% 苯扎溴铵（新洁尔灭）
C. 2% 乳酸
D. 0.02% 氯己定
E. 3% 过氧化氢

（108~109 题共用题干）

女，25 岁。因失眠、乏力、少语、少动 5 个月，加重 1 周就诊。查体：神志清楚，精神萎靡，消瘦，情绪低落，有自杀念头，以抑郁症收治入院。

108. 第 1 问：对该患者评估最重要的是
A. 精神状态
B. 认知与感知状况
C. 有无自伤、自杀行为
D. 营养情况
E. 失眠情况

109. 第 2 问：护士对该患者进行心理护理时，最重要的环节是
A. 教会患者放松技巧
B. 转移患者注意力
C. 帮助患者寻找其感兴趣的事物
D. 与患者建立良好的护患关系
E. 劝阻患者的自杀想法

（110~111 题共用题干）

女，25 岁。诊断为厌食症。患者病情危重，极度消瘦，需要插胃管补充营养。

110. 第 1 问：为患者插胃管时，其操作要点不包括
A. 向患者解释操作目的
B. 协助患者取半坐卧位或舒适卧位
C. 插管前评估插胃管长度
D. 插胃管时患者有呛咳、呼吸困难，嘱其张口做深呼吸
E. 插入一定长度后检查胃管是否在胃内

111. 第 2 问：判断胃管是否在胃内的最佳方法是
A. 用注射器抽出胃内容物
B. 用注射器向胃内注入 10ml 空气听气过水声
C. 用注射器向胃内注入 10ml 药液听气过水声
D. 让患者晃动身体，感觉胃内有无异物
E. 将胃管末端放入水中，观察有无气泡逸出

（112~114 题共用题干）

女，35 岁。因腹泻 10~15 次 / 天，大便为米泔水样来院就诊。患者轻度脱水，结合患者症状和医生查体结果，高度怀疑为霍乱，正在等待实验室检查结果以明确诊断。

112. 第 1 问：目前对该患者应采取的正确措施是
A. 在就诊医院指定场所单独隔离
B. 要求患者自行转往传染病专科医院
C. 由家属陪同在医院门诊等待结果
D. 收住入本院消化科病房
E. 请患者先回家，告知指定日期前来取实验室检查结果

113. 第 2 问：该患者经检查确认为霍乱须隔离治疗。护士应告知其家属，隔离期限是
A. 以临床症状消失为准
B. 由上级卫生防疫部门确定
C. 根据医学检查结果确定
D. 根据科主任对病情的判断来决定
E. 由公安机关决定

114. 第 3 问：患者经全力抢救未见好转不幸死亡，护士应对尸体立即进行卫生处理并
A. 由家属带回老家土葬
B. 移入太平间
C. 征得家属同意后尸检
D. 就近火化
E. 石灰池掩埋

（115~117 题共用题干）

女，52 岁。风湿性心脏瓣膜病，二尖瓣狭窄 10 余年。3 天前受凉后出现咳嗽，咳黄色黏痰，伴发热、胸闷、心悸、气促，上 3 层楼梯需要中间休息 10 分钟，自服

感冒药后未见改善，急诊以“风湿性心脏瓣膜病、心力衰竭、肺部感染”收入院。

115. 第 1 问：引起该患者心力衰竭的基本病因是
A．原发性的心肌损害
B．右心房代偿性扩张
C．心室后负荷过重
D．心室舒张充盈受限
E．心室前负荷过重

116. 第 2 问：导致患者发生心力衰竭的主要诱因是
A．呼吸道感染
B．心律失常
C．缺乏休息
D．恶劣的气候
E．用药不当

117. 第 3 问：护士根据患者目前的情况，判断患者心功能分级属于
A．Ⅰ级
B．Ⅱ级
C．Ⅲ级
D．Ⅳ级
E．Ⅴ级

（118~120 题共用题干）

女，63 岁。因冠心病入院。遵医嘱行静脉输液时出现呼吸困难、咳嗽、咳粉红色泡沫痰。

118. 第 1 问：该患者的情况属于
A．过敏反应
B．急性肺水肿
C．发热反应
D．空气栓塞
E．静脉炎

119. 第 2 问：该患者最适宜的卧位是
A．平卧位
B．左侧卧位
C．端坐位，两腿下垂
D．中凹卧位
E．俯卧位

120. 第 3 问：护士应选择的正确吸氧流量是
A．2~3L/min
B．4~5L/min
C．5~6L/min
D．6~8L/min
E．8~10L/min

实践能力

一、单选题（每题 1 个得分点）：以下每道试题有 5 个备选答案，请从中选择 1 个最佳答案。提示：本部分在答题过程中可以回退（对已作答试题可以返回检查或修改答案）。

1. 白血病患者化疗时，护士为其制订的预防并发症的护理措施，不正确的是
A．遵医嘱调节滴速，避免药液外渗而导致局部疼痛、红肿
B．预防高尿酸血症肾病应服碳酸氢钠
C．预防鞘内注药后头痛应给予镇痛药
D．遵医嘱给予止吐药
E．预防出血性膀胱炎应补足水分

2. 产后 2~3 天，产妇可能出现的正常表现是
A．少尿
B．尿潴留
C．尿失禁
D．尿量增加
E．排尿困难

3. 初产妇，妊娠 40 周。产程进展 24 小时，宫口开大 4cm。给予静脉滴注缩宫素后，宫缩持续不缓解，胎心率 100 次 / 分，耻骨联合处有压痛。应考虑为
A．前置胎盘
B．胎盘早剥
C．子宫痉挛
D．先兆子宫破裂
E．子宫收缩过强

4. 对胎儿发育的描述，正确的是
A. 20 周末可听到胎心音
B. 32 周末出生后生存力弱
C. 12 周末 B 超可见胎心搏动
D. 24 周末体重约为 1000g
E. 8 周末可从外观分辨男女

5. 对于强迫症患者，在其自愿参与下，要求患者在出现强迫动作前与护士主动沟通，该护理措施的主要目的是
A. 建立护患关系
B. 落实护理计划
C. 减轻和控制症状
D. 减少诱发因素
E. 改善错误认知

6. 风湿性心脏瓣膜病伴心房颤动的患者，血栓脱落最易栓塞的部位是
A. 脑动脉
B. 肺动脉
C. 肺静脉
D. 上肢动脉
E. 上肢静脉

7. 肝性脑病的所有体征中最具特征性的是
A. 戈登征阳性
B. 肌张力增加
C. 腱反射亢进
D. 踝阵挛
E. 扑翼样震颤

8. 骨盆骨折的专有体征是
A. 局部肿痛
B. 反常运动
C. 骨盆挤压试验和分离试验阳性
D. 畸形改变
E. 骨擦音和骨擦感

9. 关于输卵管妊娠的结局，正确的是
A. 输卵管妊娠流产多见于峡部妊娠
B. 输卵管妊娠完全流产一般出血较多
C. 输卵管妊娠破裂多见于壶腹部妊娠
D. 输卵管妊娠不全流产可导致反复出血
E. 输卵管妊娠破裂多发生在妊娠 8 周左右

10. 关于直肠肛管周围脓肿的描述，不正确的是
A. 多由肛腺或肛窦感染引起
B. 少数原因为肛周皮肤感染、肛管直肠损伤
C. 直肠指诊对直肠肛管周围脓肿有重要意义
D. 一旦脓肿形成应及时切开引流
E. 坐骨肛管间隙脓肿很少见

11. 过敏性紫癜辅助检查应出现
A. 嗜酸性粒细胞增多
B. 白细胞数增加
C. 血小板减少
D. 出血时间延长
E. 凝血时间延长

12. 护士对肺炎患儿采取的护理措施不妥的是
A. 鼓励患儿多饮水，防止痰液黏稠不易咳出
B. 密切观察患儿体温
C. 尽量避免患儿哭闹，减少氧的消耗
D. 喘憋较重时镇静、平卧
E. 严密观察病情，及时发现并发症

13. 护士为肺炎患儿制订的护理诊断中有一项是“气体交换受损”，护士制订该诊断的主要依据是
A. 呼吸困难
B. 面色青紫
C. 烦躁不安
D. 血气分析结果
E. 肺部湿啰音程度

14. 护士在给患者做心电图时，V_4 导联正确的放置位置是
A. 胸骨左缘第 4 肋间
B. 左腋前线第 5 肋间
C. 左锁骨中线第 5 肋间
D. 左腋前线第 4 肋间
E. 左锁骨中线第 4 肋间

15. 男，6 岁。2 周前发热，在外院诊断为扁桃体炎，近 3 天尿量减少，尿色为浓茶色，双眼睑水肿。半小时前突然头痛、呕吐，视物模糊，应首先采取的护理措施是
A. 24 小时尿蛋白定量
B. 测血压
C. 肾功能检查

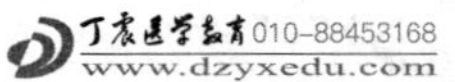

D．查尿常规
E．立即用镇静、利尿药

16. 患者手术后早期宜取低半坐卧位，该手术可能是
A．阑尾切除术后
B．门静脉高压症分流术后
C．结肠息肉切除术后
D．胃大部切除术后
E．剖宫产术后

17. 急性淋巴结炎最常见的致病菌是
A．厌氧菌
B．大肠埃希菌
C．金黄色葡萄球菌
D．铜绿假单胞菌
E．真菌

18. 经产妇，32 岁。妊娠 41 周顺产，分娩后 6 小时出现下腹部胀痛。查体：下腹部膀胱区隆起，叩诊耻骨联合上呈浊音。对患者合理的处置是
A．阴道灌洗
B．使用利尿药
C．给予抗生素口服
D．通过诱导，协助排尿
E．不留置导尿

19. 局部按压有捻发音的疾病是
A．急性蜂窝织炎
B．痈
C．丹毒
D．疖
E．脓性指头炎

20. 老年急性支气管炎的护理重点是
A．提供足够的营养
B．促进排痰
C．注意观察生命体征
D．保持舒适体位
E．注意观察用药反应

21. 慢性阻塞性肺疾病最主要的症状是
A．慢性咳嗽
B．发作性喘息
C．晨起咳痰量多
D．继发肺部感染
E．进行性呼吸困难

22. 某产妇，29 岁。临产 10 小时，宫缩规律，胎心正常。此时动态监测产程进展和识别难产的方法是
A．产程图
B．骨盆测量
C．阴道检查
D．胎心监测
E．羊水观察

23. 某成人的基础代谢率为＋55%，其甲状腺功能为
A．轻度甲亢
B．正常范围
C．功能低下
D．中度甲亢
E．重度甲亢

24. 某孕妇，25 岁。月经 6~7 天 /40~44 天，末次月经（LMP）为 2019 年 10 月 9 日。B 超检查，胎儿较妊娠周数小 2 周左右，护士推算其预产期为
A．2020 年 6 月 12 日
B．2020 年 7 月 20 日
C．2020 年 7 月 16 日
D．2020 年 7 月 26~30 日
E．2020 年 7 月 6~10 日

25. 某孕妇，妊娠 36 周。行常规产前检查，如图所示，说法正确的是

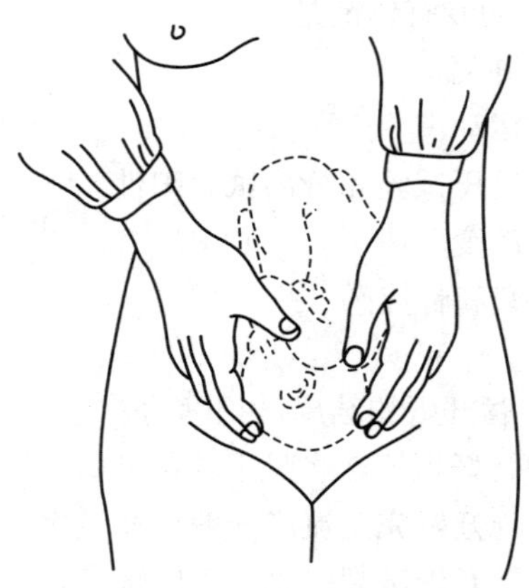

A．护士面向孕妇

B．可确定先露部入盆的程度
C．可分辨胎儿的背部和肢体方位
D．为四步触诊法的第 3 步
E．左右推动以确定是否衔接

26. 某孕妇，28 岁。G_3P_0，妊娠 38 周。今突感剧烈腹痛伴有少量阴道流血，查体：血压 150/110mmHg，子宫似足月妊娠大小，硬如木板，有压痛，胎心 90 次 / 分，胎位不清。其最可能发生了
A．临产
B．先兆子宫破裂
C．早产
D．胎盘早剥
E．前置胎盘

27. 男，10 岁。因家人用饮料瓶装敌敌畏，患儿误服，以有机磷农药中毒急诊入院。医嘱予全血胆碱酯酶活性测定。该患儿的胆碱酯酶活性降至正常人的
A．70% 以下
B．75% 以下
C．80% 以下
D．85% 以下
E．90% 以下

28. 男，16 岁。因支气管哮喘发作入院，听诊可闻及
A．双肺满布湿啰音
B．双肺满布哮鸣音
C．一侧满布湿啰音
D．一侧满布哮鸣音
E．双肺底满布干、湿啰音

29. 男，22 岁。因胆道蛔虫病采用十二指肠镜取虫术，除术前须禁食 12 小时外，检查前 3 天应选择的饮食是
A．低脂饮食
B．禁食
C．高脂饮食
D．半流质饮食
E．流质饮食

30. 男，22 岁。因运动时自发性气胸入院。护士行出院指导时告知其预防复发的关键措施是
A．戒烟
B．避免暴饮暴食
C．避免屏气、用力
D．适度体育锻炼
E．保持心情平和

31. 男，28 岁。肺结核病史 2 年。因“发热、咳嗽 3 天”入院。今晨患者剧烈咳嗽后出现呼吸困难，最可能并发了
A．急性肺部感染
B．心力衰竭
C．自发性气胸
D．呼吸衰竭
E．肺气肿

32. 男，30 岁。慢性肾衰竭。查体：四肢肌无力，腹胀，心率 130 次 / 分，律齐。患者可能发生的情况是
A．高钾血症
B．低钾血症
C．低磷血症
D．代谢性酸中毒
E．营养不良

33. 男，35 岁。淋雨后寒战、高热，以右下肺肺炎链球菌肺炎入院，入院后血压 80/55mmHg。给予快速输液，20 分钟内输入 400ml 液体，患者突然出现发绀加重，呼吸困难，咳大量粉红色泡沫痰。医嘱紧急给予湿化吸氧，护士认为瓶内应加入的液体是
A．乙醇溶液
B．地塞米松注射液
C．氨茶碱注射液
D．α- 糜蛋白酶
E．卡那霉素注射液

34. 男，36 岁。因发作性伴有哮鸣音的呼气性呼吸困难入院，诊断为支气管哮喘。5 分钟前患者支气管哮喘急性发作，护士应立即协助患者采取的体位是
A．端坐位
B．中凹卧位
C．膝胸位
D．侧位
E．截石位

35. 男，7 岁。发热 8 小时内出现皮疹，全身出现弥漫性充血性针尖大小的红色丘疹，触之有沙粒感，疹间无正常皮肤。口周出现苍白圈，怀疑为猩红热。最先出现皮疹的部位是

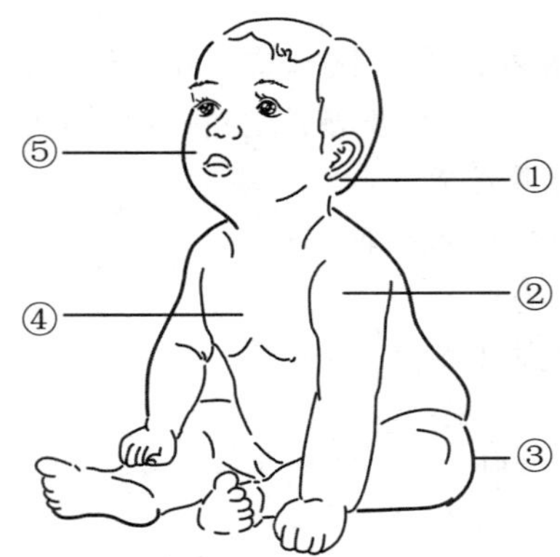

A. ①
B. ②
C. ③
D. ④
E. ⑤

36. 男，47 岁。诊断精神分裂症入院。某晚，患者看新闻联播时抱怨主持人总是在议论和他有关的事情。判断该患者最可能出现
A. 被害妄想
B. 自罪妄想
C. 关系妄想
D. 钟情妄想
E. 夸大妄想

37. 男，52 岁。近期反复牙龈出血。查体：患者面色晦暗，颈部及胸部有蜘蛛痣；实验室检查：血红蛋白 75g/L，白细胞 $4.0×10^9/L$，血小板 $60×10^9/L$，丙氨酸氨基转移酶（ALT）38U/L，白蛋白 34g/L，球蛋白 37g/L。估计患者牙龈出血的原因最可能是
A. 凝血因子破坏
B. 造血功能障碍
C. 血小板减少
D. 药物不良反应
E. 肝硬化

38. 男，56 岁。大隐静脉高位结扎剥脱术后，护士对弹力绷带使用的宣教正确的是
A. 包扎前应下垂患肢
B. 以夜晚睡觉前包扎为好
C. 弹力绷带越紧越好
D. 由肢体的近端向远端包扎
E. 包扎后应能触及足背动脉搏动

39. 男，58 岁。因严重腹泻、脱水出现意识障碍入急诊，急查血糖 34.1mmol/L，尿酮体（±），考虑患者意识障碍可能属于
A. 高血压合并糖尿病
B. 低血糖昏迷
C. 休克并发意识障碍
D. 糖尿病酮症酸中毒昏迷
E. 高渗高血糖综合征

40. 男，60 岁。因结肠癌入院，行 Miles 手术。关于术后结肠造口的护理，<u>不正确</u>的是
A. 清洗造口周围皮肤，涂氧化锌软膏
B. 用塑料薄膜将腹部切口和造口隔开，防止污染腹部切口
C. 排便后造口以凡士林纱布覆盖外翻的肠黏膜
D. 造口袋应坚持长期使用
E. 3~4 个造口袋轮流使用

41. 男，61 岁。急性肾损伤少尿期。患者呼吸困难、头痛、弛缓性瘫痪、腹胀，心电图示 T 波高尖、PR 间期延长。考虑可能的情况是
A. 低白蛋白血症
B. 高钾血症
C. 低钙血症
D. 代谢性碱中毒
E. 代谢性酸中毒

42. 男，63 岁。常年有咳嗽，咳少量白痰。近 3 个月咳嗽加剧，偶有血痰，乏力、低热，抗感染治疗效果不显著。胸部 X 线检查未见异常。患者吸烟 20 年，每天 1 包。首先考虑可能的情况是
A. 慢性咽喉炎
B. 慢性支气管炎
C. 支气管哮喘
D. 支气管肺癌
E. 肺不张

43. 男，65 岁。慢性肺源性心脏病病史 10 年。2 周前出现双下肢水肿，自行每天 3 次服用氢氯噻嗪。近来主诉全身乏力，心律不齐。最可能的原因是

该药物导致了

A. 心肌缺血
B. 低血糖
C. 低钾血症
D. 周围神经炎
E. 肠黏膜出血

44. 男，67 岁。患有慢性便秘，来院咨询，护士提出改善便秘的处理措施，其中错误的是

A. 腹部环形按摩
B. 坚持长期服用缓泻药
C. 增加饮水量
D. 提供隐蔽的排便环境
E. 高纤维素饮食

45. 如图所示，判断该患者的心律失常类型为（附图见本卷末）

A. 窦性心律不齐
B. 房性期前收缩
C. 室性期前收缩
D. 心室颤动
E. 心室扑动

46. 男，70 岁。COPD 病史 20 年。近来感冒后病情加重，夜间咳嗽频繁，痰量多。查体：神志清，口唇轻度发绀，桶状胸，双肺叩诊过清音，呼吸音低。动脉血气分析：$PaO_2$55mmHg，$PaCO_2$60mmHg。经治疗后病情缓解，此时正确的健康指导是

A. 适当锻炼，低碳水化合物、低蛋白饮食
B. 避免感冒，长期使用抗生素
C. 加强营养，低碳水化合物、低蛋白饮食
D. 长期使用抗生素，加强营养
E. 避免感冒，行缩唇呼吸及腹式呼吸

47. 男，70 岁。脑梗死后遗症。进餐时患者突然出现呼吸深慢，吸气时明显困难，护士应考虑为

A. 支气管异物
B. 心包炎
C. 急性左心衰
D. 肺水肿
E. 肺不张

48. 男，72 岁。肺部感染，给予呼吸机辅助通气，视诊左肺呼吸运动明显减弱，听诊左肺有支气管呼吸音，呼吸机压力表显示上气道压升高。ICU 护士观察到目前的情况后，考虑患者可能出现的问题是

A. 左肺支气管痉挛
B. 左肺占位性病变
C. 左肺栓塞
D. 右侧气胸
E. 左肺实变

49. 男，72 岁。因急性前壁心肌梗死收入院，入院后已行面罩吸氧，建立静脉通道，心电监护显示频发、多源性室性期前收缩。护士在床边准备抢救用品，最重要的是

A. 血氧饱和度仪
B. 气管切开包
C. 吸痰器
D. 除颤仪
E. 呼吸机

50. 男，46 岁。患肝硬化 4 年，3 天前饮酒后突然大量呕血，且神志恍惚、面色苍白。护士在评估患者时应主要

A. 判断出血量
B. 观察有无休克症状
C. 询问家族史
D. 询问有无乙肝疾病史
E. 询问过敏史

51. 男，7 岁。患原发免疫性血小板减少症入院，口腔、鼻腔黏膜、双下肢等有多处出血，今晨呕吐 1 次。通常血小板测定应警惕有出血可能的指标是

A. 5×10^9/L 以下
B. 10×10^9/L 以下
C. 15×10^9/L 以下
D. 20×10^9/L 以下
E. 25×10^9/L 以下

52. 能反映心功能状态的检查不包括

A. 心电图检查
B. 超声心动图检查
C. 放射性核素检查
D. X 线检查

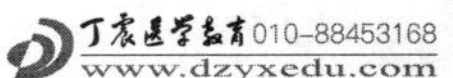

E．血流动力学检查

53. 女，24 岁。经期乳房胀痛伴肿块来诊。主诉月经来潮前 5 天两侧乳房胀痛，且能触及边界不清的小结节状肿物，经期后胀痛减轻。患者最可能的情况是
A．乳房脂肪瘤
B．乳腺囊性增生病
C．乳管内乳头状瘤
D．乳房囊肿
E．乳腺癌

54. 女，25 岁。头部受伤后意识清楚，主诉头痛，左耳道内有少量淡血性液体流出，生命体征平稳。正确的护理措施是
A．右侧卧位
B．低半坐卧位
C．定时冲洗耳道
D．嘱咐患者用力咳嗽
E．耳道内滴抗生素溶液

55. 如图所示为消化性溃疡术后的近期并发症，该并发症的主要表现是

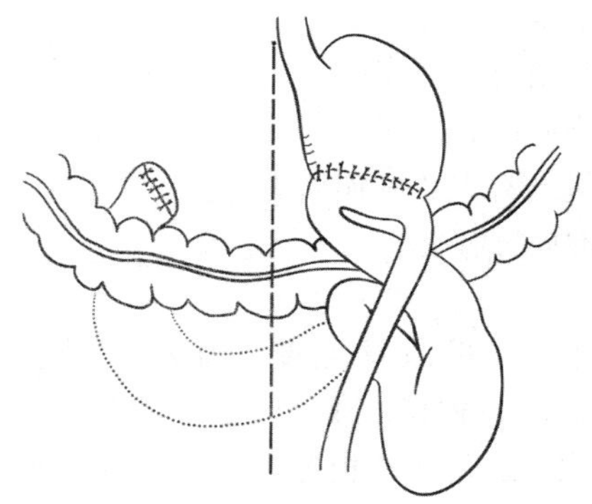

A．呕吐物量少不含胆汁
B．呕吐物含食物和胆汁
C．腹腔穿刺可有胆汁样液体
D．低血糖反应
E．持续性饱胀、钝痛

56. 女，30 岁。乳腺癌根治术后。针对该患者的出院健康指导，对预防复发最重要的是
A．经常自查乳房
B．参加体育活动增强体质
C．5 年内避免妊娠
D．定期来院复查
E．加强营养

57. 女，30 岁。左肘关节以下包括左前臂和左手，被开水烫伤，烧伤面积为
A．9%
B．21%
C．18%
D．11%
E．5.5%

58. 女，37 岁。因高热、腰痛、尿频、尿急就诊，诊断为急性肾盂肾炎。其尿常规检查的结果最可能是
A．高比重尿
B．镜下血尿
C．乳糜尿
D．脓尿
E．管型尿

59. 女，38 岁。宫颈糜烂，宫颈刮片细胞学检查疑为宫颈癌。为明确诊断应选择的检查是
A．阴道镜检查
B．再次行宫颈刮片细胞学检查
C．宫颈活组织检查
D．诊断性刮宫
E．阴道侧壁涂片

60. 女，43 岁。地震被压 1 小时。查体：右股部有一约 10cm×7cm 创面，皮下外翻，股骨中段骨折，断端无外露。现场若用夹板临时固定，其固定的范围是
A．超过伤口上、下各 2 个关节
B．超过伤口上 1 个关节、下 2 个关节
C．超过伤口下 1 个关节
D．超过伤口上 1 个关节
E．不得超过伤口上、下关节

61. 女，44 岁。2 个月前诊断为高血压，目前血压控制在 142/84mmHg。护士评估时发现其喜欢的食物中，<u>不利于</u>血压控制的是
A．猪肝
B．瘦肉
C．鲢鱼
D．豆腐
E．香菇

62. 女，45岁。患类风湿关节炎，自诉最近晨僵较严重。缓解晨僵的护理措施中正确的是
A．晨起后先用冷水浸泡僵硬关节，然后按摩
B．夜间睡眠时戴弹力手套取暖
C．尽量不要活动僵硬的关节
D．关节内可注射透明质酸
E．禁用镇痛药

63. 女，45岁。子宫肌瘤行全子宫切除术。术后2周，适宜患者的活动是
A．骑自行车郊游
B．在电脑前工作
C．在家人协助下提重物
D．日常活动
E．形体训练

64. 女，49岁。近半年常感胃部不适，胸闷气短，终日惶恐不安，诊断为焦虑症。该患者的药物治疗<u>不包括</u>
A．丁螺环酮
B．奋乃静
C．帕罗西汀
D．氟西汀
E．氯米帕明

65. 女，49岁。胃溃疡行胃大部切除术。术后第10天，护士发现患者进午餐后感头晕、心悸、出汗，伴恶心、呕吐，护士立即为患者采取平卧位，数分钟后症状缓解。该护士考虑患者出现了
A．吻合口水肿
B．吻合口梗阻
C．倾倒综合征
D．吻合口破裂
E．远侧空肠段梗阻

66. 女，55岁。冠心病病史4年。近2天腹泻、呕吐、尿少、烦躁不安，查体：血压80/60mmHg，心率100次/分，肺毛细血管楔压（PCWP）6mmHg。最恰当的治疗是
A．静脉滴注硝普钠
B．输血
C．静脉滴注生理盐水
D．静脉滴注低分子右旋糖酐
E．静脉注射呋塞米

67. 女，5岁。患轻度室间隔缺损，未行手术治疗。查体发现右下第四颗牙齿为龋齿，经常疼痛，需要拔除该龋齿。结合该患儿的先天性心脏病史拔牙前需要给予抗生素治疗，其目的是防止
A．呼吸道感染
B．牙龈炎
C．感染性心内膜炎
D．淋巴结炎
E．脓毒症

68. 女，64岁。慢性支气管炎20年，劳力性心悸、呼吸困难3年。3天前肺部感染，昨晚突然呼吸困难，端坐床边，咳大量粉红色泡沫痰。查体：口唇发绀，心尖区触及震颤，听诊心尖区闻及舒张期隆隆样杂音，第一心音增强，双肺满布哮鸣音和湿啰音，考虑可能为
A．主动脉瓣关闭不全伴肺部感染
B．主动脉瓣关闭不全伴心力衰竭
C．二尖瓣关闭不全伴肺部感染
D．二尖瓣狭窄伴急性左心衰
E．二尖瓣狭窄伴急性肺水肿

69. 女，65岁。2个月前有头外伤史，现感头痛。CT检查示右额颞顶有新月状高密度影，考虑为
A．急性硬膜外血肿
B．急性硬膜下血肿
C．慢性硬膜下血肿
D．慢性硬膜外血肿
E．脑血管畸形

70. 女，65岁。因支气管扩张症合并感染入院，现患者高热、咳嗽、痰多不易咳出。该患者可能存在的体征是
A．固定而持久的局限性湿啰音
B．呼吸音减弱
C．叩诊呈过清音
D．语颤减弱
E．双肺底满布湿啰音

71. 女，65岁。遵医嘱服用阿仑膦酸钠，1次/天。正确的服药时间是
A．晨起
B．早餐后
C．午餐后

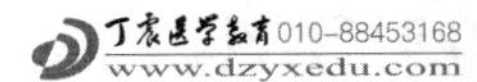

D. 晚餐后
E. 睡前

72. 女，67 岁。患冠心病 7 年。可疑直肠癌，拟行直肠指诊。护士应协助患者采取的体位是
A. 弯腰前俯卧位
B. 左侧卧位
C. 膝胸卧位
D. 蹲位
E. 截石位

73. 女，68 岁。身体虚弱，中暑后入院治疗。查体：体温 37.8℃，皮肤苍白、出冷汗、脉搏细速，血压 95/60mmHg。对患者预后有决定作用的护理措施是
A. 脱离高温环境
B. 测量体温
C. 冰袋冷敷
D. 补充体液
E. 保持呼吸道通畅

74. 女，70 岁。以肝癌晚期、肝性脑病入院。入院后患者突然出现情绪失控、躁动。为保证患者的安全，护士应采取的最重要的护理措施是
A. 用牙垫放于上下臼齿之间
B. 保持病室环境安静
C. 室内光线不宜太亮
D. 与患者良好沟通
E. 加床挡，用约束带保护患者

75. 女，78 岁。身高 158cm，体重 50kg，以腹痛待查收入院。现意识清楚，但生活基本不能自理。护士行口腔护理时发现其口腔黏膜充血糜烂，覆灰白色假膜，易拭去。护理措施中正确的是
A. 允许患者自行清除假膜
B. 要求家属加强照护，注意口腔清洁
C. 嘱患者睡前用温盐水漱口
D. 提供呋喃西林溶液漱口
E. 3% 过氧化氢溶液漱口

76. 青春期保健重点不包括
A. 合理营养
B. 健康教育
C. 预防意外
D. 免疫规划
E. 法制教育

77. 轻型腹泻与重型腹泻的主要区别是
A. 恶心、呕吐
B. 水、电解质紊乱及全身中毒症状
C. 大便的次数
D. 大便镜检见脂肪球
E. 精神倦怠

78. 妊娠满 28 周不满 37 周终止者称为
A. 晚期流产
B. 早产
C. 过期产
D. 足月产
E. 早期流产

79. 男，68 岁。慢性支气管炎病史 10 年。入冬感冒后慢性支气管炎急性发作入院。患者痰液黏稠不易咳出，护士为促进患者排痰采取的有效护理措施是
A. 指导有效咳嗽
B. 胸部叩击与振动
C. 湿化呼吸道
D. 消除炎症
E. 胸部叩击

80. 女，29 岁。车祸致多根肋骨多处骨折，出现反常呼吸。考虑出现此现象的原因是
A. 膈肌破裂
B. 胸壁软化
C. 肋间神经损伤
D. 胸壁软组织损伤
E. 血气胸

81. 上呼吸道感染患儿发热的护理措施，不正确的是
A. 体温升至 38℃时，给予乙醇拭浴
B. 患儿躁动不安时应防坠床和舌咬伤
C. 更换衣被，保持清洁舒适
D. 进食清淡半流质饮食，增加水分摄入
E. 密切观察病情变化

82. 食管癌中晚期的临床表现中最典型的是
A. 进食后哽噎感
B. 进行性吞咽困难
C. 反酸

D．胸骨后烧灼痛
E．声嘶

83. 心肌梗死最常见的部位是
A．右心房
B．左心室正后壁
C．左心室前壁
D．右心室侧壁
E．左心房

84. 心力衰竭患者发生洋地黄中毒，首要的处理措施是
A．停用洋地黄药物
B．补液，稀释体内药物
C．电除颤
D．利多卡因，纠正心律失常
E．利尿，促进排泄

85. 心脏骤停最可靠的判断依据是
A．瞳孔对光反射消失
B．心音消失
C．呼吸停止
D．瞳孔散大
E．意识丧失和大动脉搏动消失

86. 新生儿期是指出生后脐带结扎开始至
A．满 10 天
B．满 15 天
C．满 28 天
D．满 30 天
E．满 1 个月

87. 胰头癌最主要的临床表现是
A．恶心、呕吐
B．进行性加重的黄疸
C．腹胀、腹痛
D．血糖升高
E．乏力、消瘦

88. 与血栓性脉管炎关系不大的因素是
A．患肢曾被砸伤
B．饮酒 10 年
C．吸烟 30 年
D．在东北居住
E．有受寒史

89. 运动后出现血尿，提示为
A．肾绞痛
B．良性前列腺增生
C．肾损伤
D．膀胱癌
E．上尿路结石

90. 早产儿，男，7 日龄，母乳喂养。巩膜、皮肤黄染，血清胆红素 10mg/dl，一般情况尚好，体温、食欲及大小便均正常。该早产儿黄疸的可能原因是
A．新生儿溶血病
B．母乳性黄疸
C．新生儿缺氧缺血性脑病
D．生理性黄疸
E．红细胞增多症

91. 早产儿，胎龄 34 周，体重 2000g。护士应将室温保持在
A．18~20℃
B．21~23℃
C．24~26℃
D．27~29℃
E．30~32℃

92. 中枢性呼吸衰竭的主要表现是
A．面色潮红
B．发绀
C．呼吸增快
D．潮式呼吸
E．心律不齐

93. 椎动脉型颈椎病的主要症状是
A．头痛
B．耳聋、耳鸣
C．恶心、呕吐
D．眩晕
E．上肢麻木

94. 子宫内膜异位症最常累及的部位是
A．直肠
B．直肠子宫陷凹
C．卵巢
D．宫骶韧带
E．膀胱

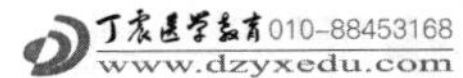

95. 最早出现的心源性呼吸困难为
    A. 劳力性呼吸困难
    B. 夜间阵发性呼吸困难
    C. 急性左心衰
    D. 端坐呼吸
    E. 急性肺水肿

二、共用题干单选题（每个提问 1 个得分点）：以下每道试题有 2~6 个提问，每个提问有 5 个备选答案，请选择 1 个最佳答案。提示：进入此部分试题后，您不能返回前面部分查看试题或修改答案；本部分在答题过程中不能回退（对已作答试题不能返回检查或修改答案）。您是否进入共用题干单选题部分？

（96~97 题共用题干）

女，65 岁。肝癌早期，拟行肝叶切除术。

96. 第 1 问：行术前肠道准备时，措施正确的是
    A. 不灌肠
    B. 术前 1 天碱性溶液灌肠
    C. 手术当天早晨酸性溶液灌肠
    D. 术前 2 天碱性溶液灌肠
    E. 术前 3 天酸性溶液灌肠

97. 第 2 问：术后病情平稳后应取
    A. 俯卧位，避免过早活动
    B. 健侧卧位，尽早活动
    C. 患侧卧位，尽早活动
    D. 半坐卧位，避免过早活动
    E. 平卧位，头偏向一侧

（98~99 题共用题干）

女，50 岁。月经紊乱近半年，经量时多时少，周期无规律，此次出血近半个月就诊。妇科检查：子宫正常大小、软，诊断为无排卵性异常子宫出血。

98. 第 1 问：首选的止血方法是
    A. 诊断性刮宫
    B. 孕激素＋雌激素
    C. 止血药
    D. 子宫内膜切除术
    E. 雄激素

99. 第 2 问：护士采取的护理措施应除外
    A. 做好手术止血准备
    B. 刮宫术后的标本不用常规送病理检查
    C. 做好会阴护理
    D. 观察并记录生命体征及出血量
    E. 遵医嘱给予抗生素预防感染

（100~101 题共用题干）

女，45 岁。大量饮食后，出现脐周阵发性腹痛，并有腹胀、呕吐、肛门停止排便排气，自诉 2 年前曾做过子宫切除手术。诊断为单纯性粘连性肠梗阻。

100. 第 1 问：与诊断相符的体征是
    A. 腹式呼吸增强
    B. 腹胀不对称
    C. 肠鸣音亢进
    D. 移动性浊音阳性
    E. 局部压痛和肌紧张

101. 第 2 问：治疗期间，护士应注意观察患者的表现以便及时发现肠绞窄。该症状表现是
    A. 腹痛突然减轻
    B. 持续性腹胀
    C. 钻顶样绞痛
    D. 持续性隐痛
    E. 持续性疼痛阵发性加剧

（102~103 题共用题干）

女，18 岁。被电动车撞伤上腹部后入院，询问病史回答准确，主诉腹部有轻微疼痛。查体：血压 110/76mmHg，呼吸 20 次 / 分，无阳性体征。

102. 第 1 问：观察期间护理措施不正确的是
    A. 嘱患者卧床休息
    B. 疼痛剧烈时，注射镇痛药物
    C. 准确记录液体出入量和性质
    D. 密切观察生命体征变化
    E. 每半小时检查腹部 1 次

103. 第 2 问：1 小时后，患者突然主诉其全腹疼痛，出现压痛、反跳痛，应首先采取的处理是
    A. 禁食
    B. 注射破伤风抗毒素
    C. 注射吗啡镇痛
    D. 胃肠减压
    E. 急诊手术

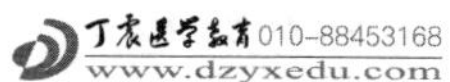

（104~106 题共用题干）

男，7 岁。发热 2 天，出疹 1 天。查体：体温 38.9℃，脉搏 99 次 / 分，呼吸 25 次 / 分；精神、面色尚可，头面部及躯干有散在的红色斑疹、丘疹和疱疹，四肢较少，咽部轻度充血。

104. 第 1 问：该患儿考虑发生了
A. 麻疹
B. 流行性乙型脑炎
C. 流行性脑脊髓膜炎
D. 水痘
E. 猩红热

105. 第 2 问：护士为该患儿提供的护理措施应除外
A. 剪短患儿指甲，避免抓破皮疹
B. 遵医嘱使用药物，观察疗效及不良反应
C. 做好隔离，防止传染
D. 乙醇拭浴，及时降温
E. 维持病房适宜的温、湿度

106. 第 3 问：向患儿家长解释该小儿的隔离期为
A. 至出疹后 2 天
B. 至出疹后 3 天
C. 至出疹后 5 天
D. 至出疹后 7 天
E. 至皮疹全部消退

（107~110 题共用题干）

男，72 岁。心前区压榨性疼痛 2 小时急诊入院。入院后出现呼吸困难、心悸。查体：血压下降，心率 160 次 / 分。心电图示 QRS 波群宽大畸形，时限＞ 0.12 秒，RR 间期不绝对相等，刺激迷走神经时心率无变化。

107. 第 1 问：该护士首先考虑患者出现的心律失常是
A. 阵发性室上性心动过速
B. 室性心动过速
C. 心房颤动
D. 窦性心动过速
E. 心室颤动

108. 第 2 问：护士应首先备好的急救设备是
A. 呼吸机
B. 准备置入心脏起搏器
C. 体外反搏器
D. 除颤仪
E. 心电图机

109. 第 3 问：应首选的药物治疗是
A. 苯妥英钠
B. 毛花苷丙
C. 普萘洛尔
D. 多巴胺
E. 胺碘酮

110. 第 4 问：长期使用该药时，应注意观察严重的不良反应是
A. 房室传导阻滞、眩晕、黄视、绿视
B. 头晕、黄视、胸闷
C. 呼吸困难及角膜色素沉着
D. 兴奋、嗜睡、眩晕、抽搐
E. 心脏毒性、耳鸣、听力丧失、血小板减少、皮疹

（111~112 题共用题干）

男，42 岁。高血压 4 年，高脂血症 1 年，反复性关节炎史 3 年。近 3 天出现右足踝关节伴第 1 跖趾关节异常疼痛，伴红肿，不能行走，血尿酸 526μmol/L。

111. 第 1 问：最佳的治疗方法是应用
A. 丙磺舒
B. 秋水仙碱
C. 苯溴马隆
D. 别嘌醇
E. 吲哚美辛

112. 第 2 问：护士对患者做饮食指导时，告诫患者不应多吃的食物为
A. 鸡蛋
B. 牛奶
C. 西蓝花
D. 香蕉
E. 扁豆

（113~114 题共用题干）

男，36 岁。游玩时溺水。1 小时后患者烦躁不安、呼吸困难。查体：血压 85/58mmHg，呼吸 36 次 / 分，脉搏 118 次 / 分，发绀，双肺可闻及湿啰音。胸部 X 线检查：双肺有大片状浸润阴影。

113. 第 1 问：为明确诊断，应首选的检查是
A. 血常规
B. 核磁共振成像（MRI）检查
C. 动脉血气分析

D．超声心动图
E．血生化

114. 第 2 问：若诊断成立，应尽早采取的治疗措施是
A．鼻导管高浓度吸氧
B．输血
C．应用抗生素
D．气管插管
E．呼气末正压（PEEP）

（115~116 题共用题干）

男，2 岁。阵发性哭闹、面色苍白、出汗，伴呕吐和排果酱样血便，急诊入院。查体右上腹季肋下可触及包块。

115. 第 1 问：该患儿最可能的诊断是
A．急性肠炎
B．肠扭转
C．肠麻痹
D．阑尾炎
E．肠套叠

116. 第 2 问：该患儿行 X 线钡剂灌肠检查，可能出现的征象是
A．龛影
B．“杯口状”阴影
C．“靶环状”阴影
D．“哨兵袢”阴影
E．“鹅卵石状”阴影

（117~118 题共用题干）

男，2 岁。发热、咳嗽、流涕 3 天入院。入院后体温持续不退，达 40℃，呕吐、谵妄，抽搐 2 次。查体：胸、腹部及四肢皮肤有瘀斑，前囟隆起，双肺呼吸音粗糙，可闻及少许干啰音，腹软，脑脊液外观浑浊。

117. 第 1 问：制订护理计划，优先考虑的护理问题是
A．营养失调：低于机体需要量
B．体温过高
C．睡眠型态紊乱
D．清理呼吸道无效
E．有皮肤完整性受损的危险

118. 第 2 问：护士目前应采取的护理措施中，最重要的是
A．皮肤护理
B．降温护理
C．饮食护理
D．对症处理
E．控制感染

（119~120 题共用题干）

某孕妇，35 岁。妊娠 32 周，早孕反应重，有呼吸困难。查体：子宫明显大于正常妊娠周数，下肢水肿，阴道静脉曲张。在子宫不同部位闻及频率相差 10 次/分以上的胎心音。

119. 第 1 问：符合该孕妇的诊断为
A．巨大儿
B．多胎妊娠
C．羊水过多
D．胎盘早剥
E．腹腔积液

120. 第 2 问：确定诊断的最佳方法为
A．胎心监测
B．血 hCG 测定
C．B 超检查
D．羊水检查
E．胎动计数

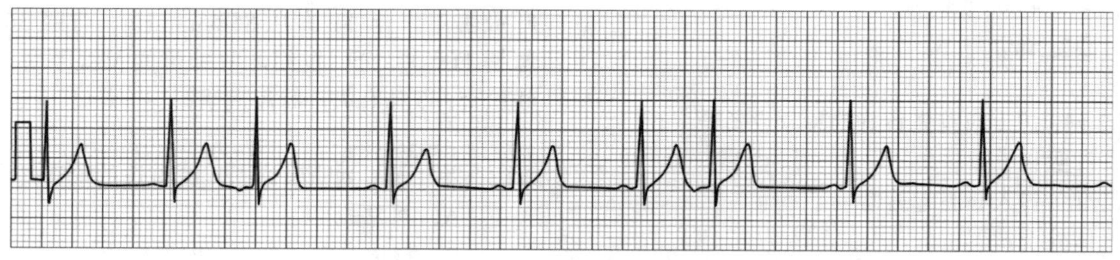

实践能力45题图

模拟试卷五

专业实务

一、单选题（每题1个得分点）：以下每道试题有5个备选答案，请从中选择1个最佳答案。提示：本部分在答题过程中可以回退（对已作答试题可以返回检查或修改答案）。

1. “哌替啶（度冷丁）50mg，IM，st”此医嘱是
   A．长期医嘱
   B．停止医嘱
   C．长期备用医嘱
   D．临时备用医嘱
   E．即刻医嘱

2. 《突发公共卫生事件应急条例》的方针是
   A．预防为主，常备不懈
   B．分级负责，责任到人
   C．反应及时，措施果断
   D．加强合作，协同落实
   E．统一领导，统一措施

3. Ⅱ型呼吸衰竭的患者在使用人工呼吸机时，护士考虑患者是通气过度。下列支持该判断的是
   A．皮肤潮红、出汗
   B．患者可出现烦躁不安
   C．呼吸深大
   D．呼吸性酸中毒
   E．呼吸性碱中毒

4. 拔罐治疗时，临床上最常用的吸附方法是
   A．闪火法
   B．投火法
   C．滴酒法
   D．水吸法
   E．抽气吸法

5. 暴发性流行性脑脊髓膜炎起病急，病势凶险，会引起患者和家属的焦虑和恐惧。护士行护理时不合适的做法是
   A．对患者采取隔离措施
   B．密切观察患者病情变化
   C．鼓励患者朋友、家人探视
   D．与患者及家属良好的沟通
   E．保持室内空气流通

6. 丹毒的好发部位是
   A．面部
   B．颈部
   C．背部
   D．腋部
   E．会阴部

7. 胆色素结石形成的最主要原因是
   A．胆汁pH改变
   B．胆道感染
   C．胆道梗阻
   D．胆汁肠肝循环被破坏
   E．高脂饮食

8. 对肝硬化食管胃底静脉曲张破裂出血的患者，为防止肝性脑病应禁止的操作是
   A．生理盐水清洁灌肠
   B．肥皂水清洁灌肠
   C．硫酸镁导泻
   D．乳果糖灌肠
   E．少量输液

9. 肺结核大咯血窒息的患者，护士采取最关键的抢救措施是
   A．立即给予心电监护
   B．立即吸氧
   C．立即输液
   D．立即清理患者呼吸道内的血液
   E．立即输血

10. 肺水肿患者用 20%~30% 乙醇湿化吸氧的作用是
A. 对吸入的气体消毒
B. 降低肺泡表面张力
C. 增加肺泡表面张力
D. 降低肺泡内泡沫表面张力
E. 增加肺泡内泡沫表面张力

11. 肝硬化患者出现性欲减退、睾丸萎缩、乳房发育及蜘蛛痣是由于
A. 雄激素过多
B. 垂体功能减退
C. 雌激素过多
D. 肾上腺皮质激素过多
E. 继发性醛固酮增多

12. 关于高血压全身小动脉的病理改变，正确的叙述是
A. 管腔内径缩小
B. 血管床减少
C. 侧支循环闭塞
D. 管腔扩张
E. 壁 / 腔比值减少

13. 关于冷疗法的应用，不正确的是
A. 缓解局部疼痛
B. 减轻深部组织充血
C. 为高热患者物理降温
D. 控制炎症扩散
E. 扭伤早期减轻肿胀

14. 关于慢性浅表性胃炎的叙述，错误的是
A. 消化性溃疡的发生率增高
B. 胃酸分泌偏低
C. 易出现嗳气、反酸、腹胀等症状
D. 不会引起恶性贫血
E. 症状酷似消化性溃疡

15. 关于脑栓塞常见病因的描述，正确的是
A. 高血压
B. 风湿性心脏病二尖瓣狭窄
C. 脑动脉硬化
D. 先天性脑动脉瘤
E. 短暂性脑缺血发作（TIA）

16. 国家免疫规划确定的，政府免费向公民提供，公民应该依照政府的规定受种的疫苗属于
A. 第二类疫苗
B. 第五类疫苗
C. 第一类疫苗
D. 第四类疫苗
E. 第三类疫苗

17. 护士的面部表情的要求应不包括
A. 在倾听患者主诉时，表现专注和友好
B. 抢救患者时，表情凝重
C. 在任何情况下都不能表现出不满或气愤
D. 面对疼痛的患者应微笑
E. 对疾病缠身的患者表现出关注和抚慰

18. 护士吊销执照后不能注册的年限是
A. 1 年
B. 2 年
C. 3 年
D. 4 年
E. 5 年

19. 护士与患者交谈的方法不包括
A. 适当点头或轻声说“是”
B. 不随意打断患者的叙述
C. 不要与患者有眼神的交流
D. 不对患者谈话做出是非判断
E. 适当提问引导谈话

20. 患者家属角色的特征不包括
A. 患者护理计划实施的参与者
B. 患者生活的照顾者
C. 患者原有社会功能的替代者
D. 患者的心理支持者
E. 患者病痛的共同承受者

21. 急性白血病最常见的感染是
A. 肺部感染
B. 肛周炎
C. 口腔炎
D. 脓毒症
E. 尿路感染

22. 急性肺水肿时乙醇湿化吸氧，氧流量应

A．1~2L/min
B．2~4L/min
C．4~6L/min
D．6~8L/min
E．8L/min 以上

23. 急性呼吸窘迫综合征早期的病理变化不包括
A．肺间质水肿
B．肺泡萎陷
C．肺泡内透明膜形成
D．肺充血
E．肺泡纤维化

24. 急性胰腺炎的炎症性质为
A．化脓性炎症
B．无菌性炎症
C．化学性炎症
D．免疫性炎症
E．变态反应性炎症

25. 如图所示，腹股沟直疝易突出的位置位于

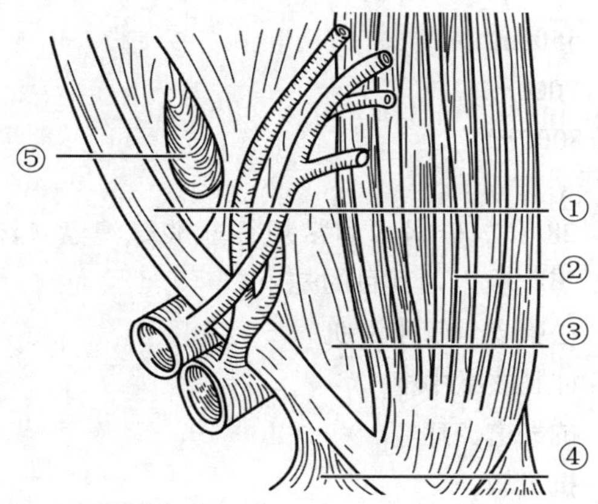

A．①
B．②
C．③
D．④
E．⑤

26. 卡介苗接种时的进针角度为
A．5°
B．10°~20°
C．30°~40°
D．90°
E．50°~70°

27. 可使冠状动脉血流量增多的因素是
A．主动脉舒张压降低
B．心室收缩压下降
C．心室舒张期延长
D．左心室收缩力降低
E．冠状动脉痉挛

28. 可以给对方提供思考和调适机会的沟通技巧是
A．沉默
B．微笑
C．抚摸
D．倾听
E．眼神交流

29. 临床护理质量标准中规定：无菌物品的合格率应为
A．100%
B．99%
C．98%
D．95%
E．90%

30. 某采用胰岛素治疗的糖尿病患者准备在注射胰岛素半小时后进行爬山运动，此时适宜的注射部位是
A．大腿外侧
B．腹部
C．前臂
D．上臂
E．臀部

31. 某护士在急诊科工作 13 年，由于工作长期处于紧张状态，在患者行动不便时还要协助搬运患者，劳动强度较大，近期腰部不适加重，诊断为腰椎间盘突出症。易导致其损伤的职业因素属于
A．化学性因素
B．生物性因素
C．放射性因素
D．机械性因素
E．心理因素

32. 某糖尿病患者出院时，护士指导其学习自行注射胰岛素，此时护士担任的角色是

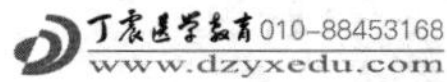

A. 照顾者
B. 教育者
C. 领导者
D. 咨询者
E. 管理者

33. 某医院有 2 位等待肾移植的患者，其中一位患者是 25 岁农民，因外伤致双肾破裂。另一患者是因长期肾炎致肾衰竭的 65 岁教授，现只有 1 个可供移植的肾脏。医务人员进行决策时考虑的标准不包括
A. 年龄
B. 预期寿命
C. 免疫相容性
D. 身体的整体功能
E. 患者的社会地位

34. 某孕妇，32 岁。妊娠 14 周。下腹阵发性疼痛，阴道排出一块肉样组织。查体：宫口已开，子宫小于停经周数。该孕妇可能发生了
A. 先兆流产
B. 难免流产
C. 不全流产
D. 完全流产
E. 稽留流产

35. 男，10 月龄。如图所示，A 部位开始闭合的时间为

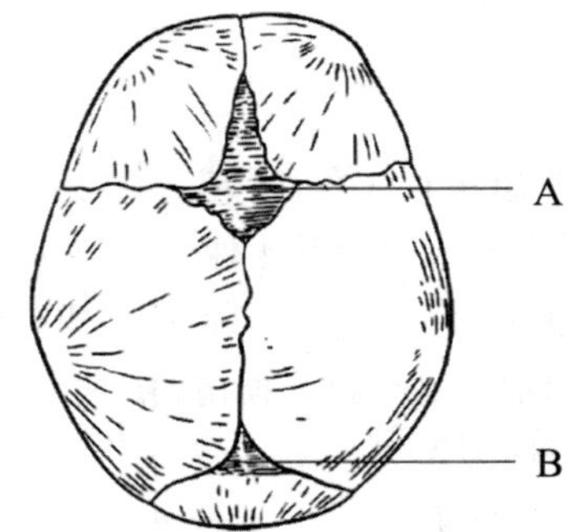

A. 4 个月
B. 6 个月
C. 8 个月
D. 10 个月
E. 12 个月

36. 男，17 岁。从高处坠落，臀部着地致胸 12、腰 1 椎体压缩性骨折。导致骨折的原因是
A. 直接暴力
B. 间接暴力
C. 肌肉牵拉
D. 骨骼劳损
E. 骨骼疾病

37. 男，17 岁。踢球淋雨后发热，体温 39℃，头痛，全身肌肉酸痛、咳嗽 2 天，咳铁锈色痰。首选的治疗药物是
A. 丁胺卡那霉素
B. 青霉素
C. 庆大霉素
D. 罗红霉素
E. 甲硝唑

38. 男，17 岁。体重 50kg，烧伤面积 80%。护士为其计算第一个 24 小时应补液体的总量是
A. 3000ml
B. 4500ml
C. 5500ml
D. 7000ml
E. 8000ml

39. 男，28 岁。车祸术后常规行盐酸氨溴索（沐舒坦）雾化吸入，其目的是
A. 松弛支气管平滑肌
B. 抑制咳嗽中枢
C. 抗气道炎症
D. 抗过敏
E. 稀释痰液，促进排痰

40. 男，30 岁。患伤寒住院治疗。患者口唇干裂，口温 40℃，脉搏 80 次 / 分。护士根据患者的情况，应采用的隔离方法是
A. 昆虫隔离
B. 一般隔离
C. 呼吸道隔离
D. 接触隔离
E. 消化道隔离

41. 男，34 岁。因外伤下肢骨折入院。现恢复良好，

今天开始行康复治疗。中午护士发口服药时患者康复治疗尚未回，该护士应该将其药物

A. 等待下次一起发
B. 暂缓发药
C. 置于床头柜
D. 交给患者家属
E. 告诉医生停药

42. 男，37 岁。因胆结石需要入院手术。患者向护士询问手术是否存在危险，护士回答：“做任何事都有风险，您自己选择吧！”护士回答中存在的问题是

A. 探讨患者隐私
B. 言不达意
C. 唠叨
D. 自我吹嘘
E. 态度生硬，语言简单

43. 男，3 岁。因腹泻入院治疗。护士为其静脉输液后忘记松绑止血带，造成患儿半截手臂发黑，并有截肢的可能。患儿家长向医院投诉该护士，医院处理方法不正确的是

A. 将调查处理情况告知患儿家长
B. 公开调查结果和处理情况
C. 对调查结果和处理情况保密
D. 若调查结果属实则对该护士处理
E. 调查事件

44. 男，45 岁。因下肢挤压伤致血钾升高，出现心动过缓，心律不齐。应选用的药物是

A. 利多卡因
B. 5% 碳酸氢钠
C. 毛花苷丙（西地兰）
D. 普萘洛尔（心得安）
E. 10% 葡萄糖酸钙

45. 男，47 岁。因发热 3 天入院。体温 39.2℃，行物理降温，如图所示，冰袋不宜放置的部位是

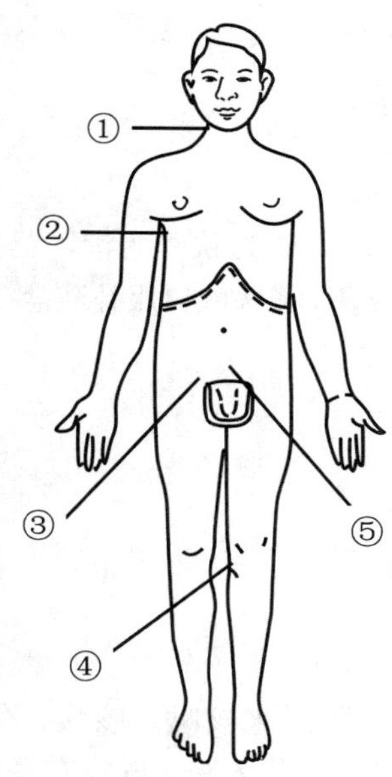

A. ①
B. ②
C. ③
D. ④
E. ⑤

46. 男，52 岁。体外冲击波碎石术后有结石排出，经分析其主要成分为胱氨酸结石。护士向患者解释形成结石的主要原因是

A. 尿中抑制晶体形成的物质不足
B. 尿潴留
C. 异物
D. 酸性尿
E. 碱性尿

47. 男，65 岁。肝癌晚期患者，家属在陪护中常流露出无奈、抱怨，担忧经济承受力，致使患者多次向护士表示要求安乐死。与患者、家属沟通中，护士做法不妥的是

A. 治疗中注意保护性的医疗措施，以防不测事件的发生
B. 对家属承担的义务和辛苦表示同情和理解
C. 要求家属配合治疗，多给予患者信心和安慰
D. 经常与患者交流，给予安慰激发治疗的信心
E. 让患者直接找医生咨询

48. 男，66 岁。因心前区剧烈疼痛 1 小时，独自去急诊就诊。经检查诊断为急性心肌梗死，医生建议进行介入治疗。但患者没有带够治疗费用，值班医生遂让患者输液观察，等到患者家属来送钱时已超过治疗的最佳时间。该院医护人员侵犯了患者的

A. 回避权
B. 隐私权

C．基本医疗权
D．知情权
E．公平权

49. 男，6 个月。诊断为秋季腹泻，已排稀水样便 3 天，6~7 次 / 天，遵医嘱口服补液盐（ORS）。ORS 的张力是
A．1/2 张
B．1/3 张
C．2/3 张
D．1/5 张
E．等张

50. 男，70 岁。因近来咳嗽、咳痰、气促明显，出现神志不清，发绀入院，既往有慢性肺源性心脏病病史。医生诊断为Ⅰ型呼吸衰竭，血气分析应该是
A．$PaO_2$80mmHg，$PaCO_2$35mmHg
B．$PaO_2$55mmHg，$PaCO_2$40mmHg
C．$PaO_2$50mmHg，$PaCO_2$60mmHg
D．$PaO_2$65mmHg，$PaCO_2$35mmHg
E．$PaO_2$70mmHg，$PaCO_2$35mmHg

51. 男，72 岁。咳嗽、咳痰、喘息、气促多年，近日呼吸困难加重、尿少、下肢和全身水肿、嗜睡、躁动不安、谵妄、球结膜水肿、颈静脉怒张，为其使用约束带，错误的是
A．向家属介绍使用约束带的必要性
B．约束带只能短期使用，定时松解，每 2 小时 1 次
C．约束带局部必须垫衬垫，松紧适宜
D．经常观察局部皮肤颜色，一般 1 次 / 小时
E．必要时按摩局部皮肤以促进血液循环

52. 男，78 岁。护士对患者擦浴后，使用了 50% 乙醇为其按摩。该护士向患者解释其目的是
A．消毒皮肤
B．促进血液循环
C．营养皮肤
D．清洁皮肤
E．降低局部温度

53. 男，80 岁。终末期肺疾病，身体极度衰弱。对其护理应是
A．让患者有尊严地度过余生
B．请家属做好心理准备
C．放弃特殊治疗
D．安排家属陪护
E．实施安乐死

54. 男，8 岁。以猩红热收入院。查体：躯干呈糠麸样脱屑，手足有大片状脱皮。患儿因外表太难看拒绝与小朋友交流。护士给予心理疏导，不恰当的内容是
A．介绍疾病预后，增强战胜疾病的信心
B．关心患儿，与其建立良好的护患关系
C．鼓励患儿与周围病友交往
D．介绍病情观察的要点
E．正确对待自我形象改变

55. 如图所示，无菌注射器和针头的构造，护士可用手触摸的部位是

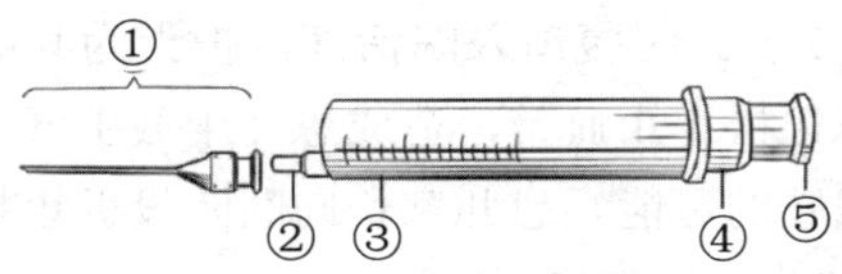

A．①②
B．②③
C．③⑤
D．①③
E．②④

56. 女，25 岁。因腹泻、果酱样大便 2 周就诊，初诊为阿米巴痢疾收入院。为检查大便中的阿米巴原虫需要留取患者大便标本。护士应给患者准备的标本容器是
A．蜡纸盒
B．装有培养基的容器
C．干燥容器
D．陶瓷容器
E．加温容器

57. 女，30 岁。剖宫产术前准备时，护士准备给其插入导尿管，但患者不同意。此时护士应
A．耐心解释，讲清导尿的重要性，并用屏风遮挡
B．请示护士长改用其他办法

C. 让患者自行排尿，解除膀胱压力
D. 请家属协助劝说
E. 报告医生择期手术

58. 女，32岁。遵医嘱行青霉素皮试，6分钟后突然出现呼吸困难，发绀，意识丧失。此时护士首先应采取的措施是
A. 吸氧
B. 心肺复苏术
C. 气管切开术
D. 建立静脉通道
E. 皮下注射盐酸肾上腺素

59. 女，33岁。月经紊乱，月经周期20天左右，曾流产2次。妇科检查：子宫正常，双侧附件未见异常。导致月经紊乱的原因是
A. 卵巢无排卵
B. 黄体功能不足
C. 垂体功能低下
D. 卵巢功能衰退
E. 子宫内膜不规则脱落

60. 女，34岁。风湿性二尖瓣狭窄2年，近来常头晕、乏力、胸闷、心悸，自觉有心跳暂停感、失重感，经心电图检查诊断为室性期前收缩，预防心律失常的最佳措施是
A. 治疗器质性心脏病
B. 良好的作息规律
C. 定期健康检查
D. 健康的饮食习惯
E. 保持情绪平稳

61. 女，35岁。阑尾切除术后发生粘连性肠梗阻，脐周阵发性疼痛3天，恶心、呕吐较频繁，尿少。查体：脉搏94次/分，血压97/69mmHg，腹胀不明显，偶见肠型，脐右侧有轻压痛，肠鸣音亢进。采用禁食、胃肠减压、输液及应用抗生素等非手术治疗。为了纠正患者脱水，护士首先应给患者输入的液体是
A. 5%碳酸氢钠
B. 0.45%氯化钠注射液
C. 平衡盐注射液
D. 右旋糖酐
E. 10%葡萄糖盐注射液

62. 女，36岁。误食灭鼠药磷化锌中毒，被送急诊室。此时为患者洗胃最好选用的是
A. 0.5%硫酸铜溶液
B. 牛奶
C. 4%碳酸氢钠溶液
D. 液状石蜡
E. 油性物质

63. 女，36岁。因乳腺癌住院，准备手术治疗，患者焦虑万分，常暗自流泪、沉思。这时护士最应给予的护理措施是
A. 立即上报主管医生
B. 给予镇静药以缓解症状
C. 指导家属给予患者支持
D. 允许患者家属陪住，以避免焦虑
E. 鼓励患者倾诉并给予疏导和安慰

64. 女，36岁。于硬膜外阻滞下行疝修补术，术前留置尿管。导致术后尿潴留的原因<u>不包括</u>
A. 饮水过多
B. 麻醉反应
C. 下腹部手术使支配膀胱神经功能紊乱
D. 不习惯在床上排尿
E. 术前用药如阿托品

65. 女，40岁。诊断为焦虑症，整天处于惶恐不安中，感觉"太难受"，有自杀企图，口服苯二氮䓬类药物治疗。该患者的主要护理问题是
A. 焦虑
B. 社交障碍
C. 预感性悲哀
D. 有自杀的危险
E. 思维过程的改变

66. 女，50岁。脑外伤入院。住院期间出现脑疝征兆，医嘱：立即输入20%甘露醇。其主要作用是
A. 维持血压稳定
B. 稳定呼吸
C. 降低颅内压
D. 升高颅内压
E. 减轻心脏后负荷

67. 女，50岁。诊断为乳腺癌晚期，患者情绪低落，护士与其交流应特别注意语言的

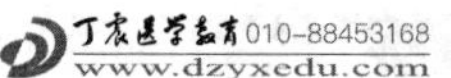

A．趣味性
B．严谨性
C．规范性
D．安慰性
E．礼貌性

68. 女，57 岁。半小时前因在公园晨练时晕倒，被送入院时已昏迷。对于此患者应采取的护患关系模式是
A．指导 - 合作型
B．主动 - 被动型
C．被动 - 被动型
D．主动 - 合作型
E．共同参与型

69. 女，59 岁。因急性心包炎入院，双下肢水肿，颈静脉怒张，吸气时脉搏显著减弱。该患者的脉搏是
A．交替脉
B．奇脉
C．间歇脉
D．缓脉
E．丝脉

70. 女，60 岁。痛风病史 5 年。因担心疾病的预后，思想负担重，情绪低落。此时，护士给予最恰当的护理措施是向患者说明
A．疼痛会影响进食
B．疼痛会影响睡眠
C．痛风是一种终身性疾病
D．疾病反复发作会导致关节畸形
E．积极坚持规范的治疗可维持正常的生活

71. 女，61 岁。因突然出现心悸、气促，咳粉红色泡沫痰就诊。查体：血压 195/90mmHg，心率 136 次 / 分。护士应首先备好的药物是
A．毛花苷丙、硝酸甘油、肾上腺素
B．吗啡、毛花苷丙、呋塞米
C．利多卡因、酚妥拉明、毛花苷丙
D．胺碘酮、硝普钠、普萘洛尔
E．硝酸甘油、毛花苷丙、苯妥英钠

72. 女，8 个月。腹泻伴中度脱水。患儿补液治疗后尿量增至 40ml/h，目前液体尚有 500ml，若加入 15% 氯化钾注射液，最多可配制
A．18ml
B．15ml
C．12ml
D．10ml
E．7ml

73. 气管在隆凸处分为左、右主支气管，它的位置相当于
A．胸骨柄
B．胸骨角
C．胸骨体
D．剑突
E．胸骨上窝

74. 缺铁性贫血时，外周血涂片的特点是
A．正细胞正色素性贫血
B．单纯小细胞性贫血
C．小细胞低色素性贫血
D．单纯大细胞性贫血
E．正细胞低色素性贫血

75. 鉴别侵蚀性葡萄胎和绒毛膜癌的主要依据是
A．肺转移
B．hCG 测定
C．病理学检查无组织坏死
D．是否浸润至子宫深肌层
E．病理学检查无绒毛结构

76. 男，出生 1 天。诊断为新生儿窒息，入暖箱治疗。该新生儿室的湿度波动范围为
A．20%~30%
B．30%~40%
C．40%~50%
D．50%~60%
E．60%~70%

77. 属于护士的权利是
A．遵守法律、法规和操作条例
B．保护患者隐私
C．了解患者的诊疗情况
D．发现医嘱有错误，应当及时向开具医嘱的医师提出
E．应当尊重、关心、爱护患者

78. 送生化检验的血标本，最佳的采集时间是
A. 清晨空腹
B. 餐后 0.5 小时
C. 餐后 2 小时
D. 晚餐前 0.5 小时
E. 任何时间均可

79. 胎盘早剥最主要的病因是
A. 妊娠期高血压疾病
B. 胎膜早破
C. 子宫颈炎
D. 羊水过多
E. 子宫肌瘤

80. 新生儿 Apgar 评分的评价内容不包括
A. 皮肤颜色
B. 角膜反射
C. 弹足底反应
D. 心率
E. 呼吸

81. 药物中毒后可引起双侧瞳孔散大的是
A. 洋地黄
B. 颠茄类
C. 氯丙嗪
D. 吗啡
E. 毛果芸香碱

82. 医疗机构临床用血的规定，正确的是
A. 对同一献血者两次采集间隔不少于 3 个月
B. 可将临床多余用血出售给血液制品生产单位
C. 必须行交叉配血试验
D. 献血者每次采集血液量一般为 600ml
E. 主要动员家庭、亲友为患者献血

83. 医疗卫生法规的制定原则，不正确的是
A. 预防为主原则
B. 公平原则
C. 保护医护人员原则
D. 以患者为主原则
E. 促进健康原则

84. 依照《艾滋病防治条例》，艾滋病病毒感染者和艾滋病患者应当将其患病情况告知
A. 朋友
B. 父母
C. 兄弟姐妹
D. 医务人员
E. 与其有性关系者

85. 易发生恶变的体表良性肿物是
A. 纤维瘤
B. 毛痣
C. 黑色素交界痣
D. 皮脂腺囊肿
E. 血管瘤

86. 婴儿，已经能够有意识地模仿成人的发音，能说“妈妈”“再见”“没了”等，判断该婴儿的月龄大约是
A. 5 个月
B. 6 个月
C. 8 个月
D. 10~11 个月
E. 12 个月

87. 用紫外线消毒物品表面，其有效距离与时间要求是
A. 60cm，不少于 20 分钟
B. 1m，不少于 30 分钟
C. 1m，不少于 45 分钟
D. 2m，不少于 30 分钟
E. 3m，不少于 45 分钟

88. 在核实过程中，用简单、概括的方式将患者的话再叙述一遍属于
A. 重述
B. 改述
C. 澄清
D. 归纳总结
E. 叙述

89. 在慢性心力衰竭的治疗药物中，具有抑制心肌纤维化及重塑作用的药物不包括
A. 依那普利
B. 地高辛
C. 螺内酯

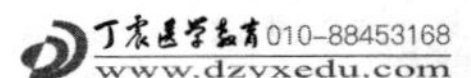

D．氯沙坦
E．阿替洛尔

90. 在治疗肾病综合征的药物中，属于细胞毒药物的是
A．泼尼松
B．环孢素 A
C．雷公藤
D．氢氯噻嗪
E．环磷酰胺

91. 支气管扩张症患者大咯血发生窒息时的心理反应是
A．震惊
B．焦虑
C．恐惧
D．抑郁
E．愤怒

92. 肢体出血时使用止血带止血要注意的是
A．每隔 10 分钟放松止血带 1 次
B．每隔 20 分钟放松止血带 1 次
C．每隔 40 分钟放松止血带 1 次
D．每隔 30 分钟放松止血带 1 次
E．每隔 60 分钟放松止血带 1 次

93. 中心静脉压代表的意义是
A．左心房或胸段大动脉的压力变化
B．左心室或胸段大动脉的压力变化
C．右心房或胸段腔静脉的压力变化
D．左心室或胸段腔静脉的压力变化
E．左心室和胸段腔静脉的压力变化

94. 中医急重症<u>不包括</u>
A．高热
B．癃闭
C．关格
D．痿证
E．中风

95. 足月新生儿，出生后 2 周。为预防维生素 D 缺乏性佝偻病的发生，应建议每天口服维生素 D 的剂量是
A．200U
B．400U
C．1000U
D．1500U
E．2000U

二、共用题干单选题（每个提问 1 个得分点）：以下每道试题有 2~6 个提问，每个提问有 5 个备选答案，请选择 1 个最佳答案。提示：进入此部分试题后，您不能返回前面部分查看试题或修改答案；本部分在答题过程中不能回退（对已作答试题不能返回检查或修改答案）。您是否进入共用题干单选题部分？

（96~97 题共用题干）

女，45 岁。因不完全肠梗阻入院，医嘱：禁食、胃肠减压、防治感染、解痉止痛。护士执行医嘱：插胃管行胃肠减压。

96. 第 1 问：护士携物品到床旁后，该患者因害怕不愿意插胃管，护士首先应
A．请家属配合一起做患者的思想工作
B．请主管医生协调
C．给该患者耐心解释插胃管的目的，并指导如何配合
D．不理会患者，直接执行护理操作
E．告知护士长并请护士长做患者的思想工作

97. 第 2 问：若在插胃管过程中，该患者出现恶心，护士首先应
A．立即拔出胃管重新插入
B．暂停插胃管并嘱患者深呼吸
C．加快插胃管速度以减轻反应
D．嘱患者屏气
E．继续插胃管并嘱患者深呼吸

（98~100 题共用题干）

女，3 岁。咳嗽，流涕 1 周，发热 2 天，体温 40.3℃。睡觉时突然发生抽搐，持续 1 分钟后缓解。

98. 第 1 问：该患儿可能的诊断是
A．低钙血症
B．破伤风
C．缺氧缺血性脑病
D．热性惊厥
E．癫痫

99. 第 2 问：为终止发作，遵医嘱予以地西泮 6mg 缓慢静脉推注。现有 2ml 含 10mg 地西泮的注射液，护士应抽取的药量为
A. 0.4ml
B. 0.6ml
C. 0.8ml
D. 1ml
E. 1.2ml

100. 第 3 问：患儿抽搐发作时，预防外伤的护理措施不正确的是
A. 用力按压四肢，防止受伤
B. 上下臼齿之间垫牙垫
C. 牙关紧闭时勿用力撬开
D. 床边放置床档
E. 将柔软的棉质物放患儿腋下

（101~102 题共用题干）

男，70 岁。肝性脑病前期。患者精神错乱、睡眠障碍、行为失常，3 天未排便。

101. 第 1 问：若患者肠胀气，护士可采取的措施是
A. 肛管排气
B. 硫酸镁溶液灌肠
C. 10% 水合氯醛灌肠
D. 肛门周围涂抹凡士林
E. 口服硫酸镁

102. 第 2 问：行肛管排气时肛管插入直肠的深度为
A. 5~7cm
B. 7~10cm
C. 11~14cm
D. 15~18cm
E. 19~22cm

（103~105 题共用题干）

男，3 岁。因咳嗽 3 天、喘憋 1 天入院。查体：体温 38.6℃，脉搏 120 次 / 分，呼吸 50 次 / 分，有呼气性呼吸困难。双肺满布哮鸣音，有少量粗湿啰音，诊断为哮喘性支气管炎。

103. 第 1 问：患儿首优的护理问题是
A. 自理能力缺陷
B. 体温过高
C. 知识缺乏
D. 活动无耐力
E. 低效性呼吸型态

104. 第 2 问：护理措施不正确的是
A. 病室定时通风换气
B. 少量饮水
C. 定时为患儿叩背
D. 适当给予物理降温
E. 密切观察病情变化，必要时吸氧

105. 第 3 问：对家长的健康教育不包括
A. 介绍该病可能的发病原因
B. 指导药物服用的方法
C. 解释超声雾化吸入的作用
D. 介绍患儿的饮食注意事项
E. 患儿烦躁时，可应用镇静药

（106~109 题共用题干）

男，38 岁。慢性细菌性痢疾，拟给予药物灌肠治疗。

106. 第 1 问：灌肠液的温度是
A. 4℃
B. 28~32℃
C. 38℃
D. 39~41℃
E. 41~43℃

107. 第 2 问：肛管插入直肠的长度是
A. 5~7cm
B. 7~10cm
C. 10~15cm
D. 15~20cm
E. 18~20cm

108. 第 3 问：药液保留的时间是
A. 5~10 分钟
B. 15 分钟
C. 20 分钟
D. 30 分钟
E. 1 小时以上

109. 第 4 问：护士与该患者沟通时，影响沟通并使

患者对护士产生不信任感的行为是
A. 两眼注视对方
B. 全神贯注地倾听，做记录
C. 问题回答均简单明确
D. 不时评论对方所谈内容
E. 倾听中特别注意患者情绪变化

（110~112 题共用题干）

男，35 岁。吸烟史 15 年。右下肢肢端发凉、怕冷及间歇性跛行 6 个月，近期疼痛加剧，夜间静息痛明显就诊。查体：右下肢皮肤温度明显低于左下肢，皮肤干燥变薄、苍白，汗毛脱落，足背动脉搏动明显减弱。

110. 第 1 问：入院后，给予止痛、扩张血管、抗血小板聚集等治疗后，患者病情明显缓解。护士指导患者多做伯格（Buerger）运动，应告知其目的是
A. 防止下肢静脉瓣破坏
B. 促进侧支循环建立
C. 缓解下肢疼痛
D. 防止下肢肌肉萎缩
E. 预防下肢坏疽形成

111. 第 2 问：患者害怕疼痛，不愿意做 Buerger 运动，护士告知其 Buerger 运动的重要性，否则可能会有截肢的危险。为此，患者郁郁寡欢，无故迁怒于陪床家属，对医生和护士的治疗护理方案提出不满，对治疗效果失去信心。针对该患者的心理护理，应重点减轻其
A. 焦虑
B. 恐惧
C. 抑郁
D. 愤怒
E. 紧张

112. 第 3 问：经过治疗，患者病情缓解后出院。针对患者的病史，为预防病情加重，护士最重要的指导是
A. 多做 Buerger 运动
B. 戒烟
C. 注意保暖
D. 防止足部真菌感染
E. 遵医嘱服药

（113~114 题共用题干）

男，31 岁。1 年前离婚，孩子归女方。一天下班回到家中，他突然觉得孩子出事了，有强烈的恐惧感，同时感到胸闷，呼吸困难、心前区疼痛。全身出汗、手脚冰冷、四肢发抖，数分钟后缓慢恢复。

113. 第 1 问：考虑该患者发生了
A. 恐怖症
B. 强迫症
C. 癔症
D. 躁狂症
E. 惊恐发作

114. 第 2 问：该患者的主要护理问题为
A. 暴力性行为
B. 不合作
C. 思维过程改变
D. 焦虑
E. 生活自理能力降低

（115~116 题共用题干）

男，2 岁。肺炎。查体：体温 39.8℃，脉搏 122 次 / 分，呼吸 25 次 / 分。医嘱：青霉素 40 万 U，IM，qid；维生素 C0.2g，po，tid；止咳糖浆 5ml，po，tid。

115. 第 1 问：给患儿喂药，正确的方法是
A. 先喂止咳糖浆，后喂维生素
B. 喂止咳糖浆后多喂奶
C. 服用维生素后，喂止咳糖浆，不喂水
D. 于患儿咳嗽时喂药
E. 先喂水再喂止咳糖浆，最后喂奶

116. 第 2 问：患儿青霉素皮试阴性，肌内注射宜选择的部位是
A. 臀大肌
B. 臀中肌、臀小肌
C. 上臂三角肌
D. 腹部
E. 三角肌下缘

（117~118 题共用题干）

男，20 岁。足趾划伤 1 周。昨天起发热、厌食、张口受限、咀嚼困难，呈苦笑面容，急诊入院。

117. 第 1 问：接诊护士应采用的隔离方法是
A. 严密隔离
B. 飞沫隔离
C. 空气隔离
D. 接触隔离
E. 体液隔离

118. 第 2 问：护士对患者被服的处置正确的是
A. 先用消毒剂浸泡，后清洗
B. 先清洗，后灭菌
C. 先灭菌，再清洗
D. 先清洗，再日光暴晒
E. 先日光暴晒，然后清洗

（119~120 题共用题干）

初孕妇，29 岁。妊娠 38^{+3} 周，规律腹痛 4 小时入院。单臀位，估计胎儿重 3000g，骨盆外测量正常。

119. 第 1 问：最易发生的并发症是
A. 胎儿窘迫
B. 胎膜早破、脐带脱垂
C. 产后出血
D. 会阴撕裂
E. 子宫脱垂

120. 第 2 问：处理原则不正确的是
A. 胎方位为臀位的初产妇一律行剖宫产
B. 可行阴道手术助产
C. 注意后出胎头的娩出
D. 注意将胎头双手上举
E. 防止胎儿宫内窘迫

实践能力

一、单选题（每题 1 个得分点）：以下每道试题有 5 个备选答案，请从中选择 1 个最佳答案。提示：本部分在答题过程中可以回退（对已作答试题可以返回检查或修改答案）。

1. 4 个月重症肺炎患儿，近来出现腹胀明显，肠鸣音消失，最可能出现的并发症是
A. 低钾血症
B. 低镁血症
C. 低钠血症
D. 消化不良
E. 中毒性肠麻痹

2. 病毒性心肌炎患者心肌损害常见的心电图改变不包括
A. T 波倒置
B. 心肌缺血
C. 预激综合征
D. 室性心律失常
E. 房室传导阻滞

3. 符合异位妊娠诊断的表现不包括
A. 多数有停经史
B. B 超示宫侧包块
C. 阴道后穹隆穿刺抽出不凝血
D. 不规则阴道流血
E. 伴下腹中部疼痛

4. 初产妇，26 岁。妊娠 42 周，自觉胎动消失 12 小时，胎心率 140 次 / 分，无宫缩，正确的处理方法是
A. 左侧卧位
B. 立即吸氧
C. 立即剖宫产
D. 人工破膜
E. 缩宫素引产

5. 丹毒的临床表现不包括
A. 早期有全身表现
B. 局部烧灼样疼痛
C. 与正常皮肤边界不明显
D. 局部皮肤微隆起
E. 附近淋巴结可肿大

6. 当中心静脉压小于 2~5cmH$_2$O 时，常提示的是
A. 左心房充盈不佳或血容量不足

B．右心功能不全
C．右心房充盈不佳或血容量不足
D．血容量过多
E．左心功能不全

7. 对早期妊娠的描述，正确的是
A．停经时即可诊断为妊娠
B．月经过期 15 天即可出现早孕反应
C．B 超是诊断早期妊娠快速、准确的方法
D．妊娠 4 周时用多普勒胎心仪可听到胎心音
E．尿频现象在妊娠 8 周后消失

8. 法洛四联症的畸形不包括
A．房间隔缺损
B．室间隔缺损
C．肺动脉狭窄
D．右心室肥厚
E．主动脉骑跨

9. 分娩时持续性枕横位最早导致的母婴损伤是
A．产后出血
B．宫颈水肿
C．胎膜早破
D．脐带脱垂
E．子宫破裂

10. 腹腔穿刺放羊水后，孕妇腹部放置沙袋的目的是
A．预防休克
B．防止早产
C．减少出血
D．避免腹胀气
E．增加舒适感

11. 高血压的护理中，每天钠盐摄入应限制
A．10g 以下
B．9g 以下
C．6g 以下
D．3g 以下
E．12g 以下

12. 咯血窒息抢救中，措施不正确的是
A．轻轻叩击背部
B．取半坐卧位
C．清理呼吸道
D．必要时使用呼吸兴奋药
E．可使用较粗鼻导管行器械吸引

13. 关于溃疡性结肠炎的描述，错误的是
A．黏液脓血便
B．腹痛主要局限在右下腹
C．活动期有低热或中度发热
D．具有“疼痛—便意—便后缓解”的规律
E．活动期有轻或中度腹痛

14. 弥散性血管内凝血（DIC）早期的常见表现是
A．出血
B．贫血
C．低血压
D．休克
E．皮肤瘀点或瘀斑

15. 护士对 10 个月畏食的婴儿首先要做的检查是
A．身高
B．体重
C．坐高
D．乳牙
E．骨化中心

16. 护士对乳腺癌术后出院的患者行健康指导，其中最重要的指导是
A．继续功能锻炼
B．患侧上肢短期不能提重物
C．坚持药物治疗
D．保持心情愉悦
E．自我检查方法

17. 化脓性脑膜炎脑脊液的外观特征是
A．清亮透明
B．浑浊，呈脓性
C．毛玻璃样
D．呈暗红色血性液
E．静置 24 小时有蜘蛛薄膜形成

18. 急性心肌梗死患者最早、最突出的症状是
A．心源性休克
B．室性期前收缩（期前收缩）
C．心前区压榨性疼痛

D. 呼吸困难
E. 腹痛、腹泻

19. 接种卡介苗的正确部位和方法是
A. 前臂掌侧下段 ID
B. 上臂三角肌上缘 ID
C. 上臂三角肌上缘 H
D. 上臂三角肌下缘 ID
E. 腹壁肌肉 ID

20. 可出现反常呼吸运动的是
A. 脓胸
B. 桶状胸
C. 漏斗胸
D. 连枷胸
E. 血气胸

21. 口服别嘌醇治疗纯尿酸肾结石的机制是
A. 限制肠管对磷的吸收
B. 减少尿酸形成
C. 促进结石溶解
D. 减轻患者疼痛
E. 促进结石排出

22. 流产胎儿体重约 1000g，身长约 35cm，护士估计妊娠周数为
A. 12 周
B. 18 周
C. 24 周
D. 28 周
E. 32 周

23. 硫酸镁的中毒现象首先表现为
A. 膝腱反射减弱或消失
B. 呼吸减慢
C. 心率减慢
D. 尿量减少
E. 血压下降

24. 美曲磷酯中毒副交感神经的临床表现特点是
A. 瞳孔缩小，肺水肿
B. 腹胀明显
C. 口干
D. 血压升高
E. 四肢抽搐

25. 男，52 岁。因进行性加重的下肢浅静脉扩张、纡曲、隆起入院。做如图试验，判断该试验是

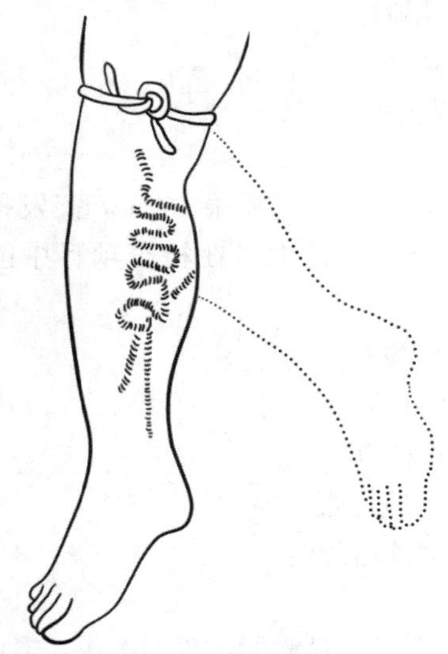

A. 浅静脉瓣膜功能试验
B. 交通静脉瓣膜功能试验
C. 曲氏试验
D. 波氏试验
E. 股总静脉通畅试验

26. 男，24 岁。在高温环境中劳动 2 小时后，自感头晕、胸闷、口渴，面色苍白，大汗淋漓。查体：体温 37.5℃，血压 80/50mmHg。护士为患者采取的护理措施不正确的是
A. 立即移至阴凉通风处
B. 保证休息
C. 口服十滴水
D. 头部置冰帽，四肢冰水擦拭
E. 给予清凉含盐饮料

27. 某消化内科护士，总觉得自己手上沾满了细菌和病毒，只要有空就不停洗手，每次洗手都要打 3 次肥皂，用刷子拼命刷手，流水冲手长达 30 分钟。该护士可能患有
A. 恐惧症
B. 焦虑症
C. 抑郁症
D. 癔症
E. 强迫症

28. 某孕妇，30 岁。已婚，停经 52 天，下腹阵发性疼痛，阴道大量流血 3 小时。妇科检查：子宫稍大，宫口容 2 指。该孕妇可能为
A．先兆流产
B．难免流产
C．早期流产
D．晚期流产
E．复发性流产

29. 某孕妇，G_2P_0，现妊娠 36 周。突发持续性腹部疼痛，伴阴道流血。在检查项目中能协助确诊的检查是
A．肛门检查
B．妇科检查
C．B 超检查
D．腹腔镜检查
E．基础体温测定

30. 男，10 个月。易激惹，夜间哭闹、多汗、睡眠不安。查体：方颅、肋骨串珠，手镯征（+），诊断为佝偻病。护士的健康教育内容不包括
A．指导母乳喂养，及时增添辅食
B．操作轻柔以防断针
C．多到户外活动
D．添加含维生素 D 食物
E．积极站立、行走锻炼

31. 男，10 岁。因急性肾小球肾炎收住院，病情较重。查体：眼睑水肿，阵发性喘憋，呼吸困难，不能平卧，咳泡沫痰，尿量减少。估计患儿可能出现的并发症是
A．高血压急症
B．急性肾损伤
C．急性胸膜炎
D．气胸
E．严重循环充血

32. 男，16 岁。发热、干咳 3 天，最高体温 37.8℃。其同班同学中有数人出现类似症状。查体：双肺呼吸音粗，未闻及干、湿啰音。血白细胞 8.5×10^9/L，中性粒细胞分类 0.75，胸部 X 线检查示右下肺纹理增粗、模糊。该患者抗感染治疗首选的药物是
A．左氧氟沙星
B．头孢拉定
C．阿奇霉素
D．青霉素
E．阿米卡星

33. 男，48 岁。因肾衰竭入院治疗，24 小时尿量为 280ml。该患者目前的尿量属于
A．正常
B．少尿
C．无尿
D．多尿
E．尿崩

34. 男，18 岁。急性白血病。在化疗期间，1 天的尿量约 1000ml，此时护士采取的最重要的护理措施为
A．指导患者养成规律排尿的习惯
B．留置导尿管
C．无须特殊处理，属化疗药物反应
D．记录出入量，嘱患者进食清淡饮食
E．嘱患者多饮水，必要时遵医嘱输液

35. 男，16 岁。因痤疮 3 年入院。经实验室检查和影像学检查确诊为库欣综合征，如图所示。目前主要的护理评估为

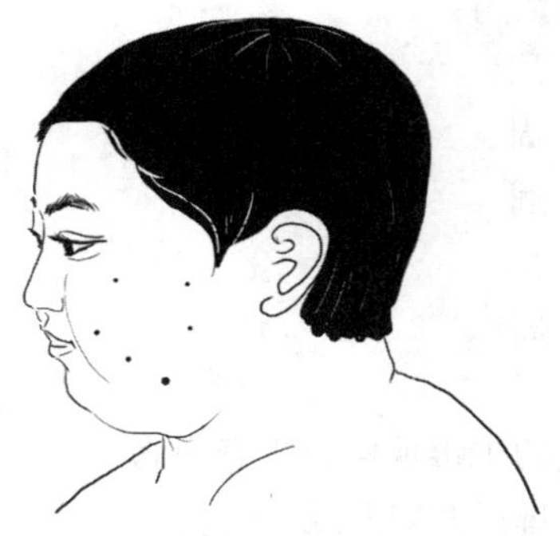

A．皮肤黏膜状态
B．营养状态
C．意识状态
D．心理状态
E．心率、心律

36. 男，25 岁。与朋友聚餐饱食后去球场踢球，导致肠扭转突发脐周剧烈腹痛、伴腰背部牵涉痛。该患者最可能并发的肠梗阻类型是
A．绞窄性肠梗阻

B. 单纯性肠梗阻
C. 麻痹性肠梗阻
D. 血运性肠梗阻
E. 痉挛性肠梗阻

37. 男，29 岁。骑摩托车超速行驶，撞伤左上腹部急诊入院。B 超示腹腔内有出血症状，查体腹膜刺激征不明显。患者可能发生了
A. 脾破裂
B. 肝破裂
C. 胃穿孔
D. 左肾破裂
E. 胰腺破裂

38. 男，30 岁。外伤致颈椎骨折，合并脊髓损伤，四肢呈弛缓性瘫痪，持续高热 41℃数天，护士为其采用的降温措施是
A. 物理降温同时调整室温
B. 冰盐水灌肠
C. 温水拭浴
D. 及时应用有效抗生素
E. 亚低温冬眠疗法

39. 男，30 岁。因车祸导致腹部闭合性损伤，疼痛剧烈，难以忍受。诊断已明确，现护士遵医嘱给予镇痛药的目的是
A. 以防患者病情恶化
B. 有利于建立护患信任关系
C. 减轻伤痛刺激并防止神经源性休克
D. 便于观察病情
E. 有利于患者配合治疗

40. 男，34 岁。午后低热、乏力、食欲减退、消瘦、盗汗、咳嗽、咳痰 2 个月。查体：锁骨上、下区可闻及湿啰音。最可能的诊断是
A. 肺炎链球菌肺炎
B. 肺结核
C. 原发性支气管肺癌
D. 结核性胸膜炎
E. 支气管扩张症

41. 男，36 岁。3 天前感肛门内胀痛，今天出现畏寒、排尿困难来医院检查。医生行直肠指诊见肛管一侧有触痛性隆起，具有波动感。应考虑该患者所患疾病为
A. 混合痔
B. 肛瘘
C. 肛周感染
D. 直肠脱垂
E. 直肠癌

42. 男，45 岁。车祸右侧第 4~7 肋骨骨折，反常呼吸，张力性气胸住院。入院后行伤侧锁骨中线第 2 肋间留置胸膜腔闭式引流管，置管过程中，正确的健康教育是
A. 千万不要咳嗽
B. 活动时家属要将引流瓶提起来
C. 疼痛是正常的，忍忍就好
D. 可以用鼻导管持续吸氧
E. 保持平卧位休息

43. 男，45 岁。肥厚型梗阻性心肌病，病情稳定。今天来院复查时血压为 150/90mmHg，护士应指导患者<u>避免</u>使用
A. 氢氯噻嗪
B. 硝酸甘油
C. 阿替洛尔
D. 美托洛尔
E. 硝苯地平

44. 男，47 岁。因腹股沟斜疝行疝囊高位结扎和疝修补术，为防止术后出血，切口部位应使用沙袋压迫，压迫时间正确的是
A. 36~48 小时
B. 12~24 小时
C. 10~12 小时
D. 6~10 小时
E. 2~6 小时

45. 某肺气肿患者行如图所示的锻炼，其目的<u>不包括</u>

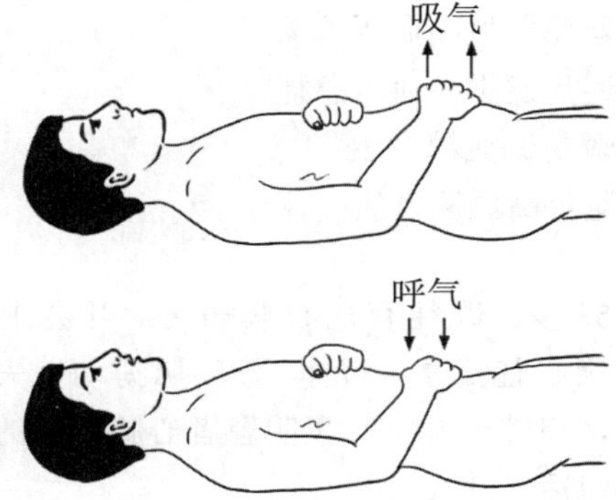

A．提高支气管内压
B．增加肺泡通气量
C．改善呼吸功能
D．增强呼吸肌的肌力和耐力
E．降低呼吸阻力

46. 男，6 岁。因误食硬币入院，拟手术取出异物。术前患儿活动时突然剧烈咳嗽，口唇及颜面青紫明显，此时最适宜的处理是
A．通知医生
B．让患儿深呼吸
C．将患儿扶回病床
D．平躺，胸外按压
E．鼻导管吸氧

47. 男，53 岁。胃癌行胃大部及十二指肠切除术后半年，并发重度贫血，其最可能的原因是
A．术中失血过多
B．手术切除铁吸收的主要部位
C．胃酸分泌增加
D．胃癌复发
E．便秘

48. 男，56 岁。良性前列腺增生 5 年，血 PSA 测定阳性提示可能是
A．前列腺癌
B．前列腺结核
C．膀胱结核
D．肾肿瘤
E．膀胱肿瘤

49. 男，56 岁。确诊原发性高血压 2 年，采用控制饮食、限制烟酒、口服降压药等治疗。护士指导患者服药后改变体位时动作宜缓慢，其目的是
A．避免发生直立性低血压
B．避免发生高血压危象
C．避免发生高血压急症
D．避免低血糖发生
E．避免高血压肾病

50. 男，58 岁。既往有冠心病病史。开会中突然倒地，疑心脏骤停。查体：颈动脉搏动消失，呼吸停止，口腔无异常，表明患者心肺复苏的有效指标不包括
A．出现较强的自主呼吸
B．摸到规律的颈动脉搏动
C．可测量到上臂血压
D．口唇、甲床转为红色
E．瞳孔由大变小

51. 男，5 岁。发热、咳嗽、咳痰 5 天入院，家长诉患儿痰液黏稠，不易咳出。查体：体温 37.8℃，呼吸 27 次 / 分，肺部听诊有少量湿啰音。护士为患儿采取的护理措施正确的是
A．体位引流
B．给予镇咳药
C．面罩吸氧
D．嘱患儿平卧休息
E．超声雾化吸入，保持呼吸道通畅

52. 男，5 岁。发热、频繁咳嗽、呼吸困难 1 天。体温 39℃，口唇发绀，双肺满布湿啰音，心率 198 次 / 分，双下肢水肿。正确的护理措施是
A．取去枕平卧位
B．给予富含钾、钙食物
C．输液速度每小时应＜ 5ml/kg
D．1~2L/min 持续给氧
E．快速静脉注射强心苷

53. 男，5 岁。因高热、呕吐、腹泻 1 天，呼吸困难 2 小时急诊入院，初步诊断为中毒型细菌性痢疾。护士为患儿留取大便标本正确的是
A．在抗菌治疗后采集标本
B．选择有黏液脓血部分的大便送检
C．应加温便器后整体送检
D．可多次采集标本，集中送检
E．采集的时间只能选择睡前或晨起前

54. 男，61 岁。直肠癌。拟行根治术并行永久性造口术，术前常规准备错误的是
A．心理疏导和术前知识指导
B．术前 3 天口服硫酸镁
C．术前 1 天流质饮食，术晨禁食
D．术前 1 天晚及术晨做清洁灌肠
E．术前 3 天口服卡那霉素以及维生素 K

55. 关于小脑幕切迹疝患者瞳孔的典型变化，正确的是

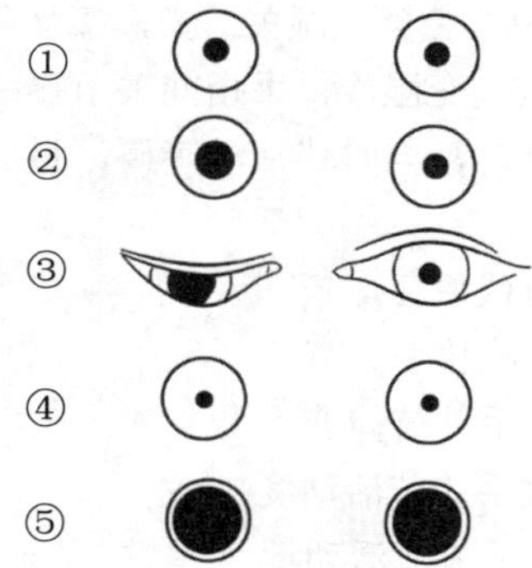

A. ①
B. ②
C. ③
D. ④
E. ⑤

56. 男，80 岁。急性心肌梗死，全心衰竭。查体：神志清醒，半坐卧位，呼吸 26 次 / 分，心界向两侧扩大，心率 108 次 / 分，双肺可闻及湿啰音；肝肋下 3 指，双下肢凹陷性水肿；患者 3 天未排便。护士在指导其排便中不正确的是
A. 可在室内活动，以促进排便
B. 适当增加饮水，饮食中增加粗纤维
C. 排便不可用力过度，必要时用润肠剂
D. 腹部按摩，促进肠蠕动
E. 行心理护理，训练床上排便习惯

57. 男，8 月龄。因发热、呕吐、腹泻，大便呈蛋花汤样，诊断为病毒性肠炎。护士指导患儿家长暂时不能进食的食物是
A. 面汤
B. 米汤
C. 纯牛奶
D. 去乳糖配方奶
E. 豆制代乳品

58. 女，22 岁。因转移性右下腹痛被诊断为阑尾炎 2 年，采取保守治疗。本次患者因腹痛剧烈，4 小时后自觉腹痛，之后消失或缓解，然后腹痛突然加重，范围扩大就诊，最可能的情况是
A. 急性单纯性阑尾炎
B. 急性化脓性阑尾炎
C. 急性胆囊炎
D. 急性穿孔性阑尾炎
E. 急性胃肠炎

59. 女，26 岁。高热、寒战，右股骨下端疼痛，干骺端深压痛，最有可能的疾病是
A. 急性血源性骨髓炎
B. 皮下脓肿
C. 骨脓肿
D. 风湿性关节炎
E. 急性化脓性关节炎

60. 女，30 岁。下肢急性蜂窝织炎伴全身感染症状，须采血做药物敏感试验。最佳的采血时间应是在患者
A. 寒战时
B. 高热时
C. 发热间歇期
D. 静脉滴注抗生素时
E. 抗生素使用后

61. 女，31 岁。下肢静脉曲张。给予保守治疗。会加重病情的行为是
A. 避免久立
B. 防止便秘
C. 适当休息，抬高患肢
D. 戒烟
E. 坐位时双膝交叉

62. 女，38 岁。因重度腹膜炎伴感染性休克入院，经处理后病情好转。复查结果中异常的指标是
A. 中心静脉压 6cmH_2O
B. 血 pH 7.35
C. 尿比重 1.018
D. 血钠 135~145mmol/L
E. $PaCO_2$30mmHg

63. 女，41 岁。支气管哮喘急性发作，突然极度呼吸困难，右胸剧痛，如刀割样或针刺样，严重发绀。查体：气管向左侧偏移，右胸部饱满，肋间隙增宽，呼吸幅度减小，叩诊鼓音，呼吸音消失，考虑为
A. 急性肺水肿
B. 哮喘持续状态
C. 自发性气胸
D. 急性呼吸窘迫综合征
E. 肺动脉栓塞

64. 女，41 岁。左前臂陈旧性骨折，长期不愈，拟行内固定术。术前皮肤准备的时间是
A. 连续 3 天
B. 连续 4 天
C. 连续 8 天
D. 连续 6 天
E. 连续 10 天

65. 女，42 岁。被汽车撞及骨盆。X 线检查：骨盆环单处骨折，耻骨联合轻度分离。行骨盆兜带悬吊牵引，正确的护理措施是
A. 臀部抬离床面
B. 限水控便，减少污染
C. 排便时可以做牵引
D. 牵引期间下肢做伸屈运动
E. 8 周后可以下床行走

66. 女，45 岁。胆道手术后，T 管引流已 2 周，医生欲给予拔管，拔管前先试行夹管 1~2 天，在这期间护士应注意观察的内容是
A. 腹膜刺激征
B. 腹痛、发热、黄疸
C. 尿液的颜色
D. 引流口有无渗液
E. 神志、血压和脉搏

67. 女，47 岁。畏寒、发热，咳嗽，胸痛，呼吸困难，查体：听诊可闻及心包摩擦音。诊断为急性心包炎。该患者胸部听诊时适宜的体位是
A. 半坐卧位
B. 平卧位
C. 侧卧位
D. 端坐位
E. 坐位且身体前倾

68. 女，4 岁。从小体弱、易累、易患感冒，发育相对滞后。查体胸骨左缘第 2 肋间可闻及粗糙连续性机器样杂音，可见毛细血管搏动及股动脉枪击音。考虑为
A. 法洛三联症
B. 主动脉瓣狭窄
C. 房间隔缺损
D. 动脉导管未闭
E. 大动脉转位

69. 女，53 岁。患类风湿关节炎，接受药物治疗。近些天因天气变湿冷，手指间关节疼痛加重，晨僵可达数小时，同时伴活动障碍。目前正确的护理措施是
A. 睡前戴手套
B. 晨起冷敷手关节
C. 保持手关节伸展
D. 加大手关节活动度
E. 增加手关节活动量

70. 女，56 岁。在腰麻下行腹腔内手术，术后 3 小时，患者烦躁不安，测血压、脉搏、呼吸均正常。查体：腹部切口无渗血，下腹部膨隆、叩诊呈浊音。首先应考虑
A. 内出血
B. 胃肠麻痹
C. 尿潴留
D. 肠痉挛
E. 异物残留

71. 女，59 岁。胃溃疡病史 15 年，平素常有进食后剑突下烧灼样疼痛，近两个月疼痛持久，失去节律性。其可能的原因是
A. 劳累
B. 受凉
C. 合并有十二指肠溃疡
D. 出血
E. 癌变

72. 女，66 岁。诊断为风湿性心脏病，昨天夜间患者突然从睡梦中憋醒，坐在床边，咳嗽气促，烦躁不安，当班护士听诊患者双肺满布湿啰音，血压 180/95mmHg，心率 125 次 / 分。该护士为患者采取的护理措施中不正确的是
A. 立即通知值班医生
B. 给予氧气吸入
C. 备好急救物品和药品
D. 协助患者取双腿下垂端坐位
E. 补充水分稀释痰液

73. 女，69 岁。心肌梗死，经抢救病情稳定。患者平时喜食荤菜，常有便秘，护士为其讲解预防便秘的常识，患者复述内容不妥，需要纠正的是
A. 养成定时排便的习惯

B．适当翻身或下床活动，可轻体力活动
C．多食蔬菜、水果和粗粮
D．摄取适量油脂食物，多饮水
E．每晚睡前用开塞露或凡士林

74. 女，70 岁。慢性呼吸衰竭。近 5 天患者呼吸困难加重，伴头痛、昼睡夜醒，精神恍惚、肌肉抽搐。判断该患者并发了
A．脑疝
B．脑水肿
C．呼吸性碱中毒
D．呼吸性酸中毒
E．肺性脑病

75. 女，胎龄 32 周。出生后 6 小时呼吸急促，三凹征，口唇青紫，X 线检查可见双肺普遍透明度降低，呈磨玻璃样，诊断为新生儿呼吸窘迫综合征。护士首选的护理措施是
A．应用抗生素
B．头罩给氧
C．气管插管
D．持续气道正压通气
E．应用呵哚美辛

76. 判断有无排卵最简单的方法是
A．输卵管通畅术
B．阴道脱落细胞学检查
C．宫颈黏液检查
D．激素水平测定
E．基础体温测定

77. 妊娠中期孕妇监护的重点是
A．避免病毒感染
B．确定基础血压
C．做好分娩准备
D．定期产前检查
E．防止胎儿畸形

78. 妊娠滋养细胞疾病患者心理护理的内容<u>不包括</u>
A．介绍病友、医护人员，减轻陌生感
B．解答患者疑虑
C．帮助患者分析可利用的支持系统
D．向患者提供有关化疗的信息
E．告知患者记录阴道流血量的方法

79. 容易引起急性肾损伤的外伤是
A．砍伤
B．挤压伤
C．刺伤
D．爆震伤
E．火器伤

80. 三腔二囊管放置 24 小时后，食管气囊放气时间为
A．5~10 分钟
B．10~20 分钟
C．15~30 分钟
D．30~45 分钟
E．45~60 分钟

81. 随时有猝死危险的心律失常是
A．室性心动过速
B．心房颤动
C．房室结折返性心动过速
D．二度Ⅱ型房室传导阻滞
E．心房扑动

82. 糖尿病酮症酸中毒的患者排出的尿液气味可能为
A．焦糖味
B．恶臭味
C．大蒜味
D．烂苹果味
E．苯酚味

83. 体位引流主要适用于
A．高血压患者
B．左心衰竭肺水肿患者
C．肺脓肿患者
D．高龄肺部感染患者
E．极度衰竭的支气管扩张症患者

84. 小气道是指细支气管直径小于
A．2mm
B．4mm
C．6mm
D．8mm
E．10mm

85. 心源性水肿最早出现的部位是
A．眼睑
B．上肢
C．下肢
D．踝部
E．会阴

86. 新生儿，男。出生后心率 98 次 / 分，呼吸浅慢且不规则，四肢稍屈，插鼻管时患儿出现喷嚏反射，四肢青紫。其 Apgar 评分为
A．3 分
B．4 分
C．5 分
D．6 分
E．7 分

87. 新生儿，日龄 20 天。吃奶时母亲发现其口腔内有大量白色乳凝块样物，用棉签擦拭未能擦去，患儿精神、食欲无异常。最佳的护理措施是
A．用力擦除白色乳凝块样物
B．观察病情暂不处理
C．用 3% 过氧化氢液清洁口腔
D．用 2% 碳酸氢钠液清洁口腔
E．局部涂 2.5% 金霉素鱼肝油

88. 猩红热最常见的并发症是
A．急性肾小球肾炎
B．肺炎
C．脑膜脑炎
D．咽炎
E．喉炎

89. 养老院护士要重点关注的老年人<u>不包括</u>
A．患病的老年人
B．刚刚丧偶的老年人
C．高龄的老年人
D．有精神障碍的老年人
E．身心健康、完全自理的老年人

90. 癔症的治疗方法是
A．安慰治疗
B．药物治疗
C．暗示治疗
D．对症治疗
E．支持治疗

91. 与子宫肌瘤出现经量增多、经期延长的严重程度关系最密切的因素是
A．肌瘤的大小
B．肌瘤的数目
C．是否合并感染
D．患者的年龄
E．肌瘤的部位

92. 早期确诊肺癌，最简单、有效的方法是
A．胸腔积液查癌细胞
B．痰脱落细胞学检查
C．放射性核素检查
D．支气管镜检查
E．纵隔镜检查

93. 张力性气胸最确切的诊断依据是
A．患者极度呼吸困难
B．患者气管向健侧偏移
C．患侧叩诊鼓音
D．患侧听诊呼吸音消失
E．胸膜腔穿刺抽出高压气体

94. 诊断精神分裂症最有价值的情感障碍是
A．强制性哭笑
B．情感低落
C．情感高涨
D．易激惹
E．情感倒错

95. 正常分娩胎膜破裂的时间为
A．活跃期
B．潜伏期
C．临产前
D．胎儿娩出期
E．胎盘娩出期

二、共用题干单选题（每个提问 1 个得分点）：以下每道试题有 2~6 个提问，每个提问有 5 个备选答案，请选择 1 个最佳答案。提示：进入此部分试题后，您不能返回前面部分查看试题或修改答案；本部分在

答题过程中不能回退（对已作答试题不能返回检查或修改答案）。您是否进入共用题干单选题部分?

（96~97 题共用题干）

男，34 岁。饮酒后上腹部剧烈疼痛，伴呕吐、高热 1 天入院。查体：体温 39.8℃，上腹部压痛明显。实验室检查：白细胞明显增多，血淀粉酶升高。

96. 第 1 问：患者首优的护理诊断是
A．疼痛
B．体温过高
C．有体液不足的危险
D．恐惧
E．知识缺乏

97. 第 2 问：护士对患者进行饮食指导，正确的是
A．禁食、禁饮
B．低脂、流质饮食
C．低蛋白、流质饮食
D．低脂、半流质饮食
E．高热量、高蛋白、软食

（98~101 题共用题干）

男，48 岁。因吞咽食物易哽噎，胸骨后有异物感和烧灼样痛 2 个月，经食管镜检查确诊为食管癌，准备入院手术治疗。既往吸烟 15 年。

98. 第 1 问：食管癌最典型的临床表现是
A．呛咳
B．胸骨后异物感
C．胸骨后针刺样疼痛
D．进食滞留感
E．进行性吞咽困难

99. 第 2 问：术后 3 天，最重要的护理措施是
A．胃肠减压的护理
B．切口护理
C．严格控制饮食
D．胸膜腔闭式引流的护理
E．早期下床活动

100. 第 3 问：患者术后最常见和最严重的并发症是
A．深静脉血栓形成
B．肺不张
C．吻合口瘘
D．切口渗血
E．反流性食管炎

101. 第 4 问：患者行食管癌根治术后 1 个月又出现吞咽不畅，可能的原因是
A．喉头水肿
B．肿瘤复发
C．肠套叠
D．吻合口狭窄
E．吻合口溃疡

（102~104 题共用题干）

男，54 岁。咳嗽、咳痰 20 年。近来咳大量脓痰，憋气，并出现下肢水肿。

102. 第 1 问：应首先考虑的疾病是
A．支气管扩张症
B．慢性阻塞性肺疾病
C．慢性支气管炎
D．肺脓肿
E．肺部感染

103. 第 2 问：护士向患者解释其下肢水肿的原因为
A．慢性肺源性心脏病、右心衰竭
B．低白蛋白血症
C．饮食不当
D．下肢血管病变
E．合并肾小球肾炎

104. 第 3 问：本病最主要的治疗原则是
A．扩张支气管
B．消除肺部感染
C．低浓度吸氧
D．治疗心力衰竭
E．祛痰药

（105~106 题共用题干）

女，21 岁。主诉吞咽时感觉食物黏附在咽部。查体：面色苍白，皮肤干燥，毛发干枯。实验室检查：血象呈小细胞低色素性，血红蛋白 88g/L，红细胞游离原卟啉 1.1μmol/L。

105. 第 1 问：给予患者补充铁剂，护士介绍服药的注意事项中正确的是
A．服铁剂时可同时饮茶、牛奶、咖啡
B．口服铁剂宜直接饮用
C．口服铁剂可加用维生素 C
D．口服铁剂宜空腹时服用
E．注射铁剂时建议在皮肤暴露部位注射

106. 第 2 问：护士为患者注射铁剂，注意观察其不良反应，其要点不包括
A．局部疼痛
B．过敏性休克
C．面部潮红
D．荨麻疹
E．高血压

（107~108 题共用题干）

女，28 岁。风湿性心脏病 10 年。患者于上楼打扫卫生等活动时即感胸闷、心悸、气促，休息片刻可缓解。

107. 第 1 问：患者对预防风湿活动措施的复述，能说明健康教育有效的一项是
A．防治链球菌感染
B．卧床休息
C．低盐饮食
D．避孕
E．有规律的体育运动，提高身体素质

108. 第 2 问：护士发现患者突然出现偏瘫。生命体征不稳定，治疗时不宜使用的药物是
A．复方丹参注射液
B．低分子右旋糖酐
C．甘露醇
D．肠溶阿司匹林
E．氟桂利嗪

（109~111 题共用题干）

女，28 岁。患慢性风湿性心脏病 5 年，近 3 个月每当步行稍快或梳洗时即感心悸、气促。

109. 第 1 问：护士发现患者突然出现偏瘫，提示可能发生的情况是
A．脑血栓形成
B．脑栓塞
C．肺性脑病
D．内囊出血
E．蛛网膜下腔出血

110. 第 2 问：护士发现患者生命体征不稳定，治疗时不宜使用的药物是
A．阿司匹林
B．桂利嗪（脑益嗪）
C．低分子右旋糖酐
D．甘露醇
E．复方丹参注射液

111. 第 3 问：在偏瘫恢复期，患者的护理措施不包括
A．鼓励患者移动患侧肢体位置
B．加强与患者的沟通
C．协助并鼓励患者行生活自理活动
D．瘫痪肢体按摩从近端至远端
E．瘫痪肢体切忌活动，但应按摩

（112~113 题共用题干）

女，29 岁。左腰部撞伤 3 小时。左腰部局部疼痛、肿胀，有淡红色血尿，诊断为左肾挫伤，拟采用非手术治疗。

112. 第 1 问：能及时反映肾出血情况的体征是
A．呼吸、意识
B．腰部疼痛
C．血压、脉压
D．皮肤色泽、温度
E．尿量、尿色

113. 第 2 问：护士对患者采取的护理措施，不包括
A．绝对卧床休息
B．动态观察尿液颜色变化
C．按时使用镇痛、镇静药
D．血尿消失即可下床活动
E．做好术前准备

（114~115 题共用题干）

女，35 岁。患原发性甲状腺功能亢进症 1.5 年，经内科规则治疗无效转入外科治疗，并在全麻下行甲

状腺部分切除术。

114. 第 1 问：术后第 1 天，患者向护士诉面部、唇部和手足部针刺样麻木感。该护士考虑可能是手术损伤了

A. 甲状旁腺
B. 迷走神经
C. 喉上神经外支
D. 单侧喉返神经
E. 双侧喉返神经

115. 第 2 问：针对上述问题，护士应告诉患者饮食中避免进食

A. 海产品
B. 肉类
C. 豆制品
D. 含钙食物
E. 绿叶蔬菜

（116~117 题共用题干）

女，52 岁。血压 150/95mmHg，有头痛、失眠等不适。素食，喜食咸菜。

116. 第 1 问：目前对其最主要的饮食指导是

A. 高脂饮食
B. 低磷饮食
C. 低盐饮食
D. 高蛋白饮食
E. 低纤维素饮食

117. 第 2 问：护士给予其饮食指导，建议该饮食的原因是

A. 增强心肌收缩力
B. 缓解失眠
C. 减少水、钠潴留
D. 缓解头痛
E. 保护肝脏

（118~120 题共用题干）

女，62 岁。肝炎病史 30 年。近半年明显消瘦、食欲减退。右上腹不适，低热、腹胀、尿少。查体：双下肢轻度水肿，腹部移动性浊音（＋）。查血白蛋白 / 球蛋白 0.8。

118. 第 1 问：患者腹水形成的主要因素不包括

A. 门静脉压升高
B. 肝脏生成过多的淋巴液
C. 血浆胶体渗透压降低
D. 肾小管对水和钠的重吸收增加
E. 醛固酮系统激活和血管升压素分泌增加

119. 第 2 问：查体发现患者消瘦，皮肤轻度黄染，肝、脾大。X 线钡剂检查：食管胃底静脉曲张。给予患者的饮食计划不包括

A. 优质高蛋白饮食
B. 适量脂肪饮食
C. 富含营养易消化的饮食
D. 低盐、适当限水
E. 多用粗纤维食物，保持大便通畅

120. 第 3 问：若肝硬化诊断成立，对患者采取的护理措施不包括

A. 卧床休息，减少探视
B. 限制水、钠摄入
C. 给予低蛋白饮食
D. 进食营养丰富、易消化的食物
E. 每天口服利尿药

模拟试卷六

专业实务

一、单选题（每题 1 个得分点）：以下每道试题有 5 个备选答案，请从中选择 1 个最佳答案。提示：本部分在答题过程中可以回退（对已作答试题可以返回检查或修改答案）。

1. PDCA 循环常用于护理质量管理，其中的“C”代表的是
   A．计划
   B．实施
   C．检查
   D．处理
   E．评价

2. 艾滋病患者服用齐多夫定时，应定期检查
   A．肝功能
   B．电解质
   C．血糖
   D．血象
   E．血沉

3. 初产妇，28 岁。妊娠 39 周，护士在胎儿经阴道娩出后立即按摩子宫以促进胎盘娩出。此行为可能导致
   A．胎盘植入
   B．胎盘嵌顿
   C．胎盘破裂
   D．胎盘卒中
   E．胎盘剥离不全

4. 初产妇，33 岁。妊娠 38 周，正常阴道分娩。第二产程时宫缩频繁，疼痛难忍。此时护士不恰当的处理方式是
   A．给予产妇安慰和鼓励
   B．劝其忍耐
   C．提供产程进展信息
   D．给予喂水、擦汗等动作缓解其紧张心理
   E．指导正确使用腹压

5. 导致早期流产病因中，临床最常见的是
   A．胚胎染色体异常
   B．母体黄体功能不足
   C．受精卵发育异常
   D．妊娠期糖尿病
   E．母儿血型不合

6. 对放疗高度敏感的恶性肿瘤是
   A．食管癌
   B．胰腺癌
   C．多发性骨髓瘤
   D．肺癌
   E．结肠癌

7. 对护士素质的叙述，不正确的是
   A．护士素质是护理工作所需要具备的身心素质
   B．评判性思维是护士应具备的专业素质
   C．护士素质的提高是终身学习的过程
   D．护士素质具有可塑性和不稳定性
   E．自控力、忍耐力属于护士的心理素质

8. 对门静脉高压症患者实施断流术，其目的是阻断
   A．中央静脉的血流
   B．食管胃底静脉的血流
   C．门奇静脉交通支的血流
   D．前腹壁交通支的血流
   E．腹膜后交通支的血流

9. 对严重腹部损伤，首要的急救措施是
   A．禁食，输液
   B．吸氧
   C．预防休克
   D．使用吗啡类镇痛药
   E．物理降温

10. 多器官功能障碍综合征最常发生的脏器是
A. 肾
B. 肺
C. 脑
D. 脾
E. 胃肠道

11. 耳开窍的脏器是
A. 心
B. 肝
C. 脾
D. 肺
E. 肾

12. 护理立法的意义，错误的是
A. 有利于维护服务对象的正当权利
B. 促进护理管理法制化
C. 有利于促进全民健康
D. 促进护理人员不断学习和接受培训
E. 促进护理教育及护理学科的发展

13. 护理人员与患者相互作用的最佳时间是
A. 患者刚入院的时候
B. 患者即将要手术的时候
C. 患者即将要出院的时候
D. 患者病情好转的时候
E. 患者表示出对沟通感兴趣的时候

14. 护士按每次 $1mg/m^2$ 的剂量给予患儿某种免疫抑制药，如果为体重是 20kg 的小儿用药，则该护士每次应给药
A. 0.3mg
B. 0.4mg
C. 0.5mg
D. 0.8mg
E. 0.9mg

15. 护士由于给患者注射错误药物直接导致患者死亡，该责任属于
A. 完全责任
B. 次要责任
C. 同等责任
D. 主要责任
E. 轻微责任

16. 护士与患者或其家属有效的沟通行为是
A. 谈话中途去做其他事情
B. 不随意打断家属的谈话
C. 在交谈过程中始终保持沉默
D. 严格按自己拟定的提纲谈话
E. 及时纠正家属的错误观点

17. 护士与哭泣的患者交流时，方法不正确的是
A. 安慰并阻止患者哭泣
B. 待患者平静下来可主动倾听
C. 鼓励其将哭泣的原因说出来
D. 不能训斥、评论患者
E. 陪伴患者

18. 患者发生洋地黄中毒，首要的处理措施是
A. 利尿，促进排泄
B. 利多卡因，纠正心律失常
C. 补液，稀释体内药物
D. 停用洋地黄类药物
E. 电除颤

19. 急性梗阻性化脓性胆管炎的治疗原则是
A. 禁食、抗炎、解痉止痛
B. 解痉止痛，中药溶石
C. 输液，使用有效抗生素
D. 抗休克同时手术行胆管减压
E. 先抗休克，病情缓解后手术

20. 急性中毒患者的处理原则，不正确的是
A. 应用特殊解毒药
B. 对症治疗
C. 针对病因的治疗
D. 清除尚未吸收的毒物
E. 促进已吸收的毒物排泄

21. 结肠最主要的功能是
A. 吸收水和电解质
B. 分泌胆汁
C. 吸收食物分解产物
D. 分泌肠激酶
E. 合成蛋白质、脂类等物质

22. 经常不能获得正常睡眠的病症中，中医称之为
A. 眩晕

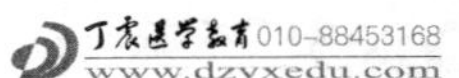

B．不寐
C．痿症
D．神错
E．头痛

23. 具有传染性的非特异性感染疾病是
A．疖
B．破伤风
C．脓性指头炎
D．丹毒
E．急性蜂窝织炎

24. 卡托普利可降低动脉血压，该药的药理作用是
A．减少水钠潴留
B．抑制肾素释放
C．阻止钙离子进入心肌细胞
D．抑制血管紧张素Ⅱ生成
E．阻滞 β 受体

25. 男，46 岁。高血压病史 10 年。长期喝酒应酬，近来感头痛、耳鸣、健忘、后枕部有搏动感等入院。X 线检查示左心室肥厚，听诊区可闻及 A_2 亢进，A_2 的听诊位置是

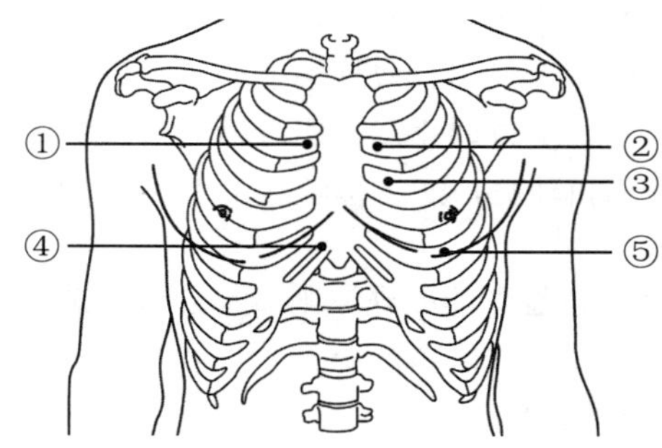

A．①
B．②
C．③
D．④
E．⑤

26. 慢性肺源性心脏病患者发病的关键环节是
A．气管阻塞
B．肺泡膨胀
C．右心室肥厚
D．肺动脉高压
E．右心房肥厚

27. 慢性阻塞性肺疾病好发于
A．10 岁以下儿童
B．青壮年
C．老年人
D．青春期
E．婴儿期

28. 某传染病病室，长 5m，宽 4m，高 3m，用食醋进行室内消毒，食醋的用量是
A．300~600ml
B．600~800ml
C．800~1050ml
D．1000~1200ml
E．1300~1400ml

29. 某护士在抽吸药液的过程中，不慎被掰开的安瓿划伤了手指，不妥的处理方法是
A．用 0.5% 碘伏消毒伤口，并包扎
B．用 75% 乙醇消毒伤口，并包扎
C．从伤口的远心端向近心端挤压
D．及时填写锐器伤登记表
E．用肥皂水彻底清洗伤口

30. 某护校毕业生想提出护士执业注册申请，经咨询，她清楚护士执业注册应具备的条件不包括
A．具有完全民事行为能力
B．取得中等护理学校或高等护理学校相应的学历证书
C．符合国务院卫生主管部门规定的健康标准
D．通过护士执业资格考试
E．通过护理学初级职称考试

31. 某术后化疗患者，一般状况差。目前患者存在肺部感染和尿潴留。护士对其进行操作前须充分告知并签订知情同意书的是
A．晨间护理
B．静脉输液
C．皮试
D．留置导尿管
E．锁骨下静脉穿刺置管

32. 某孕妇，28 岁。妊娠 36 周，因阴道大量流血就诊，确诊为胎盘早剥，现进入产程，治疗原则是
A．清洁灌肠

B．期待疗法
C．抑制宫缩
D．终止妊娠
E．禁止人工破膜

33. 男，11个月。急性上呼吸道感染、发热。服用对乙酰氨基酚后大汗淋漓，体温降至37.4℃。该患儿的首优护理问题是
A．活动无耐力
B．睡眠型态紊乱
C．有感染的危险
D．有体液不足的危险
E．营养失调：低于机体需要量

34. 男，20岁。急性阑尾炎，阑尾切除术后7天。拆线时发现切口愈合欠佳，有淡黄色渗出液。医师告知，此为缝合切口的羊肠线不被组织吸收所致，在临床中少见。经1个月的继续治疗，患者获得痊愈。依据《医疗事故处理条例》的规定，应当属于
A．意外事故
B．三级医疗事故
C．四级医疗事故
D．因患者体质特殊而发生的医疗意外
E．因治疗不及时造成的不良后果

35. 如图所示为直肠肛管周围脓肿的位置示意图，其中最常见的是

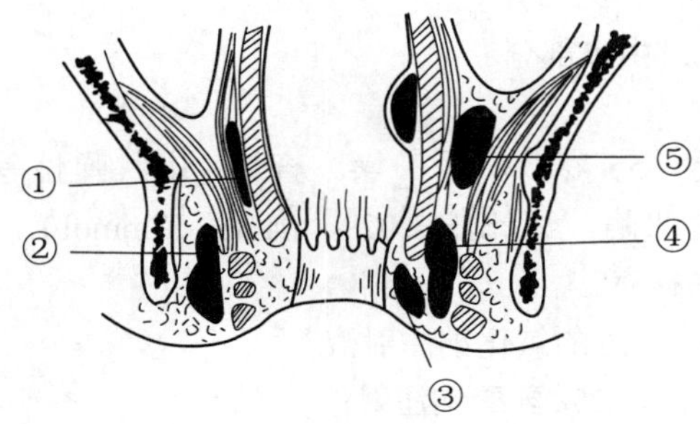

A．①
B．②
C．③
D．④
E．⑤

36. 男，23岁。尿道修补术后1周，护士为其更换导尿管。患者因害怕疼痛焦虑不安。此时护士的解释恰当的是
A．“当然疼，忍着。”
B．“可能有点疼，我尽量减轻你痛苦。”
C．“男子汉怎么可以怕疼呢！”
D．“我没试过，不知道。”
E．“别怕，一点也不疼。”

37. 男，27岁。因车祸导致臀部深部组织感染，需要用过氧化氢溶液冲洗伤口。护士发现处置室仅有10%过氧化氢60ml，欲配制伤口冲洗液，该护士应加蒸馏水至
A．1200ml
B．600ml
C．400ml
D．300ml
E．200ml

38. 男，28岁。患支气管哮喘。经常入睡后发作。患者白天没有精力工作，每天晚上害怕病情发作，甚至危及生命，惶惶不可终日。该患者最主要的心理反应是
A．依赖
B．恐惧
C．悲观
D．焦虑
E．抑郁

39. 男，32岁。3天前脚踝扭伤，给予湿热敷。患者开始感觉敷布很热，逐渐对热不敏感。此时机体发生了
A．病理适应
B．生理适应
C．防卫效应
D．解痉作用
E．损伤效应

40. 男，32岁。诊断为肺癌，患者情绪低落，为安慰患者，护士说：“你的治疗肯定会有效的，不用担心。”这种沟通错误属于
A．急于阐述自己观点
B．言行不一
C．虚假、不恰当的保证
D．主观说教
E．突然改变话题

41. 男，33 岁。升结肠息肉。术后 3 天患者肠胀气，遵医嘱给予肛管排气。护士操作不正确的是
A. 排气引流管末端插入液面下 2~4cm
B. 患者取左侧卧位
C. 肛管插入肛门 15cm 左右
D. 肛管放置时间一般 20 分钟
E. 排气效果不佳时，可延长至 2 小时

42. 男，35 岁。因十二指肠穿孔急诊入院，遵医嘱给予一级护理，心电监护，严密记录 24 小时液体出入量。护士准备给患者家属介绍医院的探视制度时，受到患者家属的强烈反对。其反对的原因可能是
A. 患者病情危重，应实施抢救
B. 治疗措施不规范
C. 护士沟通方式不恰当
D. 医院探视制度不合理
E. 应给予患者特级护理

43. 男，37 岁。被刀刺伤左胸部。查体：左胸第 3 肋间腋中线处有 4cm 长的伤口，在伤口处可听到空气出入的“嘶嘶”声，并见有血液流出，呼吸急促。现场护士首要的急救措施是
A. 吸氧
B. 使用镇痛药
C. 止血
D. 建立静脉通道
E. 封闭胸部伤口

44. 口服液体铁剂的正确方法是
A. 餐前服
B. 服前测心率
C. 吸管吸入
D. 茶水送服
E. 服后不宜立即饮水

45. 营养不良时，小儿皮下脂肪最先减少的部位是

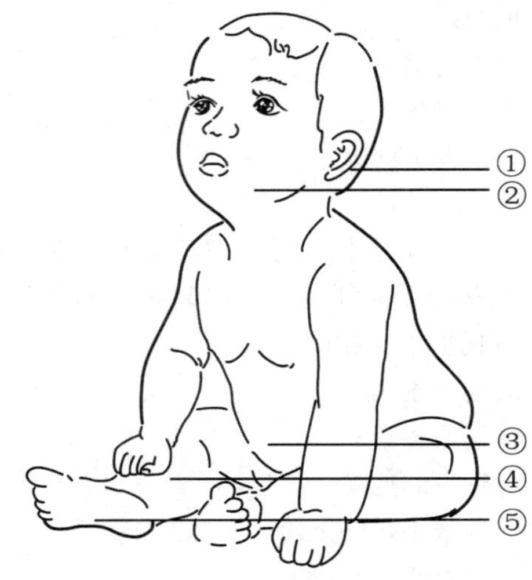

A. ①
B. ②
C. ③
D. ④
E. ⑤

46. 男，48 岁。慢性呼吸衰竭。血气分析 PaO_2 为 50mmHg，$PaCO_2$ 为 65mmHg，为患者吸氧，宜选择的浓度为
A. 18%~24%
B. ＜ 35%
C. 30%~42%
D. 42%~46%
E. 46%~53%

47. 男，4 岁。经常不明原因地出现脐周疼痛。若采集大便查寄生虫卵，正确的采集部位是
A. 脓血部分
B. 黏液部分
C. 边缘部分
D. 不同部分
E. 中央部分

48. 男，55 岁。口舌干燥。查体：皮肤弹性差，眼窝凹陷，尿比重 1.029，血钠 157mmol/L，应首先补充
A. 5% 的氯化钠注射液
B. 11.2% 乳酸钠注射液
C. 5% 葡萄糖注射液
D. 低分子右旋糖酐注射液
E. 林格液

49. 男，55 岁。肾盂肾炎 4 年，今因腰痛、低热就诊。其中与发病密切相关的护理资料是
A. 性别
B. 年龄

C. 职业
D. 服用激素
E. 患有良性前列腺增生

50. 男，56 岁。1 个月以来持续感觉胸背部疼痛，入院后经胸部 CT、食管内镜等检查后，确诊为食管癌晚期。胸背痛的主要原因是
A. 癌肿部位有炎症
B. 癌肿较大
C. 有食管气管瘘
D. 癌肿已侵犯食管外组织
E. 有远处血行转移

51. 男，62 岁。因心房颤动住院治疗，心率 114 次/分，心音强弱不等，心律不规则，脉搏细弱，且极不规则，此时护士准确观察脉率与心率的方法是
A. 先测心率，同时观测呼吸频率，再测脉率
B. 先测脉率，同时观测呼吸频率，后测心率
C. 两人分别测脉率和心率，取两者平均值
D. 两人分别测脉率和心率，但应同时起、止
E. 1 人测心率，1 人测脉率

52. 男，65 岁。搬重物时右大腿根部疝块突然增大，不能回纳腹腔，伴有疼痛感。该患者的疝属于
A. 绞窄性疝
B. 嵌顿性疝
C. 可复性疝
D. 难复性疝
E. 滑动性疝

53. 男，67 岁。肺癌，给予环磷酰胺化疗。护士需要密切观察该患者的不良反应是
A. 心脏损害
B. 脱发
C. 胃肠道反应
D. 出血性膀胱炎
E. 口腔溃疡

54. 男，68 岁。因脑出血昏迷住院，现需要鼻饲饮食，在插管时，患者出现呛咳，呼吸困难，发绀等情况。最可能出现了
A. 胃管内容物排出口腔
B. 肺部发生感染
C. 胃管误入气道
D. 食管黏膜被损伤
E. 患者病情恶化

55. 原发性胆色素结石最常形成的部位是

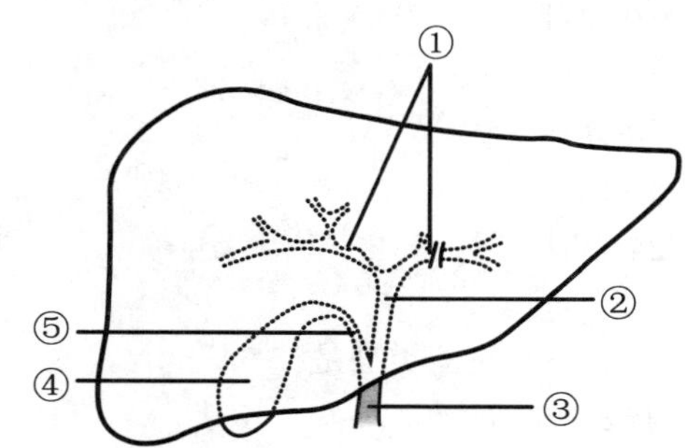

A. ①
B. ②
C. ③
D. ④
E. ⑤

56. 男，70 岁。患肺结核 20 年，近年来病情反复，经常咯血。表现为烦躁、焦虑。护士在护理过程中，应注意的是
A. 采取严密隔离
B. 讲解疾病知识，给予鼓励和帮助
C. 采取健侧卧位
D. 患者咯血时可进温凉软食
E. 高流量、高浓度吸氧

57. 男，75 岁。患慢性阻塞性肺疾病 30 余年，现处于疾病稳定期。在为其制订肺功能康复计划时，应是
A. 护士单独制订，强制患者执行
B. 护士单独制订，指导患者执行
C. 患者自行制订并执行
D. 患者自行制订，由护士指导执行
E. 护士与患者共同制订，护士指导患者执行

58. 男，8 个月。玩耍时突然出现四肢抽动，双眼上翻。查体：体温 36.8℃，按压颅骨有乒乓球感，心肺检查未见异常。其家长认为是癫痫，担心有后遗症，护士给家长进行心理护理正确的是
A. 避免用力摇晃患儿后约束患儿的肢体
B. 介绍相关医学知识，减轻其心理压力

C．患儿是护理对象，家长无须护理
D．可出现神经系统后遗症，建议放弃治疗
E．建议转上级医院治疗

59. 尿激酶溶栓治疗，静脉滴注的时间是
A．10分钟
B．20分钟
C．30分钟
D．1小时
E．24小时

60. 尿路结石最常见的类型是
A．胱氨酸结石
B．草酸钙结石
C．磷酸钙结石
D．感染结石
E．碳酸钙结石

61. 女，18岁。扁桃体切除术后局部有少量出血，为配合止血可在颈部
A．局部加压止血
B．放置冰囊
C．热敷促进血肿吸收
D．红外线照射
E．50%硫酸镁湿敷

62. 女，1岁。因持续高热39.8℃就诊，家长告知医生患儿既往有癫痫病史。急诊留观过程中突发意识丧失，眼球上翻，肌强直，即刻给予吸氧、镇静。此刻首选药物是
A．水合氯醛灌肠
B．卡马西平口服
C．呋塞米注射
D．甘露醇静脉滴注
E．地西泮静脉注射

63. 女，30岁。心源性休克正在抢救，现患者情况已稳定。护士处理抢救中的口头医嘱，正确的是
A．复诵1遍，双方确认无误后执行并于事后补写
B．立即执行
C．拒绝执行
D．两名护士核对后执行
E．立即执行，并于事后24小时内补写

64. 女，31岁。急性肠梗阻，拟行急诊手术。外科护士为其准备麻醉床，操作不正确的是
A．输液架置于床尾
B．中单要遮住橡胶单
C．盖被纵向三折置于门对侧床边
D．枕头横立于床头，开口背门
E．椅子放于近门侧的床尾

65. 女，38岁。因腹痛、腹泻，果酱样便入院就诊。经检查确诊为阿米巴痢疾，遵医嘱行保留灌肠，应采取右侧卧位的目的为
A．利于药物达到治疗部位，提高治疗效果
B．减轻患者的腹痛
C．防止药液溢出
D．使患者舒适安全
E．使患者易于忍受

66. 女，3岁。因急性淋巴细胞白血病入院。在与患儿沟通时，护士始终采用半蹲姿势与其交谈。此种做法主要是应用了沟通技巧的
A．倾听
B．触摸
C．沉默
D．目光沟通
E．语言沟通

67. 女，42岁。创伤性休克。为降低血液黏稠度、改善微循环，宜选用
A．5%葡萄糖注射液
B．低分子右旋糖酐
C．中分子右旋糖酐
D．白蛋白
E．林格液

68. 女，43岁。入院后因环境不适应，整天愁眉苦脸，茶饭不思，入眠困难。首选的护理诊断是
A．活动无耐力
B．营养失调
C．生活自理缺陷
D．焦虑
E．自我形象紊乱的可能

69. 女，45岁。风湿性心脏病二尖瓣狭窄2年。1周前出现食欲减退，恶心、腹胀。查体：颈静脉怒张，

肝大、压痛明显，下肢水肿。原因最主要是
A．原发性心肌损害
B．左室前负荷加重
C．右室前负荷加重
D．左室后负荷加重
E．右室后负荷加重

70．女，45 岁。其姐姐半月前被诊断为宫颈癌，现十分担心自己也会患上宫颈癌，遂于医院行妇科检查。护士对其最有效的心理护理是
A．耐心倾听其诉说
B．提供宫颈癌的筛查方法，减轻其顾虑
C．教会放松的技巧
D．告知其疾病与遗传无关
E．指导其早睡、早起，增强体质

71．女，45 岁。月经周期紊乱 1 年，经期长短不一、经量时多时少，无腹痛。近 3 个月月经未来潮，后又出血近半个月，量较大。对该患者最适宜的诊断及治疗方法是
A．诊断性刮宫
B．孕激素
C．止血药
D．输血治疗
E．子宫切除术

72．女，49 岁。因胆囊炎、胆石症住院治疗，术后第 2 天，得知自己的儿子因患急性阑尾炎住院术后需要照顾时，患者立即放弃自己的治疗去照顾儿子。患者的这种情况属于
A．患者角色行为消退
B．患者角色行为冲突
C．患者角色行为强化
D．患者角色行为缺如
E．患者角色行为适应

73．女，50 岁。有听力障碍。护士在病室与其沟通时，不妥的方式是
A．核实信息
B．倾听时身体位置与患者同高
C．用手势和表情加强信息传递
D．提高讲话声调与其交流
E．可适当使用文字交流

74．女，52 岁。转移性右下腹痛 2 小时，伴恶心、呕吐，送入急诊室。急诊护士询问病史时，处于护患关系发展过程的
A．初始期
B．过渡期
C．和谐期
D．工作期
E．结束期

75．女，63 岁。因慢性肺源性心脏病发生Ⅱ型呼吸衰竭，急诊入院，急诊室给予输液、吸氧，现准备用平车送入病房，护送途中护士应
A．暂停吸氧，继续输液
B．拔管暂停输液，吸氧
C．暂停输液，急需吸氧
D．站在患者足侧，随时观察病情
E．继续输液、吸氧，避免中断

76．女，63 岁。长期胃溃疡，近 1 年加重明显，患者担心病情反复，病程漫长，十分抑郁不安，告诉护士常因疾病造成心情焦虑，并常与老伴为小事争吵。该护士不恰当的回答是
A．“您认为是胃溃疡引起了您的焦虑吗？”
B．“您不必为胃溃疡过于焦虑不安。”
C．“您是因为胃溃疡可能癌变才觉得焦虑的吗？”
D．“我们可以想办法避免那些让您生气的小事。”
E．“我们可以想一些办法来缓解身心的不适。”

77．女，出生后 1 天。娩出时脐带绕颈引起窒息，经复苏正压通气和胸外按压 60 秒后，心率仍低于 60 次 / 分。遵医嘱给药，首选药物是
A．1∶1000 肾上腺素
B．生理盐水
C．1∶10 000 肾上腺素
D．5% 碳酸氢钠溶液
E．1∶100 肾上腺素

78．判断心脏骤停的最主要指征是
A．面色苍白
B．瞳孔散大
C．皮肤发绀
D．尿量减少
E．大动脉搏动消失

79. 男，21 岁。因上腹部不适、食欲减退、黑便 1 次就诊，诊断为慢性胃炎。护士对其进行安慰，“慢性胃炎根本不用担心”。护士应对其进行的健康教育属于
A. 预后指导
B. 心理指导
C. 用药指导
D. 饮食指导
E. 疾病知识指导

80. 室间隔缺损患儿在剧烈哭闹屏气时，可出现暂时性青紫的原因是
A. 右心衰竭
B. 主动脉高压
C. 左心衰竭
D. 肺动脉高压
E. 肺动脉狭窄

81. 属于活疫苗的主动免疫制剂的是
A. 白喉
B. 乙肝
C. 乙脑
D. 破伤风
E. 麻疹

82. 未使用的无菌包受潮后，正确的处理是
A. 晾干后使用
B. 烘干后使用
C. 2 小时内用完
D. 1 小时内用完
E. 重新灭菌

83. 医院发现甲类传染病时，错误的处理措施是
A. 对患者和病原携带者隔离治疗
B. 对疑似患者的密切接触者要在指定场所医学观察
C. 隔离期限根据医学检查确定结果
D. 患者确诊前应收住入医院传染科病房观察、治疗
E. 对疑似患者的密切接触者采取必要的预防措施

84. 医嘱执行，不正确的是
A. 若患者病情变化，及时通知医生，与医生协商是否暂停医嘱
B. 执行医嘱时，应熟知各项医疗护理常规，各种药物的作用、不良反应及使用方法
C. 如患者对医嘱提出质疑，护士应核实医嘱的准确性
D. 抢救患者时，应立即执行口头医嘱
E. 护士发现医嘱有明显错误时，有权拒绝执行

85. 引起急性胆囊炎最主要的病因是
A. 胆囊管狭窄
B. 胆囊结石堵塞胆囊管
C. 胰液反流
D. 胆囊内蛔虫
E. 致病菌入侵

86. 男，48 岁。风湿性心脏病病史 10 年，本次因夜间阵发性呼吸困难入院。查体：典型的二尖瓣面容。听诊心尖部闻及舒张期隆隆样杂音，护士指导患者多活动下肢和温水泡脚，目的是
A. 减轻心脏负担
B. 预防风湿复发
C. 防止附壁血栓形成
D. 防止动脉栓塞
E. 防止下肢静脉血栓形成

87. 由脊髓发出的脊神经数量是
A. 31 对
B. 30 对
C. 32 对
D. 29 对
E. 28 对

88. 男，6 岁。发热、咽部肿痛 1 天后，从耳后、颈及上胸部开始，出现全身弥漫性充血性针尖大小的红色丘疹，触之粗糙，压之褪色，疹间无正常皮肤。急诊收入院，进入呼吸道传染病隔离病区，住院 3 天后，观察患儿舌苔，发现舌乳头红肿突起。该患儿感染的病原体是
A. 金黄色葡萄球菌
B. 肺炎克雷伯菌
C. 铜绿假单胞菌
D. A 组 β 溶血性链球菌
E. 溶血性链球菌

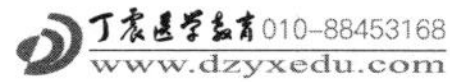

89. 月经周期 32 天，其排卵时间一般在
A. 本次月经来潮后 14 天左右
B. 本次月经干净后 14 天左右
C. 下次月经来潮前 14 天左右
D. 本次月经来潮后第 16 天
E. 白带变稠后 16 天左右

90. 在处理及执行医嘱中，护士法律责任<u>不正确</u>的是
A. 护士要慎重对待口头医嘱
B. 护士要慎重对待“必要时”等形式的医嘱
C. 若护士明知医嘱有错，但不质疑，或因疏忽大意而忽视医嘱中的错误，造成的后果由医生护士共同承担
D. 护士如发现医嘱有错误，应马上修改
E. 若患者病情变化，及时通知医生，与医生协商是否暂停医嘱

91. 在我国，缩窄性心包炎最常见的病因是
A. 结核性
B. 化脓性
C. 创伤性
D. 肿瘤
E. 放射性

92. 在我国，引起门静脉高压症的主要原因是
A. 酒精性肝硬化
B. 肝静脉阻塞综合征
C. 肝炎后肝硬化
D. 脂肪肝
E. 缩窄性心包炎

93. 支气管哮喘发生的本质是
A. 交感神经兴奋
B. 迷走神经兴奋
C. 气道反应性降低
D. 免疫介导的气道慢性炎症
E. β 受体功能低下

94. 周三下午某城镇医院的护士在门诊接诊，发现一个流行性感冒患者，上报时间是
A. 2 小时
B. 12 小时
C. 1 小时
D. 24 小时
E. 6 小时

95. 蛛网膜下腔出血最常见的病因是
A. 外伤
B. 高血压动脉硬化
C. 凝血障碍
D. 先天性脑动脉瘤
E. 二尖瓣狭窄血栓脱落

二、共用题干单选题（每个提问 1 个得分点）：以下每道试题有 2~6 个提问，每个提问有 5 个备选答案，请选择 1 个最佳答案。提示：进入此部分试题后，您不能返回前面部分查看试题或修改答案；本部分在答题过程中不能回退（对已作答试题不能返回检查或修改答案）。您是否进入共用题干单选题部分？

（96~98 题共用题干）

女，70 岁。慢性支气管炎病史 15 年，本次因受凉感冒后症状加重并出现烦躁不安入院。因痰液黏稠医嘱给予患者超声雾化治疗。

96. 第 1 问：超声雾化吸入时水槽内应加入
A. 温水
B. 开水
C. 冷蒸馏水
D. 温蒸馏水
E. 生理盐水

97. 第 2 问：超声雾化罐内应放药液的量是
A. 10~30ml
B. 30~50ml
C. 50~70ml
D. 70~90ml
E. 90~100ml

98. 第 3 问：超声雾化吸入后口含嘴、螺纹管浸泡消毒的时间是
A. 20 分钟
B. 40 分钟
C. 1 小时
D. 1.5 小时
E. 2 小时

（99~101 题共用题干）

女，55 岁。肝性脑病。患者烦躁，神志不清，经静脉给予药物。

99. 第 1 问：为确保输液通畅，可选用的保护方法是
A．家属 24 小时陪护
B．盖支被架保护
C．加床栏
D．肢体约束带
E．局部纱布覆盖

100. 第 2 问：使用上述工具，患者肢体的最好位置是
A．便于治疗的位置
B．常易变换的位置
C．患者舒适的位置
D．功能位置
E．生理运动位置

101. 第 3 问：使用上述工具，应特别注意的问题是
A．维护患者自尊
B．约束带应系紧，防止脱落
C．约束带要垫衬垫
D．每 2 小时松开 15 分钟
E．密切观察肢体的皮肤颜色

（102~103 题共用题干）

女，32 岁。胃大部切除术后 3 年。近一年患者头晕、心悸、气短、疲乏无力。诊断为缺铁性贫血。

102. 第 1 问：导致患者贫血的原因可能是
A．饮食中供铁不足
B．铁吸收不良
C．育龄期女性需铁量增加
D．损失铁过多
E．铁不能利用

103. 第 2 问：指导患者口服铁剂的要点应<u>除外</u>
A．宜于进餐后服用
B．用吸管服用液体铁剂，避免牙齿染色
C．可同服维生素 C，促进铁吸收
D．如有消化道反应，可与牛奶同服
E．血红蛋白正常后，须继续服铁剂 6~8 周

（104~105 题共用题干）

女，18 岁。因再生障碍性贫血入院。查体：体温 38.3℃，面色苍白，全身皮肤散在出血点。医嘱：抗胸腺细胞球蛋白 0.5g ＋ 0.9% 氯化钠溶液 100ml，IV，qd。

104. 第 1 问：护士为保护及合理使用患者的静脉，选择血管时应
A．由上到下
B．由远心端到近心端
C．先粗大后细小
D．先细直后弯曲
E．先右侧后左侧

105. 第 2 问：输液 3 天后，护士发现沿患者的静脉走行出现条索样红线，并有肿痛，该护士判断患者可能出现了
A．静脉炎
B．毛囊炎
C．过敏性紫癜
D．药物过敏
E．药物刺激

（106~108 题共用题干）

男，75 岁。因突然晕倒急诊入院，诊断为脑血管意外。家属告知，患者高血压 10 年，自服药物控制血压。

106. 第 1 问：能够判断患者意识状态的指标是
A．角膜反射
B．生命体征
C．膝腱反射
D．疼痛刺激反应
E．瞳孔对光反射

107. 第 2 问：患者恢复期，为鼓励其饮食自理，应采取的措施是
A．将餐具放到患者手里
B．嘱患者慢慢进食
C．护士或家属帮助喂饭
D．先给患者喂食，剩少许患者自己进食
E．将食物和餐具置于患者方便拿取处

108. 第 3 问：该护士为患者制订了详细的护理计划，应<u>除外</u>

A. 每 2 小时协助翻身 1 次，定时查看皮肤状况
B. 骶尾部垫置气圈
C. 在无菌操作下抽出水疱内液体
D. 嘱患者穿宽松柔软衣服，生理盐水清洗创面，涂消毒溶液，用无菌敷料包扎
E. 平卧时在颈、腰部垫海绵垫，可侧卧

（109~110 题共用题干）

男，62 岁。心力衰竭，卧床 1 个月。近来骶尾部皮肤破溃，家庭病床护士观察后认为是压疮的炎性浸润期。

109. 第 1 问：护士向患者解释符合炎性浸润期的典型表现是
A. 患者主诉骶尾部疼痛、麻木感
B. 局部坏死组织侵入真皮下层，颜色变黑
C. 骶尾部皮肤呈紫色，有皮下硬结，并出现水疱
D. 表皮有感染发生，形成溃疡
E. 表皮水疱破溃，并有黄色液体渗出

110. 第 2 问：该护士认为患者的饮食护理应采用
A. 高热量、低蛋白、低盐饮食
B. 高维生素、高蛋白、低盐饮食
C. 高维生素、高蛋白、高碳水化合物饮食
D. 高维生素、高蛋白、低脂饮食
E. 高维生素、高脂、低蛋白饮食

（111~112 题共用题干）

男，45 岁。疑诊腰椎骨折。拟行 X 线检查，需要平车护送患者。

111. 第 1 问：移送患者上平车，其适宜的搬运方法是
A. 一人法
B. 二人法
C. 三人法
D. 四人法
E. 五人法

112. 第 2 问：护士搬运时，平车应放置的位置是
A. 平车头端与床头呈钝角
B. 平车头端与床头呈锐角
C. 平车尾端与床尾呈钝角
D. 平车尾端与床尾相接
E. 平车紧靠床边

（113~115 题共用题干）

男，31 岁。1 年前离婚，孩子归女方。一天下班回到家中他突然觉得孩子出事了，有强烈的恐惧感，同时感到胸闷，呼吸困难、心前区疼痛。全身出汗、手脚冰冷、四肢发抖，数分钟后缓慢恢复。

113. 第 1 问：该患者的药物治疗应首选
A. 氯丙嗪
B. 氯米帕明
C. 苯二氮䓬类药物
D. 碳酸锂
E. 卡马西平

114. 第 2 问：该类药物的主要作用为
A. 加强思维活动
B. 肌肉松弛
C. 镇静、肌肉松弛
D. 减慢心率
E. 阻断 5- 羟色胺受体

115. 第 3 问：在护士用药指导后，根据患者复述出的内容说明指导需要加强的是
A. 严格遵医嘱服药
B. 从小剂量开始
C. 身体可能会出现一些依赖症状
D. 症状控制后停药
E. 停药后可能会伴随一些戒断症状

（116~117 题共用题干）

男，25 岁。在工作中不慎被生锈铁钉刺伤左足底，伤口较深，来院治疗。医生对伤口处理后，要求注射破伤风抗毒素，护士在询问时得知患者半月前曾用过此药。

116. 第 1 问：护士仍然做药物过敏试验的原因是曾用药超过
A. 3 天
B. 4 天
C. 5 天
D. 6 天
E. 7 天

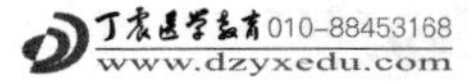

117. 第 2 问：患者皮试结果阳性，在脱敏注射过程中患者出现轻微反应，待反应消退后护士应采取的措施是
   A. 按原计划注射
   B. 延长每两次注射间隔时间
   C. 减少每次注射剂量，缩短间隔时间
   D. 增加每次注射剂量，延长间隔时间
   E. 减少每次注射剂量，增加注射次数

（118~120 题共用题干）

男，20 岁。严重荨麻疹。医嘱：10% 葡萄糖酸钙 10ml，IV，st。

118. 第 1 问：护士最先做的准备工作是
   A. 检查药物是否符合要求
   B. 选择合适的注射器
   C. 准备无菌治疗盘
   D. 评估患者是否合作
   E. 认真核对医嘱

119. 第 2 问：护士实施静脉注射，不正确的操作是
   A. 认真执行三查八对、检查溶液是否合格
   B. 在穿刺点上方 6cm 处扎止血带
   C. 选择粗、直、有弹性的末梢血管穿刺
   D. 选用 0.5% 的碘伏消毒皮肤
   E. 穿刺时针尖与皮肤成 30°~40°

120. 第 3 问：静脉注射时，不正确的做法是
   A. 固定注射针头
   B. 注射时速度可以稍快
   C. 使患者保持舒适体位，观察患者有无不适
   D. 注射前应排尽注射器内空气
   E. 推注前再次核对

实践能力

一、单选题（每题 1 个得分点）：以下每道试题有 5 个备选答案，请从中选择 1 个最佳答案。提示：本部分在答题过程中可以回退（对已作答试题可以返回检查或修改答案）。

1. 男，46 岁。患有心脏病，上 2 层楼时感心悸、气促，休息 5 分钟左右可好转。护士对患者活动量指导正确的是
   A. 日常活动照常，不必限制
   B. 可适当活动，劳逸结合
   C. 卧床休息，限制活动量
   D. 增加有氧运动
   E. 半坐卧位，日常生活完全依赖他人照顾

2. 产褥期妇女健康教育，正确的是
   A. 产后 2 小时母婴接触
   B. 产后 3 周内避免性生活
   C. 产后 6~8 小时排尿 1 次
   D. 纯母乳喂养不给任何添加物
   E. 产后 3 天不能下床活动

3. 胆总管结石最常见的是
   A. 胆固醇结石
   B. 胆色素结石
   C. 草酸钙结石
   D. 碳酸钙结石
   E. 磷酸钙结石

4. 对心脏骤停患者实施心肺复苏，错误的操作是
   A. 按压的位置为胸骨上 1/3 处
   B. 按压的频率为 100~120 次 / 分
   C. 成人按压通气比为 30∶2
   D. 发现心脏骤停，首先持续胸外按压
   E. 按压的深度为 5~6cm

5. 法洛四联症患儿腹泻时最易出现的并发症是
   A. 脑血栓形成
   B. 心力衰竭
   C. 呼吸道感染
   D. 感染性动脉炎
   E. 低血容量性休克

6. 肺炎患者胸痛时宜
   A. 头低足高位

B. 头胸抬高 15°~30°
C. 平卧位
D. 健侧卧位
E. 患侧卧位

7. 肝动脉化疗栓塞治疗后嘱患者多饮水，其目的主要是
A. 减轻饥饿感，增加患者舒适度
B. 减轻和缓解恶心、呕吐的症状
C. 减轻造影剂和化疗药物对肾功能的损害
D. 避免术后发热
E. 辅助降温

8. 肝素用于弥散性血管内凝血（DIC）早期的抗凝治疗，在注射前后须测定
A. 凝血时间
B. 出血时间
C. 血小板计数
D. 红细胞计数
E. 纤维蛋白原含量

9. 宫颈癌根治术加盆腔淋巴结清扫术后留置导尿管的时间是
A. 2~3 天
B. 3~5 天
C. 5~7 天
D. 7~14 天
E. 14~21 天

10. 骨肉瘤患者的护理评估重点是
A. 心率
B. 血压
C. 疼痛
D. 睡眠
E. 活动

11. 关于短暂性脑缺血发作（TIA）患者的饮食指导，正确的是
A. 限水摄入
B. 低脂饮食
C. 高盐饮食
D. 高碳水化合物饮食
E. 高蛋白饮食

12. 关于对头皮撕脱伤患者急救的叙述，不正确的是
A. 撕脱部位加压包扎止血
B. 将撕脱的头皮浸泡在 75% 乙醇中消毒
C. 保护创面，避免污染
D. 严密观察休克征象
E. 迅速送往医院救治

13. 关于冠心病二级预防 ABCDE 原则的叙述，不正确的是
A. 抗血小板聚集、抗心绞痛治疗
B. 使用 β 受体激动剂控制血压
C. 控制血脂、戒烟
D. 健康教育，适当运动
E. 控制饮食，治疗糖尿病

14. 关于慢性肾衰竭患者发生手足抽搐的说法，正确的是
A. 并发高血压
B. 并发上呼吸道感染
C. 补充优质蛋白质
D. 补充电解质
E. 纠正酸中毒并发低钙血症

15. 关于失眠患者的健康教育内容，不正确的是
A. 白天可做适当锻炼
B. 避免饮用咖啡、浓茶
C. 睡前进食大量热牛奶助眠
D. 非就寝时间避免卧床
E. 正确使用镇静催眠药

16. 关于输卵管妊娠非手术治疗患者的护理措施，正确的叙述是
A. 多活动
B. 流质饮食
C. 定期腹部触诊
D. 避免做增加腹压的动作
E. 无出血危险不必严密观察

17. 关于预防有机磷农药中毒的健康教育，正确的是
A. 有机磷农药只能通过消化道和皮肤黏膜吸收引起中毒
B. 喷洒有机磷农药时应穿长袖、长裤，并戴口罩、帽子防护
C. 喷洒有机磷农药时应注意逆风喷洒

D. 皮肤沾毒时应立即用温水擦洗局部皮肤
E. 口服中毒者现场可立即服用碳酸氢钠溶液然后催吐

18. 护士指导胆道疾病的患者行 B 超检查前应注意
A. 禁食、水 10 小时
B. 禁食、水 8 小时
C. 禁食 12 小时，禁水 6 小时
D. 禁食 12 小时，禁水 4 小时
E. 禁食 8 小时，禁水 4 小时

19. 患者宜采用高蛋白、高维生素、低碳水化合物、低脂、低盐，含钾、钙丰富饮食的疾病是
A. 甲状腺功能亢进症
B. 甲状腺功能减退症
C. 单纯性甲状腺肿
D. 皮质醇增多症
E. 克汀病（呆小病）

20. 急性纤维蛋白性心包炎早期表现中具有诊断价值的表现是
A. 发热
B. 血压下降、脉压减小
C. 心包摩擦音
D. 呼吸深大
E. 胸痛

21. 急性胰腺炎腹痛特点的描述不正确的是
A. 刀割样痛、钻痛或绞痛
B. 弯腰屈膝可缓解疼痛
C. 进食后疼痛缓解
D. 一般胃肠解痉药不能缓解
E. 可阵发性加剧

22. 继发性三叉神经痛与原发性三叉神经痛的主要鉴别要点是
A. 触发点的存在
B. 有无面部痛觉减退和角膜反射减退
C. 脑脊液性状
D. 伴有牙齿疾患
E. 疼痛性质

23. 进入冬季，天气变冷，预防肺炎发生的重点关注人群是
A. 支气管哮喘患者
B. 高血压患者
C. 糖尿病患者
D. 有手术史的患者
E. 甲状腺功能亢进症患者

24. 距肛缘 10cm 以上的直肠癌，可选择
A. 腹会阴联合直肠癌根治术（Miles 手术）
B. 经腹直肠癌切除术（Dixon 手术）
C. 拉下式直肠癌切除术
D. 空肠造口术
E. 胃造口术

25. T 管引流的说法，正确的是

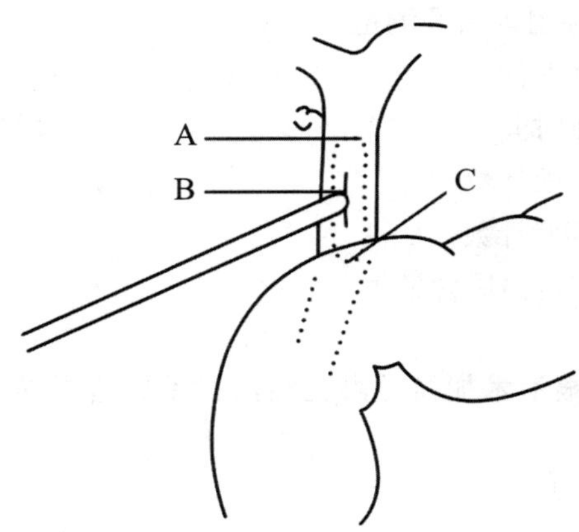

A. A 端通向十二指肠
B. B 端为胆总管切开处
C. C 端通向胆总管
D. C 端通向胰腺
E. A 端可外接引流袋

26. 利多卡因治疗心律失常的主要机制是
A. 阻滞钠通道
B. 阻滞钙通道
C. 阻滞 β 受体
D. 阻滞钾通道
E. 阻滞 α 受体

27. 慢性呼吸衰竭患者语言沟通障碍的病因除外
A. 呼吸困难致表达不清
B. 肺性脑病引起神志改变
C. 气管插管或气管切开所致
D. 声带麻痹致失声
E. 体力不支致发声低微

28. 慢性阻塞性肺疾病病变的主要部位是
A. 气管
B. 上呼吸道
C. 支气管
D. 肺间质
E. 小支气管

29. 某产妇，产褥期出现高热，护士为其采取的护理措施应除外
A. 卧床休息取半坐卧位
B. 指导患者少量饮水
C. 及时更换衣物
D. 给予高蛋白、高热量、高维生素饮食
E. 遵医嘱应用抗生素

30. 某产妇，临产 10 小时，产科检查：宫口已开全，先露为头，坐骨棘下 4cm。此时产力组成是
A. 子宫收缩力
B. 子宫收缩力＋腹肌收缩力
C. 子宫收缩力＋膈肌收缩力
D. 子宫收缩力＋腹肌收缩力＋膈肌收缩力
E. 子宫收缩力＋腹肌收缩力＋膈肌收缩力＋肛提肌收缩力

31. 某女性，26 岁。口服避孕药物 2 年，体重增加明显，面部有色素沉着，连续 3 个月停经，十分紧张。护士给予其正确的健康宣教是
A. 避孕药以激素成分为主，会使体重增加、引起肥胖
B. 避孕药以激素成分为主，激素药物会使体重增加，但不引起肥胖
C. 服药后有食欲减退、恶心等类早孕反应，应停药处理
D. 连续 3 个月发生停经，应继续观察、不作处理
E. 避孕药中炔诺酮能促进代谢，雌激素使水钠潴留，使体重增加，但不引起肥胖

32. 某孕妇，36 岁。停经 50 天。突感左下腹剧烈疼痛急诊入院。妇科检查：宫颈关闭，宫颈举痛，子宫略大较软。血 hCG（＋）。在对患者进行护理评估时，重点评估的内容不包括
A. 月经史
B. 输卵管复通术
C. 既往盆腔炎
D. 绝育术
E. 既往胃炎

33. 某孕妇，36 岁。已婚。停经 60 天，阴道少量流血 5 天，色暗红，伴下腹轻微疼痛。今晨在家突然阴道流血增多，并有一烂肉样组织物排除。妇科检查：宫口已开，有组织露出，子宫如妊娠 7 周大小，阴道流血多。首要的护理措施是
A. 排出物送病理检查
B. 取头高足低位
C. 备皮、为手术做准备
D. 备血
E. 每 4 小时测量 1 次生命体征

34. 某孕妇前来接受产前检查，为了解该孕妇的胎儿宫内发育情况，通常采用的人工监护方法是
A. CT 检查
B. 电子胎心监护
C. 测量宫底高度
D. 测量血压
E. 测量孕妇的体重

35. 男，20 岁。发生车祸导致肱骨髁上骨折，出现如图所示的手部形状。提示该患者发生的并发症是

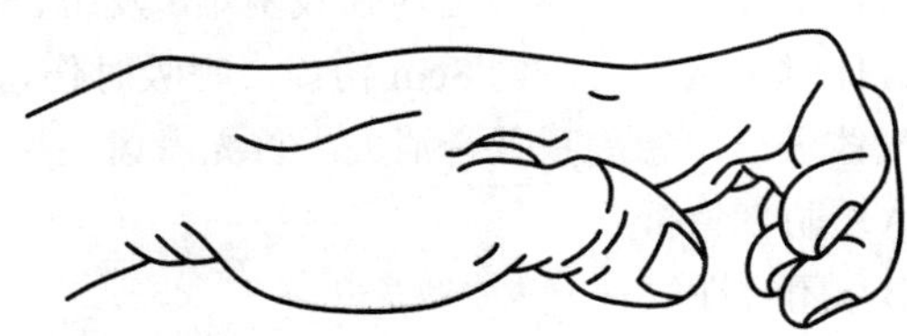

A. 关节僵硬
B. 急性骨萎缩
C. 缺血性骨坏死
D. 缺血性肌挛缩
E. 创伤性关节炎

36. 男，75 岁。肺气肿合并感染住院。上午 2.5 小时内输入 5% 葡萄糖注射液 1000ml，即感呼吸困难加重、咳嗽、咳粉红色泡沫痰。考虑最可能的原因是
A. 急性呼吸衰竭
B. 感染性休克
C. 支气管哮喘

D．气管异物
E．急性肺水肿

37．男，28 岁。不慎从高处坠地后出现呼吸困难、发绀、冷汗。查体：心率 120 次 / 分，血压 70/50mmHg，气管向左偏移，颈部广泛皮下气肿，右侧胸廓饱满，叩诊呈鼓音，右肺呼吸音消失。该患者首要的急救措施是
A．胸膜腔穿刺抽气减压
B．补液、输血抗休克
C．镇静、镇痛等对症处理
D．气管插管辅助呼吸
E．立即开胸检查

38．男，28 岁。上呼吸道感染后 2 天，高热不退，急诊入院后患者咳嗽加剧，咳铁锈色痰，胸痛明显，测血压为 75/50mmHg，诊断为休克型肺炎。医嘱予抗生素和补液治疗。提示患者病情好转的指征<u>不包括</u>
A．心率 120 次 / 分
B．脉搏有力
C．尿量＞ 30ml/h
D．收缩压＞ 90mmHg
E．神志清醒

39．男，28 岁。胸外伤后出现呼吸困难、发绀、脉快，查体时见胸壁有一约 3cm 伤口，呼吸时伤口处有气体进出，患侧呼吸音消失。首先考虑
A．肋骨骨折
B．闭合性气胸
C．开放性气胸
D．张力性气胸
E．血胸

40．男，32 岁。被车撞伤 3 小时，自感腹部剧痛、头晕、心悸、乏力。查体：脉搏 116 次 / 分，血压 75/50mmHg，全身湿冷，面色苍白，腹部压痛、反跳痛以左上腹为主，移动性浊音（+），肠鸣音弱。诊断为闭合性腹部损伤，最可能损伤的脏器是
A．膀胱
B．脾
C．胰腺
D．肝
E．胃肠

41．男，35 岁。左腰部被撞伤半小时，因左腰痛、尿色红来院就诊。查体：血压 110/70mmHg，心率 80 次 / 分，呼吸平稳，左腰部稍肿伴明显压痛，腹软无压痛。诊断为肾损伤。重点强调的护理内容是
A．维持体液平衡
B．鼓励患者多饮水
C．绝对卧床休息
D．镇静、镇痛
E．做好术前准备

42．男，3 岁。胸部 X 线检查结果为肺血量减少，呈“靴形”心影。该患儿可能为
A．房间隔狭窄
B．左心室肥厚
C．大动脉错位
D．法洛四联症
E．肺动脉狭窄

43．男，43 岁。由家人抬入急诊。家属诉半小时前发现不省人事，时有呕吐。查体：皮肤多汗，流涎，双侧瞳孔明显缩小，呼吸有大蒜味。分诊护士应首先考虑该患者最有可能为
A．有机磷农药中毒
B．亚硝酸盐中毒
C．一氧化碳中毒
D．蛇咬伤
E．脑出血

44．男，45 岁。因“足底被生锈的铁钉刺伤”就诊。遵医嘱注射破伤风抗毒素，患者诉 1 周前使用过破伤风抗毒素。引起该患者发生过敏的特异性抗体是
A．IgA
B．IgM
C．IgG
D．IgC
E．IgE

45．男，22 岁。5 天前剪指甲过深，导致手指感染。因出现指头红、轻度肿胀，继而出现剧烈疼痛，搏动性跳痛就诊。门诊给予切开引流，切开的形状是下图中的

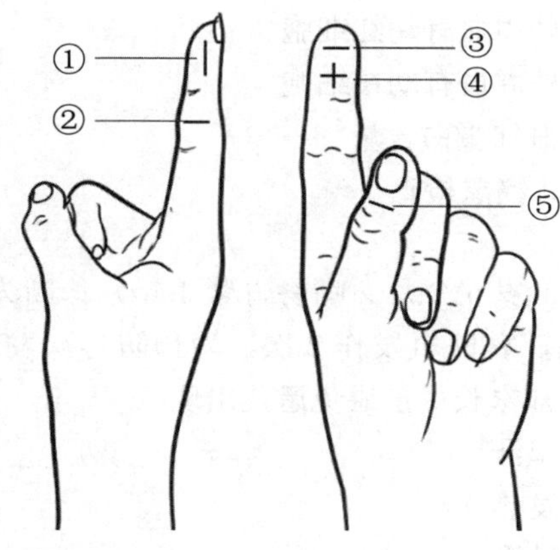

A. ①
B. ②
C. ③
D. ④
E. ⑤

46. 男，4 个月。支气管肺炎，突然烦躁不安，呼吸急促，面色苍白，三凹征明显。心率 190 次 / 分，心音低钝，肝肋下 4cm。该患儿可能并发了
A. 急性心力衰竭
B. 肺栓塞
C. 肺不张
D. 脓胸、脓气胸
E. 自发性气胸

47. 男，60 岁。2 年前无明显诱因出现柏油样便，伴头晕、乏力，给予奥美拉唑治疗，每次发作时伴有上腹胀痛，多在餐后半小时发生。近 3 个月食欲减退，体重下降，上腹痛时轻时重，疼痛逐渐加重，不易缓解，可考虑
A. 胃溃疡出血
B. 十二指肠溃疡伴出血
C. 胃溃疡癌变
D. 胰腺癌
E. 胃穿孔

48. 男，60 岁。拟心脏瓣膜病，二尖瓣关闭不全并发感染性心内膜炎收住入院。关键的治疗措施是
A. 降温
B. 适当应用激素
C. 抗生素的合理应用
D. 加强营养
E. 广谱杀菌性抗生素

49. 男，62 岁。慢性肺源性心脏病病史 10 年，既往无高血压病史。因头痛、恶心、烦躁入院。查体：血压 160/90mmHg，心率 100 次 / 分，护士采取的护理措施中最主要的是
A. 口服血管扩张药
B. 地西泮静脉注射
C. 改善通气，氧疗
D. 氨茶碱静脉注射
E. 应用抗生素

50. 男，63 岁。良性前列腺增生术后返回病房，此时有关尿道内气囊导尿管的护理，正确的是
A. 拔除
B. 每 4 小时开放 1 次
C. 每 6 小时开放 1 次
D. 接密闭式冲洗装置
E. 接无菌瓶

51. 男，63 岁。因咳嗽、咳痰入院，痰液有恶臭味，患者感染的细菌可能是
A. 肺炎链球菌
B. 铜绿假单胞菌
C. 厌氧菌
D. 肺炎克雷伯菌
E. 金黄色葡萄球菌

52. 男，64 岁。高血压 6 年。平素服药不规律。今晨突感头晕，头痛，视物模糊，查体发现血压 165/105mmHg。患者血压属于
A. 正常血压
B. 1 级高血压
C. 2 级高血压
D. 3 级高血压
E. 单纯收缩期高血压

53. 男，6 岁。6 天前出现眼睑水肿，尿色如浓茶，尿量减少，食欲减退，近 3 天来出现头晕、气促、呕吐。查体：体温 37℃，脉搏 115 次 / 分，呼吸 30 次 / 分，血压 152/95mmHg，精神差，面色苍白，眼睑水肿明显，心音低钝，两肺未见异常。入院后护士对其采取的护理措施除外
A. 观察生命体征
B. 限制水钠摄入
C. 观察并发症

D．鼓励患儿在游戏室活动，以减轻住院带来的焦虑
E．遵医嘱用药

54. 男，71 岁。气促，神志恍惚，面色潮红。球结膜充血、水肿，心率 120 次 / 分，律不齐；肝肋下 2cm，双下肢水肿；尿蛋白（＋）。为明确病情，首选的检查是
A．脑电图
B．心电图
C．血尿素氮
D．动脉血气分析
E．头颅 CT 检查

55. 女，5 岁。发热 4 天后出现红色斑丘疹，疹间皮肤正常，怀疑麻疹。最先出现皮疹的部位是图中

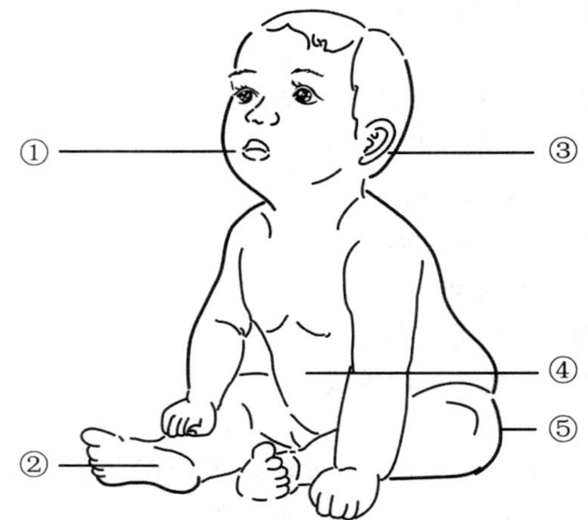

A．①
B．②
C．③
D．④
E．⑤

56. 男，75 岁。因腹外疝就诊，易发生的疝是
A．腹股沟直疝
B．切口疝
C．腹股沟斜疝
D．股疝
E．脐疝

57. 能鉴别再生障碍性贫血与急性髓系白血病的主要检查是
A．红细胞含量
B．外周血有幼红细胞
C．外周血有幼粒细胞
D．血红蛋白含量
E．骨髓象检查

58. 女，1 岁 6 个月。嘴唇青紫 1 年，诊断为法洛四联症，曾缺氧发作 2 次。为预防再次发生缺氧，应告知家长尽量避免患儿出现
A．出汗
B．发热
C．过饱
D．腹泻
E．哭闹

59. 女，24 岁。7 月腹泻 1 天就诊。因食用 3 天前的剩饭，2 小时后出现发热，体温 38.9℃，上腹部持续性绞痛，以脐周最明显。呕吐，开始为食物，继而呕吐胃液、胆汁。腹泻每天 20 余次，为黄色稀水便或黏液便。大便镜检可见成簇革兰阳性细菌。判断该患者食物中毒的病原菌最可能是
A．金黄色葡萄球菌
B．溶血性链球菌
C．肉毒梭菌
D．产气荚膜杆菌
E．伤寒杆菌

60. 女，27 岁。车祸致脾破裂。查体：血压 55/31 mmHg，脉搏 122 次 / 分，烦躁不安、皮肤苍白、四肢湿冷。护士给予患者的护理措施不包括
A．吸氧，输液
B．置热水袋保暖
C．中凹卧位
D．留置导尿管，观察每小时尿量
E．观察患者意识状态

61. 女，28 岁。因阑尾穿孔合并腹膜炎急诊手术，现术后第 5 天。体温 39℃，切口恢复良好，大便次数增多，伴里急后重。该患者可能发生的并发症是
A．切口感染
B．胃肠型感冒
C．盆腔脓肿
D．膈下脓肿
E．肠间脓肿

62. 女，32 岁。患系统性红斑狼疮 6 个月，面部蝶形红斑明显。护士对该患者进行健康指导时，说法错误的是
A. 用清水洗脸
B. 不用碱性肥皂
C. 日光强烈时外出应穿长袖衣裤
D. 禁忌染发、烫发和卷发
E. 可适当使用化妆品

63. 女，33 岁。行甲状腺部分切除术。术后患者出现误咽、呛咳，该护士怀疑术中可能损伤了患者的
A. 喉上神经内支
B. 喉头水肿
C. 喉上神经外支
D. 单侧喉返神经
E. 声带损伤

64. 女，35 岁。因反复腹痛、腹泻，伴黏液脓血便 2 年，加重 1 周入院。患者入院进食后症状加重。经肠镜检查诊断为溃疡性结肠炎，护理该患者关键的是
A. 饮食指导
B. 应用镇痛药减轻腹痛
C. 保护肛周皮肤
D. 心理护理
E. 给予患者静脉补液、肠外营养

65. 女，35 岁。因工作压力大、人际关系欠佳逐渐出现自我评价下降，兴趣爱好缺乏，食欲减退，睡眠差，诊断为抑郁症，经住院治疗病情好转。责任护士对该患者行健康指导，错误的是
A. 指导患者定期到医院复诊
B. 指导患者正确对待疾病，认识病因和症状
C. 指导患者根据病情自行增减药物
D. 指导家属为患者创造良好的家庭环境，帮助康复
E. 指导患者及时识别疾病复发的早期征兆

66. 女，38 岁。因下腹部包块伴腹腔积液，诊断为卵巢癌。该患者的腹水最可能为
A. 血性
B. 漏出液
C. 脓性
D. 能自凝
E. 淡黄色

67. 女，43 岁。肝癌术后。患者在化疗中频繁恶心、呕吐并伴有腹痛、腹泻，白细胞 3.5×10^9/L，血小板 70×10^9/L。根据情况，护士应采取的护理措施是
A. 立即停药
B. 及时补液
C. 遵医嘱使用抗生素
D. 避免受凉，避免外伤
E. 观察腹痛、腹泻情况，对症处理

68. 扩张型心肌病标志性的体征是
A. 收缩期心脏杂音
B. 叩诊心界扩大
C. 进行性呼吸困难
D. 窦性心动过速
E. 偶发室性期前收缩

69. 女，62 岁。患冠心病 12 年。半年来频繁发作心前区不适，2 小时前再次发作，自行含服硝酸甘油无效，疑为急性心肌梗死。最具有诊断意义的检查是
A. 血常规
B. 心肌酶
C. 运动平板
D. 超声波
E. 心电图

70. 女，67 岁。全身麻醉下行肠道手术，无肺部疾病史。术后麻醉未清醒，呼吸时出现鼾声。此时护士应采取的措施是
A. 先观察病情，暂不做处理
B. 气管插管
C. 头偏一侧
D. 托起患者下颌
E. 吸痰，注射阿托品

71. 女，67 岁。诊断为阵发性室上性心动过速。入院 5 天后患者于卧床时突然出现晕厥、四肢抽搐、心率 180 次 / 分，十几秒后心率恢复到 80 次 / 分，抽搐停止，逐渐转醒。此种情况属于
A. 梅尼埃病

B. 癫痫小发作
C. 阿 - 斯综合征
D. 短暂性脑缺血发作
E. 癫痫大发作

72. 女，6 月龄。因腹泻 3 天入院。大便为黄色稀水便样，每天 10 余次，精神差，尿量减少，入院后立即给予补液治疗。对该患儿家长的健康教育不包括
A. 指导病情观察
B. 指导饮食卫生
C. 介绍腹泻病因
D. 指导口服补液盐（ORS）使用
E. 指导禁食

73. 皮肤多个相邻毛囊和皮脂腺的急性化脓性炎症是
A. 疖
B. 痈
C. 网状淋巴管炎
D. 急性淋巴结炎
E. 急性淋巴管炎

74. 缺铁性贫血与再生障碍性贫血共有的表现不包括
A. 头晕、乏力
B. 活动后心悸、气短
C. 耳鸣、视物模糊
D. 吞咽困难
E. 睑结膜苍白

75. 妊娠合并糖尿病的常用检查方法不包括
A. 糖筛查试验
B. 尿酮体测定
C. 空腹血糖测定
D. 葡萄糖耐量试验
E. 凝血功能检查

76. 肾癌晚期患者常伴营养不良，其最主要原因是
A. 尿频和尿急
B. 恶心、呕吐和消化不良
C. 高血压和低白蛋白血症
D. 发热和继发感染
E. 血尿和肿瘤消耗

77. 术后早期须取平卧或＜ 15° 的半坐卧位的情况是
A. 部分回肠切除术后
B. 门静脉高压症分流术后
C. 肠粘连分解术后
D. 胆囊切除术后
E. 肠套叠复位术后

78. 为了改善睡眠质量，老年人睡前应注意
A. 加餐
B. 多饮水
C. 每晚服用镇静催眠药
D. 睡前观看电视连续剧
E. 用热水泡脚

79. 胃肠减压用于治疗肠梗阻患者时，最可靠的拔管指征是
A. 肛门排气
B. 肠鸣音亢进
C. 腹胀消失
D. 体温正常
E. 食欲增加

80. 细菌性肝脓肿患者术后拔除引流管的指征是每天引流液应少于
A. 15ml
B. 5ml
C. 25ml
D. 10ml
E. 20ml

81. 小儿急性喉炎引起呼吸困难的原因不包括
A. 小儿喉腔较小
B. 小儿喉内黏膜松弛，黏膜与黏膜下层附着疏松
C. 喉黏膜下淋巴组织及腺样体不丰富，抵抗力弱
D. 小儿咳嗽反射差，分泌物不易排除
E. 小儿神经系统不完善，易发生喉痉挛

82. 新生儿，男，1 日龄。因难产缺氧致颅内出血，出现躁动，全身肌肉紧张，两眼向上翻，四肢抽搐，脑性尖叫，呼吸节律不齐。对该患儿采取的护理措施不妥的是
A. 多抱患儿以免哭闹

B．保持呼吸道通畅
C．保持患儿体温在 35.5~36.5℃
D．静脉穿刺时宜选择留置针
E．控制入液量

83. 新生儿，胎龄 40 周，顺产。出生体重 3800g，身长 53cm，胎毛少，哭声响亮，皮肤红润，头发分条清楚，耳壳软骨发育好。护士对新生儿的母亲行母乳喂养的健康指导。护士告诉产妇喂奶后应竖抱起婴儿，轻轻拍其背部，并解释其目的是
A．促进消化吸收
B．预防感染
C．增进母子感情
D．防止溢乳
E．智力开发

84. 新生儿败血症常见的感染途径是
A．脐部感染
B．皮肤感染
C．羊水穿刺
D．胎膜早破
E．产道感染

85. 猩红热患者的特殊体征帕氏线常出现的部位是
A．面部
B．头颈部
C．腰腹部
D．大腿外侧
E．腋窝、肘窝

86. 行支气管镜检查的患者，护士采取的护理措施不包括
A．术前 4 小时禁食、禁饮
B．检查 2 小时后，进温凉流质或半流质饮食
C．患者常取仰卧位
D．检查时观察面色、呼吸、脉搏
E．检查后立即用朵贝尔液漱口

87. 血栓闭塞性脉管炎护理中，促进侧支循环建立的措施是
A．严禁吸烟、肢体保暖
B．做伯格运动
C．高压氧治疗
D．应用血管扩张药
E．腰交感神经封闭

88. 腰椎间盘突出症早期最多见的体征是
A．Thomas 征（＋）
B．深静脉通畅试验（＋）
C．交通支瓣膜功能试验（＋）
D．直腿抬高试验（＋）
E．巴宾斯基征（＋）

89. 一般患者在门诊行肛门检查常用的体位是
A．右侧卧位
B．膝胸卧位
C．弯腰前俯位
D．截石位
E．俯卧位

90. 以膀胱刺激症状为主要临床表现的疾病是
A．肾肿瘤
B．肾小球肾炎
C．多囊肾
D．肾结核
E．肾结石

91. 有关恶露的生理特点，正确的是
A．含有血液，坏死蜕膜组织及宫颈黏液
B．血性恶露可持续 8 天
C．浆液恶露可持续 3 周
D．白色恶露可持续 6 周
E．正常恶露有腥臭味

92. 右心衰竭的主要表现是
A．肺淤血
B．体循环静脉淤血
C．心肌缺血
D．心室重塑增厚
E．冠状动脉痉挛

93. 幼儿，4 岁。接触过水痘患儿，因其未患过水痘，该幼儿在家隔离观察的时间应为
A．5 周
B．4 周
C．3 周
D．2 周
E．1 周

94. 正常小儿前囟闭合的年龄是
A. 6~10 个月
B. 12~18 个月
C. 18~22 个月
D. 2~3 岁
E. 4 岁

95. 指导乳腺癌术后患者康复锻炼，正确的是
A. 功能锻炼从术后 48 小时开始
B. 术后 5 天可做患侧上肢外展运动
C. 术后 5 天患侧上肢小关节制动
D. 术后 6 天患侧手可触摸对侧肩或同侧耳朵
E. 术后 1 周开始患侧上肢的全范围关节活动

二、共用题干单选题（每个提问 1 个得分点）：以下每道试题有 2~6 个提问，每个提问有 5 个备选答案，请选择 1 个最佳答案。提示：进入此部分试题后，您不能返回前面部分查看试题或修改答案；本部分在答题过程中不能回退（对已作答试题不能返回检查或修改答案）。您是否进入共用题干单选题部分?

（96~98 题共用题干）

女，68 岁。绝经 20 年，因阴道大量流血急诊入院。

96. 第 1 问：对该患者最有意义的检查是
A. 宫颈刮片细胞学检查
B. 阴道镜检查
C. 阴道 B 超
D. 腹腔镜探查
E. 诊断性刮宫

97. 第 2 问：护士协助为该患者做妇科检查时，需要特别注意的是
A. 解释操作目的
B. 臀垫每人 1 块
C. 消毒外阴，戴无菌手套
D. 防止跌倒
E. 观察出血量

98. 第 3 问：做盆腔检查时应采取
A. 肛门检查
B. 肛腹诊
C. 双合诊
D. 三合诊
E. 腹部触诊

（99~101 题共用题干）

女，56 岁。支气管哮喘 10 年。因受凉后憋喘加重，呼吸困难，夜间不能平卧，自行吸入 β_2 受体激动剂效果不佳。患者紧张不已。血气分析 $PaO_2$70mmHg。

99. 第 1 问：患者可能出现了
A. 吸气性呼吸困难
B. 呼气性呼吸困难
C. 混合性呼吸困难
D. 心源性呼吸困难
E. 神经精神性呼吸困难

100. 第 2 问：患者目前哮喘程度为
A. 轻度
B. 中度
C. 重度
D. 危重
E. 极危重

101. 第 3 问：正确的处理措施是
A. 给予镇静药
B. 给予支气管扩张药
C. 低流量吸氧
D. 给予抗生素
E. 静脉给予糖皮质激素

（102~103 题共用题干）

女，55 岁。糖尿病 10 年。今因糖尿病酮症酸中毒、脑血栓形成、偏瘫、尿失禁入院。

102. 第 1 问：患者尿液的气味是
A. 腥臭味
B. 氨臭味
C. 烂苹果味
D. 腥甜味
E. 酸臭味

103. 第 2 问：患者每天尿量可达到
A. 500ml 以上
B. 1000ml 以上
C. 1500ml 以上
D. 2500ml 以上
E. 5000ml 以上

（104~106 题共用题干）

女，50 岁。体重 68kg，车祸导致颈 4 椎体骨折，现四肢瘫痪，呼吸困难。

104. 第 1 问：最适于该患者的搬运方法是
A. 单人背起患者搬运
B. 单人抱起患者转运至轮椅
C. 二人搬运法，其中 1 人抬上身，1 人抬脚
D. 三人搬运法，平托患者，同步行动
E. 四人搬运法，其中 3 人将患者平托到木板上，1 人固定头颈部

105. 第 2 问：该患者发生呼吸困难最可能的原因是
A. 肺部受伤
B. 肺水肿
C. 呼吸肌麻痹
D. 呼吸道不通畅
E. 血块压迫气道

106. 第 3 问：护士会给患者心理造成不良影响的行为是
A. 向患者介绍脊髓损伤的手术并发症
B. 转移患者注意力，教其放松技巧
C. 安排康复较好的患者与其交流
D. 建议家属多陪伴、安慰患者
E. 尽力开导患者

（107~108 题共用题干）

女，45 岁。有糖尿病史。主诉外阴瘙痒，妇科检查：白带豆腐渣样，阴道壁充血，宫颈光滑。

107. 第 1 问：要确定诊断，进一步的检查是
A. 三合诊
B. 阴道分泌物悬滴法
C. 宫颈黏液检查
D. 直肠腹部诊
E. 阴道镜检查

108. 第 2 问：如果分泌物检查发现菌丝和孢子，宜选择的药物治疗是
A. 广谱抗生素
B. 制霉菌素
C. 甲硝唑
D. 红霉素
E. 青霉素

（109~110 题共用题干）

女，38 岁。上腹隐痛伴反酸、嗳气 3 个月。查体上腹部轻度压痛，大便隐血试验阳性，胃镜检查见十二指肠球部溃疡。

109. 第 1 问：患者大便隐血试验阳性提示
A. 并发幽门梗阻
B. 溃疡病变活动期
C. 并发腹膜炎
D. 并发溃疡穿孔
E. 合并胃溃疡

110. 第 2 问：行胃镜检查前，护士应为患者做的准备工作<u>不包括</u>
A. 安慰患者，消除紧张心理
B. 嘱患者禁食 8 小时
C. 取下活动性义齿
D. 抽尽胃内容物
E. 嘱患者排空膀胱

（111~113 题共用题干）

女，33 岁。干咳伴乏力、低热、夜间盗汗，体重下降 2 月余。胸部 X 线检查可见右上肺阴影。疑诊肺结核收住入院。

111. 第 1 问：应采取的隔离措施是
A. 消化道隔离
B. 呼吸道隔离
C. 保护性隔离
D. 接触隔离
E. 床边隔离

112. 第 2 问：为明确诊断应行的检查是
A. 结核菌素试验
B. 痰结核分枝杆菌检查
C. 呼吸功能检查
D. 腹部 B 超
E. 支气管镜

113. 第 3 问：经检查确诊为肺结核，拟行异烟肼、利

福平和吡嗪酰胺化疗。利福平的不良反应为
A．周围神经炎
B．听力损害
C．球后视神经炎
D．胃肠道反应
E．肝损害

（114~116 题共用题干）

女，25 岁。左侧头部着地摔伤，曾出现意识丧失，无头痛、呕吐。查体：血压 118/72mmHg，脉搏 78 次 / 分，呼吸 19 次 / 分。神志清楚，对答切题，左耳有血性液体流出。

114. 第 1 问：该患者最有可能发生了
A．脑震荡
B．颅顶骨折
C．颅前窝骨折
D．颅中窝骨折
E．颅内压降低

115. 第 2 问：护士在对患者的护理中，可采取的护理措施应除外
A．禁忌腰椎穿刺
B．抬高头部，促进漏口封闭
C．可用棉球阻塞耳道
D．严禁经耳部滴药、冲洗
E．避免用力咳嗽、打喷嚏、擤鼻涕

116. 第 3 问：若患者再次出现头痛、呕吐，伴意识障碍，最可能出现了
A．脑内出血
B．帽状腱膜下出血
C．硬膜外血肿
D．急性硬膜下血肿
E．慢性硬膜下血肿

（117~120 题共用题干）

男，25 岁。劳力性胸痛、乏力 1 年，因晕厥、胸痛急诊入院。其单卵双生兄弟 2 年前在踢球时猝死。入院后心电图检查示持续性心房颤动。

117. 第 1 问：考虑该患者所患疾病为
A．急性心肌梗死
B．病毒性心肌炎
C．扩张型心肌病
D．肥厚型心肌病
E．主动脉瓣关闭不全

118. 第 2 问：目前首要的护理措施是
A．给予哌替啶镇痛
B．绝对卧床
C．含服硝酸甘油
D．低流量 1~2L/min 吸氧
E．给予直流非同步电除颤

119. 第 3 问：经过对症治疗，患者当晚病情稳定。但患者难以入睡，反复呼叫护士，自觉“胸闷、气促”。护士查体，心率 80 次 / 分，律齐，余未见异常。判断该患者的主要问题是
A．出现夜间阵发性呼吸困难
B．出现阵发性心动过速
C．焦虑，担心会突然死亡
D．无法适应医院环境
E．治疗及用药方案不当

120. 第 4 问：经住院治疗后病情好转即将出院，对其进行健康指导，错误的是
A．长期服用抗心律失常药物
B．避免激烈运动
C．适当运动，睡前独自散步
D．避免屏气用力
E．出现便秘时可适当服通便药

丁震医学教育® www.dzyxedu.com 护理考试丛书

丁震护考急救包®

护士执业资格考试

模拟6套卷全解析

答案与解析

答案与解析 · 模拟试卷一

专业实务

1. E 日常护理用语包括招呼用语、介绍用语、电话用语、安慰用语和迎送用语。迎送用语表达的是欢迎或者送别，如“欢迎光临”“一路平安”等。

2. B 《中华人民共和国献血法》规定，我国实行无偿献血制度，提倡18~55周岁的健康公民自愿献血。

3. D 触摸是一种无声的安慰和重要的心理支持方式，可以传递关心、理解、体贴、安慰等。产妇分娩时，护士握住产妇的手可使产妇放松，减轻产妇的疼痛感觉。

4. D 病室应装有地灯，睡眠时开启，午睡时应用窗帘遮挡光线使室内光线柔和、暗淡，有助于睡眠（选D）。一般病室的温度以18~22℃为宜（不选A），湿度以50%~60%为宜。定时通风，30分钟/次（不选C）；冬季通风时应注意为患者保暖，以不能直接感受到风为宜（不选E）。每个病区宜设置30~40张病床，每间病室宜设2~4张病床，病床之间的距离不得少于1m（不选B）。

5. B 肝硬化患者主要表现为肝功能减退和门静脉高压。脾脏因门静脉高压而淤血肿大，出现脾功能亢进时，脾对血细胞破坏增加，使外周血白细胞、红细胞和血小板减少。

6. A 高渗性脱水治疗的关键是去除病因，尽量口服补液，不能口服者可静脉滴注5%葡萄糖溶液（选A）；待脱水症状基本纠正、血钠浓度降低后再补充适量的等渗盐水（不选C）。5%氯化钠属于高渗溶液，常用于低渗性脱水时补充钠盐（不选D）。复方氯化钠（林格液）和乳酸钠林格液（平衡盐溶液）属于等渗电解质溶液，主要用于补充水分和电解质，维持渗透压平衡（不选B、E）。

7. D 沟通有五个层次，即一般性交谈、陈述事实、交换看法、交流情感、沟通高峰。随着相互信任程度的增加，层次逐渐升高，沟通的信息也逐渐增加。在护患沟通的过程中，护士应让患者自主选择交流方式，不要强迫患者进入更高层次的沟通（选D）。沟通层次的主要区别是每个人希望与他人分享自己真实感觉的程度，而这种程度又取决于沟通双方的信任程度（不选A）。产生共鸣是沟通程度最高的一种交流方式，也是沟通交流中希望达到的理想境界（不选B）。事务性沟通指沟通双方仅简单陈述个人的实际情况，陈述事实的沟通对护患相互了解非常重要（不选C）。交流情感是指沟通双方彼此无戒心，有了安全感时沟通（不选E）。

8. B 技术性关系是护患双方在一系列的护理技术活动中建立起来的，是护患关系的基础，也是维系护患关系的纽带。非技术性关系指护患双方在交往过程中所形成的道德、利益、法律、价值等方面的关系，体现护士的服务态度和服务作风等内容。

9. B 行股静脉穿刺时应协助患者取仰卧位，下肢伸直，略外展、外旋。

10. D 交谈技巧包括倾听、核实、提问、阐释、移情、沉默、鼓励和反应。移情即感情进入的过程，是从他人的角度感受、理解他人的感情，并对他人的感情给予恰当的反应。

11. E 护理措施的类型有3类。独立性护理措施指护士不依赖医生的医嘱，可独立完成的护理措施，如定时给患者翻身、叩背，对出院患者行健康教育等（选E）。依赖性护理措施是指护士遵医嘱采取的护理措施，如遵医嘱给药等（不选C）。协作性护理措施是指护士与其他健康保健人员相互合作完成的护理措施，如与营养师共同制订符合病情的饮食计划（不选A）。

12. E 护理差错指在护理工作中，由于护士的过失造成患者身心痛苦或延长治疗时间，但未造成人身损害的严重后果或构成事故。医疗事故指医疗机构及其医务人员在医疗活动中，违反医疗卫生管理法律、行政法规、部门规章和诊疗护理规范、常规，过失造成患者人身损害的事故。

13. E 静脉补钾的浓度不超0.3%（0.003g/ml），将10%（0.1g/ml）氯化钾30ml稀释，稀释液量为（0.1g/ml×30ml）/0.003g/ml=1000ml。

14. B 护理职业损伤是护士在临床一线从事护理工作中，受到生物性、物理性、化学性和心理社会等因素的损害（选B）。生物性因素是指由细菌、病毒、真菌或寄生虫等病原微生物对护士引起的伤害（不选C）。化学性因素主要来自化学消毒剂和抗肿瘤药物

（不选D）。物理性因素主要包括锐器伤、放射性损伤、负重伤、温度性损伤、噪声损伤等（不选E）。心理社会性因素主要是面对危重病情、死亡、家属的哭泣和各种负面情绪，护士的身心状态受到的影响（不选A）。

15. E 收集资料的内容包括一般资料，如患者的姓名、年龄、性别、民族、职业等（不选A）；心理状况，如对疾病与健康的认识、应激水平与应对能力、个性倾向性等（不选B）；当前健康状况，如本次入院的主诉、现病史、入院方式等（不选C）；既往健康状况，如既往病史、过敏史、手术和外伤史等（不选D）；社会状况，包括近期有无重大生活事件及其应对情况、家庭成员情况和支持程度、经济状况等（选E）。还有生活状况和自理程度，对健康的预期，护理查体，辅助检查。

16. C 澄清指对于一些模棱两可、含糊不清、不够完整的信息提出疑问，以取得更具体、准确的信息。痰中带血丝作为肺微血管破损的临床表现，常见疾病有肺癌、肺结核，病情较严重，应予以重视，进一步澄清。

17. D 阑尾动脉是回结肠动脉的分支，为无侧支的终末动脉，当血运障碍时易导致阑尾坏死穿孔。

18. E 空气栓塞是空气随血流经右心房进入右心室。如空气量少，可经肺循环毛细血管吸收，损害较小；如空气量大，可在右心室内阻塞肺动脉入口，使血液不能进入肺内，气体交换发生障碍，引起机体严重缺氧而危及生命。一旦发生空气栓塞，应立即停止输液，通知医生抢救，协助患者取左侧卧位和头低足高位，有助于气体浮向右心室尖部，避免阻塞肺动脉入口。

19. D 甲型、戊型肝炎多为急性感染，经消化道传播（选D）。乙型、丙型及丁型肝炎多呈慢性感染，以血液 - 体液传播为主（不选A）。

20. B 基础代谢率（BMR）是人体在清醒时的最低能量代谢水平，患者熟睡时机体各生理功能活动减弱至更低水平，此时能量代谢率进一步降低，因此清晨空腹和静卧是最佳测定时间。

21. D 精神分裂症的发病因素包括遗传因素、神经发育障碍因素、神经生化病理改变以及心理社会因素等，其属于复杂的多基因遗传性疾病，研究证实遗传因素在本病发病中起到主要作用。

22. B 护士在交谈过程中，应尊重患者的观点，不予评论（选B），非必要时不随意插话或打断患者的话题（不选A、C），待患者诉说完再说明自己的观点。注意与患者保持良好的目光接触，全神贯注地倾听，并记录（不选D）。护患交流时不能向患者做肯定性或保证性解释，避免不必要的纠纷（不选E）。

23. B 控制按照控制手段，可以分为直接控制和间接控制。

24. B 属于侵犯患者隐私的情形包括：未经患者许可而允许学生观摩（不选A）；未经患者同意公开患者资料（不选E）；乘机窥探与病情无关的身体其他部位（选B）；其他与诊疗无关的故意探秘和泄露患者隐私（不选D）。但如患者患有传染病、职业病以及其他涉及公共利益和他人利益的疾病，则不应当隐瞒（不选C）。

25. C 毕Ⅰ式胃大部切除术是残胃与十二指肠直接吻合，多用于胃溃疡的外科治疗，优点是重建后的结构接近于生理状态，避免胆汁、胰液反流入胃，减少残胃炎和残胃癌的发生，缺点是因吻合口张力大常难以完成。

26. A 慢性肺源性心脏病的病因以慢性阻塞性肺疾病最为多见，占80%~90%。

27. C 缩宫素在产程中的使用只是为达到引产、催产的目的，促使胎儿顺利娩出和产后止血，不会导致产妇出现情绪低落（选C）。产褥期妇女产后3天内处于依赖期，此时由于新生命诞生、产后疲劳（不选B）、母婴分离产生失落感（不选A）、体内雌、孕激素下降等原因易出现情绪波动（不选D、E），应及时关心并告知其婴儿情况，稳定产妇情绪。

28. A 护士变更注册后其执业注册有效期为5年。

29. C 护士在处理及执行医嘱时，如发现医嘱有明显错误，有权拒绝执行；向医生指出医嘱中的错误后，医生执意要求执行，护士应报告护士长或上级主管部门。

30. A 子宫内膜周期性变化可分为增殖期、分泌期、月经期3个阶段。月经周期第1~4天为月经期，在月经来潮前24小时，雌、孕激素骤然下降，子宫内膜螺旋动脉节律性收缩及舒张，继而出现逐渐加强的血管痉挛性收缩，导致远端管壁及组织缺血坏死、剥脱，脱落的内膜碎片及血液一起从阴道流出，即月经来潮（选A）。第5~14天为增殖期，在雌激素作用下，内膜表面上皮、腺体、间质、血管均呈增殖性变化（不选B）。第15~28天为分泌期，可分为分泌早、中、晚期，其中第15~19天为分泌早期，此期螺旋小动脉继续增生、弯曲（不选C）；第20~23天为分泌中期，此期螺旋小动脉进一步增生卷曲；第24~28天为分泌晚期，此期为月经来潮前期，相当于黄体退化阶段，该期子宫内膜间质更疏松、水肿，螺旋小动脉迅速增长，超出内膜厚度，更加弯曲，血管管腔扩张（不选 D、E）。

31. A 轮状病毒肠炎表现为大便次数多、水分多，大便呈黄色水样或蛋花样，无腥臭味。病毒感染导致的腹泻不使用抗生素治疗（选 A）。双歧杆菌等肠道微生物制剂可帮助恢复肠道正常菌群平衡（不选 D）。严重脱水患儿应及时补液（不选 B）。注意补钾，防治低钾血症（不选 C）。蒙脱石散属肠黏膜保护药，可维持肠细胞的吸收和分泌功能，还有助于修复和维护肠黏膜的屏障功能（不选 E）。

32. E 输液时间（小时）=［液体总量（ml）× 点滴系数（滴 /ml）］/［每分钟滴数（滴 / 分）×60（分钟）］，点滴系数即每毫升溶液的滴数，默认为 15 滴 /ml，输液时间 =（400×15）/（20×60）=5 小时。

33. A 急性蜂窝织炎的主要致病菌为溶血性链球菌，可用青霉素或头孢菌素类抗生素，疑有厌氧菌感染时加用甲硝唑；根据临床治疗效果与药敏试验结果调整用药。

34. D 鹅口疮患儿可用 2% 碳酸氢钠溶液清洁口腔，或 10 万 ~20 万 U/ml 制霉菌素鱼肝油混悬溶液局部治疗。

35. C 左心房、左心室之间由二尖瓣相通，当左心室收缩时，二尖瓣的瓣膜关闭，防止血液反流至左心房。可先判断出主动脉所在位置，再由此推出二尖瓣所在位置，位于图中③。图中：①为肺动脉瓣，②为三尖瓣，④为主动脉瓣，⑤为左心室心尖部。

36. E 艾滋病急性期以发热最常见，可伴全身不适、头痛、畏食、肌肉关节疼痛及淋巴结肿大等症状，实验室检查血清抗体阳性。其主要传播途径包括性接触、血液 - 体液传播、母婴传播；HIV 在外界干燥环境下抵抗力很弱，短时间内将会失去活性和感染力，一般性的接吻、共同进餐、咳嗽或打喷嚏不可能传播，外出时无须戴口罩（选 E）。为预防艾滋病的传播，应指导患者及家属艾滋病预防和用药的相关知识（不选 B），并加强心理疏导（不选 D）；告知患者性生活应使用避孕套，规范治疗性疾病（不选 C）。患者血液、排泄物和分泌物可用 0.2% 次氯酸钠或漂白粉等消毒（不选 A）。

37. A 口服催吐法适用于急性中毒，病情较轻、清醒且能合作的患者，可减少毒物吸收，必要时洗胃。

38. B 乙醇拭浴用物准备需要 30℃、25%~35% 乙醇 200~300ml。

39. C 脊柱骨折包括颈椎、胸椎、胸腰段及腰椎的骨折。多由交通事故、高空坠落等引起，颈椎骨折者可有头颈部疼痛，伴有脊髓损伤者可有四肢或双下肢感觉和运动障碍。对疑有脊柱骨折者若需要搬运，可采用平托法或滚动法移至硬担架（不选 B）、木板或门板上；颈椎损伤者需要有专人托扶头部并沿纵轴向上略加牵引，搬运后用沙袋或折好的衣服放在颈部两侧以固定头颈部（选 C）。严禁 1 人抬头、1 人抬脚，或用搂抱的搬运方法，以免因增加脊柱弯曲而使碎骨片挤入椎管，从而造成或加重脊髓损伤（不选 E）。

40. B 护患关系的发展过程包括初始期、工作期、结束期。工作期又称合作期，是护士为患者实施治疗护理的阶段，也是护士完成各项护理任务的最主要时期，此期的工作重点是通过护士高尚的医德、熟练的护理技术和良好的服务态度，取得患者信任，获得患者配合，满足患者需要。

41. C 尿细菌培养标本应由护士严格执行无菌操作留取（不选 A），留取清洁中段尿 5~10ml 送检（选 C，不选 B、D）；危重、昏迷或尿潴留患者，可行导尿术留取尿标本（不选 E）。

42. D 血钙分为结合钙和游离钙，发挥生理作用的主要为游离钙，二者可相互转化并呈动态平衡关系，此平衡受血浆 pH 影响。纠正酸中毒时 pH 升高，导致结合钙增多而游离钙减少，患者发生低钙血症而出现手足抽搐，应遵医嘱给予 10% 葡萄糖酸钙。

43. D 护士为昏迷患者做口腔护理时，开口器应从磨牙（臼齿）处放入，不可暴力助其张口。

44. B 心理防卫机制由弗洛伊德提出，指人们在应付挫折情境时，为防止或降低焦虑与压力所采取的一些习惯性的适应行为。常见的心理防卫机制有压抑作用、克制作用、退化作用等，退化作用指个人将自己的行为改变以较幼稚的方式表达出来，借以暂时获得安全感和满足感来消除焦虑的痛苦的历程。

45. D 皮内注射法行药物过敏试验时，注射部位常选择前臂掌侧下段，进针角度为 5°。

46. E 血栓闭塞性脉管炎可采用扩张血管及抑制血小板聚集的药物改善血液循环（不选 C、D）。扩张血管的药物包括烟酸、罂粟碱、前列腺素 E_1 等（不选 A、B），抑制血小板聚集药物包括阿司匹林、低分子右旋糖酐等，能够降低血液黏滞度，改善微循环（选 E）。

47. A 支气管扩张症的主要治疗原则是控制感染和清除气道分泌物；促进排痰、加强痰液引流是减少肺部继发感染和全身中毒症状最关键的措施；当出现痰量增多及其脓性成分增加等急性感染征象时，需要应用抗感染药物（选A）。外科手术治疗仅限于支气管扩张局限而内科治疗仍顽固反复者或大咯血者（不选E）。

48. A 自主原则指有自主行为能力的个体，在不伤害社会和他人利益的前提下，有权自行决定是否接受或拒绝某些检查、治疗或临床试验。医务人员应尊重患者的自主选择权，承认患者有权根据自己的考虑就其个人的事情做出合乎理性的决定，切实履行责任，协助患者行使自主选择权，但也应向患者解释清楚拒绝治疗后可能引起的不良后果。

49. D 学龄期儿童少尿的判断标准与成人相同，尿量＜400ml/24h或＜17ml/h，称为少尿（选D）；尿量＜100ml/24h为无尿（不选E）。尿潴留是指大量尿液积存在膀胱内无法自主排出（不选C）。尿失禁是尿液不受主观控制而自尿道口点滴溢出或流出（不选B）。尿痛是指排尿时感觉会阴、下腹部疼痛或烧灼感（不选A）。

50. C 内服药贴蓝标签（选C），外用药贴红标签（不选A），剧毒药和麻醉药贴黑标签（不选D）。

51. B 血红蛋白尿呈浓茶色或酱油色，由大量红细胞被破坏，血红蛋白经肾脏排出所致，主要见于血型不合所致的溶血、恶性疟疾等（选B）。血尿呈红色或棕色，含红细胞量多时呈洗肉水色，主要见于急性肾小球肾炎，尿路结石、肿瘤及感染等（不选D）。胆红素尿呈深黄色或黄褐色，主要见于梗阻性黄疸及肝细胞性黄疸（不选A、C）。乳糜尿呈乳白色，尿液中有淋巴液，主要见于丝虫病（不选E）。

52. B 肌力分级多采用0~5级6级肌力记录法。0级为肌肉无任何收缩（完全瘫痪）；1级为有肌肉收缩，但不产生运动（能看不能动）；2级为肢体能水平移动，但不能对抗自身重力，不能抬起（能动不能抬）；3级为肢体可脱离床面，但不能对抗阻力（能抬不能抗）；4级为能够对抗阻力的运动，但肌力弱（能抗肌力弱）；5级为正常肌力。

53. A 洗胃过程中应注意观察患者的呼吸、脉搏、神志变化，倾听患者主诉；如患者有腹痛、引流液体呈血性或出现休克等，应立即停止洗胃，通知医生，配合抢救。

54. C 病区值班护士接到住院处通知后，应立即根据患者病情需要准备床单位（选C，不选B、E）。危重患者如循环功能失代偿、严重创伤、大手术、严重水电解质紊乱和酸碱平衡失调等，需要严密监测呼吸功能的患者应安置在监护室（不选D）。暂时不能确诊、暂时不宜搬动、病情危重且暂时住院困难或经短时间留院观察后可以出院的患者应安置在观察室（不选A）。

55. D 深Ⅱ度烧伤伤及真皮乳头层以下，但仍残留部分网状层，深浅不尽一致。真皮位于表皮下，分为乳头层和网状层，乳头层也称为真皮浅层，网状层即为真皮深层。深Ⅱ度烧伤伤及真皮乳头层以下，但仍残留部分网状层。图中所示皮肤结构：①角质层和透明层；②颗粒层和棘层；③表皮基底层（生发层）＋真皮乳头层；④真皮网状层；⑤皮下组织及以下。

56. D ac的中文译意是餐前。H的中文译意是皮下注射。

57. A 阑尾炎术后应鼓励患者在床上活动肢体，麻醉反应消失后即下床活动，促进肠蠕动恢复，预防肠粘连。

58. B 肛瘘极少自愈，必须及时治疗，可采用堵塞法和手术治疗，肛瘘切除术适用于低位单纯性肛瘘，是指切开瘘管并将瘘管壁全部切除至健康组织。

59. C 门诊患者入院后，初步的护理工作包括准备床单位，迎接新患者；通知负责医生诊查患者，必要时协助医生为患者体检、治疗（不选E）；进行入院护理评估（不选A），为患者测量生命体征和体重（不选B），必要时测量身高；填写住院病历和有关护理表格等（不选D）。

60. A 手术切除为直肠癌的主要治疗方法，根治手术包括Dixon手术和Miles手术。Dixon手术目前应用最多，适用于腹膜返折以上的直肠癌，癌肿距齿状线5cm以上，保留正常肛门。齿状线距肛缘约2cm，患者肿物距肛缘10cm，由此推断，癌肿距齿状线8cm，大于距离齿状线5cm的要求，可采用Dixon手术切除肿块（选A）。Miles手术适用于腹膜返折以下的直肠癌，不能保留肛门，于左下腹行永久性乙状结肠造口（不选B、C）。

61. A 与听力障碍的患者沟通时可以选择文字交流的方式（不选B），病室内不可提高讲话声调（选A），以免打扰到其他患者。询问病史时，应注视患者，最好是平视，以表现对患者的尊重和平等；与卧床患者交谈时，可采取坐位或身体尽量前倾（不选D）。交谈过程中可运用肢体语言如点头、摇头、扬眉、耸肩等外表姿态沟通。友善地点头，轻轻地挥手或拍拍背，能使患者感到温暖快乐、受尊重感（不选E）。应核实含糊、模棱两可以及不够完整的信息（不选C）。

62. C 十二指肠溃疡的腹痛节律特点为“进餐—餐

后缓解—空腹疼痛”。原因为胃内食物排空，胃酸对溃疡面的刺激。进食碱性食物能有效中和胃酸、缓解疼痛。

63. D 全血标本使用抗凝试管，用于测定血沉（选D）、血常规和血液中某些物质，如血糖、尿素氮、肌酐、尿酸、肌酸等。血清标本使用普通干燥试管（不选C），用于测定血清酶、酯类、电解质和肝功能等。血培养标本使用血培养瓶（不选E），用于检测血液中的病原菌。

64. E 留置导尿管患者为预防尿路感染，应多饮水，保持尿量在2000ml/d以上，达到自然冲洗尿路的目的。

65. C 甲胎蛋白（AFP）是诊断肝癌的特异性指标，是肝癌的定性检查，有助于诊断早期肝癌，广泛用于普查、诊断、判断治疗效果及预测复发。当血清AFP ≥ 400μg/L，并能排除妊娠、活动性肝病、生殖腺胚胎瘤等，即可考虑肝癌的诊断。

66. C 长期静脉营养治疗时能使输液微粒进入毛细血管，可引起巨噬细胞增殖，包围颗粒形成肺内肉芽肿，且对人体可造成持久性损害。

67. E 硝酸甘油缓解稳定型心绞痛的机制主要是通过扩张冠状动脉、增加冠状动脉供血来缓解疼痛，也可以通过扩张外周小静脉，使回心血量减少，心排血量降低，心脏负荷减轻，心肌耗氧量减少，因而心绞痛得到缓解。本题命题不严谨，扩张外周血管和扩张静脉系统都符合，更准确的答案应该是扩张外周静脉血管，并不扩张外周动脉。

68. C 心脏骤停表现为意识丧失、大动脉搏动消失，应立即行心肺复苏。

69. D 慢性肺源性心脏病失代偿期的主要表现为呼吸衰竭和心力衰竭，镇静催眠药可抑制呼吸，加重CO_2潴留，诱发肺性脑病。

70. D 张力性气胸是可迅速致死的急重症，患者表现为极度呼吸困难，严重者出现休克或窒息，应首先处理。紧急封闭伤口是首要的急救措施，应立即用不透气的敷料封闭胸壁伤口，使之成为闭合性气胸。

71. B 主观资料是指患者的主诉或主观感觉，是患者对自己健康状况的认知和体验，如头晕、乏力、胸闷、恶心、疼痛等。客观资料是护士通过观察、查体、仪器检查或实验室检查获得的资料。

72. C 内囊出血表现为“三偏征”，即病灶对侧肢体偏瘫、对侧偏身感觉障碍和同向偏盲。偏身感觉障碍有皮肤感觉迟钝的表现，护士用热水袋温度过高易致皮肤烫伤。

73. D 新生儿上腭中线和牙龈切缘上常有黄白色小斑点，俗称“马牙”，是新生儿的特殊生理状态。一般无须处理，出生后数周可自行消退，不可挑破，以免发生感染。

74. C 根据临床表现及动脉血氧分压（PaO_2）和动脉血氧饱和度（SaO_2）来确定缺氧程度。轻度低氧血症，$PaO_2$50~70mmHg，SaO_2 > 80%，无发绀，一般不需要氧疗；中度低氧血症，$PaO_2$30~50mmHg，$SaO_2$60%~80%，有发绀、呼吸困难，需要氧疗；重度低氧血症，PaO_2 < 30mmHg，SaO_2 < 60%，显著发绀、呼吸极度困难、出现三凹征，必须氧疗。

75. D 人工流产术后在观察室卧床休息1小时，注意观察腹痛和阴道流血，1个月内禁止盆浴和性生活，预防感染。

76. C 破伤风抗毒素（TAT）是马的免疫血清，相对人体是异种蛋白，具有抗原性，注射后易发生过敏反应，故首次使用前须做过敏试验。配制含TAT150U/ml的皮试液（选C），皮内注射0.1ml，20分钟后判断皮试结果，硬结直径 > 1.5cm，红晕直径 > 4cm，或出现伪足、痒感，判断皮试结果为阳性（不选A、E）。若皮试结果为阳性，可采用破伤风脱敏注射法（不选B）。如皮试结果为阴性，应将皮试液剩余量0.9ml及配制皮试液前的余液0.9ml全部行肌内注射（不选D）。

77. A 糖皮质激素如泼尼松具有强大的抗炎作用，适用于活动期关节外症状或关节炎明显而非甾体抗炎药无效的类风湿关节炎患者；但大剂量长期应用可增高血浆胆固醇，激活四肢皮下的酯酶，促使皮下脂肪分解而重新分布在面部、上胸部、颈背部、腹部和臀部，形成向心性肥胖。

78. C 烧伤患者能量消耗大，需求增加，应采用高热量、高蛋白、高维生素、清淡、易消化饮食，少食多餐。

79. C 病理性淋巴细胞增多主要见于病毒感染，如麻疹、风疹、水痘、流行性腮腺炎等（选C）。此外成熟淋巴细胞肿瘤、急性传染病恢复期、移植排斥反应也可见外周血淋巴细胞增多。化脓性感染常表现为白细胞及中性粒细胞显著增高（不选A）。寄生虫病和过敏性疾病可见嗜酸性粒细胞增多（不选B、E）。

80. B 食管癌好发于食管中段，肿瘤可通过直接扩散、淋巴、血行3条途径转移，以淋巴转移最常见，血行转移常发生于晚期，但晚期仍以淋巴转移为主（选B，不选D）。

81. C　开放性损伤指损伤部位的皮肤黏膜破损，深部组织经伤口与外界相通，如擦伤、切割伤、刺伤、撕脱伤、裂伤、火器伤等（选 C）。闭合性损伤指损伤部位的皮肤黏膜完整，多由钝性暴力所致，如挫伤（不选 A）、扭伤（不选 B）、挤压伤（不选 D）、爆震伤（不选 E）。

82. D　氢氯噻嗪属噻嗪类利尿药，主要通过促进排钠利尿，减少血容量，降低心排血量，从而达到降压效果（选 D）。氯沙坦属血管紧张素Ⅱ受体拮抗剂（不选 E），卡托普利属血管紧张素转换酶抑制剂（不选 C），两者分别通过阻止血管紧张素Ⅱ与其受体结合及抑制血管紧张素Ⅱ生成，降低血管紧张素Ⅱ的缩血管作用及增强交感神经活性作用。美托洛尔属β受体阻滞剂，降压机制为抑制肾素释放，抑制交感神经系统活性，减弱心肌收缩力、减慢心率等（不选 A）。硝苯地平属二氢吡啶类钙通道阻滞剂，主要通过扩张外周阻力血管达到降压效果（不选 B）。

83. A　外阴阴道假丝酵母菌病阴道灌洗液选用 2%~4% 碳酸氢钠。

84. D　急危重症患者护理的伦理要求包括：争分夺秒，冷静果断；技术精湛，精益求精；同情理解，耐心答疑；认真审慎，协同合作。护士接待新入院患者时应表现出热情与关怀。

85. A　个案护理指一名护理人员负责一名患者的全部护理工作，实施个体化护理的护理工作模式（选 A）。责任制护理是由责任护士和相应辅助护士对患者从入院到出院行有计划、有目的的整体护理（不选 C）。功能制护理指将工作以岗位分工，以各项护理活动为中心的护理模式，每个护士从事相对固定的护理活动（不选 D）。小组制护理指由一组护士负责护理一组患者（不选 E）。

86. E　隐性感染指病原体侵入人体后，仅诱导机体产生特异性免疫应答，而在临床上无任何症状、体征（不选 A）；其在大多数病毒性传染病中最常见，可使大多数人获得不同程度的特异性免疫（选 E），同时病原体被清除，只有少数患者可转变为病原携带状态。根据病原体致病特点的不同，感染后的表现和转归也各不相同，如麻疹、水痘大多数表现为显性感染；细菌性痢疾、流行性脑脊髓膜炎、乙型肝炎等患者可转变为病原携带状态，成为重要的传染源；单纯疱疹、带状疱疹病毒，结核分枝杆菌等病原体感染后，由于机体免疫功能足以将病原体局限化而不引起显性感染，待机体抵抗力下降后转变为显性感染，称为潜伏性感染。以上隐性感染、显性感染、病原携带状态和潜伏性感染这 4 种感染后的结局，在不同病原体感染的疾病中各有侧重，而在同一种传染病中，结局主要取决于病原体的致病特点，相互之间不存在必然的逻辑关系（不选 B、C、D）。

87. B　吗啡属于阿片类药物，可抑制脑干的呼吸中枢，引起呼吸抑制，应重点观察；还可减慢胃肠蠕动（引起便秘）、抑制免疫、引起排尿困难和直立性低血压等不良反应。

88. E　色甘酸钠是抗变态反应药，具有稳定肥大细胞膜、抑制过敏反应介质释放的作用，可预防过敏性和运动性哮喘发作。

89. D　护士应具备的素质包括思想道德素质、科学文化素质、专业素质、身体素质和心理素质。思想道德素质表现为热爱护理事业、有奉献精神、较高的慎独修养和正确的道德行为，追求崇高理想，忠于职守，救死扶伤，廉洁奉公，实行人道主义。

90. D　《中华人民共和国侵权责任法》规定，医疗机构及其医务人员应当对患者的隐私保密。泄露患者隐私或者未经患者同意公开其病历资料，造成患者损害的，应当承担侵权责任。刑事责任指行为人实施了违反卫生法律法规的行为，严重侵害了卫生管理秩序及公民的生命健康权益，构成犯罪，依刑法所应承担的法律后果。

91. A　疫苗分为两类：第一类疫苗，即政府免费向公民提供（选 A），公民应当依照政府的规定受种的疫苗，包括国家免疫规划确定的疫苗，省、自治区、直辖市人民政府在执行国家免疫规划时增加的疫苗，以及县级以上人民政府或其卫生主管部门组织的应急接种或群体性预防接种所使用的疫苗；第二类疫苗，即由公民自费并且自愿受种的其他疫苗（不选 B）。

92. A　正气虚弱是发病的内在因素，邪气侵袭是发病的重要条件，正邪相争的胜负决定是否发病。

93. A　辨证论治是中医认识和治疗疾病的基本原则，是中医学对疾病的一种特殊的研究和处理方法。

94. D　肿瘤患者最常见的发热类型是不规则热，表现为发热没有一定规律，持续时间不定。

95. A　触摸是人体各部位之间或人与人之间通过接触抚摸的动作来表达情意、传达信息的一种非语言行为，是最有力、最亲密的沟通力量，同时也是最容易被误解的非语言行为。

96. C　正常恶露有血腥味，无臭味；异常恶露量多，呈脓性，有臭味。产褥感染常以发热、疼痛、异常恶露为三大主要症状（不选 A、E）。产后无高热、异常恶露而出现的腹部疼痛，多是因子宫阵发性收缩所致，称产后宫缩痛，一般在产后1~2天出现，持续2~3天自行缓解，是产褥期的生理性变化（选C）。产后尿潴留时，可见膀胱高度膨胀，排尿困难，查体可见耻骨上膨隆，触及囊样包块（不选D）。

97. B 产褥期乳房不断分泌乳汁，若乳房未及时排空，则会导致乳汁淤积，表现为乳房肿胀、变硬及疼痛伴体温升高。

98. C 乳汁淤积者应增加哺乳次数，及时排空乳房，在哺乳前热敷乳房3~5分钟，从乳房边缘向乳头中心按摩，促进乳腺管畅通，刺激泌乳反射。哺乳时先吸吮胀痛一侧，哺乳完毕后将多余乳汁挤出。

99. A 肺炎链球菌肺炎发病前常有受凉、淋雨、疲劳等诱因，主要表现为高热、寒战、全身肌肉酸痛，可有患侧胸痛，特征性痰液呈铁锈色，肺实变时叩诊浊音。抗感染是肺炎治疗的关键环节，肺炎链球菌肺炎首选青霉素。

100. B 肺炎链球菌肺炎严重者可并发感染性休克，最突出的表现是血压降至80/50mmHg以下。

101. A 休克发病过程中最主要的问题是有效循环血量减少、微血管的收缩或扩张、酸中毒和组织缺氧。低分子右旋糖酐可使已聚集的红细胞和血小板解聚，降低血液黏稠度，改善微循环和组织灌注（不选B）。根据酸中毒程度及时补碱，可用5%碳酸氢钠溶液（不选C）。发生休克型肺炎时，应用抗生素控制感染（不选D）。早期大剂量使用糖皮质激素能抑制多种炎症介质的释放和稳定溶酶体膜，缓解全身炎症反应综合征（不选E）。硝酸甘油常用于缓解心绞痛发作，可扩张冠状动脉和外周血管（选A）。

102. E 链霉素皮试液浓度为2500U/ml，每0.1ml含链霉素250U。

103. D 链霉素过敏时可表现为发热、荨麻疹、过敏性休克等。荨麻疹可由药物引起的机体变态反应而导致，表现为自觉皮肤瘙痒，出现大小不等、形态不规则的红色风团，重者伴心悸、烦躁、恶心、呕吐甚至血压下降等过敏性休克症状。

104. D 慢性细菌性痢疾是志贺菌引起的肠道疾病，应行保留灌肠将药液灌入肠道内，通过肠黏膜吸收达到治疗疾病的目的（选D）。大量不保留灌肠用于解除便秘、肠胀气，清洁肠道，减轻中毒，降温（不选A）。小量不保留灌肠用于软化大便，解除便秘；排除肠道内的气体，减轻腹胀（不选B）。清洁灌肠是反复多次行大量不保留灌肠的方法（不选C）。

105. A 保留灌肠时药液量应＜200ml，药量过多会刺激患者产生便意，不利于药物的保留。

106. C 慢性细菌性痢疾的病变部位多在直肠或乙状结肠，保留灌肠时应取左侧卧位，利用重力作用使灌肠溶液顺利流入乙状结肠，以提高疗效。

107. E 高血压急症是指原发性或继发性高血压患者在某些诱因作用下，血压突然和明显升高（一般超过180/120mmHg），伴有进行性心、脑、肾等器官功能不全的表现，少数患者可有视物模糊及眼底出血、渗出和视神经乳头水肿等症状。硝普钠为高血压急症的首选药物，可同时扩张动脉和静脉，分别降低心脏的后、前负荷（选E）。因多数高血压急症时交感神经系统和RAAS过度激活，体内循环血容量减少，在开始治疗时避免使用呋塞米等强利尿药（不选B）。

108. A 高血压急症时短时间内血压急骤下降，有可能使重要器官的血流灌注明显减少，应采取逐步控制性降压的方式将血压降至正常，数分钟至1小时降低血压25%，随后的2~6小时降至160/100mmHg以下，24~48小时逐步降至正常。

109. B 普通（短效）胰岛素于餐前30分钟皮下注射。常用口服降糖药的用药时间：磺酰脲类药物应在早餐前30分钟口服；双胍类药物进餐时或进餐后服；阿卡波糖应与第1口饭同时嚼服。

110. D 低血糖反应多发生在注射胰岛素等药物后，没有及时进食，其表现为疲乏、强烈饥饿感、出冷汗、脉速、恶心、呕吐，重者可致昏迷，甚至死亡。

111. E 急性肾小球肾炎的潜在并发症有高血压脑病、严重循环充血、急性肾损伤。高血压脑病的典型症状为血压升高，多具有头痛、抽搐和意识障碍三联征。

112. C 高血压脑病治疗选用降血压效力强而迅速的药物，首选硝普钠静脉滴注。地西泮是治疗小儿惊厥的首选药物，抗惊厥时应静脉给药。降低颅内压，消除脑水肿可使用呋塞米、甘露醇等。硝苯地平和氢氯噻嗪常用于原发性高血压的长期治疗。

113. E 不可空腹行预防接种，以免导致晕厥（不选B）。接种疫苗完毕，需要医学观察30分钟方可离开（选E）。应适当休息、多饮水；不可剧烈活动（不选C）；注意保暖，防止发生感冒（不选D）。注射部位瘙痒时，避免用手抓挠，以免继发感染（不选A）。

114. B 过敏性休克一般于注射疫苗后数秒或数分钟内发生，表现为烦躁不安、面色苍白、口周青紫、四肢湿冷、呼吸困难、脉搏细速、恶心、惊厥、大小便失禁等。

115. A　严重主动脉瓣关闭不全患者可因动脉收缩压升高、舒张压降低、脉压增大，出现周围血管征，如水冲脉、毛细血管搏动征、点头征、股动脉枪击音等。

116. D　水肿是右心衰竭的典型体征，由于体循环静脉压力增高所致（选 D）。水肿从足、踝开始，逐渐向上蔓延，晚期出现全身性水肿。左心衰竭主要表现为肺淤血和心排血量降低，最主要的症状是不同程度的呼吸困难（不选 A）。

117. E　压疮Ⅳ期（坏死溃疡期）主要表现为坏死组织颜色变黑，脓性分泌物增多，有臭味，易造成全身感染，此时最主要的护理问题是皮肤完整性受损。

118. D　压疮Ⅳ期（坏死溃疡期）的护理重点是去腐生新。应清创处理，清除坏死组织或腐肉，保持引流通畅;创面外敷药物，定期换药，无菌敷料包扎（选 D）。良好的营养是创面愈合的重要条件，应给予平衡饮食，增加蛋白质、维生素和微量元素的摄入（不选 C）。鼓励和协助患者经常翻身，一般每 2 小时翻身 1 次，必要时每 30 分钟翻身 1 次（不选 A、B）。定期为患者温水擦浴，不仅可以保持皮肤清洁干燥，还可以刺激皮肤血液循环（不选 E）。

119. B　医疗与护理记录必须及时，如因抢救急重症患者未能及时记录，有关医护人员应在抢救结束后 6 小时内据实补记，并注明抢救完成的时间和补记时间。

120. E　患者本人或其代理人、死亡患者近亲属或其代理人、保险机构有权复印或复制患者的门（急）诊病历（不选 A）、住院志、体温单（不选 B）、医嘱单、实验室检查单（不选 C）、医学影像检查资料（不选 D）、特殊检查（治疗）同意书、手术同意书、手术及麻醉记录单、病理报告、护理记录、出院记录以及国务院卫生行政部门规定的其他病历资料。

实践能力

1. C　黑加征指早期妊娠时双合诊检查见子宫峡部极软，宫颈与宫体之间似不相连。

2. D　阿托品化的表现为瞳孔较前扩大，心率快而有力（≤ 120 次 / 分），颜面潮红，皮肤干燥、无汗，肺部湿啰音消失等。

3. B　膀胱癌最常见的症状是血尿，常为间歇性全程无痛肉眼血尿，终末加重（选 B）。肿瘤侵及输尿管可致肾积水、肾功能不全（不选 D）；晚期患者常有体重下降、腹部肿块（不选 E）等表现。

4. B　抗生素属于抗细菌感染药，抗病毒无效（选 B）。病毒性心肌炎是由病毒侵犯心肌引起的以心肌细胞的变性和坏死为病理特征的疾病，尚无特异性治疗，最核心的治疗原则是处理好心律失常和心力衰竭（不选 A、E）。急性期应以卧床休息为主，限制体力活动直至完全恢复（不选 D）。诊断明确者可给予特异性抗病毒治疗（不选 C）。

5. A　小儿出生时存在，以后永不消失的反应包括角膜反射（选 A）、瞳孔反射、结膜反射、吞咽反射；出生时存在，2~7 个月消失的反射包括觅食反射（不选 B）、吸吮反射（不选 E）、拥抱反射（不选 C）、握持反射。正常 18 个月以下婴儿可呈双侧巴宾斯基征阳性，若该反射明确不对称或 18 个月后出现阳性时，提示锥体束损害（不选 D）。

6. B　产褥期乳房不断分泌乳汁，若乳房未及时排空，则会导致乳汁淤积，表现为乳房肿胀、变硬及疼痛，可伴有发热。此时应及时排空乳汁，促进新生儿多吸吮并配合吸奶器吸尽乳汁，减少乳腺炎的发生（选 B，不选 E）。发生急性乳腺炎时应给予抗生素治疗（不选 A）。退乳的产妇遵医嘱给予生麦芽水煎服，芒硝敷于两乳房并包扎（不选 C、D）。

7. C　正常成人心率范围为 60~100 次 / 分。窦性心动过缓是指安静状态下成人窦性心率＜ 60 次 / 分。

8. C　二尖瓣狭窄患者血栓栓塞以脑栓塞最多见，栓子多来自扩大的左心房伴心房颤动者（选 C）。来源于右心房的栓子可造成肺栓塞（不选 A）。

9. A　肥厚型心肌病主要的死亡原因是心律失常导致的心源性猝死，多为室性心律失常，特别是心室颤动，为青少年和运动猝死的主要原因。

10. E　湿啰音是吸气时气体通过呼吸道内的分泌物如渗出液、痰液等，形成的水泡破裂所产生的声音。肺炎链球菌肺炎由于病变部位的细支气管和肺泡腔内含有渗出物，听诊可闻及湿啰音。

11. B　肛瘘挂线术是利用橡皮筋或有腐蚀作用药线的机械压迫，缓慢切开瘘管。适用于距肛缘 3~5cm、有内外口的低位或高位单纯性肛瘘。最大的优点是不会造成肛门失禁。

12. B　宫内节育器（IUD）的避孕原理包括对精子和胚胎的毒性作用，干扰受精卵着床；对精子和胚胎的毒性作用指 IUD 可引起宫腔内局部炎性反应，主要由机械性压迫、宫缩时摩擦和放置 IUD 时损伤子宫内膜所致；干扰受精卵着床主要指长期异物刺激导致子宫内膜损伤及慢性炎症反应，产生前列腺素，改变输卵管蠕动，使受精卵运行速度与子宫内膜发育不同步，受精卵着床受阻。

13. E 骨牵引是有创牵引，应严格执行无菌操作，保持牵引针孔周围皮肤清洁，不可去除针孔的血痂，防止感染。肢体纵轴应与牵引力线平行，不可随意增减或移去牵引重量，不可随意放松牵引绳。

14. A 急腹症最突出的症状是腹痛，腹痛开始的部位或最显著的部位常为病变器官的部位。常伴腹部压痛、反跳痛、腹肌紧张，称为腹膜刺激征。

15. B 患者遗忘时，应耐心地提供正确信息，可准备书面小卡片，而不能坚持或强迫患者接受（选 B）；多与患者交流过去的事情或其感兴趣的话题，语言应清晰、简练，并耐心讲解（不选 A）；对记忆障碍者，多帮助其回忆往事，锻炼记忆力（不选 C）；为患者提供安全护理，移除周围环境中一切危险物品，防止其跌倒、受伤（不选 D）；为患者提供安全保护，防止其产生被监视和隔离的感觉（不选 E）。

16. C 先天性心脏病可根据左、右两侧及大血管之间有无分流分类。右向左分流型先天性心脏病又称青紫型先天性心脏病，如法洛四联症、大动脉换位等，因右心大量静脉血流入体循环，可出现持续性青紫。

17. C 鼓音在叩击含有大量气体的空腔脏器时出现，在病理情况下常见于气胸、肺内空洞等（选 C）。正常胸部叩诊为清音（不选 A）。肺炎、胸腔积液等导致肺含气量减少时，叩诊为浊音或实音（不选 B、D）。

18. C 支气管扩张症病情较轻者可行体位引流，如患者病情较重、痰量多时，给予祛痰药或吸痰处理（选 C）。抬高病灶部位的位置，引流支气管开口向下，借重力作用使痰排出（不选 A）。引流 1~3 次 / 天，15~20 分钟 / 次（不选 B）。引流前 15 分钟给予支气管扩张药，必要时雾化吸入（不选 E）。引流过程中，鼓励并指导患者做腹式深呼吸，辅以胸部叩击，提高引流效果（不选 D）。

19. C 化脓性关节炎行关节腔持续性灌洗时，每天经灌注管滴入含抗生素的溶液 2000~3000ml，直至引流液清澈，细菌培养阴性后停止灌洗，但引流管仍须继续吸引数天，若引流量逐渐减少至无引流液吸出，局部症状和体征消退，即可拔管。

20. D 急性肺水肿是急性左心衰呼吸困难最严重的情况。发生急性左心衰时应立即取坐位，双腿下垂，减少回心血量（不选 C），给予高流量氧气吸入，氧流量为 6~8L/min（不选 B）。吗啡为镇静药，可减轻躁动所带来的额外心脏负担，同时舒张小血管，减轻心脏负荷（不选 A）。呋塞米为排钾利尿药，除利尿作用外，还可扩张静脉，缓解肺水肿（不选 E）。地高辛为强心苷类药物，口服地高辛适用于中度或慢性心力衰竭的维持治疗（选 D）。

21. B 急性黄疸性肝炎时由于肝细胞严重损伤致肝细胞对胆红素的摄取、结合功能降低，因而血中的非结合胆红素（UCB）增加，UCB 不溶于水，不能从肾小球滤出（不选 A）；而未受损的肝细胞能将部分 UCB 转变为结合胆红素（CB），CB 为水溶性，可通过肾小球滤过从尿中排出（选 B）。

22. D 食物是胰液分泌的天然刺激物，急性胰腺炎起病后禁食 3~5 天，可减少胰液分泌，减轻胰酶对胰腺的自身消化。

23. D 腹股沟疝术后当天平卧，髋关节微屈，腘窝下垫枕，以降低腹股沟切口的张力和腹内压力，并利于切口愈合和减轻切口疼痛，第二天改为半坐卧位。

24. C 慢性肺源性心脏病指由支气管 - 肺组织、胸廓或肺血管病变引起肺血管阻力增加，产生肺动脉压增高，继而右心室扩大，甚至右心衰竭的疾病。

25. E 急性阑尾炎最常见和最重要的体征为右下腹麦氏点固定压痛，麦氏点位于脐与右髂前上棘连线中外 1/3 交界处，即图中⑤。

26. A 气短和呼吸困难是慢性阻塞性肺疾病（COPD）的标志性症状，最初在剧烈活动时出现，后逐渐加重，以致日常活动甚至休息时也感气短。

27. A 妊娠 30 周前，大部分臀先露多能自行转为头先露。妊娠 30 周后仍为臀先露，可根据情况采取膝胸卧位矫正。

28. A 停经后出现少量阴道流血，伴轻微下腹痛或腰骶部胀痛，宫口未开，无妊娠物排出，子宫大小与停经时间相符是先兆流产的临床表现（选 A）。难免流产在先兆流产的基础上，阴道流血增多，腹痛加剧，宫口已扩张，子宫与停经时间相符或略小（不选 B）。不全流产由难免流产继续发展，部分妊娠物排出宫腔，宫口已扩张，宫口有妊娠物堵塞及持续性血液流出，子宫小于停经时间（不选 C）。完全流产妊娠物已全部排出，随后流血逐渐停止，腹痛逐渐消失，检查见宫口关闭，子宫接近正常大小（不选 D）。复发性流产是指连续发生 3 次或 3 次以上的自然流产（不选 E）。

29. D 妊娠 20 周后出现收缩压≥ 160mmHg 和（或）舒张压≥ 110mmHg，尿蛋白≥ 2.0g/24h 或随机尿蛋白≥（＋＋），伴持续性头痛或视觉障碍等症状为重度子痫前期。子痫是在子痫前期的基础上出现抽搐发作或伴昏迷。此时首要的护理措施是保持呼吸道通畅，给予吸氧，用开口器或将缠好纱布的压舌板置于上、下磨牙间，用舌钳固定以防舌咬伤。

30. E 妊娠早期叶酸（维生素 B 族）缺乏可导致胎儿神经管畸形，应指导孕妇于妊娠前 3 个月补充叶酸，并进食富含叶酸的食物，如谷类、新鲜的绿叶蔬菜和水果、动物肝脏等。

31. B 见红指正式临产前 24~48 小时，经阴道排出少量血性分泌物，是即将分娩比较可靠的征象。

32. E 流行性感冒起病急，患者多有头痛、乏力、食欲减退等全身中毒症状，上呼吸道卡他症状相对较轻或不明显，少数病例可有咳嗽、鼻塞、流涕、咽干等症状；查体可见鼻咽部充血，肺部可闻及干啰音（选 E）。急性疱疹性咽峡炎主要表现为高热、咽痛、流涎、拒食、呕吐等（不选 A）。急性感染性喉炎可有犬吠样咳嗽、声嘶、吸气性喉鸣及三凹征等表现（不选 B）。急性咽 - 扁桃体炎患者咽痛明显，查体可见咽部明显充血，扁桃体肿大、充血，表面有黄色脓性分泌物（不选 C）。急性支气管炎先有上呼吸道感染症状，继而出现咳嗽，初为刺激性干咳，之后有痰，全身中毒症状不明显（不选 D）。

33. D 小儿支气管肺炎合并心力衰竭表现为极度烦躁不安，明显发绀，呼吸困难加重，呼吸突然加快＞60 次 / 分；心率突然增快，婴儿＞ 180 次 / 分，幼儿＞160 次 / 分；心音低钝，双肺满布细湿啰音，肝大等（选 D）。脓胸时白细胞多为 10.0×10^9/L 以上（不选 A）。中毒性脑病主要表现为神经系统症状，如意识障碍、脑膜刺激征等（不选 B）。肺脓肿极期可表现为呼吸困难、高热、胸痛、白细胞显著增多（不选 C）。肺大疱体积大者可引起呼吸困难，X 线检查可见薄壁空洞（不选 E）。

34. E 口服铁剂时最常见的不良反应是恶心、呕吐、胃部不适和黑便等，应从小剂量开始，于餐后或两餐之间服用（选 E，不选 C）。可与维生素 C 或各种果汁同服，利于铁的吸收（不选 B），但避免与茶、咖啡、牛奶等同服，以免影响铁吸收（不选 D）。口服液体铁剂使用吸管，服后漱口，避免牙齿染黑（不选 A）。

35. C 取半坐卧位时，重力作用使膈肌下降，胸腔容积扩大，减轻腹腔脏器对心肺的压迫，增加肺活量，利于气体交换；部分血液滞留于盆腔和下肢，减轻肺部淤血，降低心脏负荷。

36. C 血胸患者胸部 X 线检查示少量血胸肋膈角消失，大量血胸可见胸膜腔有大片积液阴影，纵隔可向健侧移位（选 C）。闭合性气胸胸部 X 线检查可显示不同程度的肺萎陷和胸膜腔积气，有时伴有少量胸腔积液（不选 B）。张力性气胸胸部 X 线检查示胸膜腔严重积气，患侧肺完全萎缩，伴有纵隔和皮下气肿（不选 D）。开放性气胸胸部 X 线检查示患侧肺明显萎缩，患侧胸壁大量积气，气管、心脏及纵隔明显移位（不选 E）。

37. D 慢性盆腔炎的主要病理改变为组织破坏、广泛粘连、增生及瘢痕形成，导致输卵管阻塞、增粗、积水或输卵管卵巢肿块、囊肿。盆腔结缔组织病变广泛，可使子宫固定而形成“冰冻骨盆”。其主要病变部位是子宫旁结缔组织、输卵管及卵巢。

38. C 清创时间越早越好，伤后 6~8 小时内是清创的最佳时间，一般都可达到一期愈合。

39. E 肺结核的全身症状以发热最常见，多为午后低热；部分患者可有乏力、食欲减退、盗汗和体重下降等全身中毒症状；继发型肺结核好发于上叶尖后段，故于肩胛间区或锁骨上、下区闻及细湿啰音有较大诊断价值。痰结核分枝杆菌检查是确诊肺结核的主要方法，也是制订化疗方案和考核治疗效果的主要依据。

40. E 动脉造影可以明确患肢动脉阻塞的部位、程度、范围及侧支循环建立情况，患肢中、小动脉多节段狭窄或闭塞是本病的典型征象（选 E）。其他帮助明确诊断的检查包括多普勒超声检查、CTA 等。肢体抬高试验可判断肢体是否有供血障碍，但并不能明确诊断血栓闭塞性脉管炎（不选 A）。

41. A 库欣（Cushing）综合征的主要临床表现有高血压、继发性糖尿病、向心性肥胖、肌肉萎缩、多毛、性功能障碍、紫纹、满月脸、骨质疏松、痤疮和色素沉着、水肿、头痛、伤口不愈等，血浆皮质醇增高且昼夜节律消失。

42. D 法洛四联症患儿由于长期缺氧、红细胞增加，血液黏稠度高，血液流速变慢，容易形成脑血栓。发热、出汗、吐泻时，体液量减少，加重血液浓缩，更易形成血栓。因此要注意供给充足液体，必要时可静脉输液。

43. A 外科急腹症应严格执行四禁，即禁食、禁用镇痛药、禁服泻药、禁止灌肠。诊断未明确时，禁用吗啡、哌替啶等强镇痛药，以免掩盖病情。

44. E 急性乙醇中毒一般分为兴奋期、共济失调期、昏迷期。血乙醇浓度＞ 250mg/dl 提示患者进入昏迷期，表现为面色苍白、瞳孔散大、体温下降，严重者陷入深昏迷，伴心率加快、血压下降、呼吸缓慢而有鼾声。

兴奋期血乙醇浓度 50~150mg/dl，表现为颜面潮红或苍白，多语、兴奋、情绪不稳，粗鲁言语或攻击行为。共济失调期血乙醇浓度 150~250mg/dl，表现为动作笨拙、步态不稳、语无伦次等共济失调症状。

45. D 法洛四联症患儿由于长期缺氧，指（趾）端毛细血管扩张增生，局部软组织和骨组织随之增生肥大，指（趾）末端膨大如鼓槌状。

46. B 支气管哮喘是气道的一种慢性变态反应性炎症性疾病，典型症状为发作性伴有哮鸣音的呼气性呼吸困难，实验室检查可见嗜酸性粒细胞增多，外周血变应原特异性 IgE 增高。

47. E 幽门梗阻的典型临床表现为呕吐大量宿食，伴大量黏液，不含胆汁，有腐败酸臭味（选 E）。溃疡出血轻者仅表现为排柏油样便，重者可出现呕血甚至低血容量性休克（不选 A）。穿孔典型表现为骤发刀割样剧烈腹痛（不选 B）。

48. A 1 级高血压是收缩压 140~159mmHg 和（或）舒张压 90~99mmHg。1 级高血压的治疗以促进身心休息为主（选 A），经过数周的生活方式干预后，血压仍 ≥ 140/90mmHg 时，再开始使用降压药物治疗（不选 B）。

49. C 小儿肺炎合并心力衰竭时表现为极度烦躁不安，明显发绀，呼吸突然加快 > 60 次 / 分；心率突然增快，婴儿 > 180 次 / 分，幼儿 > 160 次 / 分；心音低钝，肝大等。应给予患儿半坐卧位、吸氧。

50. C 柔红霉素可引起心肌及心脏传导损害，用药前后应监测患者心率、心律及血压，用药时缓慢静脉滴注，滴速 < 40 滴 / 分。

51. E 肺癌早期最常见的症状是咳嗽，多为刺激性干咳或少量黏液痰。血痰或咯血以中央型肺癌多见。癌肿侵及胸膜、胸壁或肋骨可导致胸痛。对于中央型肺癌，支气管镜检查加活组织病理学检查是诊断其最可靠的手段。

52. A 拟行结肠代食管手术者，术前 3~5 天口服肠道不吸收的抗生素，如甲硝唑、庆大霉素或新霉素等。

53. E 小儿支气管肺炎抗生素一般用至体温正常后 5~7 天，临床症状、体征消失后 3 天。需要注意，七轮儿科护理学 P248 关于小儿支气管肺炎抗生素的使用时间更新为：一般用药至热退且平稳、全身症状明显改善、呼吸道症状改善后 3~5 天，但考试未采用。

54. E 流行性乙型脑炎目前尚无特效抗病毒药，应采取积极的对症和支持治疗，患者高热明显时应及时控制高热，此时首选的治疗和护理措施是降温，以物理降温为主，药物降温为辅，同时降低室温。

55. D 心电图检查时，胸导联电极具体放置的位置分别为：V_1 位于胸骨右缘第 4 肋间，V_2 位于胸骨左缘第 4 肋间，V_4 位于左锁骨中线与第 5 肋间相交处，V_3 位于 V_2 与 V_4 两点连线的中点，V_5 位于左腋前线 V_4 水平处，V_6 位于左腋中线 V_4 水平处。V_5 在图中④所指示的位置。

56. D 在我国，乙型肝炎是引起肝硬化的主要原因，肝硬化使门静脉压力升高，形成侧支循环，导致食管胃底静脉曲张。若进食坚硬粗糙的食物，易导致曲张的静脉破裂出血，出现上消化道出血症状，表现为呕吐鲜红色血液、排柏油样便。

57. E 胸部叩击的患者取侧卧位或坐位（不选 B），护士五指并拢，掌心微弯曲呈空心掌状或握杯状（选 E），自下而上（不选 C），由外向内，迅速而有节律地叩击患者胸壁。避开乳房、心脏和骨突部位（不选 D）。叩击应在餐后 2 小时或餐前半小时完成，以免引发呕吐（不选 A）。

58. D 在肱骨髁内、前方有肱动脉和正中神经，肱骨髁的内侧和外侧分别有尺神经和桡神经。伸直型肱骨髁上骨折通常是近折端向前下移位，远折端向上移位，极易压迫肱动脉或刺破肱动脉。

59. D 良性前列腺增生急性尿潴留发生时应及时导尿，引流尿液。如无法插入导尿管，则行耻骨上膀胱穿刺或造口术引流尿液。

60. A 因热性惊厥患儿在今后发热时还可能发生惊厥，应指导患儿家长惊厥发作的急救处理，解释惊厥的病因和诱因，指导家长掌握预防惊厥的措施。

61. E 急性呼吸窘迫综合征（ARDS）行机械通气治疗者，气管插管对气管和食管会造成一定的损伤；年龄大且长时间未经口进食的患者，进食时易出现呛咳和误吸，拔除气管插管后应逐步恢复饮食（选 E）。进食时可抬高床头，防止误吸（不选 C）。在拔管过程中协助患者取坐位或半坐卧位，可使膈肌下降，胸腔容积扩大（不选 D）。拔管后患者可因呼吸机依赖出现撤机不耐受、因气管插管损伤出现气胸等，应嘱患者在拔管后如有胸闷、憋气等不适，及时通知医生、护士处理（不选 B）。ARDS 后呼吸功能较差，易因呼吸道分泌物排出不畅而并发肺不张，拔管后应鼓励患者深呼吸、有效咳嗽，锻炼患者呼吸功能（不选 A）。

62. C 风湿性心内膜炎患者应绝对卧床至少 4 周，重者 6~12 周，合并心力衰竭者待心功能恢复后继续卧床 3~4 周。

63. C 新生儿颅内出血主要由缺氧或产伤引起，患儿可有激惹、烦躁等意识障碍表现，脑性尖叫、前囟隆起、惊厥等颅内压增高表现；应保持病室安静（不选B），护理操作集中进行（不选A），抬高患儿头肩部15°~30°，以利于颅内静脉回流，防止病情加重（选C）。使用脱水药时控制好输液速度，先快后慢，逐渐减药，并观察脱水治疗效果（不选E）。准确记录液体出入量，为防止颅内压反跳现象，应密切观察患儿的生命体征变化（不选D）。

64. C 骨盆骨折合并腹膜后血肿患者，容易发生大出血而造成失血性休克，静脉通道宜建立在上肢或颈部，能有效纠正血容量不足。

65. D 肾绞痛表现为患侧发作性剧烈绞痛，并向下腹部、大腿内侧及会阴部放射，多伴有血尿（选D）。转移性右下腹痛是急性阑尾炎的典型症状（不选A）。肠梗阻时梗阻部位以上强烈肠蠕动，疼痛特点是阵发性绞痛（不选B）。急性腹膜炎一般为持续性剧烈腹痛（不选C）。坐骨神经痛多表现为一侧疼痛，可从下腰部向臀、下肢、足背或足外侧放射，伴有麻木感（不选E）。

66. B 约5%的重症溃疡性结肠炎患者可出现中毒性巨结肠，表现为病情急剧恶化，可出现肠型、腹部压痛、肠鸣音减弱或消失等（选B）。肠穿孔的典型表现为骤发刀割样剧烈腹痛（不选C）。溃疡性结肠炎并发肠穿孔、肠瘘或腹腔脓肿少见。

67. D 子宫内膜异位症的典型症状是下腹痛和痛经，呈继发性、进行性加重，药物治疗时最重要的是遵医嘱规范用药，注意观察药物疗效和不良反应。达那唑属于人工合成睾酮衍生物，可抑制卵巢甾体激素生成并增加雌、孕激素代谢，导致子宫内膜萎缩、闭经；不良反应主要表现有毛发增多、痤疮等，偶有肝功能损害。

68. E 地塞米松属糖皮质激素，可减轻脑水肿，有助于缓解颅内压增高。但糖皮质激素同时可通过刺激胃酸、胃蛋白酶的分泌并抑制胃黏液分泌，降低胃肠黏膜的抵抗力，诱发或加剧胃、十二指肠溃疡，甚至造成消化道出血（表现为呕血、黑便等）或穿孔，此时应停药。

69. D T管引流术后每天更换外接的引流袋和连接管，但不必每天或定时冲洗T管（选D）。平卧时引流管的位置不可高于腋中线，以免胆汁反流而致感染（不选A）。保持引流通畅，避免引流管受压、折叠、扭曲（不选B）。观察胆汁的颜色、性状和量，正常胆汁呈黄绿色、透明、无沉淀，浑浊提示有感染或结石残留（不选C）。引流管周围皮肤每天用75%乙醇消毒（不选E）。

70. B 早期倾倒综合征为胃大部切除术后远期并发症，主要由于术后大量高渗食物快速进入空肠，刺激肠道分泌多种活性物质，引起大量细胞外液渗入肠腔，使循环血量骤然减少，同时引起胃肠道功能紊乱。预防措施为少食多餐，避免过甜、过咸、过浓、过热的流质食物，宜进食低碳水化合物、高蛋白饮食，如蒸蛋等。

71. C 硫糖铝为胃黏膜保护药，应在餐前1小时或睡前嚼服（选C）。铝碳酸镁为弱碱抗酸药，可使胃内酸度降低，应在餐后1~2小时或睡前嚼服（不选A）。甲硝唑为硝咪唑类药物，不良反应以胃肠道反应为主，应在餐后半小时服用（不选B）。奥美拉唑为质子泵抑制剂，应晨起吞服或早晚各服1次，主要不良反应为头晕，用药期间应避免开车或做其他须高度集中注意力的工作（不选D）。法莫替丁为H_2受体拮抗剂，抑制胃酸分泌，应在餐中或餐后即刻服用，也可在睡前服用1天的剂量（不选E）。

72. D 慢性胃炎指多种原因引起的胃黏膜慢性炎症，分为非萎缩性（浅表性）和萎缩性。慢性萎缩性胃炎胃镜检查见胃黏膜呈颗粒状、黏膜血管显露、色泽灰暗、皱襞细小（选D）。慢性浅表性胃炎胃镜下可见红斑（点、片状或条纹）、黏膜粗糙不平、出血点或斑（不选E）。自身免疫性胃炎患者血中壁细胞抗体和内因子抗体阳性，并伴有恶性贫血（不选A）。

73. A 低血糖的诊断标准为血糖低于2.8mmol/L，表现为心悸、饥饿感、出冷汗、心率增快等。此时应补充葡萄糖来升高血糖（选A）。胰岛素是降糖药，应绝对禁止使用，以免加重病情（不选E）。

74. A 颈部蜂窝织炎多起源于口腔或面部，炎症肿胀可迅速波及咽喉部，易致喉头水肿、气管受压而阻碍通气，应严密观察患者有无呼吸困难。

75. D 婴儿每天所需液体量为150ml/kg，体重5kg的婴儿每天所需液体量为150ml/kg×5kg=750ml。婴儿每天需要热量460kJ/kg（110kcal/kg），5kg的婴儿每天需要热量为5×110=550kcal。8%糖牛乳110ml供能约460kJ（110kcal），为了提供550kcal的热量，需要的8%糖牛乳为550ml，除糖牛乳外补水量为750ml－550ml=200ml。

76. A 输注化疗药物时首选中心静脉或深静脉置管，若使用外周浅表静脉，宜选择粗直的大血管（不选B）；推注药物前，应先用生理盐水冲管（不选D）。如药液不慎溢出须立即停止注药或输液，保留针头接注射器回抽后，注入解毒药再拔针（选A）；局部涂氢化可的松，冰敷24小时（不选E）。长期治疗应制定静脉使用计划，左右臂交替使用，使损伤的静脉得以修复（不选 C）。

77. B 支气管哮喘稳定期的维持治疗是疾病长期管理的重点内容，需要制定长期规律的治疗方案，遵医嘱用药，不得自行停药或更改药物用量。

78. A 左心衰竭主要表现为不同程度的呼吸困难，特征性体征为交替脉，即脉搏一强一弱交替出现，但节律正常，这是由于心室收缩力强弱不均所致（选 A）。丝脉常见于大出血、主动脉瓣狭窄、心力衰竭、休克等患者（不选 B）。间歇脉常见于各种器质性心脏病、洋地黄中毒等患者（不选 C）。奇脉又称吸停脉，常见于急性渗出性心包炎、心脏压塞等患者（不选 D）。水冲脉常见于主动脉瓣关闭不全、先天性动脉导管未闭、甲状腺功能亢进症等患者（不选 E）。

79. D 急性糜烂出血性胃炎可由严重创伤、大手术、大面积烧伤、脑血管意外和严重脏器功能衰竭、休克、脓毒症等引起；严重应激情况下机体的代偿功能不足以维持胃黏膜微循环的正常运行，造成黏膜缺血、缺氧，上皮细胞黏液和碳酸氢盐分泌减少，局部前列腺素合成不足，导致黏膜屏障破坏和氢离子反渗，后者使黏膜内 pH 下降，进一步损伤了黏膜血管和黏膜，引起糜烂和出血。

80. B 应用呼吸兴奋药时，须注意输液速度不宜过快，以免因药物过量出现恶心、呕吐、烦躁不安、面颊潮红、肌肉颤动等表现。

81. D 儿童肠息肉主要发生于 10 岁以下，以错构瘤性幼年性息肉多见，有时可脱出肛门外。便血可因部位和出血量而表现不一，高位者大便中混有血，直肠下端者大便外附有血，直肠指诊可以触及（选 D）。直肠癌最早的症状是排便习惯改变和大便带血，好发于中老年（不选 A）。直肠脱垂的主要症状为有直肠黏膜自肛门脱出（不选 B）。肛乳头肥大属于肛裂的症状，多见于青中年人（不选 C）。内痔的主要表现为无痛性、间歇性便后出鲜血和痔块脱出（不选 E）。

82. C 患者行胸膜腔闭式引流时，水封瓶应始终保持直立，长管没入水中 3~4cm，保证胸膜腔压力在 3~4cmH_2O（七轮外科护理学 P271）。此数据在不同教材存在分歧，七轮内科护理学 P98 提到“将连接胸膜腔引流管的玻璃段一端置于水面下 1~2cm”，但考试未采用。

83. B B 超检查是诊断葡萄胎可靠、敏感的检查方法，典型超声图像为子宫大于相应妊娠周数，无妊娠囊或胎心搏动，宫腔内充满不均质密集状或短条状回声，呈“落雪状”（选 B）。血 hCG 测定是诊断葡萄胎的另一项重要辅助检查，hCG 滴度常明显高于正常妊娠周数的相应值，且在停经 8~10 周以后继续持续上升（不选 A）。

84. E 感染性心内膜炎可引起全身任何部位的动脉栓塞，常见于脑、心、脾、肺、肾、肠系膜和四肢，肺栓塞时患者表现为咳嗽、呼吸困难、咯血或胸痛。

85. D 甲状腺危象是甲状腺毒症急性加重的综合征，与甲状腺激素大量进入血液循环有关。多发生于较重甲状腺功能亢进症未予治疗或治疗不充分的患者。

86. A 肾结核最早出现的症状是尿频，是由含有结核分枝杆菌的脓尿刺激膀胱黏膜引起。

87. E 血红蛋白是反映贫血最重要的检查指标，根据血红蛋白浓度可分为轻度、中度、重度和极重度贫血（选 E）。网织红细胞计数是反映骨髓造血功能的指标（不选 C）。

88. B 基础生命支持的主要措施包括胸外按压、开放气道、人工呼吸（选 B）。高级生命支持是以基础生命支持为基础，应用辅助设备、特殊技术等建立更有效的通气和血液循环，主要措施有气管插管（不选 A）、给氧、除颤、复律（不选 C）、起搏和药物治疗（不选 D、E）等。

89. E 心肌细胞具有兴奋性（不选 A）、传导性（不选 C）、自律性（不选 B）和收缩性（不选 D）四种基本生理特性。其中，收缩性是心肌的一种机械特性；而兴奋性、自动节律性和传导性以细胞膜的生物电活动为基础，称为电生理特性。

90. B 腰椎间盘突出症多发生在脊柱活动度大、承重较大的部位，以腰 4、5 和腰 5 至骶 1 多见。

91. A 冠状动脉粥样硬化性心脏病简称冠心病，是指冠状动脉粥样硬化后造成血管腔狭窄、阻塞，导致心肌缺血、缺氧或坏死引起的心脏病，特征性表现为胸骨体上、中段之后及心前区压榨性疼痛（选 A）。急性心包炎亦可出现压榨性疼痛，但较少见（不选 B）。

92. B 营养不良多由于缺乏热量和（或）蛋白质引起的，早期表现为体重不增，以后体内脂肪逐渐消失，体重下降，身高低于正常，出现身材矮小。

93. C 胎儿肺泡Ⅱ型上皮细胞分泌的表面活性物质，能使胎肺表面张力下降，有助于预防新生儿呼吸窘迫综合征的发生；肺泡表面活性物质的主要成分为磷脂，羊水卵磷脂 / 鞘磷脂（L/S）值可用于判断胎肺的成熟度；L/S ＞ 2 提示胎儿肺成熟（选 C）。羊水中胆红素可用于判断胎儿肝脏成熟度（不选 A）。羊水中脂肪细胞含量主要反映胎儿皮脂腺成熟度（不选 B）。羊水中肌酐是肌酸的代谢产物，代表胎肾成熟度（不选 D）。

94. C　甲胎蛋白是诊断肝癌的特异性指标，是肝癌的定性检查，有助于诊断早期肝癌，广泛用于普查、诊断、判断治疗效果及预测复发（选 C）。癌胚抗原测定在结肠癌、胃癌、肺癌、乳腺癌均可增高，特异性不强（不选 A）。肝功能检查可反映肝脏损害及肝脏代谢功能状态（不选 B）。

95. E　心肌核素显像检查常用于心力衰竭的评估（选 E）。缩窄性心包炎 X 线检查多数心影轻度增大，左右心缘变直，主动脉弓小或难以辨认，上腔静脉常扩张（不选 A）。心电图常见心动过速、QRS 低电压、T 波低平或倒置，少数可见心房颤动（不选 C）。超声心动图是临床最常用的无创检测手段，典型表现为心包增厚、粘连，室间隔抖动征（不选 D）。胸部 CT 可用于评价心包受累的范围和程度、心包厚度和心包钙化等（不选 B）。

96. C　B 超检查是前置胎盘最安全、有效的首选检查，可清楚显示子宫壁、胎头、宫颈及胎盘的位置，确定前置胎盘的类型（选 C）。前置胎盘患者一般不主张采用阴道检查，阴道检查有可能扩大前置胎盘剥离面导致阴道大出血，危及生命（不选 A）。腹腔镜常用于异位妊娠的诊断和手术治疗（不选 D）。阴道后穹隆穿刺是诊断异位妊娠最简单可靠的方法（不选 B）。

97. D　前置胎盘孕妇妊娠＜ 36 周，胎儿存活、一般情况良好、阴道流血量少，无须紧急分娩者适合期待疗法，延长妊娠周数（选 D）。对于妊娠 35 周前有早产风险者，给予糖皮质激素（如地塞米松）促胎肺成熟（不选 C）。

98. E　频繁呕吐不能进食者，胃液大量丢失，可发生低钾血症。最早出现的临床表现是肌无力、腱反射减弱或消失；典型心电图改变为早期出现 ST 段降低，T 波降低、增宽或倒置，随后出现 QT 间期延长和 u 波，其中 u 波因心肌超常期延长所致，是最具特征性的心电图表现。

99. B　T 波高尖是高钾血症典型的心电图改变，因心肌 3 期复极时间和有效不应期缩短所致。低钾血症典型的心电图改变为 T 波降低、增宽或倒置，ST 段下降，QT 间期延长，出现 u 波。

100. D　针对精神障碍疾病患者的护理，睡前避免过度兴奋，如过度运动、游戏、聊天或与其讨论重要问题（选 D）；避免在睡前饮用咖啡、浓茶等（不选 B）；睡前应排尿（不选 C）；鼓励患者白天行适当体育锻炼（不选 A）；创造良好睡眠条件，消除环境中的不良刺激（不选 E）。

101. D　精神分裂症康复期应安排适当的康复活动和生活技能训练。如书法绘画、文艺体育活动、手工制作、炊事作业及外出郊游、购物等，为患者回归社会打下基础。

102. B　慢性肾小球肾炎水肿明显者应给予低盐饮食，以免加重水、钠潴留。大量蛋白尿、低白蛋白血症（血浆白蛋白＜ 30g/L）者，应给予正常量优质蛋白饮食。

103. C　慢性肾小球肾炎患者出院后应注意休息和睡眠，适度运动，避免体力活动、受凉，预防感染。

104. C　急性心肌梗死表现为突发的胸骨后及心前区疼痛，胸痛常为压迫、发闷或紧缩性，可达数小时或更长，常伴烦躁不安、出汗、恐惧、胸闷或有濒死感。心电图检查是急性心肌梗死最有意义的辅助检查，既可诊断又可定位，特征性改变为出现宽而深的 Q 波（病理性 Q 波），ST 段弓背向上抬高，T 波倒置。应力争在患者入院 10 分钟内完成首份心电图。

105. E　急性心肌梗死患者应绝对卧床休息，减少不必要的辅助检查，以免加重心脏负担导致患者猝死。胸部 X 线检查需要搬动患者，可能造成危险。

106. B　破伤风的典型症状是肌紧张性收缩及阵发性强烈痉挛，呼吸肌和膈肌持续痉挛可致呼吸骤停甚至窒息，是破伤风患者常见的死亡原因。

107. D　安置患者于单人隔离病室，保持室内安静（不选 A），限制探视（不选 E），尽量减少搬动患者，避免光、声、寒冷及精神等各类刺激（不选 C）。医护人员的治疗和护理操作尽量集中，多在应用镇静药 30 分钟内进行（不选 B）。无法咳痰或有窒息危险者，尽早行气管切开（选 D）。

108. D　子宫肌瘤最常见的症状是月经改变，表现为经量增多及经期延长。当肌瘤增大使子宫超过妊娠 3 个月大小时，可从腹部触及肿块，不规则或均匀增大，质硬。

109. E　子宫肌瘤患者应给予高蛋白、高热量、高维生素、含铁丰富的食物（不选 C）；阴道流血较多者，严密观察生命体征，遵医嘱给予止血药，也可口服补血制剂，如右旋糖酐铁（不选 A、D）；无其他危急情况者，适当休息即可，无须绝对卧床休息（选 E）。帮助患者及家属正确认识疾病，消除患者不必要的担忧（不选 B）。

110. C 地高辛属洋地黄类药物，洋地黄中毒最重要的表现为各类心律失常，最常见为室性期前收缩二联律，也可表现为房室传导阻滞或窦性心动过缓，心率或脉搏＜60次/分;神经系统反应主要表现为头痛、头晕、视物模糊、黄视、绿视。胃肠道反应出现食欲减退、恶心、呕吐等表现。

111. E 一旦发现洋地黄中毒，应立即停用洋地黄类药物，严格卧床，取半坐卧位，同时停用排钾利尿药，积极补钾，快速纠正心律失常。

112. B 小脑幕切迹疝又称为颞叶钩回疝，主要表现为一侧瞳孔进行性散大，脑疝初期由于患侧动眼神经受刺激致患侧瞳孔缩小，随着脑疝进行性恶化，动眼神经麻痹致患侧瞳孔散大，直接、间接对光反射消失（选B）。枕骨大孔疝表现为瞳孔可忽大忽小（不选C）。

113. D 根据格拉斯哥昏迷评分（GCS）法，呼唤能睁眼为3分，回答问题胡言乱语3分，对疼痛能定位为5分，总分11分。

114. A 颅脑损伤患者慎用镇痛、镇静药，以免影响病情观察（选A）。发生躁动时，应及时查明原因并消除（不选B）;避免盲目强制性约束，防止患者挣扎导致颅内压增高（不选C）。勤剪指甲，以防抓伤（不选D）。做好引流管护理，防止脱出（不选E）。

115. B 根据咯血量不同可分为痰中带血、小量咯血、中等量咯血和大量咯血。24小时咯血量在100ml以内为小量咯血，100~500ml为中等量咯血，500ml以上或1次咯血300ml以上为大量咯血。

116. E 大咯血者暂禁食（选E）。小量咯血者或大咯血停止后宜进少量温凉、流质饮食（不选B）。多饮水、多食富含纤维素的食物，保持大便通畅，避免排便时腹压增大而引起再度咯血。

117. D 呼吸衰竭由于缺氧和CO_2潴留可表现为呼吸困难、心率增快、烦躁不安、抽搐等。临床上常以动脉血气分析结果作为诊断呼吸衰竭的重要依据，单纯$PaO_2 < 60mmHg$为Ⅰ型呼吸衰竭，若伴$PaCO_2 > 50mmHg$为Ⅱ型呼吸衰竭。

118. C CO_2潴留严重的患者，其呼吸中枢的化学感受器对CO_2的刺激作用产生适应，呼吸主要靠低氧对外周化学感受器的刺激来维持；若吸入高浓度氧，会解除低氧对外周化学感受器的刺激，抑制呼吸，加重CO_2潴留。轻度的CO_2增加可出现烦躁、昼眠夜醒等兴奋症状，严重时可出现神志淡漠、抽搐、昏迷等肺性脑病的表现。

119. E 足月儿是指胎龄≥37周并＜42周的新生儿（选E）。早产儿是指胎龄＜37周的新生儿（不选D）。极低出生体重儿是出生体重＜1500g的新生儿（不选B）。

120. C 新生儿出生后应加强体温监测，注意保暖（不选B）。足月儿可与母亲在一起行“袋鼠式护理”；早产儿、尤其是体重＜2000g或低体温者，应置于温箱中，并根据胎龄、出生体重、出生后日龄选择中性环境温度（选C）。出生后半小时内抱至母亲处给予吸吮，按需哺乳（不选E）。做好预防接种，出生时接种卡介苗，24小时内接种乙肝疫苗（不选A）。接触新生儿前后均应洗手，护理时严格执行无菌操作，预防感染（不选D）。

答案与解析 · 模拟试卷二

专业实务

1. D　甲状腺功能亢进症的病因以 Graves 病最常见，属自身免疫性甲状腺疾病（选 D），有遗传倾向。感染（不选 A）、碘摄入量过多（不选 B）、性激素（不选 E）、应激、精神刺激（不选 C）、锂剂等因素对本病有促发作用。

2. D　氨中毒的主要机制是通过多方面干扰脑功能：干扰脑细胞的三羧酸循环，使脑细胞能量供应不足；增加脑对中性氨基酸的摄取，这些物质可抑制脑功能；增加谷氨酰胺的合成，导致脑水肿；直接干扰神经的电活动等。

3. B　外文缩写 bid，中文译意是每天 2 次，给药时间是每天 8am、4pm。

4. E　心脏后负荷也称压力负荷。左心室后负荷过重主要见于引起左心室收缩期射血阻力增加的疾病，如原发性高血压、主动脉瓣狭窄等（选 E）。肺动脉高压和肺动脉瓣狭窄可导致右心室后负荷过重（不选 B）。心脏瓣膜关闭不全和分流型先天性心脏病可导致心脏前负荷（容量负荷）加重（不选 C、D）。二尖瓣狭窄可导致左心室舒张充盈受限，前负荷不足（不选 A）。

5. A　慢性阻塞性肺疾病（COPD）的病因包括个体因素和环境因素。吸烟是最重要的环境发病因素（选 A），环境因素还包括呼吸道感染（不选 D）、大气污染（不选 C）、职业粉尘和化学物质（不选 B）、气候因素等。个体因素有遗传因素（α_1- 抗胰蛋白酶缺乏）、免疫功能紊乱、气道高反应性、年龄增大等（不选 E）。

6. B　护理高热患者时，应观察生命体征，定时测体温，每 4 小时测量 1 次，待体温恢复正常 3 天后，改为每天 1~2 次。注意发热类型、程度及经过，及时注意呼吸、脉搏和血压的变化。

7. C　非语言沟通是不以语言为载体，而以人的仪表、服饰、行为、表情、空间、时间等非语言信息为载体信息传递的沟通方式。非语言沟通的技巧主要包括目光接触、面部表情（不选 E）、身体动作或姿势（不选 A）、触摸（不选 D）、保持适当的空间距离等。沉默是一种超越语言的沟通方式，也是一种特殊的沟通技巧（不选 B）。倾诉属于语言性沟通（选 C）。

8. D　个案护理的特点是护士负责完成患者全部护理活动且能全面掌握患者情况，责任明确；能及时满足患者的各种护理需要并建立良好的护患关系（选 D）；同时在工作中可以充分发挥护士的才能，体现个人才华。但此方法耗费人力（不选 A），且只能实现在班负责，不能实施连续性护理（不选 B、C）。

9. E　人际距离可分为亲密距离，即＜ 0.5m（不选 A）；个人距离，即 0.5~1.0m（不选 B）；社交距离，即 1.1~4.0m；公共距离，即＞ 4.0m（选 E）。公共距离适用于做报告、演讲和上课等。

10. C　人际沟通的基本要素包括信息环境（背景）、信息发出者、信息、途径（沟通渠道）、信息接收者、反馈。

11. B　骨肉瘤是最常见的原发性恶性骨肿瘤，其主要的转移途径为血行转移，以肺转移多见。

12. A　感染性心内膜炎应用抗生素的治疗原则是在病原菌尚不明确时，早期、联合、大剂量、长疗程、经静脉途径应用广谱、杀菌性抗生素，不可等待病原菌明确后再用药。已确定病原菌后，根据致病微生物对药物的敏感性更换药物。

13. C　护理程序并非临床护理工作的简化形式（选 C），而是以人的健康为中心的一种工作方式，建立在人、环境、健康、护理这四个基本概念之上（不选 A）。护理程序也是一种科学、系统地认识问题、分析问题和解决问题的思维方式和工作方法（不选 D）；是以促进和恢复护理对象的健康为目标的一系列有目的、有计划的护理活动，通过对护理对象行主动、全面的整体护理，使其达到最佳健康状态（不选 B）。护理程序还是一个综合的、动态的，具有决策和反馈功能的过程（不选 E）。

14. E　热水袋使用时一般成人水温为 60~70℃，昏迷、瘫痪、末梢循环不良、婴幼儿和老年患者、局部感觉障碍者对热的敏感性差，水温宜低于 50℃，以免烫伤（选 E）。灌水至 1/2~2/3 满，炎症部位热敷时灌水 1/3 满，以免压力过大，引起疼痛（不选 B）。将热水袋装入布套，可避免热水袋与患者皮肤直接接触，增进舒适（不选 C）。用热时间不超过 30 分钟，以防发生继发效应（不选 D）。足底置热水袋，可引起反射性的表皮血管扩张，帮助散热（不选 A）。

15. A 护士执业，应当遵守法律、法规、规章和诊疗技术规范的规定对患者进行临床护理，履行对患者、患者家属以及社会的义务。维护患者的利益是护士义不容辞的责任，护士应给予高度重视，主动维护患者的合法权益。

16. E 影响护理管理者与护士关系的主要原因是由于双方角度不同，各自在要求和期望值上常产生较大的差异。作为护理工作的领导者，护理管理者希望护士能处理好家庭与工作的关系，希望护士能服从管理。作为护理工作的具体实施者，护士希望护理管理者能关心、理解下属。

17. B 支气管哮喘缓解性药物可通过迅速解除支气管痉挛而缓解哮喘症状，包括短效 β_2 受体激动剂、短效吸入型抗胆碱药、短效茶碱、短期使用糖皮质激素等。沙丁胺醇属短效 β_2 受体激动剂，可兴奋气道 β_2 受体而松弛支气管平滑肌（选 B）。氨茶碱属于茶碱类药物，可通过抑制磷酸二酯酶、阻断腺苷受体等松弛支气管平滑肌（不选 A）。异丙托溴铵属抗胆碱药，可与气道平滑肌上的 M_3 受体结合，松弛支气管平滑肌（不选 C）。色甘酸钠属于抗变态反应药，可稳定肥大细胞膜，抑制过敏反应介质释放（不选 D）。甲泼尼龙属于糖皮质激素，可抑制气道变应性炎症，降低气道的高反应性（不选 E）。

18. E 患者的权利主要包括基本医疗权、隐私权（不选 D）、知情权（不选 A、B）、公平权（不选 C）、参与治疗权等。采取何种治疗方案应由医护人员根据其病情决定，不应由患者干涉。

19. D 青霉素血清病性反应一般于用药后 7~12 天发生症状，临床表现和血清病相似，有发热、关节肿痛、皮肤瘙痒、荨麻疹、全身淋巴结肿大、腹痛等表现。

20. B 火邪、燥邪、暑邪三者共同的致病特点为伤津。火易耗伤津液；燥性干涩，易伤津液；暑性升散，扰神耗气伤津。

21. D 感染性休克常继发于革兰阴性杆菌为主的感染，如急性腹膜炎，因细菌所释放的内毒素是重要的致病因子，又称内毒素性休克。感染灶中的病原体及其释放的各种毒素均可刺激单核 - 巨噬细胞、中性粒细胞、肥大细胞等表达释放大量的炎症介质，促进休克的发生、发展。其中某些细胞因子和血管活性物质可增加毛细血管通透性，使大量血浆外渗，导致血容量减少；或引起血管扩张，使血管床容量增加，导致有效循环血容量相对不足。

22. B 急性呼吸窘迫综合征（ARDS）以呼吸窘迫、顽固性低氧血症和呼吸衰竭为特征（不选 C）。早期无明显异常体征，或仅闻及少量细湿啰音（不选 A）。氧合指数（PaO_2/FiO_2）≤ 300mmHg 是 ARDS 诊断的必备条件（不选 E）。迅速纠正缺氧是抢救 ARDS 最重要的措施（不选 D）。一般需要高浓度（> 50%）、高流量面罩给氧，使 PaO_2 ≥ 60mmHg 或 SaO_2 ≥ 90%。氧浓度与氧流量的换算法：吸氧浓度（%）=21 + 4× 氧流量（L/min），即氧流量 =（50 − 21）/4 =7.25L/min（选 B）。

23. E 链霉素对巨噬细胞外碱性环境中的结核分枝杆菌有杀菌作用，其主要不良反应为耳毒性、肾毒性等。

24. A 尿频、尿急、尿痛为膀胱刺激征的主要表现，常见于尿路感染（选 A）。糖尿病肾病表现为不同程度的蛋白尿及肾功能进行性减退、高血压、动脉粥样硬化等（不选 B）。急性肾小球肾炎表现为血尿、蛋白尿、水肿和高血压（不选 C）。肾病综合征表现为大量蛋白尿、低白蛋白血症、水肿、高脂血症等（不选 D）。膀胱结石的典型症状为排尿突然中断、排尿疼痛伴血尿（不选 E）。

25. D 在我国，大肠癌以直肠癌最多见，其次为乙状结肠癌。图中：①回肠；②横结肠；③降结肠；④直肠；⑤乙状结肠。

26. E 碘酊适用于手术部位、注射和穿刺部位皮肤消毒。碘酊含乙醇，有刺激性，不可用于面部、会阴部、供皮区、手术切口或伤口等。

27. A 《护士条例》规定，护士执业，应当经执业注册取得护士执业证书。医疗卫生机构不得允许下列人员在本机构从事诊疗技术规范规定的护理活动：未取得护士执业证书的人员；未依照本条例规定办理执业地点变更手续的护士；护士执业注册有效期届满未延续执业注册的护士。

28. B 护士与医生的关系简称医护关系，是医疗关系中最重要的组成部分，基本原则是患者第一和尊重他人。医护之间应相互尊重，保持平等合作的良好关系。

29. A 流行性乙型脑炎通过蚊虫叮咬传播，三带喙库蚊是主要的传播媒介。

30. A 美托洛尔属 β 受体阻滞剂，其降压的机制是抑制心肌收缩力、减慢心率、抑制肾素释放、抑制交感神经系统活性而降低血压。九轮内科学 P253 关于 β 受体阻滞剂降压的机制表述为：通过抑制中枢和周围肾素 - 血管紧张素 - 醛固酮系统，抑制心肌收缩力和减慢心率而发挥降压作用。七轮内科护理学 P203 表述为：主要通过抑制过度激活的交感神经活性、抑制心肌收缩力、减慢心率发挥降压作用。即 β 受体阻滞剂在治疗高血压的机制中，各个版本的教科书均将抑制心肌收缩力放在前，减慢心率放在其次。

31. B 压疮发生的原因有局部组织持续受压、局部潮湿或排泄物刺激、机体营养不良、矫形器械使用不当等。其中，矫形器械如石膏内部出现不平整或有渣屑是骨折患者出现压疮最可能的原因。

32. D 《传染病防治法》规定，医疗机构发现甲类传染病（鼠疫、霍乱）时，应及时采取下列措施：对患者、病原携带者予以隔离治疗（不选 A），隔离期限根据医学检查结果确定（选 D）；对医疗机构内的患者、病原携带者、疑似患者的密切接触者，在指定场所医学观察和采取其他必要的预防措施（不选 B）。拒绝隔离治疗或者隔离期未满擅自脱离隔离治疗的，可以由公安机关协助医疗机构采取强制隔离治疗措施（不选 C）。隔离期间，被隔离人员有工作单位的，所在单位不得停止支付其隔离期间的工作报酬（不选 E）。

33. C 管理层次是组织结构中纵向管理系统所划分的等级数量。一般情况下，组织越大层次越多，但从高层领导到基层领导以 2~4 个层次为宜。护理部主任—科护士长—病区护士长是三级负责制的半垂直管理。

34. E 滴虫阴道炎的典型表现是大量稀薄泡沫状的阴道分泌物及外阴瘙痒，合并尿道感染可有尿频、尿痛，偶见血尿。甲硝唑具有强大的抗厌氧菌和抗原虫的作用，是治疗滴虫阴道炎的首选药。

35. B 溃疡性结肠炎的病变主要位于直肠和乙状结肠，即图中②；可逆行向近段发展，扩展至降结肠和横结肠，累及全结肠，甚至回肠末段。图中：①阑尾；③降结肠；④横结肠；⑤升结肠。

36. B 甾体激素避孕药的不良反应包括类早孕反应、闭经、不规则阴道流血、体重和皮肤变化等。口服避孕药可出现闭经，若连续停经 3 个月，应停药观察。

37. E IM 的中文译意为肌内注射；q6h 为每 6 小时 1 次；prn 为长期备用医嘱，有效时间在 24 小时以上，必要时用，两次执行之间有时间间隔。

38. A 原发免疫性血小板减少症患者易反复发生皮肤、口腔黏膜出血，且出血时间延长，口腔护理时应特别注意动作轻柔，勿损伤黏膜和牙龈，避免加重局部出血。

39. B 《中华人民共和国侵权责任法》规定，因药品、消毒药剂、医疗器械的缺陷，或者输入不合格的血液造成患者损害的，患者可以向生产者或者血液提供机构请求赔偿，也可以向医疗机构请求赔偿。患者向医疗机构请求赔偿的，医疗机构赔偿后，有权向负有责任的生产者或者血液提供机构追偿。

40. E 肠扭转为闭袢性肠梗阻，可在短时期内发生肠绞窄、坏死，若不能及时正确处理，死亡率较高。应立即采取手术治疗，解除肠梗阻，恢复肠管血液循环（选 E）。非手术治疗适用于单纯性粘连性肠梗阻、麻痹性或痉挛性肠梗阻，具体措施包括禁食、胃肠减压（不选 D），纠正水、电解质紊乱及酸碱平衡紊乱（不选 C），应用抗生素防治腹腔感染，酌情应用解痉、镇痛、镇静药物等（不选 A、B）。

41. C 发生青霉素过敏性休克是因为患者体内有大量的特异性抗体。青霉素本身不具有抗原性，其降解物是一种半抗原，与人体组织蛋白或多肽分子结合形成全抗原，有些个体在此作用下能产生相当量的 IgE 类抗体。IgE 黏附在皮肤、声带、支气管黏膜等组织的肥大细胞和嗜酸性粒细胞表面，使机体处于致敏状态。当机体再次接触该抗原时，抗原与大量特异性抗体 IgE 结合，致细胞破裂，释放出组胺等多种血管活性物质，引起平滑肌痉挛、毛细血管扩张及通透性增加、腺体分泌增多等变态反应，导致荨麻疹、哮喘、喉头水肿及休克等表现。

42. E 鹅口疮为白假丝酵母菌感染所致，多见于新生儿和婴幼儿，表现为口腔黏膜表面覆盖白色乳凝块样物，不易拭去。

43. A 外文缩写 qid 的含义为每天 4 次（选 A）。tid 的含义为每天 3 次（不选 B）。bid 的含义为每天 2 次（不选 C）。qd 的含义为每天 1 次（不选 D）。q4h 的含义为每 4 小时 1 次（不选 E）。

44. B ORS 即口服补液盐，一般用于小儿轻、中度脱水无明显呕吐者的补液（选 B）。消化性溃疡的常用药物有质子泵抑制剂，抑制胃酸分泌，如奥美拉唑、艾司奥美拉唑（不选 A）；铋剂，形成胃黏膜保护屏障，兼有抗幽门螺杆菌（Hp）的作用，如胶体果胶铋、枸橼酸铋钾（不选 C）；抗生素常用的有克拉霉素、阿莫西林、甲硝唑等，可用于根除 Hp（不选 D、E）；还有 H_2 受体拮抗剂、胃黏膜保护药、促胃动力药等。

45. B 在胎盘娩出后，宫底在脐下 1 横指，产后第 1 天稍上升平脐，以后每天下降 1~2cm，产后 10 天降入骨盆腔内，腹部检查无法触及宫底。图中：①为脐上 3 横指；②为脐下 1 横指；④为脐耻之间；⑤为耻骨联合上 2~3 横指。

46. D 热水坐浴时应注意坐浴前排空大小便（不选

B)；水温调节为40~45℃（选D），坐浴时间为15~20分钟（不选E）。坐浴时随时观察患者反应，倾听患者主述，如有异常应停止坐浴（不选C）；坐浴盆、溶液及用物必须处于无菌状态，坐浴后用无菌技术处理伤口（不选A）。

47. D 枸橼酸钠是血液制品常用的抗凝药，可与血液中的游离钙结合，使血钙下降，导致神经肌肉兴奋性增高，凝血功能障碍、心肌收缩无力等。临床表现为手足抽搐、出血倾向、心律失常，严重时可出现心室颤动、心力衰竭等。

48. B 一级护理适用于病情趋向稳定的重症患者；手术后或治疗期间需要严格卧床的患者；生活完全不能自理，且病情不稳定的患者；或部分自理，但病情随时可能发生变化的患者。如各种大手术后、休克、大出血、昏迷、高热、肝肾衰竭及早产儿等。

49. A 支被架主要用于肢体瘫痪或极度衰弱的患者，防止盖被压迫肢体而造成不舒适或足下垂甚至压疮等并发症，也可用于烧伤患者采用暴露疗法需要保暖时。

50. A 口服硫酸镁清洁肠道要求检查前3天进半流质饮食，每晚口服50%硫酸镁10~30ml；检查前1天进流质饮食，并于下午口服25%硫酸镁200ml后再口服温开水1000ml。口服甘露醇清洁肠道要求检查前3天进半流质饮食；检查前1天进流质饮食，并于下午服用20%甘露醇500ml＋5%葡萄糖1000ml。

51. E 专业护士的角色包括护理者、计划者、管理者、教育者等。护理者指护士应用自己的专业知识及技能满足患者在患病过程中的生理、心理等方面的需要（选E）。研究者指护士实施护理科研，以检验成果，促进护理专业的发展和提高护理质量（不选B）。教育者指护士应对患者行健康教育；护士也承担学校教学和医院的带教任务（不选D）。

52. A 患者担心手术风险，感到恐惧，此时护士应尽可能全面掌握患者的基本情况，理解患者所说的信息（语言的和非语言的）和情感，分析目前的病情，给予建议，向患者强调治疗的重要性（不选E），做好心理护理（不选B）；介绍成功的病例（不选C），与家属一起劝导等（不选D）。任何手术都存在风险，不能对患者保证，以免产生医疗纠纷（选A）。

53. A 脑力劳动者因工作压力大，可能导致高级神经中枢功能失调，神经递质浓度与活性异常，交感神经系统活性亢进，血浆儿茶酚胺浓度升高，阻力小动脉收缩增强而导致高血压。

54. D 卡介苗为非特异性免疫增强药，具有免疫佐剂作用，可增强抗原的免疫原性，加速诱导免疫应答反应，增强体液免疫反应。可用于恶性黑色素瘤、肺癌、急性白血病等肿瘤的辅助治疗，也可用于膀胱癌术后灌洗。

55. E 新九分法估计成人烧伤面积为3%、3%、3%（头、面、颈），5%、6%、7%（双手、双前臂、双上臂），5%、7%、13%、21%（双臀、双足、双小腿、双大腿），13%、13%、1%（躯干前、躯干后、会阴）。图中所示患者左手及左前臂烫伤，烧伤面积为（5%＋6%）/2=5.5%。

56. B 病区值班护士接到住院处通知后，立即根据患者病情需要准备床单位（选B，不选A、E）。急、危重患者如循环功能失代偿、严重创伤、大手术、严重水电解质紊乱和酸碱平衡失调等，需要严密监测呼吸功能的患者应安置在监护室（不选C）。传染病患者及疑似者应安排在隔离病室（不选D）。

57. D 急性心肌梗死患者并发心室颤动，首先采用直流非同步电除颤（选D）。直流同步电复律适用于心室颤动和心室扑动以外的快速心律失常，如室性心动过速、持续性心房颤动等（不选E）。

58. A 测量血压时，患者直视血压计易引起精神紧张焦虑，导致测量值偏高，应尽量避免（选A）。测血压时血压计应与肱动脉和心脏位于同一水平，坐位时手臂平第4肋软骨，仰卧位肱动脉平腋中线，护士读取数值时视线与汞柱弯月面保持在同一水平。测血压后与原基础血压对照，向患者、家属做好解释（不选B）。健康的生活方式在任何时候、对任何高血压患者都是有效的治疗方法，应指导高血压患者保持稳定乐观的情绪，改变不良生活方式（不选C）。情绪可影响血压的测定，通常情绪高涨时测得血压可偏高，此时应保持镇静，重新测量，以获得最客观的血压指标（不选D、E）。

59. B Ⅱ型呼吸衰竭是指缺氧伴CO_2潴留，即PaO_2＜60mmHg且$PaCO_2$＞50mmHg，应给予持续低流量、低浓度吸氧，避免高浓度吸氧而抑制呼吸、加重CO_2潴留。

60. E 患者缺乏医学知识，与护士之间出现知识不对称，影响护患沟通。护士应向其解释抽血检查的意义和重要性，多次抽血检查有利于病情观察与判断及确定进一步的治疗措施。

61. B 地高辛属洋地黄类药物，洋地黄类药物的治疗量与中毒剂量接近，易发生中毒。心脏反应是洋地黄类药物最严重、最危险的不良反应，因其可抑制窦房结、降低其自律性而发生窦性心动过缓，有时可使心率降至 60 次 / 分以下，是停药的指征之一，在应用地高辛时严密监测脉搏。

62. E 铜绿假单胞菌感染是外科的特殊感染，可通过伤口分泌物的接触传播。患者使用过的衣服、被单及医疗器械均应严格消毒，污染敷料装袋、标记后焚烧。

63. A 20% 甘露醇或 25% 山梨醇脱水治疗时，每次 200~250ml，快速（15~30 分钟）静脉滴注，脱水药物输液速度的控制，对脱水效果有重要影响。

64. D 网织红细胞是晚幼红细胞脱核后的红细胞阶段，其持续时间较短，正常情况下外周血网织红细胞只占 0.005~0.015；当骨髓造血功能增强时，大量网织红细胞释放入血，血液中网织红细胞可达 0.30~0.50，故临床常通过外周血网织红细胞计数了解骨髓造血功能的盛衰。

65. C 沉默有时更能表达对患者的关心与同情，患者哭泣时，护士应默默陪伴给予安慰，给予宣泄的时间，使其冷静下来。

66. B 为高热患者降温时，冰袋置于前额或头顶（选 B），冰囊置于体表大血管分布处，如腋下、腹股沟。禁冷疗部位包括枕后、耳廓、阴囊处、心前区、腹部（不选 D）、足底（不选 C）。冰袋冷疗后 30 分钟测量体温并记录（不选 E）。高热患者应多饮水，饮水量不少于 2500~3000ml/d，补充高热时消耗的大量水分，但不属于物理降温措施（不选 A）。

67. C 敌敌畏中毒洗胃可用 2%~4% 碳酸氢钠溶液、1% 盐水或 1∶15 000~1∶20 000 高锰酸钾溶液，首选 2%~4% 碳酸氢钠溶液。

68. E 磺胺类药主要从肾脏以原形药、乙酰化物、葡萄糖醛酸结合物 3 种形式排泄。原形药及乙酰化物在碱性尿液中溶解度高，在尿少时或酸性尿液中易结晶析出，结晶物可造成肾损害。应同服等量碳酸氢钠碱化尿液，以增加磺胺药及乙酰化物的溶解度，并适当增加饮水量，保证每天尿量不少于 1500ml，减少结晶析出。

69. B 年轻、未婚的甲状腺功能亢进症患者首选咪唑类抗甲状腺药物（甲巯咪唑）治疗，其作用机制为通过抑制甲状腺内过氧化物酶系及碘离子转化为新生态碘或活性碘，从而阻断甲状腺激素的合成，伴有明显心悸者可给予普萘洛尔。因甲巯咪唑可致胎儿皮肤发育不良，妊娠期（1~3 个月）甲亢患者应首选丙硫氧嘧啶。

70. C 肺炎链球菌肺炎的典型表现是咳铁锈色痰（选 C）。铜绿假单胞菌感染可见翠绿色痰（不选 B）。肺炎衣原体肺炎可见脓性痰（不选 D）。肺炎支原体肺炎可见白色或血丝痰（不选 E）。

71. C 心脏骤停时病情危急，家属在旁情绪激动可能会影响医护人员实施抢救。患者家属有紧张、焦虑和不理解的情绪时，护士应给予家属理解和同情。但不能使用保证性语言给予其暂时的心理安慰，否则一旦出现与保证不符的结果时，家属将更加难以接受。

72. D 未明确诊断的急性腹痛不能给予热水袋镇痛；热疗虽能减轻疼痛，但易掩盖病情真相，耽误诊断和治疗，有引发腹膜炎的危险。

73. C 精神分裂症患者通常会有言语性幻听和被害妄想。应耐心倾听患者诉说，尽量满足患者合理要求（选 C），不要引导患者重复病史回忆，避免在患者面前低声交谈（不选 A、B、D）。在症状活跃期，应将患者安置在重症监护室并专人护理，随时观察其情绪变化，以防自伤或自杀（不选 E）。

74. C 脂肪食物可促进胆汁分泌。慢性胆囊炎的患者胆汁分泌障碍，脂肪消化吸收也受到影响，应给予低脂饮食，以减轻腹胀、腹痛等不适。

75. A 二尖瓣狭窄特征性的杂音为心尖区舒张中晚期低调的隆隆样杂音，出现肺动脉高压时，肺动脉瓣区第二心音（P_2）亢进；病情严重可进展为急性心力衰竭，患者呈端坐呼吸，咳粉红色泡沫痰。急性心力衰竭的治疗原则为镇静、利尿、强心、扩血管。强心常选用毛花苷丙（选 A）。还可使用氨茶碱解除支气管痉挛，改善呼吸困难（不选 C）。螺内酯为醛固酮受体拮抗剂，同时也是保钾利尿药，是慢性心力衰竭、肝硬化腹水的常用药，利尿作用弱，不用于急性心力衰竭的治疗（不选 B）。美托洛尔属 β 受体阻滞剂，可用于治疗慢性心力衰竭、心律失常、原发性高血压等多种疾病，但不能用于急性心力衰竭的治疗（不选 E）。酚磺乙胺为止血药（不选 D）。

76. E 医院感染是指在医疗机构发生的与诊疗护理活动相依并存的一类特殊的感染。发生医院感染不仅制约医疗护理质量的提升，而且威胁医院人群的健康和生命安全，因此必须健全医院感染管理机构和制度，建立和完善医院感染监测网络，建立健全医院感染暴发应急处置预案，做好医院感染的预防、日常管理和处置。

77. D 提问方式包括封闭式与开放式两种方法。封闭式提问是将患者的应答限制在特定范围内的提问，患者回答问题的选择性很小，只要求回答“是”或“不是”，“有”或“没有”，特别适用于收集患者资料（选

D）。开放式提问的问题范围较广，不限制患者的回答，常以“为什么”“能否”等为提问词语（不选 C）。

78. B 纤维素多存在于蔬菜、水果、粗粮等食物中，有通便的作用（选 B）。碳水化合物的主要作用为供给热能（不选 A）。维生素 C 有促进铁吸收和利用，防治维生素 C 缺乏病等生理作用（不选 C）。胡萝卜素进入人体后部分转化为维生素 A，有保护夜视功能、增强机体免疫力、促进生长的作用（不选 D）。便秘患者多饮水，液体摄入量≥ 2000ml/d，促进胃肠蠕动，刺激排便反射（不选 E）。

79. E 采集尿培养标本须留取中段尿 5~10ml，置于无菌容器内送检。危重、昏迷或尿潴留患者可通过导尿术留取。题干未提示患者有危重、昏迷或尿潴留，原则上无须导尿术留取尿培养标本，在患者膀胱充盈时留取中段尿即可，但从最佳答案单选题角度本题选 E。

80. A 脑出血多见于 50 岁以上有高血压病史者，多在活动中或情绪激动时突然发病，有肢体瘫痪、失语等局灶定位症状和颅内压增高表现，意识障碍出现迅速，发病后血压多有明显升高。头颅 CT 检查是确诊脑出血的首选检查方法，对急性脑出血定位准确，表现为高密度影区（选 A）。脑血管造影是确诊病因最有价值和最具定位意义的检查（不选 E）。血生化、脑电图、X 线检查对诊断脑出血参考价值不大（不选 B、C、D）。

81. B 慢性阻塞性肺疾病患者可因缺乏无创呼吸机的知识而产生紧张情绪，护士应向其宣教呼吸机的有关知识，讲解使用呼吸机的重要性，并给予精神上的安慰和鼓励。

82. C 葡萄胎可分为完全性葡萄胎和部分性葡萄胎，完全性葡萄胎的相关因素包括年龄＞ 35 岁或＜ 20 岁（不选 A）；营养状况，如缺乏动物脂肪、维生素 A 等（不选 B、E）；既往葡萄胎史；遗传因素、地区因素等。部分性葡萄胎的相关因素包括不规则月经和口服避孕药等，与饮食和年龄无关（不选 D）。

83. A 疝环是疝内容物突向体表的门户，也称为疝门。各种疝通常以疝门部位作为命名依据，脐疝的疝环是脐环。

84. A 口服催吐法适用于清醒且能合作的患者，与胃管法相比，操作简单、痛苦小、效果迅速（选 A）。注洗器胃管洗胃法，适用于胃手术前和幽门梗阻患者的洗胃（不选 C）。自动洗胃机洗胃法适用于食物或药物中毒的患者（不选 D）。漏斗胃管洗胃法仅用于无电力供应、无自动洗胃机时（不选 B）。

85. B 治疗三叉神经痛的关键是迅速有效镇痛，药物治疗首选卡马西平；卡马西平用于抗外周神经痛，包括三叉神经痛、舌咽神经痛等，亦可作为三叉神经痛缓解后的长期预防性用药（选 B）。布洛芬主要用于风湿性关节炎、骨关节炎、强直性关节炎、滑囊炎等疼痛，也可用于痛经的治疗（不选 A）。吗啡具有强大的镇痛作用，对绝大多数急性痛和慢性痛效果良好，对持续性慢性钝痛作用大于间断性锐痛，对神经性疼痛的效果较差（不选 D）。阿司匹林有较强的解热、镇痛作用，用于头痛、牙痛、肌肉痛、痛经等（不选 E）。地西泮具有抗焦虑、镇静催眠、抗惊厥、抗癫痫等作用（不选 C）。

86. B 体温上升期的特点是产热大于散热，主要表现为疲乏无力、皮肤苍白、干燥无汗、畏寒，甚至寒战。

87. A 《中华人民共和国侵权责任法》规定，医疗机构及其医务人员应当对患者的隐私保密。泄露患者隐私或者未经患者同意公开其病历资料，造成患者损害的，应当承担侵权责任。

88. A 羊水过多的病因包括胎儿神经系统和消化道畸形，使羊水生成增加或吸收减少；多胎妊娠（选 A）；妊娠合并症；胎盘脐带病变等。羊水过少的病因包括胎儿泌尿系统畸形，少尿或无尿导致羊水过少（不选 E）；过期妊娠（不选 B）；胎儿宫内发育迟缓或母体存在妊娠期高血压疾病使胎盘血流减少等。

89. E 胰液中的消化酶主要有胰淀粉酶、胰脂肪酶、胰蛋白酶和糜蛋白酶，分别水解淀粉、脂肪和蛋白质。胰酶原在进入十二指肠后，首先在肠激酶的作用下被激活为胰蛋白酶，继而由胰蛋白酶激活其他胰酶原。

90. B 潜在污染区也称半污染区，位于清洁区与污染区之间，指有可能被患者血液、体液和病原微生物等物质污染的区域，包括医务人员的办公室、治疗室、护士站、医疗器械等的处理室、化验室、内走廊等（选 B）。清洁区包括医务人员的值班室（不选 A）、卫生间、更衣室、配餐室（不选 E）、浴室以及储物间等。污染区包括病房（不选 C）、患者卫生间及浴室、处置室、外走廊（不选 D）、污物间以及患者入院、出院处理室等。

91. C 张力性气胸患者首要处理措施是迅速排气减压。

92. C 肾病综合征首选的治疗药物是糖皮质激素，通过抑制免疫炎症反应，减少醛固酮和血管升压素分泌，影响肾小球基底膜通透性等综合作用而发挥其利尿、消除尿蛋白的疗效。

93. D　猩红热是由A组β溶血性链球菌引起的急性呼吸道传染病，首选青霉素治疗，连用5~7天，重者可加大剂量或联合使用两种抗生素（选D）。青霉素过敏者可改用红霉素（不选C）。

94. B　心主血脉、主神志（选B）；肝主疏泄、主藏血（不选A）；肾主纳气、主藏志（不选C）；脾主运化、主升清（不选D）；肺主宣降、主行水（不选E）。

95. B　做尿糖定量、尿蛋白定量检查时，为保持尿液中的化学成分不变，在倒入第1次尿后加入0.5%~1%的甲苯，在尿液表面形成薄膜，防止细菌污染。

96. D　妊娠合并心脏病继续妊娠者，应从妊娠早期开始定期产检，重点评估心功能和胎儿情况，妊娠36~38周提前住院待产，发现早期心力衰竭表现应立即住院（选D）。给予高蛋白、高维生素、低盐、低脂、富含矿物质的饮食，少食多餐，多食水果蔬菜，防止便秘增加心脏负担（不选A）。保证充分休息，每天至少10小时睡眠，取左侧卧位或半坐卧位（不选C），避免劳累和情绪激动（不选B）。注意保暖，防止上呼吸道感染，避免去人多的地方（不选E）。

97. B　妊娠合并心脏病的孕妇在第二产程胎儿娩出时，应避免屏气用力，以免腹压增高，增加心脏负担（选B）。第一产程遵医嘱适当应用镇静药，消除紧张情绪（不选A）。第二产程每10分钟监测生命体征及胎心，尽量缩短第二产程，必要时行阴道助产及新生儿急救准备，严格无菌操作。第三产程胎儿娩出后，立即腹部放置沙袋24小时，以防腹压骤减诱发心力衰竭（不选E）。产后24小时绝对卧床，取半坐卧位或左侧卧位（不选C）。发生急性心力衰竭时给予高流量氧气吸入，使肺泡内压力增高，减少肺泡内毛细血管渗出液产生（不选D）。

98. A　压疮分4期。Ⅰ期（淤血红润期）表现为红、肿、热、痛或麻木，解除压力30分钟后，皮肤颜色仍不能恢复正常（选A）。Ⅱ期（炎性浸润期）表现为受压部位呈紫红色，皮下产生硬结，表皮常有水疱，易破溃，有痛感（不选B）。Ⅲ期（浅度溃疡期）表现为表皮水疱逐渐扩大、破溃，创面有黄色液体渗出，感染后有脓液流出，浅层组织坏死，形成溃疡，患者疼痛感加剧（不选C）。Ⅳ期（坏死溃疡期）表现为坏死组织颜色变黑，脓性分泌物增多，有臭味，危及生命（不选E）。

99. C　长期卧床患者应行主动或被动全范围关节运动，促进肢体血液循环，不仅可以预防压疮进一步恶化，还可以预防深静脉血栓形成和肌肉萎缩。

100. C　不全流产由难免流产发展而来，此时可见宫口已开，部分妊娠物排出或宫口有妊娠物堵塞，影响宫缩者可见流血不止，子宫小于停经时间（选C）。复发性流产是指连续发生3次或3次以上的自然流产（不选A）。先兆流产有少量阴道流血，宫口未开，无妊娠物排出，子宫大小与停经时间相符（不选B）。完全流产妊娠物已全部排出，随后流血逐渐停止，腹痛逐渐消失，检查见宫口关闭，子宫接近正常大小（不选D）。感染性流产多见于阴道流血时间较长的流产患者，也常发生在不全流产或不洁流产时，临床表现为下腹痛、阴道有恶臭分泌物，双合诊检查有宫颈摇摆痛（不选E）。

101. C　针对不全流产流血量大者，护士应帮助患者取平卧位（不选A），并通知医师接诊、抢救（不选B）。确诊后立即行刮宫术，及时将术中刮出物送病理检查（不选D）。严密监测孕妇的生命体征（不选E），协助医师完成手术，必要时由护士去血库取血（选C）。

102. A　医疗事故是指医疗机构及其医务人员在医疗活动中，违反医疗卫生管理法律、行政法规、部门规章和诊疗护理规范、常规，过失造成患者人身损害的事故（选A）。护理缺陷指在护理工作中，由于各种原因导致的一切不符合护理质量标准的现象和结果，使患者不满意或给患者造成危害（不选B）。护理差错指在护理工作中，由于护士的过失造成患者身心痛苦或延长治疗时间，但未造成人身损害的严重后果或构成事故（不选D）。医疗纠纷指患者或其家属对医疗护理服务的过程、内容、结果或收费等不满，或者对同一医疗事件的原因、后果、处理方式或其轻重程度产生分歧而发生争执（不选E）。

103. C　医疗事故预防措施包括医疗机构应当对其医务人员做医疗卫生管理法律、行政法规、部门规章和诊疗护理规范、常规的培训和医疗服务职业道德教育（不选B）；医疗机构应当设置医疗服务质量监控部门或者配备专（兼）职人员（不选A），并进行持续质量改进（不选E）；提高医护人员的知识和技术水平等（不选D）。

104. E　主观资料指患者的主诉或主观感觉，是患者对自己健康状况的认知和体验；主要通过交谈而获得，也可由患者亲属的代诉获得，无法被具体地观察或测量，如头晕、乏力、心慌、气短、瘙痒、恶心、疼痛等（选E）。客观资料是护士通过观察、查体、仪器检查或实验室检查获得的资料，如脉搏（不选A、B、C）、口唇发绀等（不选D）。

105. A　制订护理计划应认定优先次序，先解决对患者生命有威胁、需要立即采取行动解决的问题，如清理呼吸道无效、气体交换受损、低效性呼吸型态等。

106. C 临床上将意识状态分为嗜睡、意识模糊、昏睡、昏迷。昏迷按其程度分为浅昏迷、中昏迷、深昏迷。深昏迷表现为意识完全丧失，对各种刺激均无反应，深、浅反射均消失，瞳孔散大，对光反射消失。

107. E 麻醉床的目的是便于接收和护理麻醉手术后的患者，使患者安全、舒适，预防并发症，保证被褥不被血或呕吐物污染。

108. C 按解剖学部分可将肺癌分为中央型肺癌和周围型肺癌（不选 A、D、E）。鳞状细胞肺癌以中央型肺癌为主，多见于老年男性（选 C）。周围型肺癌多为腺癌，女性多见（不选 B）。

109. B 肿瘤患者化疗前最重要的是告知患者，并要求签署化疗同意书。只有患者同意化疗后才可行下一步准备工作。

110. A 输注化疗药物过程中，药液外渗表现为穿刺部位疼痛、肿胀，药液不滴等。药液一旦外渗，应立即停止给药，保留针头接注射器回抽后（选 A，不选 B），注入解毒药再拔针，之后应用地塞米松或利多卡因局部封闭，间断冰敷 24 小时（不选 D），肢体抬高 48 小时，报告医师并记录。

111. C 化疗药物可引起骨髓抑制。化疗期间，应密切观察化疗药物对骨髓的抑制作用，若白细胞＜ $3.5\times10^9/L$ 应暂停化疗，预防感染；白细胞＜ $1\times10^9/L$ 或血小板＜ $80\times10^9/L$ 时，实行保护性隔离；血小板＜ $20\times10^9/L$ 时，应绝对卧床休息，协助做好生活护理。

112. B 静脉注射法（IV）常用的注射部位有四肢浅静脉、头皮静脉、股静脉。其中四肢浅静脉常用上肢肘部浅静脉，如贵要静脉、肘正中静脉、头静脉（选 B）；手背部静脉网；下肢浅静脉，如足背静脉网、大隐静脉、小隐静脉；但下肢浅静脉不作为成人静脉注射首选部位，因下肢静脉有静脉瓣，损伤后容易形成血栓（不选 C、D）。锁骨下静脉常用于中心静脉置管（不选 E）。

113. B 针头滑出血管外，表现为抽吸无回血，药液注入皮下后局部肿胀伴疼痛感。

114. A 痈是指相邻的多个毛囊及其周围组织的急性化脓性感染，也可由多个疖融合而成；好发于颈背部，也可见于上唇、腹壁等组织；大多由金黄色葡萄球菌感染所致。

115. C 鼻、上唇及周围所谓“危险三角区”的唇痈受挤压后，致病菌可经内眦静脉、眼静脉进入颅内海绵状静脉窦，引起化脓性海绵状静脉窦炎；患者可出现寒战、高热、头痛、呕吐、昏迷等表现，严重者可形成颅内脓肿，脓肿压迫可导致肢体瘫痪。

116. A 鼻、上唇及周围所谓“危险三角区”的唇痈受到挤压后，致病菌可经内眦静脉、眼静脉进入颅内海绵状静脉窦，引起化脓性海绵状静脉窦炎。

117. A 热射病为重症中暑最严重的类型，主要表现为高热（直肠温度≥ 41℃）、无汗和意识障碍（谵妄、昏迷、抽搐等），严重者可出现休克、脑水肿、心力衰竭等（选 A）。热痉挛主要表现为肌肉痉挛，以腓肠肌痉挛最常见，无明显体温升高，无神志障碍（不选 B）。热衰竭的主要特点为大汗淋漓，血压下降，体温升高，但≤ 40℃（不选 C）。先兆中暑患者的体温正常或略有升高，≤ 38℃（不选 D）。轻症中暑是先兆中暑症状加重，体温＞ 38℃，可有大汗、面色潮红或苍白、脉搏增快、血压下降等表现，若及时处理短时间即可恢复（不选 E）。

118. C 快速降温是治疗的基础，迅速降温决定患者预后。体外降温包括冷水浸浴、头戴冰帽等。体外降温无效者行体内降温，可用 4℃冰盐水直肠灌洗，或 4℃的 5% 葡萄糖氯化钠溶液 1000~2000ml 静脉滴注（选 C，不选 B）。药物降温与物理降温并用效果更佳，可用氯丙嗪 25~50mg 稀释于 4℃葡萄糖氯化钠溶液 500ml 中（不选 D）。地塞米松属糖皮质激素，能抑制体温中枢对致热原的反应、稳定溶酶体膜、减少内源性致热原的释放，起到降温作用，一般每次静脉注射剂量 2~20mg（不选 E）。

119. A 骨质疏松症患者主要表现为骨痛和肌无力、骨折等，压缩性骨折多见于绝经后骨质疏松症，可引起驼背和身高变矮，实验室检查可见血钙下降。雌激素缺乏可使骨丢失加速，是绝经后骨质疏松症的主要病因（不选 B）。此外，骨质疏松症的发生还与妊娠和哺乳，活性维生素 D 缺乏，钙摄入量不足（不选 C），活动过少或过度运动（不选 E），长期大量饮酒、咖啡、吸烟（不选 D）等有关。

120. C 长期大量使用糖皮质激素如泼尼松可抑制成骨细胞的活力，减少骨中胶原合成，促进胶原和骨基质的分解，使骨质形成发生障碍，加重骨质疏松症。

实践能力

1. C 膀胱癌回肠膀胱术后 10~12 天拔除输尿管引流管和回肠膀胱引流管，改为佩戴皮肤造口袋；可控膀胱术后 8~10 天拔除肾盂输尿管引流管，12~14 天拔除贮尿囊引流管，2~3 周拔除输出道引流管，训练自行排尿。

2. E 闭合性单根或多根单处肋骨骨折的处理重点是镇痛、固定胸廓和防治并发症，可采用多头胸带或弹性胸带固定胸廓。

3. A B 超检查是确诊多胎妊娠的最主要方法，在妊娠 6 周时，可见两个或两个以上原始心管搏动，妊娠 12 周后胎头显像，可测出各胎头的双顶径，筛查胎儿结构畸形（选 A）。胎心监护可用于监测胎心音，判断胎儿在宫内状态（不选 B）。腹部听诊可判断胎方位，胎心音多在孕妇腹壁的胎背侧听诊最清楚（不选 C）。腹部 CT 或 MRI 常用于妇科肿瘤的检查（不选 D、E）。

4. D 单纯短路手术只用于大肠癌有肠梗阻且病变范围广、手术创伤大、患者条件差的病例，属于姑息性手术。

5. E 动脉导管未闭分流量的大小与导管的直径以及主、肺动脉的压差有关。当肺动脉压超过主动脉压时，左向右分流明显减少或停止，肺动脉血流逆向分流入降主动脉，患儿呈现差异性青紫，下半身青紫严重，左上肢可有轻度青紫，而右上肢正常。

6. C 未接种过卡介苗的婴幼儿，阳性反应提示体内有新的结核病灶，年龄越小，活动性结核的可能性越大，3 岁以下呈强阳性，提示新近感染的活动性结核病。

7. B 先天性心脏病患儿应保证足够的休息，强调活动循序渐进（不选 A），术后避免剧烈活动和重体力劳动(选 B)。加强营养支持,多进食高蛋白、高热量、高维生素饮食，少食多餐（不选 E）。注意气候变化，预防呼吸道感染（不选 C）。按时预防接种（不选 D）。

8. B 心力衰竭急性发作时，立即取半坐卧位，缓解呼吸困难（选 B）。心力衰竭患者失代偿期需卧床休息，病情缓解或稳定后，鼓励适当活动，根据心功能选择活动方式（不选 C）。少食多餐，选择低盐、低脂、易消化饮食（不选 D）。大便时勿用力，必要时用缓泻药（不选 A）。控制输液速度，避免加重心脏负担（不选 E）。

9. E 抗抑郁药是当前治疗抑郁症的主要方式，重度抑郁症患者护士应指导其坚持按时、按量服药，不可擅自增减药量或停药，在药物治疗的基础上联合心理治疗（选 E，不选 A）。鼓励其积极地面对和处理各种应激源，以乐观的心态面对未来（不选 C）。支持患者主动参加家庭和社会活动，通过日间医院、社区康复中心提高其社会适应能力（不选 D）。病房光线应充足、明亮，便于观察；减少噪声的干扰，保证其安静的睡眠环境（不选 B）。

10. E 化疗期间最主要的观察项目是血常规，如白细胞≤ 3.5×10^9/L，或血小板≤ 80×10^9/L 时，应暂停用药，预防感染。

11. C 地高辛属洋地黄类药物，心脏反应是其最严重、最危险的不良反应，可降低窦房结自律性导致窦性心动过缓；心率低于 60 次 / 分是停药的指征之一，因此在应用此药时要检测心率（选 C）。卡托普利属血管紧张素转换酶抑制剂（ACEI），常见的不良反应为干咳（不选 A）。地西泮属苯二氮䓬类药物，静脉注射速度过快可引起呼吸抑制（不选 B）。阿司匹林是非甾体抗炎药中的代表药物，常见不良反应是胃肠道反应（不选 D）。阿米卡星属氨基糖苷类抗生素，常见的不良反应是耳毒性和肾毒性（不选 E）。

12. D 产褥期指导产妇采取半坐卧位或抬高床头，利于恶露引流，平卧并抬高臀部会引起感染扩散（选 D）。产褥期应密切观察产后生命体征变化，每 4 小时测体温 1 次（不选 B）。加强营养，给予高蛋白饮食（不选 C）。产褥期妇女会大量出汗，应鼓励产妇多饮水,保证足够液体摄入（不选 A）。在病原体未确定时，可根据临床经验选用广谱抗生素（不选 E）。

13. B 小儿测量体重的方法是首先核准磅秤，应先校正磅秤为零点（不选 D）；宜在清晨（不选 C），应空腹及排空大小便后（选 B，不选 A），只穿贴身衣裤，在不穿鞋的情况下测量体重（不选 E）。

14. D 协调性子宫收缩乏力的宫缩有正常的节律性、对称性和极性（不选 A），但收缩力弱，持续时间短、间歇时间长且不规律，易造成产程延长或停滞，多属继发性子宫收缩乏力（选 D）。协调性子宫收缩乏力经阴道分娩者，应加强宫缩，静脉滴注缩宫素（不选 C）。子宫收缩过强易引发初产妇软产道撕裂伤、子宫破裂（不选 B、E）。

15. E 低钾血症患儿尽可能食用含钾高的食物，口服补钾（不选 A）。静脉补钾时遵循“四不宜”原则：不宜过早，见尿补钾，即尿量＞ 40ml/h 或＞ 500ml/d（不选 B）；不宜过浓，静脉滴注浓度＜ 0.3%（不选 D）；不宜过快，成人＜ 60 滴 / 分，小儿酌减（不选 C）；不宜过多，每天 3~4mmol/kg，成人总量 3~6g/d。禁止静脉推注，以免发生心肌抑制而导致死亡（选 E）。

16. B 泌尿系统外伤患者应多饮水、勤排尿，能够有效预防尿路感染。妥善固定引流管，使其低于引流部位的水平位置。观察引流管是否通畅，有无扭曲、受压、引流不畅的现象，避免堵塞、外流等情况。

17. D 血栓闭塞性脉管炎患者做伯格（Buerger）运动的目的是通过改变姿势，被动增进末梢血液循环，促进侧支循环建立。

18. A 小儿喉部呈漏斗状，喉腔较窄，声门裂相对狭窄，软骨柔软、对气道的支撑能力差，容易使气道在吸气时塌陷，引起吸气性呼吸困难；小儿喉腔黏膜柔嫩，富含血管及淋巴组织，声门下组织疏松，炎症时易发生水肿，引起气道阻塞，若不及时抢救，可因吸气困难而窒息死亡。

19. B 产后出血指胎儿娩出后24小时内，经阴道分娩者失血量超过500ml，剖宫产失血量超过1000ml。首要治疗原则是针对出血原因，迅速止血。子宫收缩乏力导致的产后出血是最常见的原因，表现为胎盘娩出后大量阴道流血，色暗红，子宫软，轮廓不清，此时应加强宫缩，腹部按摩，或静脉滴注缩宫素。

20. D 卡介苗属减毒活疫苗，2个月以上小儿接种前应做结核菌素试验，阴性才能接种（选D）。早产儿和低出生体重儿医学评估不稳定者（不选A）、体温高于37.6℃以上者（不选B）、处于急性疾病的发病期或恢复期者（不选C）、患严重湿疹或其他皮肤疾病者（不选E），均须暂缓接种。

21. B 铝碳酸镁（达喜）为弱碱性抗酸药，可使胃内酸度降低，应餐后1~2小时或睡前嚼服；抗酸药应避免与奶制品、酸性食物及饮料同时服用。

22. A 目前倡导的抗幽门螺杆菌的联合方案为含铋剂的四联方案，即质子泵抑制剂（如奥美拉唑、艾司奥美拉唑等）＋铋剂（如枸橼酸铋钾或胶体果胶铋）＋2种抗生素，抗生素可选择甲硝唑、阿莫西林、克拉霉素、呋喃唑酮、左氧氟沙星等药物。

23. E 护士应告知患者结肠镜检查前3天进食无渣或少渣半流质饮食，检查前1天进流质饮食，检查当天清晨禁食（选E，不选A）。术前4小时清洁灌肠（不选C），术前半小时用阿托品或山莨菪碱肌内注射（不选D）。检查结束后，患者稍事休息，观察15~30分钟无异常症状后再离去（不选B）。

24. B 扩张型心肌病的主要体征为心界扩大，以左心室扩大为主（选B）。其他体征包括听诊心音减弱（不选A）；常可闻及第三或第四心音（不选C），心率快时呈奔马律；有时可于心尖闻及收缩期杂音（不选D）。随着病情加重可出现下肢水肿等心力衰竭表现（不选E）。

25. A 行胸膜腔闭式引流时，水封瓶上的长玻璃管为应插入液面下3~4cm，保证外界气体进入胸膜腔需要克服3~4cmH_2O的压力，从而维持引流装置密闭。

26. C 颅底骨折以线性骨折为主，易撕裂硬脑膜，导致脑脊液外漏，脑脊液漏是诊断颅底骨折最可靠的表现。

27. E 慢性肺源性心脏病代偿期的临床表现主要有咳嗽、咳痰，活动后心悸、呼吸困难（不选B），发绀（不选A），颈静脉充盈（不选C），叩诊过清音（不选D），肺动脉瓣区第二心音亢进等。第一心音（S_1）主要是二尖瓣和三尖瓣瓣膜关闭、瓣叶突然紧张产生振动而发出声音所致，S_1亢进常见于二尖瓣狭窄（选E）。

28. C 妊娠晚期或临产时发生无痛、无诱因阴道流血是前置胎盘的典型症状。B超检查是最安全、有效的首选检查，可清楚显示子宫壁、胎头、宫颈及胎盘的位置，确定前置胎盘的类型（选C）。前置胎盘患者禁做肛门检查、阴道检查，减少刺激以免增加出血量（不选A、B）。基础体温测定是测定有无排卵简易可行的方法（不选E）。腹腔镜检查常用于异位妊娠的检查及手术治疗（不选D）。

29. B 诊断早期妊娠最常用的检查方法是妊娠试验，通常在受精后8~10天，即可用放射免疫法测出受检者血、尿人绒毛膜促性腺激素（hCG）升高，结合临床表现可以诊断为妊娠（选B）。超声检查是确诊宫内妊娠的金标准，最早在停经35天时，宫腔内可见圆形或椭圆形妊娠囊（不选A），妊娠12周，用多普勒胎心听诊仪经孕妇腹壁能探测胎心音。妊娠中、晚期，随着妊娠进展，子宫逐渐增大，最早妊娠12周末，可在耻骨联合上2~3横指触到宫底（不选C）。阴道镜检查常用于妇科肿瘤、外阴、会阴体、肛周皮肤病变的观察（不选D）。基础体温测定双相型的妇女，停经后高温相持续18天不见下降，早期妊娠的可能性大，但操作复杂，临床不常用（不选E）。

30. E 心功能Ⅱ级患者体力活动轻度受限，休息时无症状，日常活动如平地步行200~400m或以常速上3层以上楼梯的高度时，出现气促、乏力和心悸等症状。

31. E 晚期产后出血量大者应绝对卧床休息，取平卧位（选E）。为防止失血性休克，应迅速建立静脉通道，保持输液通畅，必要时做好输血准备（不选D）。给予高蛋白、高维生素、含铁丰富的食物（不选C）。密切监测血压、脉搏、呼吸及神志变化（不选A），同时注意观察患者阴道流血的颜色、性状、气味，评估出血量、速度及阴道有无排出物等，必要时留取标本送检（不选B）。

32. D　流行性乙型脑炎高热患儿的降温措施以物理降温为主，药物降温为辅，可选用小剂量阿司匹林或肌内注射安乃近（六轮内科护理学 P695）。需要注意，此观点并不严谨，小剂量药物降温是对的，但选择阿司匹林或肌内注射安乃近不妥。10 岁左右儿童患病毒感染性疾病时，避免使用阿司匹林，有导致 Reye 综合征的危险，少见但预后恶劣。安乃近为氨基比林和亚硫酸钠的加成物，长期使用可导致粒细胞减少、再生障碍性贫血等严重不良反应，局部注射还可引起红肿、疼痛等表现，一般不作为首选药，仅在急性高热、病情危重而又无其他有效药的情况下使用。

33. E　溺水者呼吸道常被呕吐物、泥沙、藻类等异物阻塞，首要的紧急治疗是尽快恢复通气和供氧，以最快的速度清除口鼻的水、异物及分泌物，保持呼吸道通畅。

34. A　流产合并盆腔感染者应迅速控制感染，尽快清除宫内残留物。卧床休息，取半坐卧位，促使炎症局限（选 A，不选 B）。加强营养，给予高热量、高蛋白、高维生素的流质或半流质饮食（不选 D）。重点监测患者的生命体征，观察是否有寒战、发热、恶心、呕吐等表现（不选 C）。每天消毒外阴 2 次，保持外阴清洁，但不必行会阴冲洗，同时减少不必要的妇科检查，以避免炎症扩散（不选 E）。

35. B　墨菲征（Murphy 征）阳性是急性胆囊炎的典型体征，胆囊触诊的部位在右侧腹直肌外缘与肋弓交界处，即图中②（选 B）。急性阑尾炎常见的压痛点包括麦氏点（不选 E）、Morris 点（不选 D）、Lenz 点。图中：①剑突；③脐；④ Morris 点（右髂前上棘与脐连线和腹直肌外缘交会点）；⑤麦氏点。

36. E　肺结核主要通过呼吸道传播，开放性肺结核患者的排菌是结核传播的主要来源，患者咳嗽排出的结核分枝杆菌悬浮在飞沫核中，当被人吸入后即可引起感染；应行呼吸道隔离。

37. B　自发性气胸最常见的症状是突感一侧胸痛，刀割样或针刺样胸痛，继之出现胸闷、呼吸困难、刺激性咳嗽等（选 B）。咯血常见于肺结核（不选 E）、支气管扩张症（不选 A）、肺癌（不选 C）、肺炎（不选 D）。

38. A　关于高血压分级的梯度记忆可掌握一个基本原则：收缩压从＜ 120mmHg 开始每增加 20mmHg，和（或）舒张压从＜ 80mmHg 开始每增加 10mmHg，分级增加 1 级；各级血压分别为 120~139/80~89mmHg（＜ 140/90mmHg）为正常高值；140~159/90~99mmHg（＜ 160/100mmHg）为 1 级（轻度）高血压；160~179/100~109mmHg（＜ 180/110mmHg）为 2 级（中度）高血压；≥ 180/110mmHg 为 3 级（重度）高血压。当收缩压和舒张压分属不同级别时，以较高的分级为准。

39. E　张力性气胸的首要处理措施是迅速排气减压，应立即行胸膜腔穿刺排气。

40. B　护士应指导患者有效控制支气管哮喘发作的诱因，如防止灰尘飞扬（选 B），避免使用地毯（不选 A）、羽绒制品（不选 C），不种植花草（不选 D），不养宠物（不选 E）。

41. C　超声心动图不仅可以提供详细的心脏解剖结构信息，还能提供心脏功能及部分血流动力学信息，是先天性心脏病诊断的首选检查。

42. D　喘憋较重的患儿应用镇静药会加重呼吸中枢的抑制，应避免使用；应取半坐卧位或抬高床头，有利于分泌物排出（选 D）。嘱患儿多饮水，以稀释痰液（不选 A）。痰液黏稠者可给予超声雾化吸入（不选 B）。定时翻身叩背，促进痰液排出（不选 C）。小儿肺炎可并发心力衰竭、中毒性脑病、脓胸等，应注意观察，防止并发症的发生（不选 E）。

43. E　对于失眠症、焦虑症的患者，护士应指导患者做到每天按时睡觉，争取在晚上 11 点之前入睡（不选 A）；晚上 7 点后不再吃正餐，餐后可散步、听舒缓的音乐（不选 B）；不可剧烈运动及情绪激动；睡前不要想白天发生的事情（不选 C），可热水泡脚，喝热牛奶。帮助患者及家属认识疾病的诱因，如睡眠不足、饮酒等（选 E）。

44. D　深大呼吸（库斯莫尔呼吸）的特点为呼吸深长而规则，呼气中有烂苹果味（酮味），常见于糖尿病酮症酸中毒、尿毒症等引起的代谢性酸中毒的患者。

45. C　浅Ⅱ度烧伤伤及真皮浅层，部分表皮的生发层健在。皮肤由表皮和真皮两部分构成，表皮位于皮肤浅层，由上到下分别是角质层、透明层、颗粒层、棘层和基底层，其中，基底层负责增殖分化、表皮更新，又称为生发层。真皮位于表皮下，分为乳头层和网织层，乳头层也称为真皮浅层，网织层即为真皮深层。由上述浅Ⅱ度烧伤的定义及皮肤组织学结构的描述，理解浅Ⅱ度烧伤最深达到了真皮的浅层即乳头层，但由于真皮浅层与表皮生发层犬牙交错，且皮肤并不是均一的平整结构，使烧伤虽然最深达到真皮浅层，但表皮的部分生发层仍然健在，即真皮浅层。图中所示皮肤结构①表皮角质层和透明层；②表皮颗粒层和棘层；③表皮基底层（生发层）＋真皮乳头层；④真皮网织层；⑤皮下组织及以下。

46. E 慢性肾衰竭患者常有轻、中度贫血，主要与肾脏本身内分泌功能紊乱、促红细胞生成素减少有关（选 E）。消化系统表现为恶心、呕吐、腹胀等，食欲减退是最常见和最早期的表现（不选 A）。肾性骨病是由于钙磷及维生素 D 代谢障碍、继发性甲状旁腺功能亢进、酸中毒等所引起的骨病（不选 D）。心血管病变是慢性肾衰竭患者的常见并发症和最主要死因，大部分患者存在不同程度的高血压，与水钠潴留、肾素 - 血管紧张素 - 醛固酮系统功能紊乱、血管舒张因子分泌减少有关；随着肾功能不断恶化，心力衰竭患病率明显增加（不选 B、C）。

47. B 脓性指头炎早期表现为指头发红、针刺样疼痛、轻度肿胀，继而肿胀加重、疼痛剧烈；感染加重时皮肤由红转白；当指动脉受压时，疼痛转为搏动性跳痛，剧痛常使患者烦躁、彻夜不眠；此时多伴有发热、全身不适等全身症状（选 B）。甲沟炎开始时出现红、肿、痛，炎症可自行或经治疗后消退，也可迅速化脓（不选 A）。急性化脓性腱鞘炎患者患指中、近节均肿胀，皮肤极度紧张，腱鞘有压痛，被动伸指运动疼痛加剧（不选 C）。化脓性滑囊炎多由拇指或小指的腱鞘炎引起（不选 D）。

48. C 阿托品化和阿托品中毒的剂量接近，使用过程中应严密观察患者病情变化。阿托品中毒表现为瞳孔极度散大、皮肤紫红、高热（＞ 40℃）、心动过速，甚至心室颤动，神经系统表现为烦躁不安、谵妄、抽搐、昏迷等。

49. D 呼吸困难是心包积液最突出的症状，是由于支气管、肺、大血管受压及肺淤血所致，听诊心音低而遥远；积液量大时可影响静脉回流，出现体循环淤血表现；X 线检查可见心影向两侧扩大呈烧瓶状，肺野清晰。

50. A 甲状腺功能亢进症患者有多汗、消瘦、心悸、胸闷、突眼等临床表现，伴有程度不等的甲状腺肿大，可闻及血管杂音。甲状腺功能亢进症患者心律失常以房性期前收缩最常见，并发甲状腺毒症心脏病时，可出现心脏扩大、心力衰竭、心绞痛或心肌梗死，心律失常以心房颤动多见。

51. D 肺炎严重者可并发感染性休克，最突出的表现是血压降至 80/50mmHg 以下。

52. B 左心衰竭主要表现为肺淤血和心排血量降低，最主要的症状是不同程度的呼吸困难，根据病情由轻到重依次出现劳力性呼吸困难、夜间阵发性呼吸困难、端坐呼吸、急性肺水肿。劳力性呼吸困难在体力活动时发生或加重，休息后缓解或消失，因运动使回心血量增加，左心房压力升高，加重了肺淤血，引起呼吸困难的运动量随心力衰竭程度加重而减少。

53. B 嵌顿性斜疝通常发生在强体力劳动或用力排便等腹内压骤增时。若嵌顿时间过久，易导致绞窄性斜疝，引起肠梗阻，出现腹胀、恶心、呕吐等表现。

54. B 肺功能检查是判断气流受限的主要客观指标。吸入支气管扩张药后的第 1 秒用力呼气容积 / 用力肺活量（FEV_1/FVC）＜ 70% 可确定为不可逆的持续气流受限，是诊断慢性阻塞性肺疾病（COPD）的一项敏感指标，可检出气流轻度受限（选 B）。第 1 秒用力呼气容积（FEV_1）＜ 80% 预计值是中、重度气流受限的指标。COPD 时，残气量增加，残气量 / 肺总量＞ 40%（不选 D）。

55. D 患者取坐位，头后仰并偏向患侧，检查者用手掌在其头顶加压，出现颈痛并向患手放射者，称为压头试验阳性；常见于神经根型颈椎病。

56. C 硝酸甘油有扩张血管的作用，可引起头面部、颈部皮肤血管扩张，导致暂时性面部皮肤潮红；大剂量时可导致直立性低血压及晕厥。一旦发生，应立即平卧并抬高下肢，促进血液回流。

57. A 输血引起的中度过敏反应表现为局部或全身出现荨麻疹，眼睑、口唇高度水肿，喉头水肿等。一旦发生中、重度过敏反应，应立即停止输血，遵医嘱皮下注射 1∶1000 肾上腺素 0.5~1.0ml 或静脉滴注氢化可的松或地塞米松等糖皮质激素（选 A）。呼吸困难者给予氧气吸入（不选 C），严重喉头水肿者行气管切开（不选 E）。

58. B 水痘患儿的皮疹多在发热持续 1~2 天后出现，首发于头、面和躯干，四肢较少，呈向心性分布，伴明显痒感。皮疹按红色斑疹、丘疹、疱疹、结痂的顺序连续分批出现，疾病高峰期可同时存在（选 B）。麻疹多在发热后 3~4 天出现皮疹，首发于耳后、发际（不选 A）。猩红热典型的皮疹为在皮肤上出现均匀分布的弥漫充血性针尖大小的红色丘疹（不选 C）。流行性腮腺炎首发症状为一侧腮腺肿大（不选 E）。

59. C 细菌性痢疾是由志贺菌引起的肠道传染病，中毒型细菌性痢疾是急性细菌性痢疾的危重型，临床以突发高热、嗜睡、反复惊厥、迅速发生休克和昏迷为特征。

60. E 病毒性心肌炎目前尚无特效治疗，心肌炎急性期应以卧床休息为主，至体温稳定后 3~4 周，基本恢复正常时逐渐增加活动量，仍须限制体力活动直至完全恢复，总休息时间不少于 6 个月（选 E）。应进食高蛋白、高维生素、清淡易消化饮食（不选 C）；戒烟酒及刺激性食物（不选 D）。

61. A　网状淋巴管炎（丹毒）好发于下肢和面部，起病急，先有畏寒、发热等全身症状，随后出现局部片状红疹，色鲜红，略隆起，中央较淡，边界清楚，有灼痛感。红肿区可见水疱，附近淋巴结肿大、疼痛。丹毒患者应注意休息，患肢抬高，局部及周围皮肤用 50% 硫酸镁湿热敷或 3% 碘酊涂擦。全身应用青霉素或磺胺类抗生素，至全身及局部症状消失后继续应用 3~5 天，以免复发。脓肿形成时，及时切开引流。丹毒要做好接触隔离。

62. C　分离性遗忘表现为突然出现的记忆丧失，通常是重要的近期事件，由非器质性因素所致，常围绕令患者痛苦的创伤性事件，可突然缓解，且很少复发（选 C）。妄想性回忆指患者将过去（产生妄想以前）的经历与当前的妄想内容联系起来，剔除了回忆中与妄想内容相抵触的部分，夸大了回忆中与妄想内容可以联系的部分（不选 B）。

63. E　鼻、上唇及周围所谓“危险三角区”的面疖被挤压或处理不当时，致病菌可经内眦静脉、眼静脉进入颅内海绵状静脉窦，引起化脓性海绵状静脉窦炎；患者多有寒战、高热、头痛、昏迷等表现。

64. B　对创伤患者评估病情后优先抢救危及生命的情况，如心脏和呼吸骤停、窒息、大出血、开放性或张力性气胸、腹腔内脏脱出等。发生呼吸困难时应立即清除上呼吸道异物，保持呼吸道通畅；随后补充血容量，迅速开放 2~3 条静脉通道；其次固定左下肢。

65. E　切口感染是阑尾切除术后最常见的并发症，常见于化脓性或穿孔性阑尾炎术后，表现为术后 2~3 天体温升高，切口红肿、跳痛（选 E）。盆腔脓肿由于刺激直肠，可有大便次数增多，混有黏液，伴里急后重（不选 D）。膈下脓肿全身症状明显，可有高热或中等程度的持续发热，脓肿部位可有持续钝痛，深呼吸时加重，脓肿刺激膈肌可引起呃逆（不选 A）。肠间脓肿可有化脓性感染的症状，并有腹胀、腹痛、腹部压痛或触及肿块（不选 C）。

66. B　慢性炎症长期刺激可使宫颈局部黏膜增生，并向宫颈外口突出形成息肉；常为单个，也可为多个，色红、质脆、易出血（选 B）。宫颈糜烂表现为脓性白带，腰骶部疼痛，下腹坠痛等（不选 A）。巴氏腺囊肿表现为阴道炎的症状（不选 C）。尖锐湿疣是由人乳头瘤病毒所致，常发生在肛门及外生殖器等部位，主要通过性行为传播（不选 D）。宫颈腺体囊肿是慢性子宫颈炎常见的表现，表现为多个青白色小囊泡突出于宫颈表面，若合并感染小囊泡，外观多呈白色或淡黄色（不选 E）。

67. D　经腹输卵管结扎术局部浸润麻醉者不需要禁食（选 D）。术后取平卧位（不选 B），静卧 4~6 小时后下床活动（不选 E）。应密切观察体温、脉搏和有无腹痛、内出血和脏器损伤等（不选 C）。鼓励患者及早排尿（不选 A）。

68. A　胰腺癌患者晚期腹痛加重难以忍受，此时护士的正确做法是立即报告医生，及时给予有效的镇痛药，缓解疼痛（选 A，不选 C、D、E）；诊断不明时，不能使用镇痛药，以免掩盖病情（不选 B）。

69. A　消化性溃疡最常见的并发症是出血，出血量的多少主要与被溃疡侵蚀基底血管的大小有关。轻者仅表现为排柏油样便，出血量大时患者可有头晕、黑蒙、心悸、乏力等表现，重者可出现呕血甚至低血容量性休克。

70. C　休克型肺炎需要迅速恢复有效血容量，原则为及时、先快后慢、先多后少（选 C）、先晶后胶。迅速建立 2 条以上静脉通道（不选 A）。输液速度不宜过快，以免诱发心力衰竭和肺水肿（不选 B）。根据患者的临床表现、心肺功能、动脉血压和中心静脉压，合理安排和调整补液的速度和量（不选 D）。遵医嘱早期、足量、联合应用有效抗生素控制感染（不选 E）。

71. B　右心衰竭主要表现为颈静脉充盈、怒张及下肢水肿，特征性体征为肝颈静脉反流征阳性。心力衰竭急性发作或伴严重水肿、腹水患者应严格限制水、钠摄入量，钠盐摄入＜ 2g/d。

72. C　一般早晨清醒后立即行体位引流效果最好，或餐后 1~2 小时引流（选 C）。引流前应向患者解释体位引流的目的、过程和注意事项（不选 A）。引流的体位原则为抬高病灶部位，使引流的支气管开口向下（不选 B）。引流时可配合叩背或机械振动等方法（不选 D）。注意观察和记录引流出痰液的量及性状，一旦出现咯血、发绀、出汗等，应立即停止引流（不选 E）。

73. C　白血病患者因血小板减少、血管壁遭浸润破坏及凝血功能障碍，极易发生出血。出血可发生于全身任何部位，以颅内出血最严重，可出现头痛、呕吐、瞳孔大小不对称，甚至昏迷、死亡。

74. C　小儿支气管肺炎的并发症包括脓胸、脓气胸、肺不张等。脓胸主要表现为高热不退，呼吸困难加重，患侧呼吸运动受限，语颤减弱，叩诊呈浊音，听诊呼吸音减弱；当积脓较多时，患侧肋间隙饱满，纵隔和气管向健侧移位。

75. A 子宫内膜癌主要表现为绝经后出现阴道流血，阴道排血性液体或浆液性分泌物，早期查体可无异常发现，晚期可有子宫增大。诊断性刮宫是早期确诊子宫内膜癌最常用、最可靠的检查方法，可区分宫颈和宫腔的病变。

76. D 长期卧床不利于肠蠕动，易影响食欲和消化功能（不选 A）；不利于肺部分泌物的排出，易导致肺部感染（不选 E）；容易导致尿潴留，发生尿路感染（不选 B）；容易导致皮肤压疮（不选 C）。长期卧床还易导致下肢静脉血流缓慢，形成深静脉血栓，如下肢静脉血栓脱落，由下腔静脉回流至右心，右心射血至双肺，可导致肺栓塞。脑栓塞常由二尖瓣狭窄的患者左心房附壁血栓脱落导致（选 D）。

77. E 葡萄胎患者随访期间应严格避孕，首选避孕套如阴茎套、阴道套等（选 E）。此外也可选择口服避孕药（不选 C），但不选用宫内节育器，以免混淆子宫出血的原因或导致穿孔（不选 B）。

78. E 急性胆管炎的典型临床表现是查科三联征（Charcot 三联征），即腹痛、寒战与高热、黄疸。腹痛一般为剑突下或右上腹绞痛；寒战、高热多发生于剧烈腹痛后，体温可高达 39~40℃；胆管梗阻后胆红素逆流入血可引起巩膜、皮肤黄疸。B 超为急性胆管炎首选检查，可发现结石并明确大小和部位。

79. C 大咯血窒息的患者不应立即使用镇静、镇咳药，以免抑制咳嗽反射，使血液和痰液不易咳出（选 C）。首要的护理措施是维持呼吸道通畅，立即采取头低足高 45° 俯卧位（不选 A），头偏一侧，轻叩背部，清除口、鼻腔内血凝块（不选 B），或迅速用鼻导管连接吸引器负压抽吸（不选 D）。呼吸道通畅后可遵医嘱给予呼吸兴奋药（不选 E）。

80. D 随着年龄增长，皮肤老化是最早且最容易观察到的老化征象，以皮肤防御能力削弱为主。老年人可因皮肤松弛、弹性差而出现皱纹（不选 B），皮肤变薄使皮肤防御功能下降（选 D），皮肤中感受外界环境的细胞数量减少使皮肤感觉敏感性降低（不选 E）。老年人听力下降，可出现老年性耳聋（不选 A）。老年人晶状体调节功能和聚焦能力减退，角膜可出现“老年环”（不选 C）。

81. D 慢性阻塞性肺疾病患者行缩唇呼吸训练是通过缩唇缓慢呼气提高支气管内压，防止呼气时小气道过早塌陷，利于肺泡气体排出。

82. B 咯血指喉及喉以下的呼吸道和肺任何部位的出血，经口腔咯出。高血压可并发心血管病、脑血管病、慢性肾衰竭、视网膜病变等，但通常不会导致咯血（选 B）。多数支气管扩张症患者可发生咯血（不选 A）。急性肺水肿所致的咯血为粉红色泡沫样痰（不选 C）。中央型肺癌常为痰中带血或间断血痰(不选 D)。肺结核是临床引起咯血最常见的疾病（不选 E）。

83. D 临产后胎心听诊应在宫缩间歇期完成，潜伏期每小时听胎心 1 次，活跃期每 15~30 分钟听诊胎心 1 次，每次听诊 1 分钟。

84. E 90% 以上的系统性红斑狼疮患者有关节受累，大多数关节肿痛是首发症状，以指、腕、膝关节最常见，呈对称性，较少引起畸形。

85. A 骨龄的测量主要是采用左腕 X 线摄片，若临床上考虑有骨发育延迟的婴幼儿检查时应加上膝部。先天性甲状腺功能减退症患儿因为骨骼发育障碍，骨龄明显落后于实际年龄，X 线检查可见骨龄延迟，骨化中心骨化不均匀，呈斑点状（多发性骨化灶）。

86. E 三度房室传导阻滞心电图表现为心房和心室独立活动，P 波与 QRS 波群完全脱离关系，心室率慢于心房率（选 E）。二度房室传导阻滞 P 波与 QRS 波群分布有一定规律：二度Ⅰ型房室传导阻滞表现为 PR 间期进行性延长，直至 P 波受阻不能下传心室，这种现象周而复始；二度Ⅱ型房室传导阻滞表现为 PR 间期固定，QRS 波群间歇性脱落，传导比多为 2 : 1 或 3 : 1（不选 D）。

87. A 复温是新生儿寒冷损伤综合征治疗和护理的关键，其原则为循序渐进，逐渐复温。

88. D 肝颈静脉反流征阳性是指按压右上腹时，使回心血量增加，出现颈外静脉充盈，是右心衰竭的特征性体征。

89. D 新生儿颅内出血主要由缺氧或产伤引起，早产儿发病率较高；预防新生儿颅内出血的关键为加强孕产期保健工作，避免早产。

90. A 临床上常以动脉血气分析结果作为诊断呼吸衰竭的重要依据。单纯 $PaO_2 < 60mmHg$ 为Ⅰ型呼吸衰竭，若伴 $PaCO_2 > 50mmHg$ 为Ⅱ型呼吸衰竭。

91. A 心电图检查主要反映心脏激动的电学活动，对各种心律失常的诊断具有无可替代的作用（选 A），还是诊断急性心肌缺血、心肌梗死等疾病快速、简便、可靠、实用的方法。超声心动图不仅可以提供详细的心脏解剖结构信息，还能提供心脏功能及部分血流动力学信息(不选 D)。心脏 MRI 可观察心脏结构、功能、心肌心包病变，也用于各种心肌疾病的鉴别诊断（不选 E）。

92. E　支气管哮喘是气道的一种慢性变态反应性炎症性疾病，长期反复发作或感染可并发慢性阻塞性肺疾病、支气管扩张症等(选E)。严重发作时可并发气胸、肺不张等（不选 A、B）。

93. D　肝硬化肝功能失代偿期患者雌激素增多（肝脏对雌激素的灭活功能减退）、雄激素减少。雌激素有扩张毛细血管的作用，患者可出现蜘蛛痣、肝掌表现。

94. B　重度或危重支气管哮喘急性发作时应及早静脉给予糖皮质激素，如甲泼尼龙、地塞米松（选 B）。β_2 受体激动剂为轻度支气管哮喘急性发作的首选药物，如沙丁胺醇（不选 C）。

95. A　心源性猝死常由心律失常导致，主要为致命性快速型心律失常如室性心动过速、心室扑动、心室颤动；另外，严重缓慢型心律失常也是心源性猝死的重要原因。

96. C　心房颤动是二尖瓣狭窄最常见的心律失常，也是相对早期的常见并发症，可能为患者就诊的首发症状。

97. D　风湿性心脏瓣膜病由 A 组 β 溶血性链球菌感染所致，二尖瓣最常受累，其次为主动脉瓣。

98. E　子宫肌瘤最常见的症状是月经改变，表现为经量增多，经期延长。当肌瘤增大使子宫超过妊娠 3 个月大小时，可从腹部触及不规则或均匀增大的肿块，质硬。肌瘤较大、症状明显者优先选择手术治疗，即肌瘤切除术（选 E）。子宫切除术适用于无须保留生育功能等患者（不选 C、D）。

99. E　子宫肌瘤最常见的表现为月经量增多，长期月经量增多可继发贫血，表现为头晕、乏力等，导致患者活动耐力下降。

100. A　原发免疫性血小板减少症是临床最常见的血小板减少性疾病。主要临床表现为皮肤瘀点，鼻出血、牙龈出血、月经过多，实验室检查包括血小板减少，束臂试验阳性，骨髓象检查巨核细胞出现成熟障碍等（选 A）。再生障碍性贫血主要表现为进行性贫血、出血、反复感染，骨髓象检查巨核细胞明显减少（不选 B）。血友病是遗传性凝血因子缺乏引起的出血性疾病，血小板计数、功能正常（不选 C）。慢性髓系白血病是造血干细胞的恶性骨髓增生性肿瘤，骨髓象检查巨核细胞正常或增多，晚期减少（不选 D）。过敏性紫癜是血管变态反应性出血性疾病，出凝血功能的相关检查除出血时间可能延长外，其余均为正常（不选 E）。

101. D　原发免疫性血小板减少症根据病程长短可分为急性型和慢性型，急性型见于儿童，多为自限性疾病，于 4~6 周可恢复；慢性型以青年女性多见，病程可持续数月甚至数年。

102. A　原发免疫性血小板减少症是由免疫介导的血小板过度破坏所致的出血性疾病，糖皮质激素是首选用药（选 A），其可抑制血小板与抗体结合，阻止单核 - 巨噬细胞吞噬破坏血小板，并降低血管壁通透性，常用的药物有泼尼松、氢化可的松等，用药期间应注意观察不良反应，同时可静脉输注免疫球蛋白（不选 C）。输血和血小板适用于血小板＜ 20×10^9/L，出血严重而广泛或已存在颅内出血者等（不选 B）。免疫抑制药可用于治疗效果不佳或不能切脾者，但有抑制骨髓造血功能的不良反应，应慎用（不选 D）。达那唑属雄激素衍生物，可导致子宫内膜萎缩、闭经，常用于子宫内膜异位症的治疗（不选 E）。

103. A　颅内出血是原发免疫性血小板减少症的主要致死原因，若血小板＜ 20×10^9/L，提示有出血的危险。

104. E　化脓性脑膜炎多见于 5 岁以下儿童，2 岁以下是患病高峰年龄，典型表现为体温升高，进行性加重的意识障碍，嗜睡，惊厥等；还可出现头痛、呕吐等颅内压增高的表现，婴儿前囟饱满与张力增高、头围增大等；脑脊液检查压力增高，外观浑浊或呈脓性。

105. E　化脓性脑膜炎患儿败血症期皮肤黏膜最典型的表现为鲜红色的瘀点或瘀斑，原因为细菌侵袭皮肤血管内壁，导致栓塞、坏死、出血及细胞浸润。为明确化脓性脑膜炎的病原菌，应首先进行的检查是皮肤瘀斑涂片找细菌，确定病原菌，再根据药物敏感试验合理选择抗生素。

106. A　对化脓性脑膜炎患者应执行病原学治疗和对症支持治疗，若病情严重，应早期、足量、足疗程静脉给药，力争 24 小时内杀灭脑脊液中的致病菌。

107. B　大量蛋白尿是肾病综合征的起病根源，因肾小球滤过膜屏障功能受损，导致原尿中蛋白含量增多，也是最根本和最重要的病理生理改变。

108. C　肾病综合征患者的健康指导应重点强调遵医嘱按时、按量用药，不可随意减量或停用激素。

109. C　肛门检查的常用体位包括膝胸卧位、左侧卧位、截石位、蹲位四种。蹲位适用于内痔脱出、直肠脱垂的检查（选 C）。左侧卧位适用于结肠镜检查、年老体弱患者的肛门检查（不选 B）。截石位适用于肛门、会阴部位的检查（不选 D）。膝胸卧位适用于肛门、直肠、乙状结肠镜的检查及治疗（不选 E）。右侧卧位在消化系统疾病中主要适用于阿米巴痢疾的灌肠治疗（不选 A）。

110. B Ⅱ度内痔表现为便血加重，排便时痔脱出，便后可自行回纳（选 B）。Ⅰ度内痔排便时带血、滴血，便后出血可自行停止，无痔脱出（不选 D）。Ⅲ度内痔偶有便血，排便、久站、咳嗽、劳累、负重时痔脱出，须用手回纳（不选 A）。Ⅳ度内痔偶有便血，痔块长期脱出于肛门外或回纳后又即脱出。前哨痔是肛裂的表现，肛裂患者典型表现为疼痛、便秘及出血（不选 C）。血栓性外痔有急性血栓形成，表现为剧痛，肛周可见暗紫色椭圆形肿物，触痛明显（不选 E）。

111. D 腹部空腔脏器损伤主要表现为弥漫性腹膜炎，多出现持续性剧烈腹痛，恶心、呕吐，伴全身性感染症状，最突出的体征是腹膜刺激征（选 D），胃液、胆汁、胰液对腹膜的刺激性最强，肠液次之，血液最轻。腹腔内积液较多时叩诊可出现移动性浊音，多见于实质脏器损伤大量出血者，是内出血的晚期体征（不选 C）。

112. A 实质性脏器损伤后大量出血者，在纠正休克的同时开腹探查，明确出血部位，及时止血。

113. D 上腹部探查术后伤口拆线时间是 7~9 天，胸、背、臀部术后拆线时间是 7~9 天。其他部位术后拆线时间为头、面、颈部 4~5 天，下腹、会阴部 6~7 天，四肢 10~12 天。年老体弱、营养不良者适当延迟拆线时间。

114. B 腹部手术术后应禁食、禁饮，胃肠减压。肛门排气后，可拔除胃管，摄入少量流质饮食（选 B），逐渐过渡到半流质饮食（如蛋羹、米粥）或普食（不选 D、E）。豆浆和牛奶易引起胀气，术后患者不宜食用（不选 A、C）。

115. D 急性胰腺炎主要表现为大量饮酒或暴饮暴食后出现上腹持续性疼痛，可向背部放射，可伴恶心、呕吐、发热，中、左上腹压痛。大量饮酒和暴饮暴食是急性胰腺炎的重要诱因，也是导致其反复发作的主要原因。

116. E 急性胰腺炎患者应绝对卧床，减轻胰腺的负担，促进组织修复。腹痛时可协助患者取弯腰、前倾坐位或屈膝侧卧位，以缓解疼痛。

117. C 急性胰腺炎的治疗原则为减轻腹痛，减少胰液分泌，防治并发症。生长抑素（施他宁）、奥曲肽可抑制生长激素释放，还可抑制胃酸、胰腺内分泌（胰岛素和胰高血糖素）及外分泌（胰液和胰酶），对胰腺有保护作用（选 C）。阿托品属抗胆碱药，可诱发或加重肠麻痹，不宜使用（不选 A）。抑肽酶、加贝酯可抑制胰酶活性，仅用于重症胰腺炎的早期（不选 B、E）。西咪替丁为 H_2 受体拮抗剂，可抑制胃酸分泌（不选 D）。

118. C 护士应指导急性胰腺炎患者注意饮食卫生，养成规律进食习惯（不选 A）；避免浓茶、咖啡、辛辣食物等刺激性食物，少吃产气多的食物（不选 D）；避免高脂和高蛋白食物及暴饮暴食（不选 B）；戒烟酒，防止复发（选 C）。胆道疾病是急性胰腺炎最常见的病因，患有胆囊疾病时应积极治疗（不选 E）。

119. E 肾活组织病理检查是诊断肾脏疾病尤其是肾小球疾病必不可少的重要检查方法，对确定诊断、指导治疗及评估预后有重要意义，应向患者说明检查的目的和必要性（不选 A），消除其紧张的心理（不选 B）。术前教会患者练习床上排尿、排便，术前禁食（不选 C、D）。灌肠的主要目的是治疗肠道感染，为高热患者降温，清洁肠道，为肠道手术、检查或全麻做准备（选 E）。

120. E 肾活检术后应常规使用抗生素及止血药，预防感染及出血，无须待术后 3 天使用（选 E）。术后绝对卧床 24 小时，避免移动而引起伤口出血（不选 A）。严密观察生命体征，必要时查尿常规，观察有无持续性肉眼血尿及有无穿刺部位疼痛、渗血、渗液等，如出现上述情况及时处理（不选 B）。鼓励患者多饮水，2000~3000ml/d，以利排尿，防止血凝块堵塞（不选 C）。术后穿刺点应用沙袋加压包扎，束以腹带，协助取平卧位（不选 D）。

答案与解析 · 模拟试卷三

专业实务

1. A　长期医嘱指自医生开写医嘱起，至医嘱停止，有效时间在 24 小时以上的医嘱，如一级护理、阿普唑仑 0.4mg，qn（选 A）。长期备用医嘱有效时间在 24 小时以上，必要时使用，两次执行之间有时间间隔，如哌替啶 50mg，IM，q6h，prn（不选 C）。临时备用医嘱是仅在 12 小时内有效，必要时使用，过期尚未执行则失效，如地西泮 5mg，po，sos（不选 D）。即刻医嘱属于临时医嘱，应在短时间内执行，一般只执行 1 次，如阿托品 0.5mg，H，st（不选 E）。停止医嘱是由医生在医嘱单原医嘱后，注明停止日期、时间；护士核对确认后，把相应执行单上的有关项目注销，同时注明停止日期和时间（不选 B）。

2. A　胃主受纳、腐熟水谷。饮食入口，经过食管进入胃中，在胃气的通降作用下，由胃接收和容纳，故称胃为“太子仓”“水谷之海”。

3. C　热水坐浴时坐浴液至浴盆的 1/2 满为宜；水温调至 40~45℃；坐浴时间为 15~20 分钟。

4. D　Ⅱ度子宫脱垂合并直肠壁膨出首选的治疗方法是手术治疗（选 D）。子宫托适用于全身状况不适宜手术、妊娠期和产后、膨出面溃疡、术前促进溃疡面愈合者（不选 B）。

5. B　不完全肠梗阻患者腹痛时可使用阿托品、山莨菪碱等解痉药。阿托品属于 M 胆碱受体阻断剂，在胃肠道疾病的治疗中，主要通过松弛平滑肌的作用，达到解痉、镇痛的目的。

6. B　产后恶露分为血性恶露、浆液恶露、白色恶露。血性恶露颜色为鲜红色，持续时间为 3 天，含有大量红细胞、坏死蜕膜组织和少量胎膜。

7. C　新生儿上腭中线和牙龈切缘上常有黄白色小斑点，俗称“马牙”，是上皮细胞堆积或黏液腺分泌物积留所致，出生后数周可自行消退，不可挑破，以免发生感染（选 C）。新生儿衣物以柔软、宽松、无扣为宜（不选 E）。新生儿室应安置在阳光充足、空气流通的区域（不选 D）。喂奶后竖抱婴儿，轻叩背部，排出空气，以右侧卧位为宜，防止溢乳（不选 A）。勤换尿布，每次大便后用温水清洗会阴和臀部，以免发生臀红（不选 B）。

8. A　患者行阴道试产时，应有专人守护，保证良好的产力。产室保持安静，减少刺激，医务人员应及时提供产程进展信息，对产妇及家属提出的疑虑积极回答以消除焦虑情绪（选 A，不选 B）。可守护在产妇身边，缓解其紧张心理，鼓励产妇，增强信心（不选 E）。

9. D　医疗事故指医疗机构及其医务人员在医疗活动中，违反医疗卫生管理法律、行政法规、部门规章和诊疗护理规范、常规，过失造成患者人身损害的事故。医疗事故的主体是医疗机构及其医务人员。

10. D　典型的腹外疝由疝囊、疝内容物、疝环和疝外被盖等组成（选 D，不选 C）。疝囊是壁腹膜的憩室样突出部，由疝囊颈和疝囊体组成（不选 A）。疝内容物是进入疝囊的腹内脏器或组织，以小肠为最多见，大网膜次之（不选 B）。疝外被盖是指疝囊以外的各层组织，如皮下脂肪和皮肤（不选 E）。

11. D　多根多处肋骨骨折指 2 根及以上相邻肋骨各自发生 2 处或以上骨折，使局部胸壁因失去完整肋骨的支撑而软化，可出现反常呼吸运动，即吸气时软化区胸壁内陷，呼气时相对外突。

12. C　成人肺炎链球菌肺炎典型的病理改变分为充血期（不选 A）、红肝变期（不选 B）、灰肝变期及消散期共 4 期（不选 D、E）。

13. A　大咯血患者一旦出现窒息征象应立即取头低足高 45° 俯卧位，头偏一侧，轻叩背部以便血块排出，维持呼吸道通畅。

14. A　慢性肺源性心脏病的治疗以治肺为本、治心为辅为原则。右心衰竭多由急性呼吸道感染致肺动脉压升高所诱发，积极治疗肺部感染是控制右心衰竭的关键。一般在积极控制感染、改善呼吸功能、纠正缺氧和二氧化碳潴留后，心力衰竭便能得到改善。

15. E　破伤风的典型症状为肌紧张性收缩及阵发性强烈痉挛，累及膈肌可致呼吸困难，应加强气道管理，保持呼吸道通畅，必要时尽早行气管插管（不选 D）。控制和解除痉挛是治疗的中心环节（不选 A）。破伤风可经伤口接触传播，应严格执行接触隔离制度，安置于单人隔离病室（不选 B）。患者每天消耗热量和水分较多，应给予高热量、高蛋白、高维生素饮食（不选 C）。

16. C 患者使用过的一次性药杯属于污染物品，应按医疗垃圾集中消毒后销毁。

17. D 高锰酸钾溶液沾到工作服上，欲去除此污渍宜用的溶液是维生素C。维生素C的分子结构中，有不稳定的“C=C”，又有“-OH”，具有很强的抗氧化性。当维生素C溶液与高锰酸钾接触后，即可发生氧化还原反应，使其溶解褪色。

18. C 《艾滋病防治条例》规定，艾滋病防治工作坚持预防为主、防治结合的方针（不选A）。艾滋病病毒感染者、艾滋病患者及其家属享有的婚姻（选C）、就业（不选D）、就医（不选B）、入学（不选E）等合法权益受法律保护。

19. E 临床工作中，一般不执行口头医嘱（不选A、B），在抢救、手术过程中医生向护士下达口头医嘱时，护士应将医嘱复诵一遍（不选C），双方确认无误后方可执行（不选D）。抢救或手术结束后应在6小时内据实补写医嘱（选E）。

20. D 《护士条例》规定，护士执业注册申请，应当自通过护士执业资格考试之日起3年内提出，执业注册有效期为5年。

21. D 患者的权利主要包括基本医疗权、隐私权、知情权、参与治疗权、公平权等，其中最能体现患者自主权的是知情同意权和知情选择权。知情同意权包括知情权和同意权。知情权指患者有权了解疾病诊断、治疗方案、预后、诊疗费用等方面的信息；同意权指在充分知情的基础上，患者对检查、治疗、护理做出自愿、自主的决定。

22. B 静脉留置针进针时，使针尖斜面与皮肤成15°~30°进针，见回血后压低角度（放平针翼），顺静脉走行再继续进针0.2cm。

23. A 乳腺是多种内分泌激素的靶器官，其中雌酮及雌二醇与乳腺癌的发病有直接关系（不选B）；营养过剩、肥胖、高脂饮食可增加或延长雌激素对乳腺上皮细胞的刺激，从而增加发病机会（选A）。多产（不选C）、人乳头瘤病毒感染（不选D）、早年分娩（不选E）等与宫颈癌的发生有关。

24. C 利血平能耗竭黑质-纹状体中的多巴胺，引起锥体外系运动失调，出现药源性帕金森病。

25. C 如图行脑室引流时，引流管开口高于侧脑室平面10~15cm，以维持正常的颅内压。

26. E 社会适应能力指人适应自然和社会环境的能力，包括生活、学习、劳动、人际交往、独立思考、判断问题和解决问题的能力。

27. C 配药属于无菌操作，随意中断可能造成污染，输注后引发院内感染，此时护士应告诉患者家属稍等，配完药后马上去患者处。

28. C 《中华人民共和国侵权责任法》规定，因药品、消毒药剂、医疗器械的缺陷，或者输入不合格的血液造成患者损害的，患者可以向生产者或者血液提供机构请求赔偿，也可以向医疗机构请求赔偿。患者向医疗机构请求赔偿的，医疗机构赔偿后，有权向负有责任的生产者或者血液提供机构追偿。

29. C 重度子痫前期患者应遵医嘱解痉、降压、镇静、合理扩容，并适时终止妊娠。其中预防子痫发作是首要任务，首选硫酸镁，具有松弛骨骼肌、缓解血管痉挛、抑制宫缩、改善氧代谢的作用。

30. B 猩红热是由A组β溶血性链球菌引起的急性呼吸道传染病，其临床特征为发热、咽峡炎、全身弥漫性充血性针尖大小的丘疹和疹后明显脱屑。

31. C 为高热患者降温时，冰袋置于前额或头顶，冰囊可置于体表大血管分布处，如腋下、腹股沟（选C）。冷疗时的禁冷部位有腹部，防止腹泻、腹痛（不选A）；枕后、耳廓、阴囊处，防止冻伤（不选E）；心前区，防止引起反射性心率减慢、心律失常（不选D）；足底，防止反射性末梢血管收缩而阻碍散热，警惕引起一过性冠状动脉收缩（不选B）。

32. E 输血注意事项包括：输血后血袋保留24小时，以备患者出现输血反应后分析原因（选E）；遵医嘱根据输血申请单采集血标本，严禁同时为两名以上患者采集血标本，严防输血差错（不选C）；输血前做血型鉴定和交叉配血试验（不选B）；护理人员凭取血单去血库提取所需配血，与血库人员共同做好“三查八对”（不选A）；输血前须两人核对交叉配血单及血袋标签，无误方可输入（不选D）。

33. A 肩关节脱位多由间接暴力所引起，主要表现为三角肌塌陷，呈“方肩”畸形，关节盂处空虚，Dugas试验阳性即将患侧肘部紧贴胸壁时，手掌搭不到健侧肩部；其治疗以手法复位外固定为主，复位后将肩关节固定于内收、内旋、屈肘90°，用三角巾悬吊于胸前，固定3周。

34. B 体位引流时应抬高病灶部位的位置，引流支气管开口向下，借重力的作用使痰排出。病变位于右下肺叶时，应采取左侧卧位、头低足高位。

35. D 混合痔因直肠上下静脉丛互相吻合、曲张而形成，齿状线上、下均有累及，内痔和外痔的症状可同时存在，即图中④（选 D）。内痔位于齿状线以上，主要表现为无痛性、间歇性便后出鲜血和痔块脱出（不选 A）。外痔位于齿状线下方，表面覆盖肛管皮肤（不选 B）。图中：①内痔；②外痔；③直肠；⑤坐骨肛门窝脂肪组织。

36. E　高钾血症表现为心动过缓、心律不齐时，治疗首选 10% 葡萄糖酸钙，其机制是对抗钾离子对心肌的抑制作用（选 E）。5% 碳酸氢钠可促使钾离子移入细胞内或由尿排出，降低血钾，可在控制心脏症状后使用（不选 D）。毛花苷丙（西地兰）属正性肌力药物，多用于治疗心力衰竭（不选 A）。美托洛尔（倍他乐克）多用于治疗快速型心律失常（不选 B）。硝酸甘油多用于心绞痛的治疗（不选 C）。

37. A　高热患者可选用物理降温或药物降温，采取降温措施 30 分钟后复测体温，并做好记录及交班。

38. C　发热可使中枢神经系统兴奋性增高，小儿高热时易引起热性惊厥，此时头部置冰袋的目的是降低体温，从而降低脑组织代谢，提高脑组织对缺氧的耐受，减轻脑损伤。

39. A　雾化治疗适用于痰液黏稠不易咳出者（选 A）。适当提高室内湿度，可湿化空气，湿润呼吸道，稀释痰液，但效果不如超声雾化好（不选 B）。体位引流适用于痰液量较多、呼吸功能尚好者，如支气管扩张症、肺脓肿（不选 C）。机械吸痰适用于痰液黏稠无力咳出、意识不清或建立人工气道者（不选 D）。翻身叩背适用于久病体弱、长期卧床、排痰无力者（不选 E）。

40. D　对细菌性痢疾患者大便进行消毒处理，按 1 份含有效氯的干粉（10g/L）加入到 5 份分泌物、排泄物中进行搅拌，放置 2 小时以上。

41. A　支气管肺炎患儿为预防心力衰竭的发生，应严格控制输液量和速度，每小时滴速＜ 5ml/kg。

42. B　马斯洛需要层次理论根据人的基本需求由低到高分为 5 个层次，分别是生理需要、安全需要、爱与归属需要、尊重需要、自我实现需要。安全需要包括生理安全和心理安全，前者指个体需要处于一种生理上的安全状态，以防身体上的伤害或生活受到威胁；后者指个体需要有一种心理上的安全感觉，避免恐惧、害怕、焦虑等。

43. E　内因子由壁细胞分泌，可与维生素 B_{12} 结合，保护维生素 B_{12} 免遭肠内水解酶的破坏。胃大部分切除术后内因子缺乏，引起维生素 B_{12} 吸收障碍，影响红细胞的生成，导致巨幼细胞贫血，表现为外周巨幼红细胞增多。

44. B　每隔 2 个正常搏动后出现 1 次期前收缩，称三联律（选 B）。每隔 1 个正常搏动后出现 1 次期前收缩，称二联律（不选 A）。二联律和三联律属于一种有规律的频发性期前收缩（不选 C）。每隔 1 个正常搏动后出现 2 个期前收缩，称成对期前收缩（不选 D）。脉搏短绌（绌脉）指在同一单位时间内脉率少于心率（不选 E）。

45. A　心脏传导系统包括窦房结、结间束、房室结、房室束（希氏束）、左右束支和浦肯野纤维网。窦房结是心的正常起搏点，位于上腔静脉与右心房交界处的心外膜下，即图中①。图中：②房室结；③右心室；④左心房；⑤左心室。

46. B　维生素 D 缺乏性手足搐搦症多见于 6 个月以内的婴幼儿，可伴有惊厥、喉痉挛、手足抽搐和程度不等的活动期佝偻病表现。维生素 D 缺乏时，血钙下降而甲状旁腺不能代偿性分泌增加，则低钙血症不能恢复，一般血清总钙量＜ 1.75~1.88mmol/L。患儿惊厥期应立即吸氧（选 B），保持呼吸通畅，必要时气管切开（不选 A）；迅速控制惊厥或喉痉挛，可用 10% 水合氯醛溶液保留灌肠或地西泮肌内或缓慢静脉注射（不选 D）；尽快给予钙剂治疗（不选 C），用 10% 葡萄糖酸钙溶液 5~10ml 加入 10% 葡萄糖液 5~20ml 中，缓慢静脉推注。

47. B　严密隔离应设专用隔离病室，患者住单间病室，关闭门窗，病室采用单向负压通风（不选 E）。病室外挂有明显标志，禁止陪伴和探视（选 B），禁止患者离开病室（不选 A）。霍乱通过消化道传播，患者的餐具、便器应严格消毒处理，排泄物、呕吐物及吃剩下的食物经消毒处理后方可倒掉（不选 C、D）。

48. E　患者排便性状异常时，护士应首先观察、记录大便的性质、颜色，再用温水行擦洗处理（选 E，不选 C）；并指导患者有便意时应及时通知护士，以便协助其排便（不选 D）。若病号服、床单有污染时，应帮助患者更换（不选 B）。更换床单属于护士职责范围，不应由家属更换（不选 A）。

49. D　需要密切观察血压者，应做到“四定”，即定时间、定部位、定体位、定血压计（选 D，不选 A），有助于测定的准确性和对照的可比性。偏瘫患者测量血压时应选择健侧肢体（不选 B），测量血压前，患者应至少坐位安静休息 5 分钟，有吸烟、运动、情绪变化等，应休息 15~30 分钟后再测量（不选 E）。测量时，肱动脉与心脏呈同一水平，坐位时手臂平第 4 肋软骨，仰卧位肱动脉平腋中线（不选 C）。

50. B 放疗的皮肤反应分3度；Ⅱ度反应表现为高度充血、水肿，水疱形成，有渗出液、糜烂，称为湿反应。Ⅰ度反应表现为红斑，有烧灼和刺痒感，继续照射由鲜红渐变为暗红色，以后有脱屑，称为干反应。Ⅲ度反应表现为溃疡形成或坏死，侵犯到真皮造成放射性损伤，难以愈合。

51. A 生物学死亡期是指全身脏器、组织、细胞生命活动停止，也称为细胞死亡，是死亡过程的最后阶段，整个机体无任何复活的可能（选A）。深昏迷患者意识完全丧失，对各种刺激均无反应，全身肌肉松弛，肢体呈弛缓状态，深浅反射均消失，偶有深反射亢进及病理反射出现，仅能维持循环与呼吸的最基本功能，呼吸不规则，血压下降，大小便失禁或潴留（不选B）。濒死期表现为呼吸困难，心跳减弱，血压下降，意识模糊或丧失，各种反射减弱等（不选C）。临床死亡期表现为心跳、呼吸完全停止，各种反射消失，瞳孔散大，但各种组织细胞仍有微弱而短暂的代谢活动（不选D）。临终即濒死，是指患者病情加速恶化，各种迹象显示生命即将终结，是一个较为宽泛的与死亡有关的概念，既不属于意识状态的判断，也不属于死亡过程的分期（不选E）。

52. A 迎送语表达的是欢迎或者送别，如“欢迎光临”“一路平安”等。当患者因环境陌生而感到紧张时，护士应使用迎送性语言，热情迎接新患者，将其引导到指定床位，安置妥当。向患者做自我介绍和职责介绍，关心患者并主动询问其需要，为患者介绍邻床病友，消除患者的不安情绪，以增加患者的安全感和对护士的信任感。

53. B 急性淋巴管炎肢体肿胀明显时可用50%硫酸镁湿热敷（选B）或3%碘酊涂搽（不选A）。外用生理盐水主要用于清洁伤口（不选C）。3%过氧化氢对皮肤、黏膜有刺激性（不选D）。75%乙醇用于皮肤、精密仪器、医疗器械的表面消毒（不选E）。

54. A 夜间阵发性呼吸困难是左心衰竭最典型的表现，患者入睡后突然因憋气而惊醒。其发生机制（九轮内科学P166）除睡眠平卧时血液重新分配使肺血量增加外（选A），夜间副交感神经张力增加（不选C）、小支气管收缩（不选D）、横膈抬高（不选B）、肺活量减少等也是促发因素。“平卧回心血量增加”“膈肌抬高/下降”均为夜间呼吸困难的机制，九轮内科学、七轮内科护理学、三轮中职内科护理学均为“回心血量增加”在前，“横膈抬高”在后；而三轮高职内科护理学P72为“横膈抬高”在前，“回心血量增加”在后。故本题考点有争议，但更多的教科书支持“回心血量增加”在前，“横膈抬高”在后。

55. D 图中术式为门腔静脉端侧分流术，为非选择性门体分流术，将门静脉肝端结扎，使门静脉血完全转流入下腔静脉，降低门静脉压力，防止出血，但术后肠道吸收的氨部分或全部不通过肝解毒，直接影响大脑的能量代谢，肝性脑病发生率高，易引起肝衰竭。

56. B 阿托品为M胆碱受体阻断剂，可增加心率、减少腺体分泌、松弛平滑肌、扩大瞳孔。胃镜检查前使用阿托品可松弛胃肠道平滑肌，减少消化液分泌，便于检查（选B）。吗啡具有强大的镇痛作用（不选A）。硫糖铝可刺激内源性前列腺素合成，增加黏膜血流量，保护胃黏膜（不选C）。奥美拉唑为质子泵抑制剂，是目前最强的胃酸分泌抑制药（不选D）。谷氨酸钾主要用于治疗肝性脑病（不选E）。

57. D 发生青霉素过敏性休克时，应立即停药（不选A），报告医生，不可继续输液，防止发生更加严重的不良后果（选D）。即刻皮下注射0.1%盐酸肾上腺素，以增加心排血量、松弛支气管平滑肌等（不选B）。给予氧气吸入，改善呼吸功能（不选C）。遵医嘱静脉注射5~10mg地塞米松抗过敏（不选E）。

58. C 盆底肌肉（肛提肌）锻炼也称为Kegel锻炼，指导患者行收缩肛门运动，用力使盆底肌肉收缩3秒以上后放松，10~15分钟/次，2~3次/天。

59. B 麻醉床用于接收和护理麻醉手术后的患者。铺麻醉床时，根据患者的麻醉方式和手术部位铺橡胶单和中单，中单应盖过橡胶单，避免橡胶单外露，接触患者皮肤（选B）。盖被折成被筒，纵向三折叠放于床的远门一侧，开口处向门，便于患者术后被移至床上（不选E）。暂空床供新住院患者或暂时离床患者使用（不选A、D）。备用床用于准备接收新患者（不选C）。

60. C 发生溶血反应出现血红蛋白尿，应遵医嘱给予5%碳酸氢钠碱化尿液，增加血红蛋白在尿液中的溶解度，减少结晶析出，避免肾小管阻塞。

61. E 肾病综合征指由各种肾脏疾病所致的，以大量蛋白尿（尿蛋白＞3.5g/d）、低白蛋白血症（血浆白蛋白＜30g/L）、水肿、高脂血症为临床表现的一组综合征，其中前两项为诊断的必备条件。肾病综合征时大量白蛋白从尿中丢失，导致低白蛋白血症、血浆胶体渗透压下降，使水分从血管腔内进入组织间隙，是水肿的主要原因。

62. D 平车运送患者时，妥善安置各种导管，避免折叠、受压、脱落，保持通畅（不选B）。运送过程中，护士应站在患者头侧，以便观察病情（不选A）。上、下坡时，患者头部保持在高处，减轻患者不适（选D）；

上坡时，护士应位于坡下，防止平车下滑（不选 C）；保持车速平稳，进出门时，先打开门再通过，避免碰撞房门（不选 E）。

63. B　挤压伤是指巨大重力持续作用于肌肉丰富的肢体和躯干所造成的损伤，严重时肌肉组织广泛缺血、坏死、变性，随坏死组织的分解产物如肌红蛋白、乳酸等吸收，可发生挤压综合征，出现高钾血症和急性肾损伤（选 B）。爆震伤也称冲击伤，是指在冲击波作用下人体所产生的损伤，常引起不同程度的软组织损伤、内脏破裂和骨折（不选 A、D）。刺伤为尖锐物体刺入组织，表现为伤口深而细小，可伤及深部器官（不选 C）。撕脱伤为浅表和深部组织撕脱、断裂，表现为组织破坏较严重，出血多，易休克和感染(不选 E)。

64. A　吗啡属阿片类药物，可抑制呼吸中枢和咳嗽反射，使血液和痰液不易咳出，易导致窒息（选 A）。沙丁胺醇和异丙托溴铵（爱全乐）可松弛支气管平滑肌，一般用于治疗支气管哮喘（不选 B、D）。溴己新属黏痰溶解药，适用于痰液黏稠不易咳出的患者（不选 C）。氯化铵属痰液稀释药，适用于干咳和痰液黏稠不易咳出的患者（不选 E）。

65. B　二级护理适用于病情稳定、需要卧床或生活部分自理的患者，如大手术后病情稳定者、年老体弱者、慢性病不宜过多活动者、幼儿等。

66. C　护士应尽可能全面掌握患者的基本情况，与患者讨论其所关心的问题，用委婉的语气表明自己的观点和想法。隐瞒病情或让患者独处，易使患者胡思乱想，加重焦虑情绪。

67. D　铺床时应遵循节力原则，身体尽量靠近床边（不选 C），上身保持直立（选 D）。两腿前后或左右分开以扩大支撑面，两膝稍弯曲以降低重心（不选 E）。使用肘部力量（不选 B），动作平稳连续（不选 A）。

68. A　化脓性脑膜炎病原菌明确后，若为肺炎链球菌所致，首选第三代头孢菌素头孢噻肟或头孢曲松，效果不理想可联用万古霉素，仅当对青霉素敏感时选用青霉素。

69. D　高血压患者未规律服用降压药，只有在症状明显时服药，发病是由于患者缺乏高血压相关的知识，主要护理诊断为知识缺乏。

70. B　压疮Ⅱ期（炎性浸润期）主要表现为受压部位呈紫红色，皮下出现硬结，表皮常有水疱，易破溃。此期护理重点是保护皮肤，预防感染，注意加强对出现水疱皮肤的护理。未破的小水疱应尽量减少摩擦，防止水疱破裂、感染，使其自行吸收（不选 E）；大水疱可在无菌操作下用无菌注射器抽出疱内液体（选 B），不必剪去表皮，局部消毒后再用无菌敷料包扎（不选 D）；若水疱已破溃并露出创面，应消毒创面和创周皮肤，并根据创面类型选择合适的伤口敷料（不选 A）。

71. D　学龄前期的患儿由于进入日托机构接受学前教育等原因，其社会交往范围扩大，依恋相对缓解，但希望获得陪伴或安慰。住院导致的分离性焦虑常表现为偷偷哭泣、拒绝配合治疗等。针对这一心理特点，与患儿沟通时的最佳回答为“你想爸爸妈妈了吧？我陪你说说话吧”，以此来缓解患儿的分离性焦虑。应多采用夸奖鼓励的语言，而不使用责骂言语、条件交换式语言、威胁性语言等。

72. A　人际距离可分为亲密距离（＜ 0.5m）、个人距离（0.5~1.0m）、社交距离（1.1~4.0m）和公共距离（＞ 4.0m）。亲密距离适用于夫妻、孩子依恋父母等，护士给予患者查体、治疗、安慰时应采取亲密距离。

73. D　胃的主要生理功能是主受纳，腐熟水谷，主通降，以降为和（选 D）。小肠的主要生理功能是主受盛化物和泌别清浊（不选 A）。胆的主要生理功能是储存和排泄胆汁，主决断，助消化（不选 B）。大肠的主要生理功能是传化糟粕（不选 C）。三焦的主要生理功能是通行元气和运行水液（不选 E）。

74. B　垂体后叶素含缩宫素和血管升压素两种成分，缩宫素会兴奋子宫平滑肌，用于促进分娩和治疗产后出血，妊娠期咯血患者禁用。

75. B　护送病情危急患者入病区时，不应停止输液或给氧等必要的治疗，维持导管通畅，并妥善固定。

76. C　提问方式包括封闭式与开放式两种方法。开放式提问范围较广，不限制患者的回答，常使用“为什么”“能否”等提问词语，可诱导回答者开阔思路，说出自己的观点、意见、想法和感觉（选 C）。封闭式提问主要是限制性提问或有方向性提问，患者回答问题的选择性很小，只要求回答“是”或“不是”，“有”或“没有”，适用于收集患者资料（不选 D）。

77. E　肾单位是肾脏结构和功能的基本单位（选 E），由肾小体和肾小管组成（不选 A）。从肾的冠状切面观，肾实质分为浅层的肾皮质及深层的肾髓质；肾皮质由肾小体与肾小管组成（不选 C），肾髓质由多个肾锥体构成（不选 D）。肾小体是由肾小球和肾小囊组成的球状结构（不选 B）。

78. C　大便次数记录，未解大便记“0”，大便失禁以“※”表示，人工肛门以“☆”表示，灌肠以“E”表示。

79. B 二甲双胍属双胍类降糖药，其主要作用机制为抑制肝葡萄糖输出，抑制肝糖异生，改善外周组织对胰岛素的敏感性，增加对葡萄糖的摄取和利用而降低血糖（选 B）。阿卡波糖（拜唐苹）属 α- 葡萄糖苷酶抑制药，主要的作用机制是抑制小肠 α- 葡萄糖苷酶而延缓碳水化合物的吸收，降低餐后高血糖（不选 A）。格列吡嗪属磺酰脲类降糖药，主要作用机制是刺激胰岛 β 细胞分泌胰岛素，增加体内的胰岛素水平而降低血糖（不选 C）。罗格列酮属噻唑烷二酮类，主要作用机制为增强靶组织对胰岛素的敏感性而降低血糖（不选 D）。瑞格列奈属格列奈类，主要作用机制为刺激胰岛素的早时相分泌而降低餐后血糖(不选 E)。

80. E 《护士条例》规定，护士执业，有按照国家有关规定获取工资报酬、享受福利待遇、参加社会保险的权利（不选 A）；有获得与其所从事的护理工作相适应的卫生防护、医疗保健服务的权利（不选 B）；从事直接接触有毒有害物质、有感染传染病危险工作的护士，有依照有关法律、行政法规的规定接受职业健康监护的权利（选 E）；有按照国家有关规定获得与本人业务能力和学术水平相应的专业技术职务、职称的权利（不选 C）；有参加专业培训、从事学术研究和交流、参加行业协会和专业学术团体的权利（不选 D）。

81. C 1059（内吸磷）、1605（对硫磷）等属于剧毒类有机磷农药，均含有硫、磷等物质，遇高锰酸钾可氧化为毒性更强的物质，洗胃时应禁用。

82. B 血胸患者行胸膜腔闭式引流术时，引流血量 ≥ 200ml/h 并持续 3 小时，提示发生了进行性血胸，应立即开胸探查，及时补充血容量，防治低血容量性休克。

83. A 氧气筒内氧气不可用尽，压力表下降不低于 0.5MPa（5kg/cm²），以免灰尘进入筒内，再充气时引起爆炸。

84. B 《中华人民共和国基本医疗卫生法》的基本原则包括卫生保护原则（不选 D）、预防为主原则（不选 A）、公平原则（不选 C）、保障社会健康原则（不选 E）、患者为主原则。

85. C 治疗饮食包括高热量饮食（选 C）、高蛋白饮食、低蛋白饮食、低脂饮食、低胆固醇饮食、低盐饮食、无盐低钠饮食、高纤维素饮食、少渣饮食等。基本饮食包括普通饮食（不选 A）、软质饮食（不选 B）、半流质饮食（不选 D）和流质饮食（不选 E）。

86. A 以疾病为中心的护理阶段工作的重要内容是执行医嘱和各种护理常规。

87. C 柳氮磺吡啶在肠道可分解出具有免疫抑制作用的 5- 氨基水杨酸盐和抗菌作用的磺胺嘧啶，是治疗溃疡性结肠炎的首选药，适用于轻、中型的诱导缓解及维持治疗（选 C）。糖皮质激素对急性发作期的疗效较好，是重型患者的首选用药（不选 A）。免疫抑制药可用于糖皮质激素治疗效果不佳或对糖皮质激素依赖的慢性持续性患者（不选 B）。重症患者禁用止泻药，以免诱发中毒性巨结肠（不选 E）。继发感染者，可应用广谱抗生素治疗，如氯霉素等（不选 D）。

88. D 医嘱是医生根据患者病情和治疗的需要对患者在饮食、用药、实验室检查等方面的书面嘱咐，也是护士执行治疗护理的重要依据（不选 A）。护士一般不执行口头医嘱，在抢救、手术过程中医生向护士下达口头医嘱时，护士应将医嘱复诵 1 遍，双方确认无误后方可执行（选 D）。执行医嘱时，护士核对无误后，按执行单要求执行医嘱（不选 B）；对有明显错误的医嘱，有权拒绝执行，并告知相关医生（不选 E）。执行后，注明执行时间，并签全名（不选 C）。

89. B 原发性肝癌常先有肝内转移，再出现肝外转移。经门静脉系统的肝内血行转移是最常见的途径，淋巴转移较少见，中晚期可直接浸润邻近脏器或腹腔种植性转移。

90. B 肺癌又称为原发性支气管肺癌，是起源于支气管黏膜上皮或肺泡上皮的恶性肿瘤。

91. D 凡初次用药、停药 3 天后再用，以及在应用中更换青霉素批号时，均须按常规做药物过敏试验。

92. D 在倾听患者话语的过程中，保持良好的目光接触，用 30%~60% 的时间注视患者的面部，并面带微笑（选 D）。要全神贯注地接受和感受交谈对象发出的全部信息，并全面理解（不选 A）。与对方保持适当的距离（1m 左右为宜），采取稍向对方倾斜的姿势（不选 C）。非必要时，不可随意插话或打断患者的话题（不选 E），尊者患者的观点，不予批评，待患者诉说完再说明自己的观点（不选 B）。

93. E 长期应用糖皮质激素会引起医源性肾上腺皮质功能亢进，患者会出现脂代谢和水、钠代谢紊乱，表现为高血压、药物性糖尿病、多毛症、满月脸及向心性肥胖等；可诱发感染或使体内潜在的感染病灶扩散；糖皮质激素可促进蛋白质分解，抑制蛋白质合成，增加钙、磷排泄，引起骨质疏松、肌肉萎缩等。

94. E 肢体被动运动可促进血液循环（不选 A），增加肌肉张力，帮助恢复功能（不选 B），预防肌腱韧带退化、肌肉萎缩、关节僵硬、静脉血栓形成和足下垂的发生（不选 C、D）。长期卧床可导致预防坠积性肺炎发生，应经常更换卧位，鼓励患者下床活动，避免长时间卧床等措施（选 E）。

95. C　支气管哮喘治疗药物分为控制性药物和缓解性药物。缓解性药物可迅速解除支气管痉挛而缓解哮喘症状，主要用于治疗支气管哮喘急性发作，其中短效 β_2 受体激动剂如沙丁胺醇可松弛气道平滑肌，解除支气管痉挛，是轻度支气管哮喘急性发作的首选药物。

96. C　骨盆内测量对角径正常值为 12.5~13.0cm，坐骨棘间径正常值约为 10.0cm；骨盆外测量坐骨结节间径正常值为 8.5~9.5cm，耻骨弓角度正常为 90°，小于 80° 为异常。漏斗骨盆可见坐骨棘间径、坐骨结节间径和耻骨弓角度均偏小，常发生中骨盆平面狭窄合并出口平面狭窄。

97. C　中骨盆平面狭窄合并出口平面狭窄者易发生继发性子宫收缩乏力及第二产程停滞，胎头双顶径不能通过骨盆出口，不宜阴道试产，否则会导致严重的软产道裂伤及新生儿产伤，应行剖宫产。

98. A　前馈控制又称预防控制，是在实际工作开始之前，对输入环节所实施的控制，其重点是预先对组织的人、财、物、信息等合理地配置，使其符合预期标准，强调“防患于未然”，将偏差消灭在萌芽状态，如保证无菌物品的合格率、定期维护检修各种仪器设备、提高护士手卫生落实率等。

99. C　手术室质量标准管理为巡回护士和洗手护士遵守手术室各岗位工作制度，每月定期对手术室空气、医护人员的手及物品行细菌培养（选 C）。严格执行无菌操作规程及消毒隔离制度，对感染手术严格执行消毒隔离制度（不选 D）；手术室清洁安静、有定期清扫制度（不选 A）；衣帽鞋按要求穿戴；对参观人员、实习人员有管理要求；高压灭菌达到无菌要求，各种登记制度健全。

100. D　蛇咬伤后，应立即在伤口近心端 10cm 处，用布带等物环形缚扎，以减少蛇毒吸收，松紧以能阻断淋巴液和静脉血回流为宜。绑扎后每隔 30 分钟松解 1~2 分钟，以免影响血液循环。

101. A　胰蛋白酶有直接分解蛇毒作用，伤口周围用胰蛋白酶局部封闭，急救处理后伤口可用高渗盐水或高锰酸钾溶液湿敷（选 A）。α- 糜蛋白酶为超声雾化吸入常用药物，可稀释痰液（不选 C）。胰淀粉酶、胶原酶均为胰液中的消化酶（不选 B、E）。

102. D　结核菌素（PPD）试验常用皮内注射法，在左前臂掌侧中、下 1/3 交界处注射 0.1ml（5U）PPD（选 D，不选 A、C），注射后 48~72 小时后测量皮肤硬结直径（不选 B），取纵、横径两者平均直径判断强度（不选 E）。根据七轮内科护理学 P48，结核菌素试验通常在左前臂屈侧上中 1/3 交界处做皮内注射，注射 72 小时（48~96 小时）后测量皮肤硬结的横径和纵径，但考试未采用。

103. B　将痰吐在纸上用火焚烧是最简便有效的处理方法，接触痰液后须用流动水清洗双手。

104. C　肛门周围脓肿是最常见的直肠肛管周围脓肿，表现为肛周持续性跳痛，全身感染症状不明显。病变处可有明显红肿、硬结和压痛，有波动感。直肠肛管周围脓肿的主要原因为肛腺感染。

105. B　肛周脓肿的主要临床表现为肛周持续性跳动性疼痛，局部红肿，有压痛，脓肿形成可有波动感。全身症状不明显，一般不会出现发热。

106. B　室性心动过速的心电图表现为心室率 100~250 次 / 分，QRS 波群宽大畸形，时限＞ 0.12 秒，P 波与 QRS 波群无固定关系（选 B）。房性心动过速、窦性心动过速与室性心动过速的主要区别是 QRS 波群形态正常（不选 A、D）。心房颤动的心电图表现为窦性 P 波消失，代之以小而不规则的 f 波，一般情况下 QRS 波群形态正常（不选 C）。预激综合征部分导联的 QRS 波群时限＞ 0.12 秒，起始部分粗钝，终末部分正常（不选 E）。

107. D　持续性室性心动过速常伴有明显血流动力学障碍与心肌缺血，可导致心室颤动、心脏骤停和猝死。一旦发生心室颤动，即刻除颤是减少猝死发生的重要措施，首要的急救器材是除颤仪。

108. B　实施心脏直流同步电复律，电极板需放于合适位置，可使电极板的最大电流通过心肌，且需要较少电能，减少并发症。在前侧位时，电极板分别放置于胸骨右缘锁骨下或胸骨右缘第 2、3 肋间（心底部）和左乳头外下方或左腋前线第 5 肋间（心尖部），距离不小于 10cm，紧贴皮肤。

109. A　体温＞ 39.0℃采用局部冷疗，冰袋冷敷头部；体温＞ 39.5℃采用全身冷疗，用温水或乙醇拭浴。血液病高热患儿物理降温应采用冰袋冰敷前额及大血管经过的部位（选 A），禁用乙醇或温水拭浴，以防局部血管扩张而进一步加重出血（不选 D、E）。冰帽和冰槽的主要用于头部降温，防止脑水肿，减轻脑细胞损害（不选 B、C）。

110. E　白血病患儿伴肺部感染时，应给予高热量、高蛋白、高维生素、适量纤维素、清淡、易消化的食物，以半流质饮食为主，如小米粥、细烂的面条等。避免高碳水化合物、高脂、产气和刺激性的食物。需要注意的是，本题与一般的饮食原则有矛盾，高热（体温>39.0℃）应给予流质饮食，但本题选项中无流质饮食，只能选择半流质饮食，如稀粥。

111. C 稽留热指体温持续在39~40℃，达数天或数周，24小时波动范围不超过1℃，常见于肺炎链球菌肺炎、伤寒等。

112. D 抗凝试管用于血沉、血常规和测定血液中某些物质含量，如血氨、血糖、尿素氮、肌酐、尿酸、肌酸等检查（选D）。血培养瓶用于血培养，检测血液中的病原体（不选C）。普通干燥试管用于血清标本，测定血清酶、酯类、电解质和肝功能等（不选E）。

113. E 注射器同时采集不同种类的血标本时，注入采集试管的顺序为先血培养瓶，再抗凝试管，最后干燥试管。

114. C 广泛性焦虑症患者常有不明原因的提心吊胆、紧张不安，并有显著的自主神经功能紊乱症状（胸闷、头晕等）、肌肉紧张及运动性不安（选C）。惊恐的发作特点为发作突然而不可预测，反复出现，程度强烈，伴濒死感或失控感（不选E）。抑郁症是以情绪或心境低落为主要表现的一组疾病的总称，伴有不同程度的认知和行为改变（不选B）。神经衰弱是以精神易兴奋和脑力易疲劳为主要特点的一组神经症（不选A）。

115. D 系统脱敏治疗多用于有回避行为者，是通过让患者想象或实际面对引起焦虑的情境，并通过放松技术来逐渐与焦虑抗衡，最后使患者对焦虑唤起的情境不再敏感，达到减少焦虑的作用（选D）。苯二氮䓬类药物抗焦虑作用强，起效快，是惊恐发作急性期治疗的常用药（不选A）。β受体阻滞剂如普萘洛尔，可缓解自主神经功能亢进所致的躯体症状（不选B）。选择性5-HT再摄取抑制剂（SSRIs）如帕罗西汀，有抗抑郁和抗焦虑双重作用（不选E）。可通过呼吸训练、放松训练、分散注意技术等方法缓解焦虑症状（不选C）。

116. C 测量血压时应驱尽袖带内空气，平整缠绕于上臂中部，下缘距肘窝2~3cm，松紧以能塞入一指为宜。

117. B 高血压分级的梯度记忆可掌握一个基本原则：收缩压从<120mmHg开始每增加20mmHg，和（或）舒张压从<80mmHg的开始每增加10mmHg，分级增加1级；各级血压分别为120~139/80~89mmHg（<140/90mmHg）为正常高值；140~159/90~99mmHg（<160/100mmHg）为1级高血压；160~179/100~109mmHg（<180/110mmHg）为2级高血压；≥180/110mmHg为3级高血压。当收缩压和舒张压分属不同级别时，以较高的分级为准。

118. E 血压升高患者应注意休息，劳逸结合，避免过度劳累，保证充足睡眠（不选A）；保持乐观情绪，戒除不良嗜好，避免情绪激动（不选B、D）；戒烟，限酒；坚持低盐、低脂、低胆固醇饮食（选E）。根据年龄及病情选择适当的体育锻炼，避免竞技性运动和力量型运动（不选C）。

119. E 随着年龄的增长，老年人进入退休阶段或者由于体力减退逐渐停止劳作，从忙碌的工作角色进入闲暇的退休角色。老年人可能因为无法适应目前的空闲生活而产生精神空虚感，甚至出现感到时间异常缓慢的现象。

120. A 为帮助老年人保持心理平衡应采取的措施有创造增加社会交往机会，如参加各种群体活动（不选E）；协助其改善以往消极被动的生活方式，形成良好的生活规律（不选B）；保证睡眠的质量，适当增加营养；保持乐观稳定的情绪（不选C），维持与社会、亲友的联系（不选D）。增加睡眠易引起老年人孤独、焦虑和抑郁等不良情绪（选A）。

实践能力

1. D 血友病患者应避免使用阿司匹林，以免抑制血小板聚集加重出血（选D）。同时加强预防措施，限制剧烈运动（不选B），避免受伤（不选A），如剧烈运动、踢足球、打篮球等。护士应教导患者自我检测的方法，出血后常规处理无效或出血严重时及时就诊（不选C）。加强遗传咨询、婚前检查和产前诊断，减少血友病发病率（不选E）。

2. D 可疑动物咬伤、抓伤或皮肤破损处被狂犬病患者唾液沾污时需要接种狂犬病疫苗，于伤后第1、3、7、14和28天各注射1剂，共5次。

3. D 壁细胞分泌盐酸和内因子。盐酸可激活胃蛋白酶原，使其转变为具有消化活性的胃蛋白酶，还能杀灭进入胃内的细菌；内因子可促进维生素B_{12}的吸收。

4. C 肠梗阻主要表现为腹痛、呕吐（不选D）、腹胀和肛门停止排气排便（不选E）。机械性肠梗阻可有阵发性绞痛（不选A）；麻痹性肠梗阻为持续性胀痛，且腹胀均匀（不选B）。

5. C 胎盘娩出后，宫底位于脐下1横指，产后第1天稍上升平脐，以后每天下降1~2cm，产后10天降入骨盆腔内，于耻骨联合上方不能触及（选 C）。产后 3~4 天可出现体温升高，称为泌乳热，不属病态（不选 A）。产褥期产妇可有产后宫缩痛，哺乳时反射性缩宫素增多使疼痛加剧，是正常生理变化（不选 E）。产褥早期皮肤排泄功能旺盛，出汗多，以夜间睡眠和初醒时更明显，不属病态（不选 D）。初乳呈淡黄色，质稠，产后 3 天每次哺乳可吸出初乳 2~20ml，部分初产妇因缺乏经验或营养不良等原因，会出现乳汁分泌稍少的情况（不选 B）。

6. C 妊娠合并心脏病心功能Ⅰ～Ⅱ级者，鼓励母乳喂养，心功能Ⅲ～Ⅳ者不宜哺乳（选 C）。产后 72 小时严密观察生命体征，预防心力衰竭（不选 A）。饮食护理应给予高蛋白、高维生素、低盐、低脂、富含矿物质的饮食，少食多餐，多食水果蔬菜，防止便秘（不选 D）。应用抗生素预防感染直至产后 1 周（不选 B）。心功能Ⅰ～Ⅱ级者可在产后 10 天出院，心功能Ⅲ～Ⅳ者延迟出院时间（不选 E）。

7. E 急性梗阻性化脓性胆管炎发病急，病情进展迅速，除具有查科三联征（腹痛、寒战高热、黄疸）外，还有休克及中枢神经系统受抑制的表现，称为雷诺（Reynolds）五联征。梗阻越完全，管腔内压越高，病情越重，当胆管内压高达 30cmH_2O 时，胆管内的细菌和毒素可逆行进入肝窦，产生严重的脓毒症，导致感染性休克。

8. B 发绀是指血液中还原血红蛋白增多而使皮肤和黏膜呈青紫色改变的一种表现，在毛细血管内还原血红蛋白绝对量超过 50g/L 时出现，多由心、肺疾病引起呼吸衰竭、通气与换气功能障碍、肺氧合作用不足所致，如肺炎（不选 A）、慢性阻塞性肺疾病（不选 E）、急性左心衰（不选 D）、气胸（不选 C）等。严重贫血可表现为皮肤和黏膜苍白（选 B）。

9. E 胎膜早破患者出现脐带先露或脐带脱垂，会引起胎儿宫内缺氧或窘迫，应在数分钟内终止妊娠（选 E）。发生胎膜早破时应严密观察胎儿情况，立即听胎心并记录破膜时间（不选 A）。定时观察羊水的性状、颜色、气味及量等，若羊水混有胎粪，提示胎儿宫内缺氧，应立即给氧（不选 C）。预防感染，应保持外阴清洁，每天会阴擦洗 2 次，勤换会阴垫和内衣裤（不选 B）。胎膜破裂超过 12 小时遵医嘱应用抗生素（不选 D）。

10. A 肥厚型心肌病患者应避免竞技性运动或剧烈的体力活动，避免情绪激动、持重或屏气用力等，减少晕厥和猝死的危险。

11. D 肛瘘主要的病因是直肠肛管周围脓肿，由脓肿自行破溃或脓肿切开后形成。少数因结核、溃疡性结肠炎等特异性炎症、恶性肿瘤、肛管外伤感染等引起。

12. E 静脉曲张患者术后，如肢体有湿疹、溃疡等，要注意治疗与换药，促进创面愈合（选 E）。观察患肢伤口情况及皮下渗血（不选 D）。休息时适当抬高患肢（不选 A）。术后 24 小时可鼓励患者开始下地行走，促进静脉回流（不选 C）。继续使用弹力袜或弹力绷带 1~3 个月（不选 B）。

13. D 妊娠期血容量于妊娠 6~8 周开始增加，至妊娠 32~34 周达高峰，增加 40%~45%（不选 A）。孕妇血沉加快（选 D），血浆平均增加 1000ml，红细胞平均增加 450ml，血浆增加多于红细胞增加，血液相对稀释，出现生理性贫血（不选 B）。白细胞轻度升高，一般为（5~12）$\times 10^9$/L，有时可达 15×10^9/L（不选 C），产后 1~2 周恢复正常。凝血因子增加，血液处于高凝状态，预防产后出血（不选 E）。

14. E 心房颤动患者症状的轻重受心室率快慢的影响。心室率不快时可无症状，当心室率超过 150 次 / 分时可诱发心绞痛或心力衰竭。

15. E 支气管哮喘患者应忌食易过敏的食物如鱼、虾、蟹、蛋类及牛奶等（选 E）。鼓励患者饮水 2500~3000ml/d，以稀释痰液（不选 A）。避免在室内放置花、草（不选 C），不使用皮毛、羽绒或蚕丝织物等（不选 D）。重症哮喘患者常伴有不同程度的低氧血症，遵医嘱给予鼻导管或面罩吸氧，氧流量 1~3L/min，氧浓度＜ 40%（不选 B）。

16. A 瘀点、瘀斑提示患儿有皮肤黏膜出血现象，考虑患儿有出血的倾向，此类患者最严重的并发症为颅内出血，表现为头痛、呕吐、瞳孔大小不对称，甚至昏迷、死亡。

17. C 急性咽 - 扁桃体炎多由溶血性链球菌感染引起，咽痛明显是区别于普通上呼吸道感染的突出表现。

18. E 嵌顿性疝若不及时解除，肠管及其系膜受压程度不断加重导致动脉血流减少，甚至完全阻断，疝内容物缺血坏死，即为绞窄性疝。

19. C 经肾排出一天的代谢产物，尿量不应少于 500~600ml。正常成人每次尿量 200~400ml，24 小时尿量 1000~2000ml，平均 1500ml。

20. D 老年人运动不宜选在清晨，此时心脏的冠状动脉张力比较高，交感神经兴奋性也较高，易使冠状动脉痉挛，运动使心脏负荷增加。在下午 3 时后，人的身体功能和反应能力都处于较好的状态，故最佳运动时间为 15:00~17:00。

21. A 期前收缩是由于窦房结以外的异位起搏点兴奋性增高，过早发出冲动引起的心脏搏动，是临床最常见的心律失常。根据异位起搏点部位的不同，可分为房性、房室交界区性和室性期前收缩，其中又以室性期前收缩多见。

22. A 颅脑手术后，若头部反转过剧可致脑组织、血管及脑神经等重要结构受压和移位，导致脑疝发生。

23. C 慢性肺源性心脏病以呼吸衰竭为主要表现，呼吸困难是最早、最突出的症状，而发绀是缺氧的主要表现，当血氧饱和度低于90%时出现。

24. B 慢性支气管炎常可并发慢性阻塞性肺疾病，慢性阻塞性肺疾病的特征性症状是慢性和进行性呼吸困难。

25. A 第4~7肋骨长而薄，最易发生骨折。多根多处肋骨骨折时易发生连枷胸，表现为反常呼吸运动，即吸气时软化区胸壁内陷，呼气时外突。疼痛及反常呼吸可引起胸闷、气促、呼吸困难、发绀、休克等，此时呼吸情况是最重要的评估内容。

26. E 对于产后出血的产妇，主要通过称量会阴垫的重量变化评估产后出血量（选E）。收集便器中血液评估出血量常在阴道分娩中进行，第二产程结束后在产妇臀下置接血器，以计量产时出血量（不选A）。

27. A 产后提倡早期哺乳，新生儿出生30分钟内吸吮乳房，促进泌乳，预防产后出血（选A）。产后24小时内充分休息（不选B），自然分娩者在产后6~12小时即可下床轻微活动，产后第2天可在室内随意走动（不选C）。产褥期子宫开始复旧，子宫蜕膜脱落，血液、坏死的蜕膜组织排出形成恶露，应密切观察子宫复旧和恶露情况，保持会阴清洁、干燥（不选E）。产后健身操可促进腹壁、盆底肌肉张力的恢复。产后第2天即可做产后健身操，2周可开始训练膝胸卧位，预防子宫后倾，直至产后6周（不选D）。

28. C 预产期的推算方法是自末次月经第1天算起，月数减3或加9，日数加7（农历日数加15）。故预产期是2012年5月15日。

29. D 成人肺炎链球菌肺炎发病前常有受凉、淋雨等诱因，主要表现为高热、寒战、咳铁锈色痰等，肺实变时叩诊浊音、呼吸运动减弱、可闻及支气管呼吸音。应给予高热量（不选A）、高蛋白、高维生素（不选B）、清淡（不选C）、易消化（不选E）的流质或半流质饮食。

30. B 浅Ⅱ度烧伤伤及真皮浅层（乳头层），部分表皮生发层（基底层）健在，创面红润潮湿，疼痛剧烈，有大小不一的水疱，疱壁较薄，含黄色澄清液体（选B）。Ⅰ度烧伤伤及表皮角质层、透明层和颗粒层，皮肤红斑，痛觉过敏，无水疱（不选A）。深Ⅱ度烧伤伤及真皮乳头层以下，仍残留部分网状层，痛觉迟钝，有拔毛痛，创面苍白与潮红相间，有水疱，疱壁较厚（不选C）。Ⅲ度烧伤损伤皮肤全层，皮下、肌肉或骨骼痛觉消失，创面无水疱，干燥如皮革样或呈蜡白、焦黄（不选D）。

31. D 门静脉高压症行分流术后须制动，取平卧或低坡半坐卧位（$<15°$），2~3天后改半坐卧位（不选C）。护士应严密观察并记录生命体征、神志、面色、尿量、引流情况等，注意有无伤口或消化道出血征象（不选A）。一般术后须卧床1周，防止血管吻合口破裂出血（不选B）。术后早期禁食，24~48小时肠蠕动恢复后，提供流质饮食，不宜过烫（不选E）；应限制蛋白质和肉类的摄入，避免蛋白质分解产生氨，诱发肝性脑病（选D）。

32. E 大脑对缺血缺氧耐受力最差，最容易受到损害，因此心肺初期复苏成功后，最重要的恢复指标是中枢神经功能。

33. E 柳氮磺吡啶的不良反应有恶心、呕吐、皮疹、粒细胞减少等，餐后服药可减轻胃肠道反应，服药期间定期复查血常规。

34. E 慢性肺源性心脏病失代偿期的主要表现为呼吸衰竭和心力衰竭，心力衰竭可表现为心悸、食欲减退、腹胀等。应给予低盐饮食，以免引起水、钠潴留。因碳水化合物可增加CO_2生成量，增加呼吸负担，故碳水化合物摄入量一般不超过总热量的60%。给予高纤维素、易消化清淡饮食，防止因便秘、腹胀而加重呼吸困难。

35. D 肾绞痛和活动后出现镜下血尿为输尿管结石的典型表现，疼痛剧烈难忍，位于腰部或上腹部，并沿输尿管行径放射至同侧腹股沟，还可放射到同侧睾丸和阴唇。图中：①睾丸；②前列腺；③膀胱；④输尿管；⑤肾。

36. C 预约患者下次门诊的时间应在1周后，以排除近期影响血压的其他因素。

37. A 原发性下肢静脉曲张非手术治疗主要是促进下肢静脉回流，使用弹力袜前先抬高患肢，排空静脉内血液（选A）；自肢体远端开始，逐渐向近端包扎（不选C）；卧床休息时抬高患肢（不选E）；适当运动，增强血管壁弹性（不选B、D）；避免久坐或久站，避免穿过紧的衣物等。

38. D　胃癌术后若有腹部不适或胀满、肝区肿胀、锁骨上淋巴结肿大等表现时，应随时复诊。

39. C　脓性指头炎早期表现为指头发红、针刺样疼痛、轻度肿胀，继而肿胀加重、疼痛剧烈；当指动脉受压时，疼痛转为搏动性跳痛；患指一旦出现跳痛、肿胀明显，应及时切开减压引流，以免发生指骨坏死和骨髓炎。

40. C　二尖瓣狭窄可闻及心尖区舒张中晚期低调的隆隆样杂音，伴舒张期震颤，第一心音亢进；出现肺动脉高压时，肺动脉瓣第二心音亢进和分裂；X 线检查表现为主动脉弓缩小、肺动脉主干突出、右心房增大、心脏呈梨形。外科手术或介入手术是治疗心脏瓣膜病的根本性措施。

41. A　国内传统的颈椎病分型包括神经根型颈椎病、脊髓型颈椎病、椎动脉型颈椎病和交感神经型颈椎病（不选 E）。神经根型颈椎病是最常见的颈椎病类型，临床上开始多为颈肩痛，短期内加重，并向上肢放射，用力咳嗽、喷嚏、颈部活动时疼痛加重，还可出现皮肤麻木、过敏等症状，查体腱反射减弱或消失，臂丛牵拉试验阳性，压头试验阳性（选 A）。脊髓型颈椎病最严重，主要表现为上肢或下肢麻木无力、僵硬，双足踩棉花感，双手精细动作障碍等（不选 B）。椎动脉型颈椎病是由椎 - 基底动脉供血不足所致，眩晕为最常见的症状，转动颈椎时可突发眩晕而猝倒（不选 C）。交感型颈椎病症状多、体征少，患者可感颈项痛，头痛、头晕，面部和躯干麻木发凉，心悸、心律失常等（不选 D）。

42. C　慢性阻塞性肺疾病患者行腹式呼吸锻炼时，用鼻吸气，经口呼气（不选 E）。吸气时腹肌放松，腹部鼓起（不选 D）；呼气时腹肌收缩，腹部下陷。呼气与吸气时间比为（2~3）:1（选 C），呼吸约 10 次 / 分（不选 B），3~4 次 / 天，10~15 分钟 / 次（不选 A）。

43. D　肾癌的主要表现为血尿、疼痛和肿块等，其中血尿常为无痛性、间歇性，表明肿瘤已侵犯肾盏、肾盂。

44. C　慢性胆囊炎症状常不典型，多数患者有胆绞痛病史，患者常在饱餐或进食油腻食物后出现腹胀、腹痛，多位于上腹部，可牵涉至右肩部；查体可无阳性体征，或仅有右上腹胆囊区轻压痛或不适。B 超检查是胆囊炎的首选检查，可判断胆囊大小、胆囊壁厚度及胆囊内有无结石等。

45. B　输卵管妊娠的发病部位以壶腹部最多见，其次为峡部、伞部，间质部较少见。图中：①宫腔；②壶腹部；③间质部；④峡部；⑤伞部。

46. C　胸部 X 线检查常对诊断急性粟粒型肺结核起决定性作用，早期因粟粒阴影细小不易查出，起病后 2~3 周胸部 X 线检查可见大小一致、分布均匀的粟粒状阴影，密布于两侧肺野。

47. B　应用呼吸兴奋药时，须注意输液速度不宜过快，以免药物过量引起恶心、呕吐、烦躁不安、面颊潮红、肌肉颤动等表现。

48. B　地西泮属于镇静催眠药，静脉注射速度过快可引起呼吸和循环功能抑制，严重者可致呼吸和心脏停止。

49. A　为预防新生儿低血糖，出生后能进食者宜早期喂养，母乳无法喂养时，可在出生后 2~4 小时喂 5%~10% 葡萄糖水。

50. D　急性呼吸窘迫综合征的典型症状是进行性呼吸困难，伴烦躁、焦虑、多汗等。

51. B　心功能Ⅱ级表现为体力活动轻度受限，休息时无症状，日常活动（一般活动）如平地步行 200~400m 或以常速上 3 层以上楼梯的高度时，出现气促、乏力和心悸（选 B）。心功能Ⅰ级体力活动不受限，一般活动不引起明显的气促、乏力或心悸（不选 A）。心功能Ⅲ级表现为体力活动明显受限，稍事活动或轻于日常活动（一般活动）如平地步行 100~200m 或以常速上 3 层以下楼梯的高度时，即引起显著气促、乏力或心悸（不选 C）。心功能Ⅳ级体力活动重度受限，休息时也有气促、乏力或心悸，任何体力活动均会引起不适（不选 D）。

52. D　低钾血症主要是由呕吐、腹泻使大量钾离子丢失，或大量输注不含钾盐的液体所致，主要表现为肌无力、肠蠕动减弱、心动过速、血压下降等，严重者可出现心室颤动或心脏骤停（选 D）。高钾血症主要表现为心动过缓、房室传导阻滞，血压下降；精神萎靡、嗜睡，肢体肌肉无力等（不选 B）。低钙血症和低镁血症主要表现均为手足抽搐和惊厥，用钙剂治疗无效时应考虑有低镁血症的可能（不选 A、E）。低血糖主要表现为烦躁、喂养困难、哭声异常、肌张力低、激惹、惊厥、呼吸暂停等（不选 C）。

53. B　甲状腺危象是甲状腺毒症急性加重的综合征，与甲状腺激素大量进入血液循环有关，其主要表现为原有甲状腺功能亢进症状加重，继而出现高热或过高热（体温≥ 39℃），大汗，心动过速（≥ 140 次 / 分），常有心房颤动或心房扑动，烦躁，焦虑不安，谵妄，恶心，呕吐，腹泻，严重患者可有心力衰竭、休克及昏迷症状。

54. A　可待因可引起恶心、呕吐等胃肠道反应，抑制胃肠道运动，造成便秘等不良反应，用药时应重点监测排便情况，防止胃肠功能紊乱。

55. A　如图所示为输卵管妊娠破裂。输卵管妊娠破裂多见于妊娠6周左右的峡部妊娠，典型症状为停经、腹痛、阴道流血。输卵管妊娠破裂后，孕妇突感下腹部撕裂样疼痛，常伴有恶心、呕吐。由于腹腔内急性出血及剧烈腹痛，轻者出现晕厥，重者可出现失血性休克。

56. B　功能性幻听指患者的幻觉与现实刺激伴随出现的幻觉，如听见流水的声音，就听见别人在议论自己；听见敲门就听到有人在唱歌。

57. C　卵巢瘤样病变以滤泡囊肿和黄体囊肿最常见。怀疑卵巢瘤样病变且囊性肿瘤直径＜5cm时，无须采取手术或化疗，应定期（3~6个月）接受复查并详细记录。

58. A　腹腔脓肿常继发于急性腹膜炎或腹腔内手术，包括盆腔脓肿、膈下脓肿、肠间脓肿。膈下脓肿全身症状明显，可有高热或中等程度的持续发热，脓肿部位可有持续钝痛，深呼吸时加重，脓肿刺激膈肌可引起呃逆（选A）。盆腔脓肿由于刺激直肠，可有大便次数增多，混有黏液，伴里急后重（不选B）。

59. E　法洛四联症患儿血液黏稠度高，易形成血栓，因此要注意供给充足液体（不选D）。加强营养支持，少食多餐以减轻心脏负担（不选A）。预防上呼吸道感染，注意保护性隔离，以免交叉感染（不选B）。按时预防接种(选E)。注意观察患儿的病情变化，若出现心力衰竭或缺氧发作表现，及时就诊（不选C）。

60. A　滴虫阴道炎白带多表现为大量稀薄泡沫状（选A)。外阴阴道假丝酵母菌病典型阴道分泌物呈白色稠厚凝乳状或豆渣样（不选C）。萎缩性阴道炎阴道分泌物稀薄，呈淡黄色，严重者呈脓血性白带。细菌性阴道病多表现为阴道分泌物增多，呈灰白色，稀薄，伴鱼腥臭味，性交后加重（不选E）。

61. B　亚急性感染性心内膜炎患者应使用抗生素治疗，护士指导其抗生素的用药原则是在病原菌尚不明确时，早期、联合、大剂量、长疗程、经静脉途径应用广谱、杀菌性抗生素；已确定病原菌后，根据致病微生物对药物的敏感性更换药物。

62. E　呼吸困难是心包积液最突出的症状，根据病情帮助患者采取半坐卧位或前倾坐位，保持舒适体位。心脏压塞的患者往往被迫采取前倾坐位。

63. C　有机磷农药中毒无论表现轻重均有特殊大蒜气味。毒蕈碱样症状表现为平滑肌痉挛(如瞳孔缩小)、腺体分泌增加（如多汗、流涎）、括约肌松弛；烟碱样症状表现为全身肌纤维颤动（选C）。一氧化碳中毒的典型表现为面色潮红、口唇樱桃红色（不选B)。食物中毒患者有不洁饮食史，呕吐、腹泻程度更剧烈（不选D）。

64. A　葡萄胎患者清宫后必须定期随访，以便尽早发现侵蚀性葡萄胎和绒毛膜癌等恶性滋养细胞肿瘤并及时处理。随访内容包括定期hCG测定、询问病史、妇科检查等。

65. E　破伤风患者剧烈抽搐时禁止强行按压肢体，应立即在患者上、下臼齿之间放置牙垫，避免舌咬伤。

66. A　胃溃疡的疼痛节律为“进餐—餐后疼痛—空腹缓解”。少数胃溃疡可发生癌变，十二指肠溃疡则一般不会癌变（不选C）。发生癌变时，疼痛节律消失，对45岁以上、溃疡久治不愈、大便隐血试验阳性者，应高度警惕癌变（选A)。溃疡出血轻者仅表现为排柏油样便，重者可出现呕血甚至低血容量性休克（不选D)。呕吐大量宿食是幽门梗阻最突出的症状（不选E)。

67. A　急性感染性喉炎是喉黏膜的急性弥漫性炎症，患儿可有发热、犬吠样咳嗽、声音嘶哑、吸气性喉鸣、三凹征等表现，严重时可出现发绀、烦躁不安、面色苍白、脉搏增快等表现。

68. B　金黄色葡萄球菌肠炎多继发于使用大量抗生素后，病程与症状常与菌群失调的严重程度有关，表现为发热、呕吐、腹泻、不同程度中毒症状、脱水和电解质紊乱，甚至发生休克，典型大便为暗绿色，量多带黏液，少数为血便。应向家长解释腹泻的病因、潜在并发症等，特别强调滥用抗生素的严重危害。

69. B　子宫脱垂以患者平卧用力向下屏气时子宫下降的最低点为标准，分为3度。Ⅰ度轻型宫颈外口距离处女膜缘＜4cm，未达处女膜缘；Ⅰ度重型宫颈外口已达处女膜缘，阴道口可见宫颈。Ⅱ度轻型宫颈脱出阴道口，宫体仍在阴道内；Ⅱ度重型宫颈和部分宫体脱出阴道口。Ⅲ度宫颈及宫体全部脱出至阴道口外。

70. D　乳腺癌根治术后皮瓣下常规放置引流管，持续负压吸引，保持皮瓣引流管通畅，及时、有效地吸出残腔内的积液、积血，使皮瓣紧贴胸壁，便于皮瓣建立新的血液循环，防止皮下积液及皮瓣坏死（选D)。手术部位加压包扎，使皮瓣紧贴胸壁，便于皮瓣建立新的血液循环，防止皮瓣坏死（不选C）。

71. C　胸骨体后及心前区剧烈疼痛是急性心肌梗死

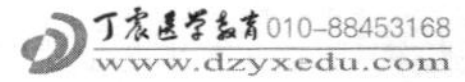

患者最早出现和最突出的症状。诱因多不明显，且常发生于安静时，程度较重，持续时间较长，休息和含服硝酸甘油不能完全缓解。心电图表现为 ST 段弓背向上抬高，出现宽而深的 Q 波，T 波倒置。血清心肌坏死标志物（心肌酶、肌钙蛋白等）是诊断心肌梗死的敏感指标，其增高与心肌坏死范围及预后明显相关。

72. A　风湿性心脏病患者发生肺部感染可诱发心力衰竭，双下肢水肿是右心衰竭的典型表现。正常成人的输液速度为 40~60 滴 / 分；心力衰竭的患者输液时应控制速度，一般为 20~30 滴 / 分。

73. B　直肠癌术前 3 天可口服抗菌药如甲硝唑，以抑制肠道细菌，预防厌氧菌感染。

74. D　正常足月儿是指胎龄≥ 37 周并＜ 42 周，出生体重≥ 2500g 并＜ 4000g，无畸形或疾病的活产婴儿。

75. A　B 超检查是判断胎儿成熟度可靠、无创的方法，测得胎头双顶径＞ 8.5cm 或见三级胎盘（形成明显胎盘小叶），提示胎儿已成熟。

76. E　动脉造影可以明确患肢动脉阻塞的部位、程度、范围及侧支循环建立情况。其他帮助判断闭塞部位的检查包括多普勒超声检查、CTA 等。

77. B　三度房室传导阻滞心电图表现为心房和心室独立活动，P 波与 QRS 波群完全脱离关系（不选 A），PP 间期和 RR 间期各自相等（不选 C），心室率慢于心房率（选 B），QRS 波群形态取决于阻滞部位（不选 D），位于房室束及其附近时，心室率 40~60 次 / 分，QRS 波群正常；位于室内传导系统的远端，心室率可在 40 次 / 分以下（不选 E），QRS 波群增宽。

78. B　胸膜腔内进行性出血时，胸膜腔闭式引流血量≥ 200ml/h，并持续 3 小时以上。

79. B　缩窄性心包炎最常见的体征是心尖搏动减弱或消失，多数患者可见收缩期心尖负性搏动（选 B）。吸停脉又称奇脉，见于心脏压塞（不选 A）。肝颈静脉反流征阳性是右心衰竭的特征性体征（不选 C）。大动脉枪击音见于主动脉瓣关闭不全（不选 D）。心尖区抓刮样杂音见于纤维蛋白性心包炎（不选 E）。

80. C　支气管扩张症痰液的特点是大量脓痰，可呈黄绿色，静置后分 4 层，上层为泡沫，中层为浑浊黏液，下层为脓性成分，最下层为坏死组织。

81. D　乳头皲裂发生的主要原因是哺乳姿势不当。为防止乳头皲裂，哺乳时母亲应用一手呈“C”形将整个乳房托起，使婴儿含住乳头及大部分乳晕，哺乳后可挤出乳汁涂在乳头、乳晕上，能起抑菌和保护表皮作用（选 D）。在哺乳前、后用清水清洗乳头，能使乳头耐受，降低皲裂风险，减少乳腺感染，但不是预防乳头皲裂的主要方法（不选 B）。新生儿勤吸吮能够促进乳汁分泌，及时排空乳房，防止乳汁淤积（不选 A）。碘伏刺激性强，不用于乳头及附近皮肤（不选 C）。苯甲酸雌二醇为激素药，哺乳期妇女不能涂抹，以免婴儿食入（不选 E）。

82. D　活动性系统性红斑狼疮（SLE）患者常出现贫血，白细胞、血小板减少，贫血多为正细胞正色素性贫血，短期内出现重度贫血常是自身免疫性溶血所致，多有网织红细胞升高，Coombs 试验阳性。

83. D　猩红热病程初期舌覆白苔，红肿的乳头突出于白苔之外，称为“草莓舌”；2~3 天后出现“杨梅舌”（不选 B）。其皮疹多在发热 24 小时内出现，典型的皮疹为在皮肤上出现均匀分布的弥漫性充血性针尖大小的丘疹，压之褪色（不选 E）；在皮肤褶皱处，皮疹密集或由于摩擦出血呈紫色线状，称为“帕氏线”（不选 A），颜面部仅有充血而无皮疹，口鼻周围充血不明显，相比之下显得发白，称为“口周苍白圈”（不选 C）。疹退后按出疹顺序开始脱屑，脱屑后无色素沉着。科氏斑是麻疹前驱期的特征性体征（选 D）。

84. D　休克代偿期微循环变化的主要机制是有效循环血量减少使微循环血液灌注减少、交感神经兴奋和缩血管物质增多，进一步加重微循环的缺血缺氧。临床表现为精神紧张、兴奋或烦躁不安，心率加快、尿量减少等；血压正常或稍高，全身小动脉痉挛收缩可使外周阻力增加、舒张压升高，导致脉压缩小。

85. C　HBsAg、抗 HBs、HBeAg、抗 HBe 及抗 HBc、HBV DNA 是常用的乙肝血清标志物检查。血清抗 HBc 阳性，提示感染过 HBV，可能为既往感染，亦可能为急性乙肝或慢性乙型肝炎急性发作（不选 E）。HBsAg 是 HBV 感染的主要标志之一（不选 A）；血清抗 HBs 阳性提示接种过乙肝疫苗或感染乙型肝炎病毒后产生免疫力。血清 HBeAg 提示 HBV 复制活跃，传染性强（不选 B）；抗 HBe 阳性提示 2 种可能，一种是病毒复制减少或静止，传染性降低，另一种是仍复制活跃，甚至病情加重（不选 D）。HBcAg 主要存在于受感染的肝细胞核内，若检测到，提示 HBV 有复制，因检测难度较大，故较少用于临床常规检测（选 C）。

86. D　一氧化碳可与血红蛋白结合，形成稳定的碳氧血红蛋白（COHb），COHb 不能携氧且不易解离，引起组织和细胞缺氧。血液中 COHb 浓度是诊断一氧化碳中毒的指标，也可用于分辨中毒的严重程度（选D）。血氧饱和度可评估呼吸功能（不选E）。煤气泄漏是一氧化碳中毒的原因（不选A）。意识障碍，皮肤、黏膜发绀是一氧化碳中毒的临床表现（不选B、C）。

87. A 抑郁症的临床表现分为核心症状、心理症状群和躯体症状群。其核心症状为情绪低落、兴趣减退、乐趣丧失，最突出的症状是持久性情绪低落。

88. E 强迫症是以强迫观念和强迫行为为主要表现的精神疾病，其特点是有意识的自我强迫和反强迫强烈冲突使患者感到焦虑和痛苦，但又无法摆脱，其治疗主要是药物和心理治疗。药物治疗主要针对患者的症状，心理治疗解决患者实际存在的问题。

89. D 影响手术切口愈合的因素可包括：营养不良，使组织愈合能力差（不选A）；腹腔内压力突然增高，如剧烈咳嗽或严重腹胀等（不选E）；切口感染、积血、积液及经切口放置引流管使切口愈合不良（不选C）；切口张力过大（不选B）。

90. B 右心衰竭主要表现为体循环淤血，体循环淤血可导致淤血性周围性发绀，主要与血液中还原血红蛋白绝对值增多有关。

91. B 腹腔游离气体为胃肠道破裂的证据，早期立位腹部X线检查可见膈下新月状游离气体影（选B）。腹腔穿刺抽出不凝血，提示实质性脏器损伤或大血管破裂（不选A）。超声检查可确定腹腔内积液的量（不选C）。实验室检查多伴血白细胞计数持续增多，血红细胞、血红蛋白和血细胞比容下降提示有大量失血（不选D）。

92. C 肿瘤压迫颈交感神经可引起Horner综合征，表现为患侧上睑下垂（不选B）、瞳孔缩小（不选A）、眼球内陷（不选D）、患侧额部少汗（不选E）等。肿瘤直接压迫或转移至纵隔淋巴结后压迫喉返神经可引起声音嘶哑（选C）。

93. C 支气管哮喘的典型表现为反复发作性伴哮鸣音的呼气性呼吸困难（选C）。吸气性呼吸困难常见于喉部、气管、大支气管的狭窄与阻塞，重者可出现三凹征（不选A）。左心衰竭可表现为咳粉红色泡沫痰和端坐呼吸（不选D、E）。

94. D 直肠癌早期症状不明显，患者可仅有排便习惯改变或少量便血（选D）；肿瘤不断生长，可出现糜烂、坏死、溃疡形成且分泌物增多，此时便血量增大，并出现排便次数增多、排便不尽感、里急后重等表现（不选B、C）；肿瘤浸润肠壁时，引起肠腔狭窄，患者可出现腹痛、腹胀、大便变细等表现（不选A、E）。

95. B 热痉挛常发生于初次进入高温环境工作或运动量过大时，大量出汗且仅补水者，多发生在四肢肌肉、咀嚼肌、腹直肌，最常见于腓肠肌。

96. D 婴儿胃呈水平位，贲门和胃底部肌张力低，幽门括约肌发育较好，易发生幽门痉挛而出现溢乳和呕吐。为减轻溢乳，可在喂养后竖起叩背，将胃内空气排出。

97. A 喂奶后应使婴儿保持右侧卧位，头位略高，以利于胃排空，防止反流或吸入造成窒息。

98. B 脑出血多有高血压和动脉粥样硬化的病史，在活动中或情绪激动时突然发生，无前驱症状。常有肢体瘫痪、失语等局灶定位症状和颅内压增高表现，意识障碍出现迅速。脑血管疾病属于神经系统疾病，患者应优先到神经外科就诊。

99. A 急性脑出血患者应绝对卧床休息，发病24~48小时内避免搬动患者，取侧卧位，头胸抬高15°~30°，减轻脑水肿（选A，不选C、E）。定时监测生命体征、意识状态及瞳孔变化（不选B）。头部放置冰袋以减轻局部充血和出血（不选D）。

100. B 急性肾盂肾炎临床表现为突发高热和膀胱刺激征，合并全身中毒症状，可有单侧或双侧腰痛、肾区叩击痛及脊肋角压痛，白细胞尿对诊断有意义（选B）。急性肾小球肾炎好发于5~14岁儿童和青少年，男性居多，典型表现为水肿、血尿、蛋白尿、高血压（不选A）。急进性肾小球肾炎常见于中老年，男性居多，表现为血尿、蛋白尿、水肿和高血压，进行性少尿或无尿等（不选E）。慢性肾小球肾炎可发生于任何年龄，以青中年男性为主，蛋白尿、血尿、高血压和水肿为基本表现（不选D）。原发性肾病综合征以儿童多见，临床表现为大量蛋白尿（尿蛋白＞3.5g/d）、低白蛋白血症（血浆白蛋白＜30g/L）、水肿、高脂血症（不选C）。

101. D 尿路感染患者多饮水可增加尿量，起到冲洗尿路的作用，促进细菌和毒素排出，减少炎症对膀胱和尿路的刺激。

102. A 预防肾盂肾炎最有效的是保持良好的个人卫生习惯，尤其注意会阴部及肛周皮肤的清洁，做好性生活卫生，特别是在月经期、妊娠期及产褥期。

103. B 伤寒患者主要表现为体温升高，以稽留热为主，呈阶梯形上升，可在5~7天达到39~40℃。发热前可有乏力、头痛、食欲减退、轻度腹泻或便秘等症状；胸腹部、背部或四肢可出现淡红色小斑丘疹（玫瑰疹），多数患者有轻度的肝、脾大。

104. C　伤寒患者在发热期间须卧床休息至退热后 1 周，由轻度活动逐渐过渡至正常活动。退热后 2 周才能恢复正常饮食。

105. C　帕金森病（PD）临床上以静止性震颤、运动迟缓（随意运动减少、面部表情呆滞等）、肌强直（“铅管样强直”“齿轮样强直”）和姿势步态障碍（慌张步态）为主要特征。实验室及影像学检查常无明显异常或特征性改变。PD 的主要病理改变为黑质多巴胺能神经元变性死亡和路易小体形成。

106. E　帕金森病的特征性症状为静止性震颤，典型表现是拇指与示指出现“搓丸样”动作（不选 A）。可有感觉障碍，早期出现嗅觉减退或睡眠障碍，无偏身感觉减退（选 E）。运动迟缓表现为动作缓慢、笨拙，系裤带、鞋带等手指精细动作缓慢和不易完成（不选 D）；书写字体时越写越小，呈现“小字征”（不选 B）。姿势步态障碍表现为随病情进展步伐逐渐变小变慢，启动、转弯时步态障碍尤为明显（不选 C）。

107. C　帕金森病的主要病理改变为黑质多巴胺能神经元变性死亡和路易小体形成。针对病因治疗，首选左旋多巴（选 C）。溴隐亭属麦角类多巴胺受体激动剂，会导致心脏瓣膜病变和肺胸膜纤维化，现已不主张使用（不选 B）。

108. A　苯海索（安坦）为抗胆碱药，不良反应为口干、视物模糊、排尿困难，严重者有幻觉、谵妄等（选 A）。金刚烷胺为促多巴胺释放药，不良反应为意识模糊、下肢网状青斑、踝部水肿等（不选 B）。左旋多巴为多巴胺前体药，不良反应为恶心、呕吐、直立性低血压、心律失常、异动症和精神症状等（不选 C）。溴隐亭为多巴胺受体激动剂，不良反应为恶心、呕吐、口干、直立性低血压、精神症状等（不选 D）。司来吉兰为单胺氧化酶 B 型抑制剂，不良反应为失眠、恶心、呕吐、不自主动作等（不选 E）。

109. D　骨筋膜室综合征是石膏固定的并发症，以前臂掌侧和小腿骨折最常见，多由骨筋膜内压力增高和包扎过紧所致。石膏固定的患者应严密观察其皮肤色泽、温度和末梢血管充盈情况，可反映患者血供情况。

110. A　康复治疗是促进骨折愈合、防止并发症和及早恢复患肢功能的重要条件，功能训练应贯穿整个康复治疗的过程。在医务人员的指导下，应尽早行功能锻炼，石膏固定当天患肢肌肉可做收缩活动，骨折部位上、下关节暂不活动。

111. E　反复发作的腹泻、黏液脓血便及腹痛是溃疡性结肠炎的典型症状，腹痛特点为“疼痛—便意—便后缓解”（选 E）。克罗恩病主要的临床表现为右下腹痛、腹泻、大便糊状，脓血便少见（不选 A）。肠易激综合征大便可有黏液但无脓血（不选 B）。直肠肛管周围脓肿表现为肛周持续性胀痛、跳痛，局部压痛、有波动感（不选 C）。肠结核的腹泻与便秘交替出现，无里急后重（不选 D）。

112. D　结肠镜检查是溃疡性结肠炎诊断和鉴别诊断最重要的检查，可直接观察病变黏膜并取活组织行病理学检查（选 D）。X 线钡剂灌肠检查可作为有结肠镜检查禁忌证患者的补充检查，但不宜用于病情严重者，以免加重病情或诱发中毒性巨结肠（不选 A）。大便病原学检查可排除感染性肠炎，是诊断本病的重要步骤，但不是本病确诊的检查（不选 C）。

113. D　柳氮磺吡啶在肠道可分解出具有免疫抑制作用的 5- 氨基水杨酸盐和抗菌作用的磺胺嘧啶，是治疗溃疡性结肠炎的首选药，适用于轻、中型（腹泻＜6 次 / 天）的诱导缓解及维持治疗（选 D）。糖皮质激素对急性发作期的疗效较好，是重型（腹泻≥ 6 次 / 天）患者的首选用药（不选 B）。异烟肼常用于结核病的治疗（不选 A）。匹维溴铵是一种对胃肠道具有高度选择性、有解痉作用的钙通道阻滞剂，可缓解腹痛（不选 C）。血管紧张素转换酶抑制剂是治疗慢性心力衰竭和原发性高血压的常用药（不选 E）。

114. A　胸部 X 线检查是诊断气胸最准确、可靠的方法，可显示肺萎陷程度，肺内病变情况及是否存在纵隔移位、胸腔积液和胸膜粘连等。气胸典型的胸部 X 线检查可显示被压缩肺边缘呈外凸弧形的细线条形阴影，线内为萎陷的肺组织，而线外透亮度增高、无肺纹理。

115. C　气胸患者突发右侧胸痛，伴呼吸困难、发绀，叩诊呈鼓音，听诊呼吸音消失，应行胸膜腔穿刺引流，护士应做好胸膜腔穿刺护理。

116. B　1 型糖尿病有自发酮症酸中毒的倾向，其主要表现为疲乏、恶心、呕吐、头痛、嗜睡、深大呼吸（库斯莫尔呼吸），呼气中有烂苹果味（酮味），严重失水，尿少，血压下降、心率增快等（选 B）。高渗高血糖综合征以严重高血糖而无明显酮症，血浆渗透压显著升高、脱水和意识障碍为特征（不选 A）。低血糖反应多发生于服用胰岛素促泌药和注射胰岛素等药物后，可出现心悸、疲乏、饥饿感、出冷汗、脉搏细速、恶心、呕吐，重者抽搐、昏迷，甚至死亡（不选 D）。

117. E　糖尿病酮症酸中毒是糖尿病急性并发症之一，多由胰岛素不适当减量或突然中断治疗、饮食不当等因素引起，酸中毒失代偿后出现头痛、嗜睡、深大呼吸(库斯莫尔呼吸),呼气中有烂苹果味(酮味),可伴有失水、尿少、血压下降、心率增快等症状。发生糖尿病酮症酸中毒时患者需要检查的是血糖(不选C)、尿糖、尿酮体(不选D)、血脂(不选B)、血清胆固醇;血气分析可监测体内酸碱平衡状态(不选A)。

118. E 补液是治疗糖尿病酮症酸中毒的首要和关键环节,同时用小剂量胰岛素静脉注射,调整血糖。当尿量＞40ml/h应立即补钾,出现酸中毒时静脉滴注5%碳酸氢钠,以纠正酸碱平衡失调。

119. D 发生急性心肌梗死时应给予吗啡或哌替啶迅速有效镇痛,并尽早进行溶栓治疗,常用的溶栓药有链激酶、尿激酶等(选D)。阿司匹林主要抑制血小板聚集及抗血栓形成,但对已经形成的血栓效果较差(不选A)。肝素主要用于预防血栓形成和栓塞(不选B)。复方丹参片可活血化瘀(不选C)。硝酸甘油是治疗稳定型心绞痛最常用的药物(不选E)。

120. C 尿激酶的不良反应为引起出血,禁用于出血性疾病、新近创伤、消化道溃疡、伤口愈合中和严重高血压。若出血过多,可导致低血容量性休克,血压为最常用的监测指标。

答案与解析 · 模拟试卷四

专业实务

1. E　主动 - 被动型是以疾病为中心的护患关系模式，护士处于主动的、主导的地位，患者处于被动地接受护理的从属地位，是不平等的相互关系，适用于不能表达主观意愿的患者，如休克、昏迷等意识严重障碍患者（不选 C、D），以及婴幼儿（不选 A）、智力严重低下和精神病患者（不选 B）。反复住院的慢性病患者，了解自身所患疾病，有强烈的主动参与意识，可采取共同参与型模式来完善护理工作（选 E）。

2. C　慢性失血是成人缺铁性贫血最常见和最重要的病因，如消化性溃疡出血、痔出血、月经过多等（选 C）。需铁量增加而摄入不足是婴幼儿、青少年、妊娠期和哺乳期妇女缺铁性贫血的主要原因（不选 A）。胃酸分泌不足或肠道功能紊乱影响铁的吸收，多见于胃大部切除、慢性胃肠道疾病等（不选 B）。

3. A　产褥期妇女产后 10 天宫底应降入骨盆腔内，于耻骨联合上方不能触及(选 A)。产后子宫蜕膜脱落，血液、坏死的蜕膜组织排出形成恶露，包括血性恶露、浆液恶露、白色恶露，产后 14 天后出现白色恶露（不选 B）。产后 1 周宫颈内口关闭（不选 C），宫颈外口由产前圆形变为产后“一”字形（不选 D）。胎盘附着部位子宫内膜完全修复需要 6 周，未附着部位需要 3 周（不选 E）。

4. A　分娩 24 小时后，在产褥期内发生的子宫大量出血，称晚期产后出血，常由胎盘、胎膜残留所致。发生胎盘残留的患者应立即行刮宫术，刮出物送病理检查以明确诊断，刮宫后应继续给予抗生素及子宫收缩药。出血量大者，应在手术前做好备血、建立静脉通道及开腹手术准备。

5. E　单纯疱疹病毒性脑炎治疗药物首选阿昔洛韦。抗疱疹病毒多首选药名中含有洛韦的药物，如阿昔洛韦、更昔洛韦等（选 E）。吗啉胍、干扰素和利巴韦林均为广谱抗病毒药，无特异性（不选 A、B、C）。阿糖胞苷属于化疗药，也可用于疱疹病毒治疗，但疗效低、毒性大，不作为首选（不选 D）。

6. C　小儿惊厥最常见的原因是高热，热性惊厥多由上呼吸道感染引起。

7. B　保存血浆的主要成分是血浆蛋白，不含血细胞，用于补充血容量和血浆蛋白。

8. C　二甲双胍通过减少肝脏葡萄糖输出，延缓葡萄糖从胃肠道吸收入血，改善外周胰岛素抵抗，增加骨骼肌等外周组织对葡萄糖的摄取、利用和无氧酵解而降低血糖，是 2 型糖尿病治疗的一线用药和药物联合中的基本用药。

9. A　两性霉素 B 几乎对所有真菌均有抗菌活性，为广谱抗真菌药，是治疗各种严重真菌感染的首选药之一。静脉滴注用于治疗深部真菌感染，药液宜避光缓慢滴入。

10. E　腹股沟斜疝发生绞窄时，突出于疝囊内的肠管发生严重血运障碍，肠系膜动脉血流减少，肠壁逐渐失去蠕动能力，疝囊内肠管出血坏死甚至穿孔，渗液变为红色或褐色。

11. D　传染病流行的基本条件包括传染源、传播途径和易感人群，三者必须同时存在。传染源是指体内有病原体生存、繁殖并能将病原体排出体外的人和动物，是传染的最基本因素。

12. C　环氧乙烷易燃、易爆，应存放在阴凉通风、远离火源、静电及转动马达的环境，储存温度低于 40℃，相对湿度 60%~80%（选 C）。戊二醛适用于不耐热的医疗器械和精密仪器的浸泡消毒与灭菌（不选 A）。苯扎溴铵是阳离子表面活性剂，不可与肥皂等同用，避免失效（不选 B）。碘伏对二价金属有腐蚀性，不宜用于相应金属制品的消毒（不选 D）。过氧化氢为强氧化剂，可除掉陈旧血迹（不选 E）。

13. E　小儿出生时前囟为 1~2cm（不选 C、D），以后随颅骨生长而增大，6 月龄左右逐渐骨化而变小，一般 12~18 个月闭合（选 E），最迟于 2 岁闭合。前囟早闭提示脑发育不良、小头畸形，前囟迟闭、过大见于佝偻病、甲状腺功能减退症等（不选 A）。前囟张力增加常提示颅内压增高，而前囟凹陷则见于极度消瘦或脱水者（不选 B）。

14. A　护理人员应刻苦钻研本职工作，勤奋进取，不断学习新知识，熟练掌握各种护理技术和技能，精益求精，为患者提供优质的护理服务。

15. C　护士的标准预防是基于患者的血液、体液、分泌物（不包括汗液）、非完整皮肤和黏膜均可能含有感染性因子的原则，针对医院医务人员采取的一组预防感染措施。包括手卫生（不选E），根据预期可能的暴露选用手套（不选D）、隔离衣（不选B）、口罩（不选A）、护目镜或防护面罩，以及安全注射等。

16. E 护际关系指护士之间的关系。由于每个护士有不同的职务、职责、知识水平、工作经历，产生不同的心理状态，从而容易发生矛盾冲突。

17. E 沉默既可以缓解患者过激的情绪和行为，使其冷静下来，又可以给护士思考和观察的机会。沉默是一种超越语言的沟通方式，也是一种特殊的沟通技巧。

18. B 病毒性脑炎是指病毒感染引起的脑实质炎症，可造成中枢神经系统直接受损，大多数患儿因弥漫性大脑病变而主要表现为发热、反复惊厥发作、不同程度的意识障碍和颅内压增高症状。

19. C 脊柱骨折的形态多属于压缩骨折，压缩骨折多因高处坠落时身体猛烈向前屈曲引起，椎体通常成楔形；骨质疏松症患者轻微外伤即可发生胸腰椎压缩骨折。

20. D 胸部叩击的患者取侧卧位或坐位（不选B），护士五指并拢，向掌心微弯曲呈空心掌状或握杯状，自下而上（选D），由外向内（不选C），迅速而有节律地叩击患者胸壁。避开乳房、心脏和骨突部位（不选E）。应在餐后2小时至餐前30分钟完成，以免叩击引发呕吐（不选A）。

21. E 慢性肺源性心脏病失代偿期的主要表现为呼吸衰竭和心力衰竭，镇静催眠药可抑制呼吸，加重CO_2潴留，诱发肺性脑病。

22. A 在我国慢性肾衰竭的病因以原发性肾小球肾炎最多见。在发达国家，糖尿病肾病、高血压肾小动脉硬化是慢性肾衰竭的主要病因。

23. D 乳腺出现波动感提示已经形成脓肿，应及时切开引流，排出积脓。做放射状切口，避免损伤乳管引起乳瘘；乳晕下脓肿可沿乳晕边缘做弧形切口。

24. C 发现患者坠床不可随意搬动患者，以免加重病情；应先判断患者病情，测量生命体征，及时通知医生，通知护士长，逐级上报。

25. A 二尖瓣狭窄患者血栓栓塞以脑栓塞最多见，栓子多来自扩大的左心房伴心房颤动者。脑栓塞患者神经系统表现为偏瘫、失语、偏身感觉障碍和共济失调等，多无意识障碍。来源于右心房的栓子可造成肺栓塞。图中：①脑；②脾；③肾；④肝；⑤肺。

26. C 目标明确原则（任务和目标一致的原则）指组织的设计及建立必须有明确的总目标，各部门及单位也必须有明确的分目标，整个组织的活动要始终围绕组织的总目标运转。

27. C 急性支气管炎大多先有上呼吸道感染症状，之后以咳嗽为主要表现，双肺呼吸音粗，可有散在的干啰音和粗中湿啰音；伴支气管痉挛时，可有胸闷、气促，闻及哮鸣音。应首先解除支气管痉挛，喘息时用氨茶碱、$β_2$受体激动剂和糖皮质激素等。

28. B 血钠正常值为135~145mmol/L，血钾正常值为3.5~5.5mmol/L，尿比重的正常值为1.015~1.025。成人低渗性脱水血钠＜135mmol/L，尿比重＜1.010。中度脱水血钠＜130mmol/L，出现脉搏细弱、直立性眩晕，血压下降、恶心呕吐、尿少、尿比重低（选B）。稀释性低钠血症又称水中毒，血钠可＜130mmol/L，因脑细胞肿胀和脑组织水肿而引起一系列神经、精神症状，如头痛、躁动、惊厥甚至昏迷，严重者可发生脑疝（不选E）。

29. B 保护性隔离是基于保护易感人群的隔离，适用于抵抗力特别低下者，如血液病、大面积烧伤、器官移植、艾滋病、化疗后、早产儿等（选B）。消化道隔离适用于通过排泄物直接或间接传播的疾病，如细菌性痢疾、甲型肝炎、戊型肝炎等（不选A）。呼吸道隔离适用于通过空气传播的感染性疾病，如开放性肺结核、麻疹、水痘、流行性脑脊髓膜炎、流行性感冒等（不选C）。严密隔离适用于鼠疫、霍乱、肺炭疽、重症急性呼吸综合征等甲类或传染性极强的乙类传染病（不选D）。接触隔离适用于经体表或伤口直接或间接接触而感染的疾病，破伤风、丹毒、气性坏疽、狂犬病等（不选E）。

30. D 血压是休克最常用的监测指标，收缩压＜90mmHg、脉压＜20mmHg提示休克。大面积烧伤使毛细血管通透性增加，大量血浆外渗至组织间隙及创面，引起有效循环血量锐减，而发生低血容量性休克。

31. A 重度支气管哮喘急性发作主要表现为休息时感气促，端坐呼吸，常有焦虑和烦躁，大汗淋漓，呼吸频率＞30次/分，闻及响亮、弥漫的哮鸣音，心率常＞120次/分。此时应及早静脉给予糖皮质激素（选A）。短效$β_2$受体激动剂是治疗轻度支气管哮喘急性发作的首选药（不选B）。

32. B 健康资料的来源包括患者本人、家属及重要关系人、其他医务人员、病历和记录、医疗护理文献。其中，患者本人是健康资料的最佳来源；对于意识清楚、精神稳定、非婴幼儿患者，护士可通过会谈、观察、健康评估等方法来获取资料。

33. E　患者的基本权利包括基本医疗权、隐私权、知情权、参与治疗权、公平权和其他权利。基本医疗权指患者都享有基本、合理的诊治与护理的权利，以及获得健康的权利，有权得到公正、一视同仁的待遇，任何医护人员和医疗机构都不得拒绝患者的求医要求。

34. B　大肠埃希菌是肠道中重要的正常菌群。当人体免疫力下降或细菌侵入肠道外组织器官后，即可成为条件致病菌，主要导致腹膜炎、阑尾炎、胆道感染、直肠肛管周围脓肿等消化系统感染，感染后的脓液有粪臭味（选 B）。金黄色葡萄球菌常引起疖、痈、伤口化脓等局部感染或肺炎、心内膜炎、脓胸等内脏器官感染；其外毒素可引起急性胃肠炎（不选 A）。溶血性链球菌主要引起咽炎、丹毒、蜂窝织炎、猩红热、肺炎等化脓性感染（不选 E）。变形杆菌是尿路感染的常见致病菌，仅次于大肠埃希菌（不选 C）。铜绿假单胞菌为条件致病菌，可使慢性阻塞性肺疾病、艾滋病、糖尿病、烧伤等免疫功能低下的患者发生危及生命的严重感染（不选 D）。

35. C　鼻胃管插入长度一般为前额发际至胸骨剑突处或自鼻尖经耳垂至胸骨剑突处的距离，即测量终点为图中的③剑突。图中：①锁骨上窝；②胸骨柄；④脐部；⑤肋缘。

36. A　成人低血压是指血压＜ 90/60mmHg，常见于大量失血、休克、急性心力衰竭等。

37. C　新患者入院时，责任护士应将备用床改成暂空床（选 C）。意识清楚，有自理能力的患者不必加床栏（不选 E）。

38. E　每次鼻饲前应证实胃管在胃内且通畅（不选 B），并用少量温水冲管后再进行喂食，鼻饲完毕后再次注入少量温开水，防止鼻饲液积存于管腔中变质（不选 C）。长期鼻饲者应行口腔护理 2 次 / 天（不选 A）；并定期更换胃管，普通胃管 1 次 / 周，硅胶胃管 1 次 / 月；更换胃管时应该在当天晚上最后 1 次灌注食物后拔管，次晨从另一侧鼻孔插管（选 E）；灌注用物应每次更换消毒（不选 D）。

39. B　Ⅱ型呼吸衰竭，血气分析结果：PaO_2 ＜ 60 mmHg，$PaCO_2$ ＞ 50mmHg。应给予低浓度（＜ 35%）持续吸氧，防止高浓度吸氧，引起呼吸中枢抑制，加重缺氧和二氧化碳潴留。Ⅰ型呼吸衰竭患者给予较高浓度（＞ 35%）吸氧。护士考试命题中所出现的Ⅱ型呼吸衰竭一般都指低浓度（28%~30%）、低流量（1~2L/min）吸氧，但实际并非如此，只有慢性肺源性心脏病和慢性阻塞性肺疾病采用这个具体的氧疗数值，但吸氧时间不同，前者为 24 小时不间断吸氧，后者为持续吸氧＞ 15 小时。考生应在掌握正确的基础上兼顾考试。

40. D　健胃消食片为助消化药，应在餐前服，以促进消化液分泌，增加食欲（选 D）。阿莫西林、卡马西平、保泰松均有恶心、呕吐等消化道不良反应，应餐后服用（不选 A、B、C）。法莫替丁为 H_2 受体拮抗剂，抑制胃酸作用强，于餐中、餐后即刻服用或睡前服用（不选 E）。

41. B　皮肤汗液蒸发量相对稳定，不显性出汗 24 小时约 500ml，不需要特别记录（选 B）。出入液量包括摄入液量和排出液量。摄入液量包括饮水量、输液量、输血量、食物中的含水量等；排出液量包括尿量（不选 C）、大便量、其他排出量，如呕吐量、咯血量、痰量、胃肠减压量（不选 A）、各种引流量（不选 D）、切口渗出量等（不选 E）；需要加以记录作为观察病情、协助诊断、决定治疗方案的依据。

42. B　十二指肠溃疡的腹痛节律特点为“进餐—餐后缓解—空腹疼痛”。原因为胃内食物排空，胃酸对溃疡面的刺激。进食碱性食物能有效中和胃酸、缓解疼痛。

43. C　患者暂时离开床单位，为保持病室整洁，应铺成暂空床（选 C）。备用床用于准备接收新患者（不选 A）。麻醉床用于接收和护理麻醉手术后的患者（不选 E）。

44. C　硝苯地平属于钙通道阻滞剂，主要机制是阻止 Ca^{2+} 由细胞外流入细胞内，达到舒张血管的作用，主要舒张动脉。可扩张冠状动脉，用于缓解心绞痛；还可扩张外周阻力血管，用于治疗高血压。

45. C　婴幼儿在使用面罩法氧疗时，应选择合适患儿的面罩型号，面罩大小以罩住患者口鼻为宜。图中的面罩过大，已经盖住患儿的眼睛，无法形成密闭空间，影响吸氧效果。

46. A　氟尿嘧啶可在细胞内转变为 5- 氟尿嘧啶脱氧核苷酸，抑制脱氧胸苷酸合成酶，阻止脱氧尿苷酸甲基化转变为脱氧胸苷酸，影响 DNA 的合成。

47. A　门诊护士应随时观察候诊者的病情，对病情较严重或年老体弱者可适当调整就诊顺序；对高热、剧痛、呼吸困难、出血、休克等患者，应立即采取措施，安排提前就诊或送急诊室处理。

48. E　压疮分为 4 期。Ⅳ期（坏死溃疡期）时坏死组织侵入真皮下层和肌肉层，感染向周边扩展，可深达骨面，主要表现为坏死组织颜色变黑，脓性分泌物增多，有臭味（选 E）。Ⅰ期（淤血红润期）局部受压的皮肤出现红、肿、热、麻木或触痛感，但皮肤表面无破损，为可逆性改变（不选 A）。Ⅱ期（炎性浸润期）受压部位紫红，表皮有水疱形成，皮下出现硬结，易破溃，患者有痛感（不选 B）。Ⅲ期（浅度溃疡期）全层皮肤破坏，可到达皮下组织和深层组织，但肌肉、骨骼尚未暴露（不选 D）。

49. B 愤怒期表现为当患者对其病情的否认无法继续，出现气愤、怨恨和嫉妒的情绪，怨天尤人，或迁怒于家属、医护人员，对医院的住院制度及治疗护理百般挑剔（选 B）。否认期是临终患者心理反应的第一期，极力否认患病的事实，心存侥幸，四处求医，希望是误诊（不选 A）。协议期指患者开始接受病重或临终事实，希望奇迹能够出现，对生存怀有希望，能够努力配合治疗（不选 C）。忧郁期患者出现悲伤、情绪低落、抑郁和绝望，希望家人、朋友能够时常陪伴在身旁（不选 D）。接受期是临终心理反应的最后阶段，患者最终开始坦然接受面临死亡的现实（不选 E）。

50. E 在住院期间使用大量抗生素治疗可使患者免疫力低下而易诱发口腔真菌感染，表现为口腔黏膜附着白色膜状物，拭去可见创面轻微出血；真菌适宜偏酸性的环境生长，漱口液应使用碱性溶液，如 1%~4% 碳酸氢钠溶液。

51. C 脱衣服时先近侧后远侧；穿衣服时先远侧后近侧。如有肢体外伤或活动障碍，应先脱健侧，后脱患侧；先穿患侧，后穿健侧。

52. B 顺铂由肾小管分泌，可损害近曲小管和远曲小管，大剂量或连续使用可导致严重而持久的肾功能损害；用药时应输入大量液体水化，以保持充足的尿量，有助于减轻肾和膀胱毒性。

53. C 患者家属有紧张、焦虑和不理解情绪时，护士应给予患者家属尊重，主动提供帮助，适当介绍患者病情，耐心解释，加强心理支持，缓解其焦虑情绪。

54. C 根据等比系数关系 $m_1/V_1=m_2/V_2$，应抽取注射液的量为 300mg/（500mg/5ml）=3ml。

55. B 胸骨剑突部向内陷，形成漏斗胸是佝偻病激期的特征性表现，常见于 1 岁左右的小儿。若患儿出现第 7、8、9 肋骨与胸骨相连处软化内陷，致胸骨柄前突，则形成鸡胸。

56. E 沉默可以表达接受、关注和同情，可以在患者家属过度悲痛时，默默陪伴给予安慰。患者哭泣时应为其递纸巾，鼓励患者说出悲伤的原因，让患者适当宣泄情绪。尊重患者的感受，避免将自己的主观意愿强加给患者。

57. D 早期妊娠诊断应留取晨尿送检，因其浓度较高、未受饮食的影响，检验结果准确，更具有参考意义。

58. C 肺结核主要通过呼吸道传播，开放性肺结核患者的排菌是结核传播的主要来源，患者咳嗽排出的结核分枝杆菌悬浮在飞沫核中，当被人吸入后即可引起感染。

59. A 葡萄胎一旦确诊，应及早清除宫腔内容物。1 次未刮净时可于 1 周后行第 2 次刮宫。

60. B 角色理解欠缺指因为医生和护士分别属于两个不同的学科体系，对彼此专业、工作模式、特点和要求缺乏理解和沟通，导致工作中相互埋怨、指责，阻碍医护关系的健康发展（选 B）。角色心理差位指新型医护关系应该是平等的合作关系，交往时双方在心理上处于同等位置。但部分护士对医生产生依赖、服从心理，不能主动、独立地为患者解决问题；相反，高学历或高年资、经验丰富的护士可能对年轻医生不尊重、不配合，也可影响医护关系（不选 A）。角色压力过重指医护比例严重失调、待遇悬殊等因素，导致护士心理失衡、角色压力过重，使其出现紧张和易怒等心理反应，造成医护关系紧张（不选 C）。角色权力争议指医护根据分工在各自的职责范围享有相应权利，但医疗护理工作过程中，医生和护士常常会觉得自己的自主权受到对方侵犯，而出现矛盾冲突（不选 D）。角色期望冲突是影响护士与患者家属关系的主要原因（不选 E）。

61. C 美曲磷酯（敌百虫）中毒时，洗胃溶液应选用 1% 盐水或清水、1 : 15 000~1 : 20 000 高锰酸钾溶液；禁忌碳酸氢钠溶液洗胃，以免遇碱性药物分解出毒性更强的敌敌畏。

62. E 面部和颈部手术后的患者应采取半坐卧位，可减少局部出血。

63. B 沉默可以表达接受、关注和同情，患者或家属过度悲痛时，默默陪伴给予安慰。沉默是一种超越语言的沟通方式，可给患者或家属宣泄的时间，使其冷静下来，也可以给护士观察的机会，是一种特殊的沟通技巧。

64. A 口温在 39.1~41℃为高热，为高热患者降温时，冰袋置于前额或头顶，冰囊可置于体表大血管分布处，如腋窝、腹股沟。枕后、耳廓、阴囊处禁冷疗，防止冻伤（选 A）。定时测体温，高热时应每 4 小时测量1次（不选C）。鼓励患者多饮水，以3000ml/d为宜（不选D）。嘱患者多休息，休息可以减少能量的消耗，有利于机体康复（不选E）。发热时由于唾液分泌减少，口腔黏膜干燥，且抵抗力下降，有利于病原体生长、繁殖，易出现口腔感染，应在晨起、餐后、睡前协助患者漱口，保持口腔清洁（不选B）。

65. A 支气管扩张症是由急、慢性呼吸道感染和支气管阻塞后，反复发生支气管化脓性炎症，引起支气管异常和持久性扩张。最常见的原因是婴幼儿期支气管-肺组织感染，其中以麻疹等最为常见，麻疹病原体为麻疹病毒。

66. E 输液反应循环负荷过重常由短时间输入液体过多引起，表现为突然气促、咳嗽、咳粉红色泡沫痰。应立即停止输液并通知医生（不选A），及时清除口腔分泌物（不选B），以保持呼吸道通畅。协助患者取端坐位，双腿下垂，减少下肢静脉回流，以减轻心脏负荷（选E）。给予高流量乙醇湿化吸氧，以改善肺部气体交换，缓解缺氧症状（不选C）。遵医嘱给予镇静、强心、利尿和扩血管治疗，以稳定患者的紧张情绪，舒张周围血管，加速体液排出，减少回心血量，减轻心脏负荷（不选D）。

67. A 红外线灯照射时，若皮肤出现桃红色的均匀红斑，为照射剂量合适；若皮肤出现紫红色，应立即停止照射，并涂凡士林保护皮肤。

68. D 患者术前担心手术效果和预后等，多有恐惧、焦虑等情绪。护士应帮助患者了解疾病、手术的相关注意事项，对手术的风险及可能出现的并发症有足够的认识及心理准备；同时给予患者鼓励和关怀，鼓励患者表达感受，帮助患者宣泄恐惧、焦虑等不良情绪，使其感受到被关心和重视。

69. C 骨折的急救包括抢救休克、包扎伤口、妥善固定、迅速转运。面色苍白、脉搏细速提示失血性休克，应首先止血，抢救休克。

70. E 暴力直接作用于肢体，皮肤完整、未见骨折为闭合性损伤，可导致挫伤。挫伤为最常见的软组织损伤，由钝性暴力引起，表现为局部肿胀、触痛，皮肤红或青紫（选E）。挤压伤为肌肉丰富部位受重物长时间挤压，表现为挤压综合征，出现高钾血症和急性肾损伤（不选C）。爆震伤为爆炸产生的强烈冲击波造成，表现为体表无明显损伤，但脏器或鼓膜可出血、破裂或水肿（不选B）。挫裂伤和刺伤有皮肤或黏膜破损，均为开放性损伤（不选A、D）。

71. B 人际距离可分为亲密距离（< 0.5m）、个人距离（0.5~1.0m）、社交距离（1.1~4.0m）和公共距离（> 4.0m）。个人距离适用于熟人、朋友、同学、同事和护患沟通时。

72. D 网状淋巴管炎（丹毒）多由A组β溶血性链球菌引起，病变多见于下肢，患者多有畏寒、发热等症状；皮肤可出现片状微隆起的红疹，色鲜红，中央较淡，边界清楚，有烧灼样疼痛，红肿区可见水疱，附近淋巴结肿大、疼痛。治疗时应注意卧床休息，抬高患肢，全身应用抗生素，如静脉滴注青霉素、头孢菌素等敏感抗生素（选D）。红霉素属于大环内酯类抗生素，对革兰阳性菌及肺炎支原体等作用强（不选C）。氧氟沙星属于喹诺酮类抗生素，具有强大的抗革兰阴性菌活性（不选A）。两性霉素B属于抗真菌药，是治疗深部真菌病的首选药（不选B）。庆大霉素属于氨基糖苷类抗生素，是治疗需氧革兰阴性杆菌严重感染的重要药物（不选E）。

73. E 对肝性脑病昏迷患者应尽可能保证热能供应，防止低血糖，可鼻饲25%葡萄糖溶液，以供给患者所需要的热量，减少体内蛋白质代谢，以达到降低血氨的目的（选E）。肝性脑病急性起病数天内禁食蛋白质（不选A），不可给予高脂饮食（不选B、D）。

74. B 妇科腹部手术的备皮范围为上自剑突下，下达外阴及两大腿上1/3处（包括阴阜、会阴周围），两侧至腋中线。

75. C 甲状腺功能减退症的主要表现为代谢率减低和交感神经兴奋性下降，典型患者畏寒、乏力、记忆力减退等，导致社交障碍（选C）。自我形象紊乱主要与颈部外形异常有关（不选E）。

76. E 平车运送法适用于运送不能起床的患者或病情较重患者（不选A）。护送患者前与患者家属说明情况和目的（不选D）。护送时护士站在患者头侧，便于观察病情变化（不选B）。运送过程中行输液、吸氧、心电监护等必要治疗，不能中断（选E，不选C）。

77. E 对于病情较重的慢性心力衰竭患者，根据病情应将患者安排在离办公室较近的小病室，便于观察病情和实施抢救。

78. B 秋季腹泻绝大多数由病毒感染引起，主要病原体为轮状病毒（选B）。夏季腹泻主要由细菌感染引起，大肠埃希菌常见（不选C）。细菌性痢疾的病原菌为痢疾杆菌（不选A）。

79. E 《护士条例》规定，护士有按照国家有关规定获得与本人业务能力和学术水平相应的专业技术职务、职称的权利；有参加专业培训、从事学术研究和交流、参加行业协会和专业学术团体的权利。

80. A 护患关系的基本模式包括主动-被动型、指导-合作型、共同参与型。主动-被动型护患关系的特点是护士为患者做治疗，患者处于服从护士处置和安排的被动地位，适用于不能表达主观意愿、不能与护士交流的患者，如神志不清、休克等危重患者，或痴呆、精神异常等患者。

81. B 输卵管妊娠破裂多见于妊娠6周左右的输卵管峡部妊娠，受精卵着床于输卵管黏膜皱襞间，胚胎发育时绒毛侵蚀管壁的肌层及浆膜，最终穿破浆膜，导致输卵管破裂，短时间内可发生大量腹腔内出血，使患者出现休克或反复出血而形成积血或血肿（选B）。输卵管妊娠流产多见于妊娠8~12周的输卵管壶腹部或伞端妊娠（不选A）。

82. D 按照沟通的方式不同可以将人际沟通分为语言性及非语言性沟通。使用语言、文字或符号的沟通称为语言性沟通，包括书面语言、口头语言和类语言，宣教资料属书面语言（选D）。不使用词语，而是通过身体语言传递信息的沟通形式及伴随语言沟通而存在的一些非语言的表达方式和情况称为非语言性沟通，包括面部表情（不选B、C）、手势、身体姿势（不选A、E）、空间、时间等。

83. A 水痘患儿的皮肤病变局限于表皮棘细胞层，故结痂脱落后不留痕迹。

84. E 全身麻醉清醒的可靠指征是能准确地回答问题。

85. B 护士在工作时佩戴腰围可以加强腰部的稳定性，休息时应解下，以免长时间使用造成腰肌萎缩（选B）。协助危重患者翻身时适当采用合适的辅助器材，如过床易等，减轻工作负荷，但协助一般患者翻身时不需要采取辅助器材（不选C）。工作时不需要常规佩戴护腕（不选E）。工作时可穿弹力袜或绑弹力绷带，以减轻肢体沉重感或疲劳感，促进下肢血液回流（不选D）；穿软底鞋，轻便舒适（不选A）。

86. C 进行性血胸指的是胸膜腔闭式引流血量≥200ml/h，持续3小时。应立即开胸探查，及时补充血容量，防治低血容量性休克。

87. C 房性期前收缩是指激动起源于窦房结以外心房任何部位的一种主动性异位心律（选C）。窦房结发出冲动频率过慢可发生窦性心动过缓（不选A）；窦房结发出冲动频率过快可发生窦性心动过速（不选D）；房室结、希氏束或左、右束支传导阻滞可发生房室传导阻滞（不选B、E）。

88. C 心脏传导系统包括窦房结（不选A）、结间束（不选E）、房室结（不选B）、房室束（希氏束）、左右束支和浦肯野纤维网（不选D）。冠状窦为心脏静脉的汇集血管，非传导系统，其位于心膈面、左心房与左心室之间的冠状沟内，心脏的静脉向右最终借冠状窦口开口于右心房（选C）。

89. A 非手术治疗适用于结石光滑且无尿路梗阻及感染的患者，结石直径应＜0.6cm。

90. B 婴儿呼吸中枢发育不完善，尤其是新生儿易出现呼吸节律不齐或暂停（选B）。不同年龄小儿呼吸频率不同，年龄越小呼吸频率越快（不选A）。婴幼儿胸廓运动幅度小，主要靠膈肌上下运动，多呈腹式呼吸（不选C）。小儿呼吸功能储备能力差，呼吸系统发生病变时较易发生呼吸衰竭（不选D）。婴幼儿气管与支气管较成人短且狭窄，容易导致呼吸道梗阻（不选E）。

91. C 护士与患者交谈时应注意使用倾听技巧。交谈过程中保持良好的目光接触（不选A），尽量避免使用医学术语或医院常用的省略语（不选B）。对患者的问题给予合理的解释和适当的反应，如点头、微笑等（选C）。尊者患者的观点，不予评论（不选D）。耐心倾听，非必要时避免随意插话或打断患者的话题，随意插话和制止患者说话均为不礼貌的行为(不选E)。

92. C 黄体酮注射液为无色或淡黄色的澄明油状液体，注射油剂时应选用较粗的针头（选C）。注射前常规消毒皮肤，用棉签蘸取2%碘酊，以注射点为中心向外螺旋式旋转涂擦，直径在5cm以上，待干后用75%乙醇以同样的方法脱碘，待乙醇挥发后即可注射（不选A、B）；或用0.5%碘伏或安尔碘以同样的方法涂擦消毒两遍，无须脱碘。肌内注射注射器与皮肤成90°进针（不选D），抽吸无回血后方可推药（不选E）。

93. E 既病防变是疾病发生的初期阶段，应早期诊断、早期治疗，防止疾病的发展和传变。“先安未受邪之地”体现了既病防变的原则，主要是运用五行相克规律预防疾病传变。

94. D 竹罐易爆裂而漏气，一般不采用火罐，多用水吸法。

95. E 自发性气胸的首要治疗原则是促进肺复张，其他治疗原则还包括消除病因和减少复发等。

96. A 急性胎儿窘迫多是在分娩期由于各种原因使胎儿在宫腔内急性缺氧所致，主要表现为产时胎心率异常、羊水胎粪污染、胎动异常和酸中毒。缩宫素激惹试验（OCT）阳性，提示胎儿宫内储备能力弱，胎盘功能减弱。羊水Ⅲ度污染属重度污染，可导致胎粪吸入综合征，若有胎心监护异常，提示胎儿宫内缺氧。针对情况紧急的产妇应立即采取剖宫产终止妊娠（选A，不选B）。此外，一般处理包括严密监测胎心（不选E），停用缩宫素（不选C），给予高流量吸氧，取左侧卧位。

97. B　Apgar评分是国际上公认评价新生儿窒息最实用的方法，4~7分为轻度窒息；此时首要的护理措施是清理呼吸道，应迅速擦拭新生儿面部，用吸球或吸管清理分泌物，先口咽，后鼻腔；若羊水混有胎粪，且新生儿无活力，应采用胎粪吸引管行气管内吸引。

98. D　新生儿出生后，首要任务是清理呼吸道，应迅速擦拭新生儿面部，吸出口、鼻中的黏液和羊水（选D）。一旦发生窒息应立即按A（清理呼吸道）、B（建立呼吸，增加通气）、C（维持正常循环）、D（药物治疗）、E（评价和保温）步骤进行复苏。通气频率为40~60次/分（不选A），按压时的通气频率为30次/分，按压部位为胸骨体下1/3处，深度至少达到胸廓前后径的1/3，即1.5~2.0cm（不选C）。按压频率为90次/分（不选B），按压通气比为3∶1。整个抢救过程中必须注意保暖，应在30~32℃的抢救床上抢救（不选E）。

99. D　强迫症是以强迫观念和强迫行为为主要表现的精神疾病，其特点是有意识的自我强迫和反强迫强烈冲突使患者感到焦虑和痛苦，但又无法摆脱（选D）。焦虑症主要表现为精神上的过度担心，对未来可能发生的、难以预料的某事件经常担心，身体可出现坐立不宁、搓手顿足（不选B）。抑郁症的典型表现为情绪低落、思维迟缓、意志减退（不选A）。

100. A　强迫症的基本症状为强迫观念和强迫行为。强迫行为是指患者通过反复的行为或动作，以阻止或降低强迫观念所致的焦虑和痛苦，临床表现为强迫检查、记忆、询问等动作。

101. E　青霉素试验液放置过久可降解产生青霉素噻唑蛋白、青霉烯酸等，进入机体与蛋白质或多肽分子结合而形成全抗原，引起过敏反应。因此临床应用青霉素时须现配现用，以防止或减少致敏物质青霉噻唑蛋白、青霉烯酸蛋白的产生，减少过敏性反应的发生。

102. D　通常首次注射青霉素后须观察30分钟，无过敏反应后方可离开（选D）。肌内注射青霉素需要确认患者的过敏试验结果，阴性方可用药（不选B）；注射剂量要求严格按照医嘱（不选E）。注射时进针深度为针梗的1/2~2/3，切勿将针梗全部刺入，以防针头折断（不选C）；避免患者疼痛可在双侧臀部交替注射（不选A）。

103. D　首优的护理问题指患者存在的护理问题中需要立即解决的问题。患者现存的护理问题有化疗后食欲减退致“营养失调：低于机体需要量　与摄入减少有关”；夜间睡眠质量差，患者精神萎靡致睡眠型态紊乱；排少量粪水，有排便冲动，无正常排便2天，提示粪便嵌塞，常见于便秘患者（粪便嵌塞指大便持久滞留堆积在直肠内，坚硬不能排出，表现为患者有排便冲动，腹部胀痛，肛门处有少量液化的大便渗出，但不能排出大便）。此时患者首要的护理问题是“便秘　与食欲减退饮食中纤维素量过少有关”。

104. D　粪便嵌塞早期可使用栓剂（可软化大便，润滑肠壁）、口服缓泻药（可使大便中的水分含量增加，加快肠蠕动）促进排便（选D）。必要时先行油类保留灌肠，2~3小时后再做清洁灌肠，在清洁灌肠无效后遵医嘱执行人工取便（不选B）。

105. E　新生儿脐炎表现为脐轮与脐周皮肤红肿，伴脓性分泌物，病情严重者可形成新生儿败血症，出现全身中毒症状如发热、拒乳、精神萎靡、烦躁不安等，同时可出现病理性黄疸，实验室检查可见血白细胞增高。

106. D　我国新生儿败血症的病原菌多年来一直以葡萄球菌最多见，其次为大肠埃希菌等革兰阴性杆菌。

107. E　脐炎轻者无扩散者可先用3%过氧化氢棉签擦拭，再用0.2%~0.5%的碘伏棉签擦拭，并保持干燥；有明显脓液、脐周有扩散或全身症状者，除局部处理外，还须用抗生素治疗。

108. C　抑郁症的临床症状为情感低落、思维迟缓和意志活动减退“三低”症状，可出现自杀观念和行为。自杀观念与行为是抑郁症患者最严重、最危险的症状，应严密观察其病情变化及异常言行，防止患者自杀、自伤。

109. E　对有自杀倾向的抑郁症患者，应严密观察患者病情变化及异常言行，启发患者说出内心的真实想法，做好自伤、自杀后的心理疏导。

110. D　为病情危重患者行插胃管时，插管过程出现恶心、呕吐症状时，可暂停插入，嘱患者深呼吸（选D）。下胃管前向患者及家属解释操作目的、过程及操作中配合方法（不选A）；能配合者取半坐卧位或坐位，无法坐起者取右侧卧位，昏迷患者取去枕平卧位，头向后仰（不选B）；测量胃管插入的长度，并标记，插入长度一般为前额发际至胸骨剑突处或由鼻尖经耳垂至胸骨剑突处的距离（不选C）；插入后确定胃管是否在胃内（不选E）。

111. A　确认胃管在胃内的方法有3种，分别为抽液法、听诊法和呼气法。抽液法是将注射器连接胃管末端抽吸胃液时，有胃液被抽出，是最常用、最准确的一种方法（选 A）。听诊法是将听诊器置胃部，向胃管内注入空气 10ml，可闻及气过水声（不选 B）。呼气法是在呼气时将胃管末端置于盛水的治疗碗内，无气泡逸出，此法慎用（不选 E）。

112. A 医疗机构发现甲类传染病时，对疑似患者，确诊前在指定场所单独隔离治疗。

113. C 发现甲类传染病，应当及时对患者、病原携带者予以隔离治疗。隔离期限根据医学检查结果确定。对于霍乱患者，应隔离至症状消失后，隔天大便培养 1 次，连续 2 次，如阴性可解除隔离。

114. D 因甲类传染病死亡的患者，应当将尸体立即行卫生处理，就近火化。患其他传染病死亡的，应将尸体行卫生处理后火化或者按照规定深埋。

115. D 二尖瓣狭窄引起心力衰竭的基本原因是心室舒张充盈受限。因二尖瓣狭窄，舒张期时血液流入左心室受阻，导致左心室舒张充盈受限，使左心房压力升高，肺静脉和肺毛细血管压力相继增高；若逐渐进展，可引起肺小动脉收缩，肺动脉压力升高，右心室后负荷增加，引起右心室肥厚扩张，终致右心衰竭。

116. A 心力衰竭最重要的诱发因素是感染，以呼吸道感染最常见（选 A）。其次还有心律失常，以心房颤动最常见（不选 B）；血容量增加，如钠盐摄入过多，输液过快、过多等；生理或心理压力过大，如妊娠、过度劳累、剧烈运动、情绪激动等（不选 C）；治疗不当，如不恰当地停用利尿药或降压药等（不选 E）；原有心脏疾病加重或合并其他疾病，如急性心肌梗死合并甲状腺功能亢进症或贫血等。

117. C 心功能Ⅲ级表现为体力活动明显受限，稍事活动或轻于日常活动（一般活动）如平地步行 100~200m 或以常速上 3 层以下楼梯的高度时，即引起显著气促、乏力或心悸（选 C）。心功能Ⅰ级体力活动不受限，一般活动不引起明显的气促、乏力或心悸（不选 A）。心功能Ⅱ级表现为体力活动轻度受限，休息时无症状，日常活动（一般活动）如平地步行 200~400m 或以常速上 3 层以上楼梯的高度时，出现气促、乏力和心悸（不选 B）。心功能Ⅳ级体力活动重度受限，休息时也有气促、乏力或心悸，稍有体力活动症状即加重，任何体力活动均会引起不适（不选 D）。

118. B 急性肺水肿是左心衰竭最严重的表现，表现为严重呼吸困难、端坐呼吸、发绀、烦躁不安、冷汗、咳嗽剧烈、咳出大量粉红色泡沫痰，双肺布满湿啰音及哮鸣音。

119. C 发生急性肺水肿后，应立即停止输液，通知医生紧急处理，端坐位、双腿下垂，以减少静脉回流量。

120. D 急性肺水肿患者应给予高流量氧气吸入，氧流量为 6~8L/min，使肺泡内压力增高，减少肺泡内毛细血管渗出液产生；同时给予 20%~30% 乙醇湿化，因乙醇能减低肺泡内泡沫的表面张力，使泡沫破裂消散，从而改善肺泡通气，缓解缺氧症状。

实践能力

1. C 白血病患者在行化疗时，不能预防性给予镇痛药，以免隐藏症状、增加出血机会（选 C）。应遵医嘱调节输液滴速，以免药液外渗而导致局部组织疼痛、红肿（不选 A）。应用碳酸氢钠碱化尿液，预防高尿酸血症肾病（不选 B）。化疗药物的刺激可引起呕吐，遵医嘱酌情给予止吐药（不选 D）。为预防化疗药引起的出血性膀胱炎，应补足水分（不选 E）。

2. B 由于分娩过程中膀胱受压导致其黏膜水肿、充血及肌张力下降，加之会阴疼痛、不习惯床上排尿、区域阻滞麻醉等，产妇极易出现尿潴留。

3. D 先兆子宫破裂可因缩宫素使用不当引起，多在分娩期发生下腹部压痛、病理缩复环形成、胎心率改变及血尿。随着产程进展，可见病理缩复环逐渐上升至平脐或脐上，压痛明显，胎动频繁，胎心率增快或减慢（选 D）。子宫痉挛性狭窄环常由不协调性子宫收缩过强导致，子宫局部平滑肌呈痉挛性不协调性收缩形成环状狭窄，持续不放松，不随宫缩上升，阴道检查时在宫腔内可触及较硬而无弹性的狭窄环（不选 C、E）。前置胎盘常见无痛性、无诱因阴道流血（不选 A）。胎盘早剥常发生在妊娠 20 周后或分娩期，表现为突发性持续性腹部疼痛，伴或不伴阴道流血（不选 B）。

4. A 妊娠 12 周可用多普勒胎心仪经孕妇腹壁探测到胎心音，妊娠 18~20 周用听诊器经孕妇腹壁可听到胎心音（选 A）。一般在妊娠 8 周末 B 超检查可见胎心搏动，此时内脏基本形成，初具人形（不选 C）。妊娠 12 周末外生殖器已发育，部分胎儿可辨出性别（不选 E）；妊娠 16 周末从外生殖器可确定胎儿性别。妊娠 28 周末出生后能啼哭及吞咽，但生存力弱，体重约为 1000g（不选 D）。妊娠 32 周末时出生，生存力尚可，注意护理便可存活（不选 B）。

5. C 针对强迫症的认知行为疗法有反应预防法、自我控制法、阳性强化法。其中反应预防法是让患者在心理仪式或强迫动作出现之前主动与治疗师或护士沟通，预先防止这类习惯性反应的自动传递，并以好的认知模式替代，可以减轻和控制强迫症状。

6. A 在我国，风湿性心脏瓣膜病最常见为二尖瓣狭窄。二尖瓣狭窄患者血栓栓塞以脑栓塞最多见，栓子多来自扩大的左心房伴心房颤动者。来源于右心房的栓子可造成肺栓塞。

7. E 肝性脑病主要表现为高级神经中枢的功能紊乱及运动和反射异常，扑翼样震颤是最具有特征性的体征。

8. C 骨折的特有体征为畸形、异常活动、骨擦音或骨擦感。骨盆骨折可发现骨盆分离试验和挤压试验阳性。

9. D 输卵管妊娠流产多发生在妊娠 8~12 周内的输卵管壶腹部妊娠（不选 A）。输卵管妊娠流产时，其出血的量及持续时间与输卵管壁上残留滋养细胞的多少有关。不全流产时残留的滋养细胞导致管壁肌层收缩力差，血管开放，可持续反复出血，量较多（选 D）；若整个囊胚剥离落入管腔并经输卵管逆蠕动经伞端排入腹腔，形成输卵管妊娠完全流产，出血一般不多（不选 B）。输卵管妊娠破裂多见于妊娠 6 周左右的峡部妊娠（不选 C、E）。

10. E 直肠肛管周围脓肿以肛门周围脓肿最常见，坐骨肛管间隙脓肿较常见，骨盆直肠间隙脓肿较少见（选 E）。绝大多数直肠肛管周围脓肿源于肛腺感染（不选 A），少数可继发于外伤、肛裂或痔疮药物注射治疗等（不选 B）。直肠指诊对直肠肛管周围脓肿有重要意义，局部穿刺抽出脓液即可确诊（不选 C）。发病早期可非手术治疗，脓肿形成后应尽早切开引流（不选 D）。

11. A 过敏性紫癜是血管变态反应性出血性疾病，其辅助检查可出现血小板计数、出凝血时间和凝血试验均正常。白细胞正常或增加，嗜酸性粒细胞可增多。

12. D 喘憋较重的肺炎患儿应用镇静药会加重呼吸中枢的抑制，应避免使用；应取半坐卧位或抬高床头，有利于分泌物排出（选 D）。嘱患儿多饮水，以稀释痰液，防止痰液黏稠不易咳出（不选 A）。严密监测患儿体温，体温＞ 38.5℃及时给予物理降温或药物降温（不选 B）。保证休息，减少活动，避免哭闹，以减少氧的消耗（不选 C）。密切观察患儿的心率、呼吸的变化，以便及时发现并发症（不选 E）。

13. D 气体交换受损的主要依据是通气 / 血流失调、呼吸面积减少等肺换气功能障碍。小儿肺炎由于支气管黏膜和肺泡壁充血、水肿，肺泡腔内充满炎性渗出物，引起通气和换气功能障碍，导致缺氧和二氧化碳潴留，血气分析结果可表现为 PaO_2 降低和 $PaCO_2$ 增高。

14. C 心电图检查时，胸导联电极具体放置的位置分别为：V_1 位于胸骨右缘第 4 肋间，V_2 位于胸骨左缘第 4 肋间，V_4 位于左锁骨中线与第 5 肋间相交处，V_3 位于 V_2 与 V_4 两点连线的中点，V_5 位于左腋前线 V_4 水平处，V_6 位于左腋中线 V_4 水平处。

15. B 急性肾小球肾炎患儿前驱感染以呼吸道及皮肤感染为主，患儿突发头痛、呕吐，视物模糊，可能并发高血压急症，应立即测血压，密切观察血压变化。

16. B 门静脉高压症分流术后早期，因门静脉系统、腔静脉系统血流量大，压力高，为使血管吻合口保持通畅，防止吻合口破裂出血，须取平卧位或低坡半坐卧位（＜ 15°），并注意观察有无吻合口出血倾向。

17. C 急性淋巴管炎波及所属淋巴结时，即为急性淋巴结炎，其主要致病菌为 A 组 β 溶血性链球菌、金黄色葡萄球菌等。

18. D 产后易发生尿潴留，临床表现为短时间内不能排尿，膀胱迅速膨胀，检查可见膀胱区隆起，叩诊耻骨联合上呈浊音。分娩后 4 小时内应鼓励产妇排尿，如发生尿潴留，可用温开水冲洗会阴、听流水声及按摩下腹部、热敷下腹部刺激膀胱肌收缩等方式诱导排尿（选 D）；当上述处理无效时，可留置导尿管 1~2 天（不选 E），并给予抗生素预防感染。

19. A 产气性皮下蜂窝织炎早期表现类似一般性蜂窝织炎，但病变进展快，局部可触感皮下捻发音，蜂窝组织及筋膜出现坏死，脓液恶臭，全身症状严重（选 A）。痈表现为局部皮肤硬肿，界限不清，病变处可有数个脓点（不选 B）。丹毒表现为局部片状红疹，色鲜红，略隆起，中央较淡，边界清楚，有灼痛感（不选 C）。疖表现为局部皮肤有红、肿、热、痛的小硬结，直径＜ 2cm，而后出现脓栓，触之有波动感（不选 D）。脓性指头炎早期表现为指头红、轻度肿胀，继而肿胀加重、剧烈疼痛（不选 E）。

20. B 急性支气管炎是指由各种致病原引起的支气管黏膜感染，主要症状为咳嗽、咳痰。老年人因咳嗽无力，常排痰困难，护理重点是清理呼吸道，以防窒息。

21. E 慢性阻塞性肺疾病的特征性症状是慢性和进行性呼吸困难，伴咳嗽和咳痰。

22. A 产程图以临产时间为横坐标，以宫口扩张程度为纵坐标，画出宫口扩张和胎头下降的曲线，是动态监测产妇产程进展和识别难产的重要手段（选 A）。骨盆测量是了解骨产道情况以判断胎儿能否经阴道分娩的方法，分为骨盆外测量和骨盆内测量（不选B）。阴道检查可了解宫口扩张和胎先露下降情况，但妊娠最后1个月以及临产后应避免不必要的检查，如确实需要，则须外阴消毒及戴消毒手套，以防感染（不选C）。胎心监测用于判断胎儿在宫内的状态（不选D）。观察羊水颜色、性状及流出量，可了解有无胎粪污染或胎儿宫内窘迫（不选E）。

23. D 基础代谢率%=（脉压+脉率）－111。正常值是±10%，+20%~+30%为轻度甲亢，+30%~+60%为中度甲亢，>+60%为重度甲亢。

24. D 预产期的推算方法是自末次月经第1天算起，月数减3（或加9），日数加7（农历日数加15），故预产期为2020年7月16日；若B超检查胎儿较妊娠周数小，可根据B超检查结果将预产期向后推。

25. B 四步触诊法可用于检查子宫大小、胎产式、胎先露、胎方位和先露是否衔接。图中动作为四步触诊法的第4步（不选D），检查者应面向孕妇足端（不选A），两手分别置于胎先露部的两侧，向骨盆入口方向向下深压，再次判断先露部的诊断是否正确，并确定先露部入盆的程度（选B）。四步触诊法第2步，检查者两手分别置于腹部左右两侧，一手固定，另一手轻轻深按检查，可分辨胎背和胎儿四肢的位置（不选C）。四步触诊法第3步，左右推动以确定是否衔接（不选E）。

26. D 胎盘早剥表现为突发性持续性腹部疼痛，伴或不伴阴道流血，Ⅲ度胎盘早剥的剥离面积≥1/2，可出现恶心、呕吐、面色苍白、四肢湿冷、脉搏细速、血压下降等休克症状，子宫硬如板状，压痛明显，子宫大于妊娠周数，胎位触不清（选D）。临产开始的标志是有规律且逐渐增强的宫缩，持续时间30秒以上，间歇5~6分钟，伴进行性宫颈管消失、宫口扩张和胎先露下降（不选A）。先兆子宫破裂的临床表现有下腹部压痛、子宫病理缩复环形成、血尿及胎心率改变（不选B）。早产指妊娠满28周至不足37周之间分娩（不选C）。前置胎盘的典型症状为妊娠晚期或临产时发生无诱因、无痛性反复阴道流血（不选E）。

27. A 全血胆碱酯酶活力测定是诊断有机磷农药中毒的特异性指标，对判断中毒程度、疗效和预后极为重要，胆碱酯酶活性降至正常人的70%以下即可诊断。

28. B 支气管哮喘的典型表现为反复发作性伴哮鸣音的呼气性呼吸困难，听诊双肺可闻及广泛哮鸣音，呼气音延长。

29. A 胆道蛔虫病患者术前禁食12小时，检查前3天应选择低脂饮食，以免诱发急性胆囊炎，影响治疗效果。术后禁食6小时，术后24小时内饮食以无脂流质、半流质为主，逐步过渡到低脂饮食。

30. C 自发性气胸的诱因包括抬举重物、剧烈咳嗽、屏气、用力排便等，应注意避免。

31. C 自发性气胸可在肺结核、慢性阻塞性肺疾病等肺部基础疾病的基础上，由剧烈咳嗽、剧烈体力活动等导致肺大疱破裂所致，最常见的症状是突感一侧刀割样或针刺样胸痛，继之出现呼吸困难。

32. B 慢性肾衰竭患者由于肾小球滤过率下降，易出现高钾血症，但也可因钾摄入不足、胃肠道丢失过多、应用排钾利尿药等出现低钾血症。四肢软弱无力是低钾血症最早出现的表现，还可有恶心、食欲减退、肠蠕动减弱、腹胀等肠麻痹表现，心脏受累主要表现为窦性心动过速、传导阻滞和节律异常（选B）。高钾血症表现为肌肉轻度震颤，手足感觉异常，腱反射减退或消失，甚至出现延缓性麻痹；心脏受累主要表现为窦性心动过缓、房室传导阻滞等，最危险的是心室颤动或心脏骤停（不选A）。

33. A 急性肺水肿是左心衰竭呼吸困难最严重的情况，主要表现为严重呼吸困难、端坐呼吸、剧烈咳嗽、咳大量粉红色泡沫痰，双肺满布湿啰音及哮鸣音。应给予高流量氧气吸入，同时给予20%~30%乙醇湿化，因乙醇能减低肺泡内泡沫的表面张力，使泡沫破裂消散，从而改善肺泡通气，迅速缓解缺氧症状。

34. A 支气管哮喘急性发作时，护士应协助患者取端坐位或半坐卧位。

35. A 猩红热患儿皮疹始于耳后、颈底及上胸部，迅速蔓延全身；典型的皮疹为在皮肤上出现均匀分布的弥漫性充血性针尖大小的丘疹，触之有沙粒感，压之褪色，疹间无正常皮肤。图中：①耳后发际；②上臂；③臀部；④胸部；⑤面部。

36. C 关系妄想指患者认为周围环境所发生的与其无关的事情均与其有关（选C）。被害妄想指患者坚信自己被某些人或某组织迫害（不选A）。自罪妄想指患者毫无根据地坚信自己犯了严重的错误或罪恶（不选B）。钟情妄想指患者坚信自己被某异性或许多异性钟情（不选D）。夸大妄想指患者认为自己拥有非凡的才能、智慧、财富、权力、地位等（不选E）。

37. E 肝硬化患者常呈慢性病容，面色晦暗；皮肤表现常见颈、胸部等上腔静脉引流区域出现蜘蛛痣；肝功能下降引起凝血因子合成减少、脾功能亢进和毛细血管脆性增加，患者还可有出血倾向和贫血，表现为鼻出血、牙龈出血等。实验室检查丙氨酸氨基转移酶（ALT）升高，白蛋白降低（正常值40~55g/L），球蛋白增高（正常值 20~30g/L），白蛋白 / 球蛋白降低或倒置。

38. E　大隐静脉高位结扎剥脱术后，弹力绷带宽度和松紧度应适宜，以能伸入 1 个手指为宜，应能触及足背动脉搏动，促进静脉回流（选 E，不选 C）。包扎前先抬高下肢，排空静脉（不选 A）；包扎从肢体远端开始，逐渐向近端缠绕（不选 D）。一般为早晨起床时穿上弹力袜或弹力绷带，晚上睡觉前脱下，日常使用避免反复穿脱（不选 B）。

39. E　高渗高血糖综合征多见于 2 型糖尿病老年患者，多数患者原本并无糖尿病病史，主要以严重高血糖而无明显酮症、血浆渗透压显著升高、脱水和意识障碍为特征（选 E）。与糖尿病酮症酸中毒相比，高渗高血糖综合征失水更严重，神经精神症状更突出；血糖多在 33.3mmol/L 以上。糖尿病酮症酸中毒血糖多为 16.7~33.3mmol/L（不选 D）。低血糖反应昏迷多由服用胰岛素促泌药和注射胰岛素等药物后引起，可出现心悸、饥饿感、出冷汗、脉搏细速、恶心，重者抽搐、昏迷等（不选 B）。

40. D　人工造口袋不宜长期持续使用，大便成形及养成定时排便的习惯后，可不佩戴造口袋（选 D）。更换造口袋前用中性皂液或 0.5% 氯己定溶液清洁造口周围皮肤，再涂上氧化锌软膏（不选 A）。术后 2~3 天肠蠕动恢复后开放造口，取左侧卧位，并用塑料薄膜隔开腹部切口与造口，防止流出的大便污染腹部切口（不选 B）。每次造口排便后以凡士林纱布覆盖外翻的肠黏膜，外盖厚敷料起保护作用（不选 C）。除使用一次性造口袋外，患者可备 3~4 个造口袋用于更换（不选 E）。

41. B　急性肾损伤少尿期排钾减少，可导致高钾血症，主要表现为四肢软弱无力，腱反射迟钝或消失；心电图特征为 T 波高尖，PR 间期延长，P 波下降或消失，QRS 波群增宽，ST 段升高（选 B）。低白蛋白血症由于血浆胶体渗透压下降，常表现为水肿（不选 A）。低钙血症表现为腱反射亢进、手足搐搦、严重者可发生惊厥（不选 C）。代谢性碱中毒表现为呼吸变浅、变慢，常伴低钾血症和脱水的表现，低钾血症时 T 波低平、出现 u 波（不选 D）。代谢性酸中毒主要表现为呼吸深快，有时呼气有酮味，面色潮红等（不选 E）。

42. D　原发性支气管肺癌最主要的病因是吸烟，主要的临床表现为咳嗽，多为刺激性干咳或有少量黏液痰，亦可出现痰中带血或间断血痰，其他症状包括发热（多由肿瘤引起的阻塞性肺炎所致，抗生素治疗效果不佳）、食欲减退、体重下降等（选 D）。慢性支气管炎的典型症状为慢性咳嗽、咳痰或伴有喘息及反复发作（不选 B）。支气管哮喘的典型表现为反复发作性伴哮鸣音的呼气性呼吸困难（不选 C）。肺不张表现为烦躁，呼吸、心率增快，血压升高，甚至呼吸困难、发绀及昏迷（不选 E）。

43. C　氢氯噻嗪属排钾利尿药，使用后应注意低钾、低钠、低氯等电解质紊乱现象。低钾血症为最危险的并发症，表现为心动过速，四肢软弱无力，腹胀，肠鸣音减弱等。

44. B　护士应指导患者正确使用简易通便法，如使用开塞露、甘油栓等；必要时遵医嘱服用缓泻药，但不宜长期使用，避免形成依赖性（选 B）。便秘患者宜增加膳食中的纤维素含量，多食水果、蔬菜及其他富含纤维素的食物（不选 E）。摄取充足的水分，保证液体摄入量 2000~3000ml/d（不选 C）。为患者提供舒适、隐蔽的排便环境（不选 D）。可定时腹部环形按摩，以刺激肠蠕动（不选 A）。

45. B　房性期前收缩的心电图示 P′ 波提早出现，其形态与窦性 P 波不同；PR 间期 ≥ 0.12 秒，QRS 波群形态与正常窦性心律的 QRS 波群相同，期前收缩后有不完全代偿间歇（选 B）。窦性心律不齐各 P 波形态一致（不选 A）。

46. E　慢性阻塞性肺疾病（COPD）患者应预防呼吸道感染，可行呼吸肌功能训练（选 E）。给予高热量、高蛋白、高维生素、易消化饮食（不选 A、C）。长期使用抗生素易产生耐药性，注意合理使用（不选 B、D）。

47. A　吸气性呼吸困难主要表现为吸气显著费力，严重时可出现三凹征，常见于喉部、气管、大支气管的狭窄与阻塞。

48. E　肺实变时表现为患侧呼吸运动减弱，语颤增强，叩诊浊音，可闻及支气管呼吸音。

49. D　多数心肌梗死患者会在发病 1~2 天出现心律失常，尤其是 24 小时内，以室性心律失常最多见。其中室性心动过速为心室颤动的先兆。心室颤动常是急性心肌梗死早期，特别是入院前患者死亡最主要的原因，一旦发生心室颤动，应立即使用除颤仪实施除颤。

50. B　肝硬化合并上消化道出血常由食管胃底静脉曲张破裂所致，出血量大、迅速且难以止血，应注意观察生命体征，评估是否有休克征象。

51. D　颅内出血是原发免疫性血小板减少症患儿死亡的主要原因，若血小板 < 20×10^9/L，提示有出血的危险。

52. A 心电图检查可提供既往心肌梗死、左心室肥厚及心律失常等信息，但不能反映心功能状态（选 A）。超声心动图可通过测量收缩末期及舒张末期的容量差来计算左心室射血分数，是评价心脏功能的主要指标（不选 B）。放射性核素检查可相对准确地判断心腔大小和计算左心室射血分数（不选 C）。X 线检查可通过心脏扩大的程度和动态改变间接反映心功能状态（不选 D）。血流动力学检查可计算心脏指数及肺毛细血管楔压，直接反映心功能状态（不选 E）。

53. B 乳腺囊性增生病的主要表现为乳房胀痛和肿块，疼痛与月经周期有关，多为月经前疼痛加重，月经来潮后减轻或消失（选 B）。乳腺癌的典型表现为单发无痛性肿块，出现“酒窝征”“橘皮样”改变等（不选 E）。

54. B 诊断颅底骨折最可靠的是有脑脊液漏的临床表现。患者应绝对卧床休息，取半坐卧位，头偏向患侧，直至脑脊液漏停止 3~5 天后改为平卧位，目的是借重力作用使脑组织移向颅底，促进漏口封闭（选 B，不选 A）。禁止经鼻腔或耳道冲洗、滴药，禁止经鼻腔吸痰、放置胃管及鼻导管给氧等护理操作，禁止做腰椎穿刺（不选 E）。避免咳嗽、擤鼻涕、打喷嚏、用力屏气排便等动作，防止颅内压骤升导致颅内积气或脑脊液逆流（不选 D）。每天 2 次清洁、消毒口腔、鼻腔或外耳道，注意棉球不可过湿，避免挖鼻、抠耳，禁止堵塞鼻腔和外耳道（不选 C）。

55. A 图为毕Ⅱ式胃大部切除术后发生的急性完全性输入袢梗阻，表现为上腹部剧烈腹痛伴频繁呕吐，量少不含胆汁，呕吐后症状不缓解。

56. C 乳腺是多种内分泌激素的靶器官，如雌激素、孕激素及催乳素等，雌酮及雌二醇与乳腺癌的发病有直接关系。乳腺癌术后患者 5 年内应避免妊娠，可减轻激素作用，防止乳腺癌复发（选 C）。定期乳房自我检查有助于及早发现乳房病变，乳腺癌术后患者应经常自查乳房，以便早期发现复发征象（不选 A）。

57. E 双上肢烧伤面积占成人体表面积的 18%，包括双手 5%、双前臂 6%、双上臂 7%。左前臂和左手面积占（6% ＋ 5%）/2=5.5%。

58. D 急性肾盂肾炎常为革兰阴性杆菌（如大肠埃希菌等）感染引起的化脓性疾病，尿液检查中白细胞尿（脓尿）对诊断意义较大，指新鲜尿沉渣镜检白细胞＞ 5 个 /HPF。

59. C 诊断宫颈癌最可靠的检查是宫颈或宫颈管活组织检查(选 C)。阴道镜检查对可疑部位行定位活检，以提高宫颈疾病确诊率（不选 A）。宫颈刮片细胞学检查用于筛查宫颈癌（不选 B）。诊断性刮宫是诊断宫腔疾病最常用的方法，可同时了解宫腔和宫颈的情况（不选 D）。阴道侧壁涂片可用于了解卵巢及胎盘功能，并检测生殖道感染的病原体（不选 E）。

60. B 大腿骨折固定方法为长、短两块夹板分别置于大腿外、内侧，长夹板从伤侧腋下至足跟，短夹板从大腿根部至足跟，空隙、关节、骨突隆处加衬垫，然后分别在骨折两端、腋下、腰部和关节上下打结固定。固定的范围是超过伤口上 1 个关节，即髋关节；超过伤口下 2 个关节，即膝关节和踝关节。

61. A 原发性高血压患者应坚持低盐（＜ 6g/d）、低脂、低胆固醇饮食，限制动物脂肪、内脏、鱼籽、软体动物、甲壳类食物，均衡营养，补充适量蛋白质，增加新鲜蔬菜、水果和膳食中钙的摄入。

62. B 类风湿关节炎患者治疗常选用具有消炎镇痛作用的非甾体抗炎药如阿司匹林（不选 E）；病情缓解后，应鼓励患者及早行功能锻炼，运动量要适当，循序渐进（不选 C）；晨僵患者晨起后应行温水浴或用热水浸泡关节 15 分钟（不选 A），而后活动关节；夜间睡眠时可戴弹力手套取暖，可减轻晨僵程度（选 B）。透明质酸衍生物可用于骨关节炎的关节内注射治疗，但疗效有限（不选 D）。

63. D 全子宫切除术后患者 2 个月内应避免提举重物（不选 C），防止正在愈合的腹部肌肉用力；因盆腔组织的愈合需要良好的血液循环，应避免影响盆腔血液循环的活动如形体训练（不选 E）、骑自行车（不选 A）、久坐（不选 B）、久站等。

64. B 奋乃静属其他吩噻嗪类药物，为精神分裂症治疗用药，其对心血管系统、肝脏及造血系统的不良反应较氯丙嗪小（选 B）。焦虑症患者的治疗用药有苯二氮䓬类药物，如地西泮；非苯二氮䓬类药物有 5-HT_{1A} 受体部分激动剂，如丁螺环酮（不选 A）；三环类抗抑郁药，如氯米帕明、丙米嗪等（不选 E）；β 受体阻滞剂，如普萘洛尔；选择性 5-HT 再摄取抑制剂，如帕罗西汀、氟西汀等，具有抗抑郁和抗焦虑双重作用（不选 C、D）。

65. C 倾倒综合征多发生于毕Ⅱ式胃大部切除术后，主要表现为进食半小时内出现上腹胀满，心悸、大汗、头晕、乏力等（选 C）。吻合口梗阻表现为进食后上腹饱胀、溢出性呕吐，多发生于术后饮食改变时（不选 A、B）。吻合口破裂常在术后 5~7 天发生，可出现高热、脉速、腹痛以及弥漫性腹膜炎（不选 D）。空肠段梗阻按梗阻部位划分，属于高位小肠梗阻，呕吐出现较早、较频繁，呕吐物主要为胃及十二指肠内容物（不选 E）。

66. D 肺毛细血管楔压（PCWP）反映肺静脉压力和左心功能，正常值为 6~15mmHg，低于正常值提示血容量不足，高于正常值提示肺循环阻力增加。血压是判断休克最常用的监测指标，收缩压＜ 90mmHg、脉压＜ 20mmHg 提示休克存在。低分子右旋糖酐可以扩充血容量、改善微循环，适用于休克患者（选 D）。补充血容量后血压不升，而 PCWP 正常，提示周围血管张力不足，可使用多巴胺或去甲肾上腺素。应用血管扩张药前必须充分补足血容量，收缩压＜ 90mmHg 禁用硝普钠（不选 A）。呋塞米的利尿作用会加重血容量不足（不选 E）。

67. C 室间隔缺损是最常见的先天性心脏病，先天性心脏病患儿在实施有创性操作（如拔牙）及小手术（如扁桃体切除术）时，应给予足量抗生素，防止感染性心内膜炎。

68. E 二尖瓣狭窄患者典型的心脏体征为心尖区舒张中晚期低调的隆隆样杂音，伴舒张期震颤，心尖区可闻及亢进的第一心音。急性肺水肿为重度二尖瓣狭窄的严重并发症，表现为突然出现的重度呼吸困难和发绀，端坐呼吸，咳粉红色泡沫痰，双肺满布干、湿啰音（选 E）。主动脉瓣关闭不全听诊胸骨左缘第 3、4 肋间可闻及舒张期高调叹气样杂音（不选 A、B）。二尖瓣关闭不全心尖区可闻及收缩期粗糙的吹风样杂音（不选 C）。二尖瓣狭窄晚期常见右心衰竭，较少引起左心衰竭（不选 D）。

69. C 颅内血肿可分为急性（3 天以内）、亚急性（3 天至 3 周）和慢性（3 周以上）。急性或亚急性硬膜下血肿 CT 检查示脑表面与颅骨间有新月形或半月形高密度、等密度或混合密度影（不选 B）。慢性硬膜下血肿 CT 检查示脑表面有新月形或半月形影，呈稍高、等、低或混杂密度灶（选 C）。硬膜外血肿 CT 检查示颅骨内板与硬脑膜间有双凸镜形或弓形高密度影（不选 A、D）。

70. A 支气管扩张症是反复的气道感染与炎症所导致的支气管与细支气管的不可逆性扩张；当气道内有较多分泌物时，可在病变部位闻及固定而持久的局限性湿啰音。

71. A 阿仑膦酸钠属骨吸收抑制药，可显著增加骨密度，降低骨折发生率；因其对上消化道黏膜刺激性较强，应晨起空腹用 200~300ml 清水送服，服后至少半小时内避免进食或喝饮料，取立位或坐位，禁止平卧，以减轻对食管的刺激。

72. B 左侧卧位适用于结肠镜检查，年老体弱患者肛门、直肠检查时（选 B）。膝胸卧位是一般患者门诊直肠肛门检查最常用的体位（不选 C）。蹲位适用于内痔脱出、直肠脱垂的检查（不选 D）。截石位适用于肛门、会阴部位的检查（不选 E）。

73. D 热衰竭指热应激后以血容量不足为特征的一组临床综合征，表现为多汗、口渴、头晕、脉搏细速、血压下降等，体温≤ 40℃；发生热衰竭时迅速将患者转移至通风良好的阴凉处，迅速降温，当血容量严重减少、电解质紊乱时需要静脉补液防止休克。

74. E 肝性脑病患者出现躁动时，应专人护理，使用床挡，必要时使用约束带保护患者，以免患者坠床。

75. E 溃疡性口炎口腔黏膜充血、水肿，随后形成糜烂或溃疡，上有纤维素性炎性分泌物形成的假膜覆盖，呈灰白色或黄色，易拭去。可使用 3% 过氧化氢溶液行口腔护理。

76. D 青春期保健包括供给充足营养（不选 A）、健康教育（不选 B）、法制和品德教育（不选 E）、预防疾病和意外以及防治常见的心理行为问题(不选C)。免疫规划属于婴儿期的保健内容（选 D）。

77. B 小儿腹泻根据是否有脱水及电解质紊乱、全身中毒症状，可分为轻型腹泻和重型腹泻（选 B）。轻型腹泻大便每天数次或 10 次以下、量少，无脱水及电解质紊乱；重型腹泻每天十余次甚至数十次、量多，全身症状重，有明显的脱水、电解质紊乱和中毒症状。虽然排便次数也能区分轻型和重型腹泻，但不是最主要的区别（不选 C）。

78. B 早产指妊娠满 28 周至不足 37 足周之间分娩者（选 B）。早期流产指妊娠 12 周前流产者（不选 E）。晚期流产指妊娠 12 周至不足 28 周流产者（不选 A）。足月产是指妊娠满 37 周至不满 42 足周分娩者（不选 D）。过期产是指妊娠达到或超过 42 周尚未分娩者(不选 C)。

79. C 气道湿化法适用于痰液黏稠不易咳出者（选 C）。有效咳嗽适用于神志清醒，尚能咳嗽者(不选 A)。胸部叩击与振动适用于久病体弱、长期卧床、排痰无力者（不选 B、E）。

80. B 多根多处肋骨骨折使局部胸壁失去完整肋骨的支撑而软化，患者出现吸气时软化区胸壁内陷，呼气时外突的现象，称为反常呼吸运动。

81. A 急性上呼吸道感染患儿体温＞ 38.5℃时给予局部冷疗，也可口服对乙酰氨基酚或布洛芬等退热药；体温＞ 39.5℃时全身冷疗，可用温水拭浴或乙醇拭浴。

82. B 食管癌早期症状不明显，吞咽粗硬食物时偶有不适，如哽噎感、异物感，胸骨后烧灼样、针刺样或牵拉摩擦样疼痛（不选 A、D）。中晚期典型症状为进行性吞咽困难（选 B）。晚期侵袭邻近器官或远处转移时出现相应的症状，如声音嘶哑、胸痛、呛咳等（不选 E）。

83. C 典型急性心肌梗死发生的部位与闭塞的冠状动脉分支供血区一致。依次为左心室前壁、心尖部、室间隔前 2/3（占 50%）；左心室后壁、室间隔后 1/3 及右心室（占 25%~30%）；左心室高侧壁，膈面及左心房（占 15%~20%）。

84. A 一旦发现洋地黄中毒，应立即停用洋地黄药物（选 A）。低钾血症可加重洋地黄中毒，故在停用洋地黄的同时，还应停用排钾利尿药（不选 E），适当补钾（不选 B）。如发生快速性心律失常，可应用苯妥英钠或利多卡因治疗（不选 D），一般禁用电复律，易致心室颤动（不选 C）。

85. E 心脏骤停的典型三联征包括突发意识丧失、呼吸停止和大动脉搏动消失。识别心脏骤停最可靠的临床征象是意识丧失伴大动脉搏动消失。

86. C 新生儿期指的是自胎儿娩出脐带结扎至出生后满 28 天。

87. B 胰头癌最主要的临床表现是进行性加重的黄疸，由癌肿压迫或浸润胆总管所致。上腹疼痛或不适是胰腺癌最常见的首发症状。

88. B 血栓闭塞性脉管炎发病的相关因素包括吸烟（不选 C）、寒冷与潮湿的生活环境（不选 D、E）、慢性损伤（不选 A）和感染等外在因素；自身免疫功能紊乱、性激素失调等内在因素。

89. E 上尿路结石主要表现为与活动有关的血尿和疼痛（选 E，不选 A）。尿频是良性前列腺增生最常见和早期症状，典型表现是排尿迟缓、断续、尿流细而无力（不选 B）。大多数肾损伤都有血尿发生，血尿与损伤程度并不一致（不选 C）。膀胱癌常表现为间歇性全程无痛肉眼血尿，与活动无关（不选 D）。

90. D 新生儿黄疸分为生理性黄疸和病理性黄疸。生理性黄疸患儿一般情况良好，早产儿黄疸多于出生后 3~5 天出现，最长可延迟至 3~4 周，血清胆红素 $<$ 15mg/dl（选 D）。病理性黄疸的发病原因包括新生儿溶血病、母乳性黄疸等，新生儿溶血病 Rh 溶血者大多在 24 小时内出现黄疸并迅速加重，而 ABO 溶血大多在出生后 2~3 天出现（不选 A）；母乳性黄疸患儿一般状态良好，血清胆红素可高达 20mg/dl（不选 B）。

91. C 早产儿室应维持室温在 24~26℃，相对湿度在 55%~65%。

92. D 中枢性呼吸衰竭表现为呼吸节律改变，可出现潮式呼吸、间停呼吸等。

93. D 椎动脉型颈椎病由椎基底动脉供血不足所致，眩晕为其最常见症状，转动颈椎时可突发眩晕而猝倒，常伴有头痛、视物模糊、耳鸣、听力下降、发音不清、共济失调等表现。

94. C 异位内膜可侵犯全身任何部位，但绝大多数位于盆腔脏器和壁腹膜，以卵巢最常见，其次为宫骶韧带。

95. A 左心衰竭主要表现为肺淤血和心排血量降低，最主要的症状是不同程度的呼吸困难，根据病情由轻到重依次出现劳力性呼吸困难、夜间阵发性呼吸困难、端坐呼吸、急性肺水肿。劳力性呼吸困难最早出现（选 A）。夜间阵发性呼吸困难是心源性呼吸困难最典型的表现，患者入睡后突然因憋气而惊醒（不选 B）。肺淤血达到一定程度，患者完全不能平卧，出现端坐呼吸（不选 D）。急性肺水肿是左心衰竭呼吸困难最严重的情况（不选 E）。

96. E 肝癌术前一般在手术当天放置胃管，必要时留置导尿管；术前 2 天使用抗生素，预防感染；术前 3 天酸性溶液灌肠并给予维生素 K_1 肌内注射，改善凝血功能，预防术中、术后出血。

97. D 肝癌术后病情平稳后宜取半坐卧位，术后 24~48 小时卧床休息，不宜过早活动，避免剧烈咳嗽和打喷嚏，以减少出血。

98. A 无排卵性异常子宫出血绝经过渡期以止血、调整周期、减少经量、预防子宫内膜病变为原则。诊断性刮宫可同时达到止血和明确诊断的目的，还可判断子宫内膜病理。性激素适用于急性青春期异常子宫出血者。

99. B 绝经过渡期妇女无排卵性异常子宫出血首先考虑刮宫止血，标本常规送病理检查以排除恶性病变。

100. C 粘连性肠梗阻属于机械性肠梗阻，典型临床表现为腹痛、呕吐、腹胀和肛门停止排气排便，可见肠型和肠蠕动波，肠鸣音亢进，有气过水声或金属音（选 C）。腹胀不对称、可触及扩张的肠袢、肠鸣音减弱是肠扭转的临床表现（不选 B）。若单纯性肠梗阻发展为绞窄性肠梗阻可有腹膜刺激征、腹腔渗液，积液量大时可有移动性浊音阳性（不选 D、E）。腹式呼吸增强多见于胸部损伤、手术等（不选 A）。

101. E 单纯性肠梗阻主要表现为阵发性绞痛。当病情进展，肠管出现血运障碍导致绞窄性肠梗阻，可出现肠管缺血、坏死，表现为持续性剧烈绞痛，阵发性加剧。

102. B 腹部脏器损伤病情复杂，诊断未明确前，禁用镇痛药，以免掩盖真实病情，延误疾病早期诊治（选 B）。患者应绝对卧床休息，取舒适体位（不选 A）；若病情稳定可取半坐卧位，不能随便搬动。准确记录呕吐量、胃肠减压引流液的颜色、性状和量、每小时尿量（不选 C）。密切观察生命体征变化，每 15~30 分钟测量 1 次生命体征（不选 D）；每 30 分钟进行 1 次腹部评估，注意腹痛、腹膜刺激征的程度和范围变化（不选 E）。

103. D 腹膜刺激征是空腔脏器损伤的典型体征，表现为腹部固定压痛、反跳痛、腹肌紧张。应尽早行胃肠减压，减少胃肠内容物漏出，减轻腹痛。诊断未明确前，禁用镇痛药，以免掩盖病情。

104. D 水痘患儿出疹前可出现前驱症状如发热、不适、畏食等，发热持续 1~2 天后出现皮疹，首发于头、面和躯干，四肢较少，呈向心性分布，伴明显痒感。皮疹按红色斑疹、丘疹、疱疹、结痂的顺序连续分批出现，疾病高峰期可同时存在。

105. D 水痘患儿发热时可用温水拭浴，禁用乙醇拭浴，以免强刺激致水疱破溃疼痛（选 D）。应保持患儿皮肤清洁、干燥，剪短患儿指甲，避免搔抓疱疹处以免继发感染（不选 A）。为减轻瘙痒，可在疱疹未破溃处使用炉甘石洗剂或 5% 碳酸氢钠溶液；若疱疹已破溃、有继发感染者，应遵医嘱使用抗生素，并观察药物疗效及不良反应（不选 B）。保持病室内温、湿度适宜，通风良好，定期空气消毒（不选 E）。水痘患儿应行呼吸道隔离，与水痘患儿有密切接触的易感儿应隔离观察 3 周（不选 C）。

106. D 水痘为自限性疾病，患儿应隔离至皮疹全部结痂或出疹后 7 天，易感儿接触后应检疫 3 周。

107. B 室性心动过速的心电图表现为心室率 100~250 次 / 分，QRS 波群宽大畸形，时限＞ 0.12 秒，P 波与 QRS 波群无固定关系（选 B）。阵发性室上性心动过速 QRS 波群形态正常，节律规则，刺激迷走神经可终止发作（不选 A）。心房颤动的心电图表现为窦性 P 波消失，代之以小而不规则的 f 波，一般情况下 QRS 波群形态正常（不选 C）。窦性心动过速 QRS 波群形态正常（不选 D）。心室颤动的波形、振幅和频率完全无规则，无法辨认 QRS 波群与 T 波（不选 E）。

108. D 持续性室性心动过速常伴有明显血流动力学障碍与心肌缺血，可导致心室颤动、心脏骤停和猝死。一旦发生心室颤动，即刻除颤是减少猝死发生的重要措施，首要的急救器材是除颤仪。

109. E 无显著血流动力学障碍的室性心动过速可选用利多卡因、β 受体阻滞剂或胺碘酮治疗（选 E），β 受体阻滞剂首选索他洛尔（不选 C）。苯妥英钠主要用于洋地黄中毒所引起的室性心律失常（不选 A）。毛花苷丙和多巴胺常用于治疗急性心力衰竭（不选 B、D）。

110. C 胺碘酮常见的不良反应有窦性心动过缓、房室传导阻滞，静脉给药时低血压常见。长期应用可发生角膜色素沉积，停药可恢复，不影响视力。少数患者可出现甲状腺功能亢进症或甲状腺功能减退症。心外毒性最严重的为肺纤维化，表现为呼吸困难，长期使用可致死亡，应严密监测呼吸功能，及早发现肺损伤。

111. E 高尿酸血症（血尿酸＞ 420μmol/L）伴有关节肿胀和疼痛并有受累关节皮肤发红及活动障碍，可诊断为急性痛风性关节炎。非甾体抗炎药为急性痛风关节炎治疗的一线用药，可有效缓解急性痛风的症状，常用药物有吲哚美辛、双氯芬酸、依托考昔等（选 E）。秋水仙碱是治疗痛风性关节炎急性发作的传统特效药，因其毒性反应大，目前已较少使用（不选 B）。常用于促进尿酸排泄的药物有丙磺舒、苯磺唑酮、苯溴马隆等（不选 A、C）。别嘌醇可抑制尿酸合成（不选 D）。治疗痛风的药物选择真题命题考点陈旧，如 2015 年的一道考试题，痛风性关节炎首选的药物是，5 个选项分别是美洛昔康、布洛芬、秋水仙碱、糖皮质激素、吲哚美辛；美洛昔康、布洛芬及吲哚美辛均属非甾体抗炎药，如选择非甾体抗炎药，答案不唯一，该题的目的是选择秋水仙碱。遇到此类情况，考生应灵活掌握。

112. E 关节炎是痛风的首发症状，主要表现为夜间被关节痛惊醒，呈刀割、撕裂或咬噬状，难以忍受。其受累关节红肿、灼热，皮肤紧绷，触痛明显，功能受限。首次发作多侵犯单关节，以单侧第 1 跖趾关节最常见。痛风患者饮食应限制高嘌呤食物，如动物内脏、鱼虾类、蛤蟹、肉类、菠菜、蘑菇、黄豆、扁豆（选 E）、豌豆、浓茶等；可进食碱性食物，如鸡蛋（不选 A）、牛奶（不选 B）、马铃薯、各类蔬菜（不选 C）、柑橘类水果等（不选 D），减少尿酸盐结晶的沉积，促进尿酸排出。

113. C 急性呼吸窘迫综合征（ARDS）是由各种肺内、外致病因素所导致的急性弥漫性肺损伤引起的急性呼吸衰竭，最早出现的症状是呼吸加快，并呈进行性加重的呼吸困难，发绀，胸部 X 线检查可出现大片状的磨玻璃或实变浸润影。氧合指数（PaO_2/FiO_2）≤ 300mmHg 是 ARDS 诊断的必备条件，需要根据血气分析测得的氧分压（PaO_2）与吸入氧浓度的数值（FiO_2）来计算。

114. E 急性呼吸窘迫综合征患者为改善肺泡通气功能，应尽早行机械通气，维持适当的气体交换，可选用呼气末正压（PEEP）模式。

115. E 肠套叠多见于婴幼儿，典型表现为腹痛、果酱样血便、腊肠形光滑有压痛的腹部肿块，肿块常位于脐右上方（选 E）。急性肠炎主要表现为急性腹痛、腹胀、呕吐、腹泻、便血及全身中毒症状（不选 A）。肠扭转腹胀不对称，可触及扩张的肠袢（不选 B）。肠麻痹主要表现为肠鸣音减弱或消失（不选 C）。阑尾炎的典型症状为转移性右下腹痛（不选 D）。

116. B X 线钡剂灌肠检查对肠套叠的诊断最有意义，可见“杯口状”或“弹簧状”阴影。

117. B 化脓性脑膜炎多见于 5 岁以下儿童，2 岁以下是患病高峰年龄，典型表现为体温升高，进行性加重的意识障碍、嗜睡、惊厥等；还可出现头痛、呕吐等颅内压增高的表现；脑脊液检查压力增高，外观浑浊或呈脓性。首优的护理问题是体温过高。

118. B 化脓性脑膜炎患儿出现高热，可导致热性惊厥，此时应立即降温。

119. B 一次妊娠宫腔内同时有两个或两个以上胎儿时称为多胎妊娠。临床表现为早孕反应重，体重增加迅速，在子宫不同部位闻及频率相差 10 次 / 分以上的胎心音等（选 B）。巨大儿与多胎妊娠不同之处是查体时胎体、胎头大，宫底明显升高，先露部高浮，听诊胎心正常有力但位置稍高，且只有一个胎心音（不选 A）。羊水过多查体可见子宫明显大于妊娠周数，胎位不清，胎心音遥远或听不清（不选 C）。胎盘早剥表现为突发性持续性腹部疼痛，伴或不伴阴道流血（不选 D）。

120. C B 超检查是确诊多胎妊娠的最主要方法，在妊娠 6 周时，可见两个或两个以上原始心管搏动，妊娠 12 周后，胎头显像，可测出各胎头的双顶径，筛查胎儿结构畸形（选 C）。胎心监测用于判断胎儿在宫内状态（不选 A）。血 hCG 主要用于早期妊娠及妊娠滋养细胞肿瘤的诊断（不选 B）。羊水检查可监测胎儿成熟度、性别及某些遗传性疾病（不选 D）。胎动计数可反映胎儿宫内情况，正常≥ 10 次 /2 小时（不选 E）。

答案与解析 · 模拟试卷五

专业实务

1. E　临时医嘱有效期在 24 小时以内，应在短时间内执行，有的需要立即执行（st），通常只执行 1 次（选 E）。长期备用医嘱（prn）指有效时间在 24 小时以上，必要时用，两次执行之间有时间间隔，由医生注明停止日期后方失效（不选 C）。临时备用医嘱（sos）仅在 12 小时内有效，必要时使用，过期尚未执行则失效（不选 D）。长期医嘱是指有效时间在 24 小时以上，须由医生注明停止后，方为失效（不选 A）。停止医嘱是由医生在医嘱单原医嘱后，注明停止日期、时间；护士核对确认后，把相应执行单上的有关项目注销，同时注明停止日期和时间（不选 B）。

2. A　《突发公共卫生事件应急条例》规定，突发事件应急工作，应当遵循预防为主、常备不懈的方针，贯彻统一领导、分级负责、反应及时、措施果断、依靠科学、加强合作的原则。

3. E　呼吸机辅助呼吸时，过度通气可使 $PaCO_2$ 下降，pH 上升，患者可出现昏迷、抽搐等呼吸性碱中毒症状（选 E）。通气量不足时可出现缺氧及二氧化碳潴留，$PaCO_2$ 上升，出现呼吸性酸中毒表现（不选 D），如缺氧明显可合并代谢性酸中毒，患者可出现多汗、皮肤潮红、烦躁不安、血压升高、脉搏增快等（不选 A、B）。

4. A　拔罐方法包括火罐法、水罐法和抽吸罐法。火罐法又可分为闪火法、投火法和贴棉法，其中，闪火法是临床最常用的方法。

5. C　流行性脑脊髓膜炎主要经呼吸道传播，应对患者采取隔离措施（不选 A），保持室内空气流通（不选 E），限制或减少探视，以免引起交叉感染（选 C）。密切观察患者的生命体征、意识状态及瞳孔，警惕出现颅内压增高和脑疝（不选 B）。与患者及家属保持良好的沟通，增强战胜疾病的信心（不选 D）。

6. A　网状淋巴管炎（丹毒）是由 A 组 β 溶血性链球菌侵袭感染皮肤淋巴管网所致的急性非化脓性炎症，好发于下肢与面部。

7. B　胆色素结石是胆管结石常见的类型，与胆道感染、胆汁淤积、胆管节段性扩张及胆道异物（胆道蛔虫、华支睾吸虫等）有关。

8. B　消化道出血可使肠道产氨增多，出血停止后应灌肠和导泻，清除肠道积血，但禁用肥皂水等碱性溶液灌肠，以免增加氨的吸收，使血氨升高诱发肝性脑病（选 B）。可选用硫酸镁口服或导泻（不选 C）、乳果糖稀释后灌肠（不选 D）、生理盐水或弱酸溶液清洁灌肠（不选 A），使肠内保持偏酸环境，有利于血中 NH_3 逸入肠腔与 H^+ 合成 NH_4^+ 后随大便排出。

9. D　肺结核大咯血窒息时，应取头低足高位，保持呼吸道通畅，清除呼吸道内积血，轻叩背部以利于血块排出。

10. D　发生肺水肿时肺泡壁毛细血管扩张充血，可伴有肺泡间隔水肿，部分肺泡腔内充满水肿液及漏出的血细胞，患者表现为呼吸急促，咳粉红色泡沫痰。用 20%~30% 乙醇湿化吸氧，乙醇可减低肺泡内泡沫的表面张力，使泡沫破裂消散，从而改善肺泡通气，迅速缓解缺氧症状。

11. C　肝硬化患者因肝功能减退，肝脏对雌激素的灭活能力下降，雌激素增多、雄激素减少，男性患者常出现性欲减退、睾丸萎缩、毛发脱落及乳房发育；女性患者可出现月经失调、闭经、不孕等；部分患者出现蜘蛛痣，主要分布在其面颈部、上胸、肩背和上肢等上腔静脉引流区域。

12. A　心脏和血管是高血压作用的主要靶器官。高血压早期可无明显病理改变。长期高血压可引起左心室肥厚和扩大，血管病变则主要是全身小动脉壁 / 腔比值增加、管腔内径缩小，导致心、脑、肾等重要器官缺血。

13. B　冷疗可使局部血管收缩，毛细血管通透性降低，减轻局部充血（选 B）；适用于局部软组织损伤初期、扁桃体摘除术后、鼻出血等患者（不选 E）。可抑制细胞的活动，减慢神经冲动的传导，降低神经末梢的敏感性而减轻疼痛（不选 A）。可以直接和皮肤接触，通过传导、蒸发等作用降低体温（不选 C）；也可使毛细血管收缩，限制炎症扩散（不选 D）。

14. B　慢性胃炎分为非萎缩性和萎缩性。非萎缩性（浅表性）胃炎胃酸分泌常正常或增高（选 B）。萎缩性胃炎病变主要在胃窦时，泌酸腺被破坏，胃酸分泌可正常或稍降低；自身免疫性萎缩性胃炎因壁细胞萎缩减少致内因子分泌减少，抑制维生素 B_{12} 的吸收，可出现恶性贫血（不选D）。慢性胃炎典型表现是上腹饱胀不适，钝痛、烧灼痛，餐后常加重，伴反酸、嗳气、食欲减退、恶心等消化不良的表现（不选C），与消化性溃疡症状相似（不选E）。15%~20%幽门螺杆菌感染引起的慢性胃炎会发生消化性溃疡（不选A）。

15. B 脑栓塞是指各种栓子随血流进入颅内动脉，使血管腔急性闭塞或严重狭窄，引起脑缺血坏死及功能障碍。心源性栓子为脑栓塞最常见的病因，其中又以风湿性心脏瓣膜病患者心房颤动时附壁血栓脱落最多见。

16. C 疫苗分为两类：第一类疫苗，即政府免费向公民提供，公民应当依照政府的规定受种的疫苗，包括国家免疫规划确定的疫苗，省、自治区、直辖市人民政府在执行国家免疫规划时增加的疫苗，以及县级以上人民政府或其卫生主管部门组织的应急接种或群体性预防接种所使用的疫苗（选C）；第二类疫苗，即由公民自费并且自愿受种的其他疫苗（不选A）。

17. D 面部表情是情绪情感的生理性表露，给人直观的印象，是有效沟通的世界通用语言，具有变化快、易察觉，可被控制的特点。微笑是最常用、最自然、最容易被对方接受的面部表情，是礼貌与关怀的象征。护士微笑时应真诚、自然、适度、适宜，但不可滥用，患者承受极大的身心痛苦时不适宜微笑。

18. B 《护士条例》规定，护士被吊销执业证书的，自执业证书被吊销之日起2年内不得申请执业注册。

19. C 目光可表达情感，调控互动，显示关系。整个沟通过程中，护士与患者目光接触的时间应占总谈话时间的30%~60%（选C）。护士也可使用语言和非语言行为给患者适时、恰当的反馈，如微笑、点头、轻声应答等（不选A）。

20. C 患者家属的角色特征包括患者家属是患者原有家庭角色的替代者、患者病痛的共同承受者（不选E）、患者的心理支持者（不选D）、患者治疗护理过程的参与者（不选A）、患者生活的照顾者（不选B）。患者原有的社会功能只能由患者本人承担（选C）。

21. C 急性白血病并发感染可以发生在各个部位，以口腔炎最多见，其次是呼吸道及肛周皮肤等。

22. D 急性肺水肿时吸氧流量为6~8L/min，高流量氧气吸入使肺泡内压力增高，减少肺泡内毛细血管渗出液产生。同时给予20%~30%乙醇湿化，因乙醇能减低肺泡内泡沫的表面张力，使泡沫破裂消散，从而改善肺泡通气，缓解缺氧症状。

23. E 急性呼吸窘迫综合征病理过程可分为渗出期、增生期和纤维化期3个阶段。渗出期（早期）可见肺微血管充血、出血、微血栓形成（不选D），肺间质和肺泡腔内有炎症细胞浸润和富含蛋白质的液体（不选A）；72小时后形成透明膜（不选C），伴灶性或大片肺泡萎陷（不选B），可见Ⅰ型肺泡上皮细胞受损坏死。1~3周后逐渐过渡到增生期和纤维化期，可见Ⅱ型肺泡上皮和成纤维细胞增生、胶原沉积，肺泡透明膜经吸收消散而修复或形成纤维化（选E）。

24. C 急性胰腺炎是由多种病因导致胰酶在胰腺内被激活，引起胰腺及其周围组织水肿、出血甚至坏死等化学性炎症损伤。

25. C 直疝三角的外侧边是腹壁下动脉，内侧边为腹直肌外侧缘，底边为腹股沟韧带。此处腹壁缺乏完整的腹肌覆盖，且腹横筋膜又比周围部分薄，故易发生疝。腹股沟直疝在直疝三角由后向前突出，即图中③。图中：①腹股沟韧带；②腹直肌；④腔隙韧带；⑤腹股沟管深环。

26. A 卡介苗接种时采取皮内注射法，进针角度为5°。

27. C 冠状动脉直接开口于主动脉根部，由于冠状动脉血流灌注主要发生在舒张期，心率增加时导致的舒张期缩短及各种原因导致的舒张压降低（不选A），可显著降低冠状动脉灌注。心室舒张时，心肌对冠状动脉的压迫减弱或解除，冠状动脉血流阻力减小，血流量增多（选C）。

28. A 沉默是一种超越语言的沟通方式，也是一种特殊的沟通技巧。沉默可以表达接受、关注和同情，也可以表达委婉的否认和拒绝；可以给患者诉说或宣泄的机会，也可以给护士思考、冷静和观察的机会。选择适宜时机、场合及合理运用是使用沉默技巧的关键。

29. A 在临床护理的质量标准中，无菌物品灭菌合格率为100%。

30. B 普通胰岛素采用皮下注射法，宜选择上臂三角肌、臀大肌、大腿前侧、腹部等部位，以腹部吸收最快。如患者参加运动锻炼，不宜选择在大腿、上臂等活动的部位注射胰岛素。

31. D 护士在职业工作中，由于用力不当导致的腰背扭伤、腰椎间盘突出症，长时间站立导致的下肢静脉曲张等，均属于物理性因素导致的机械性损伤。

32. B 专业护士的角色包括护理者、决策者、计划者、沟通者、管理者、教育者等。教育者指护士按照患者的不同特点行健康教育，指导保健知识、疾病的预防和康复知识，以改善护理对象的健康态度和不良行为，同时也承担学校教学和医院的带教任务。

33. E　我国在处理人体器官移植的具体伦理实务中应遵循公正原则。公正原则指在器官移植存在严重供需矛盾的情况下，对于可供移植器官的分配应遵循效用原则，使得受者利益最大化。器官分配的公正是社会公正的缩影，要避免关系远近亲疏、经济能力、社会地位高低等因素成为器官分配潜在的单一决定因素现象的发生。

34. C　不全流产由难免流产发展而来，此时可见宫口已开，部分妊娠物排出或宫口有妊娠物堵塞，影响宫缩者可见流血不止，子宫小于停经时间（选 C）。先兆流产有少量阴道流血，宫口未开，无妊娠物排出，子宫大小与停经周数相符（不选 A）。难免流产是指在先兆流产的基础上，阴道流血增多，腹痛加剧，宫口已开，子宫与停经时间相符或略小（不选 B）。完全流产是指妊娠物已全部排出，随后流血逐渐停止，腹痛逐渐消失，查体见宫口关闭，子宫接近正常大小（不选 D）。稽留流产是指胚胎或胎儿死亡后未及时排出，随着停经时间延长，子宫不再增大，子宫小于停经时间，易发生凝血功能障碍（不选 E）。

35. B　图中 A 部位为前囟，B 部位为后囟。小儿出生时前囟为 1~2cm，后随颅骨生长而增大，6 个月后逐渐骨化而变小，一般 12~18 个月闭合，最迟于 2 岁闭合；后囟为顶骨与枕骨边缘形成的三角形间隙，出生时即已很小（大约 0.5cm）或已闭合，最迟出生后 6~8 周闭合。

36. B　多数脊柱骨折因间接暴力引起，少数为直接暴力所致，间接暴力多见于从高处坠落后头、肩、臀或足部着地，由于地面对身体的阻挡，使暴力传导至脊柱造成骨折，压缩骨折是脊柱骨折的常见形态。

37. B　肺炎链球菌肺炎发病前常有受凉、淋雨、疲劳等诱因，主要表现为高热、寒战、全身肌肉酸痛、咳铁锈色痰。肺炎链球菌属于革兰阳性球菌，药物治疗首选青霉素。

38. E　烧伤后第一个 24 小时补液量 = 体重（kg）× Ⅱ、Ⅲ度烧伤面积（%）×1.5ml（小儿 1.8ml，婴儿 2ml）＋每天生理需要量 2000ml。即伤后第一个 24 小时补液量 =50×80×1.5 ＋ 2000=8000ml。

39. E　盐酸氨溴索（沐舒坦）能抑制气管和支气管腺体、杯状细胞合成酸性黏多糖，同时，使腺体和杯状细胞分泌小分子的黏蛋白，从而使痰液黏稠度降低，痰液易于咳出。

40. E　通过大便、消化道分泌物直接或间接传播的疾病，如伤寒、细菌性痢疾、甲型肝炎、乙型肝炎等应采取消化道隔离。

41. B　发药时如患者不在病房，或因特殊检查、手术禁食者，暂不发药，带回保管，适时再发或交班。

42. E　护士态度生硬，语言不委婉，患者询问手术风险时，护士应为其讲解疾病、手术及预后相关知识，减轻或消除患者顾虑。

43. C　应先安抚家属情绪，问清缘由；并调查事件（不选 E），若调查结果属实，应对事件责任人处理（不选 D），公开事件调查的结果及对事件的处理措施（不选 B）。不可对调查结果及处理情况进行保密，否则可能引发纠纷（选 C）。医院及护士应吸取教训，避免类似事件的发生。

44. E　高钾血症表现为心动过缓、心律不齐时，治疗首选 10% 葡萄糖酸钙，其机制是对抗钾离子对心肌的抑制作用（选 E）。5% 碳酸氢钠可促使钾离子移入细胞内或由尿排出，降低血钾，可在控制心脏症状后使用(不选 B)。利多卡因多用于治疗室性心律失常(不选 A)。毛花苷丙（西地兰）属正性肌力药物，多用于治疗心力衰竭（不选 C）。普萘洛尔多用于治疗快速型心律失常（不选 D）。

45. E　为高热患者降温时，冰袋的放置部位为前额或头顶，冰囊置于体表大血管分布处，如颈部、腋下、腹股沟、腘窝等；禁忌部位有枕后、耳廓、阴囊，腹部、足底、心前区等。图中：①颈部；②腋下；③腹股沟；④腘窝；⑤腹部。

46. D　由于尿液 pH 改变，酸性尿中易形成尿酸和胱氨酸结晶（选 D），碱性尿中易形成磷酸钙及磷酸镁铵沉淀（不选 E）。此外，身体代谢异常、尿路梗阻、感染、异物和药物的使用等也是结石形成的常见病因。

47. E　护士应加强对患者的心理护理，给予患者安慰和治疗信心（不选 D）。与家属沟通时应对家属表示同情和理解（不选 B），注意使用沟通技巧，耐心解答其疑惑，同时要求家属配合治疗，多给予患者情感支持（不选 C）。治疗中注意保护性的医疗措施，以防不测事件的发生（不选 A）。

48. C　患者的基本权利包括基本医疗权、隐私权、知情权、参与治疗权、公平权和其他权利。基本医疗权指患者都享有基本、合理的诊治与护理的权利，以及获得健康的权利，有权得到公正、一视同仁的待遇，任何医护人员和医疗机构都不得拒绝患者的求医要求。

49. A 2006年WHO推荐的ORS低渗性配方含氯化钠2.6g，枸橼酸钠2.9g，氯化钾1.5g，葡萄糖13.5g，加水至1000ml，总渗透压245mmol/L，电解质渗透压170mmol/L，为1/2张；用于治疗轻、中度脱水，无严重呕吐者。极度疲劳、昏迷或昏睡、休克、腹胀、心力衰竭、肾衰竭者不宜使用。

50. B 呼吸衰竭按照动脉血气分析结果，分为Ⅰ型和Ⅱ型呼吸衰竭。Ⅰ型呼吸衰竭为PaO_2 < 60mmHg而$PaCO_2$正常（35~45mmHg）或低于正常，Ⅱ型呼吸衰竭为PaO_2 < 60mmHg且$PaCO_2$ > 50mmHg。

51. D 使用约束带前向家属介绍其必要性（不选A）。约束带只能短期使用，应定时松解，1次/2小时，并协助患者翻身，使肢体和关节处于功能位（不选B）。约束带下应垫衬垫，固定时松紧合适，以能伸入1~2个手指为宜（不选C）。重点观察约束部位的血液循环，如皮肤颜色、温度、活动度和感觉，每15~30分钟1次（选D）。必要时行局部按摩，促进血液循环（不选E）。

52. B 乙醇可刺激皮肤使血管扩张，促进血液循环，但不宜用于受压后出现反应性出血的皮肤组织。

53. A 对于临终的患者，护士应积极主动地帮助患者了却未完成的心愿，继续给予关心和支持；尊重患者，不强迫与其交谈；给予临终患者安静、舒适的环境，减少外界干扰；加强临终护理，使患者平静、安详、有尊严地离开人间。

54. D 出现糠麸样脱屑的猩红热患儿担心自我形象的改变，此时应关心患儿心理状况，与其建立良好的护患关系（不选B），鼓励患儿与周围病友交往（不选C）；重点介绍疾病的预后，增强患儿战胜疾病的信心（不选A）；告知患儿皮肤脱屑后不会留有瘢痕，应正确对待自我形象的改变（不选E）。猩红热患儿可于病程第2、3周时，出现变态反应性病变如急性肾小球肾炎、风湿热等，介绍病情观察的要点易使患儿及家属产生焦虑、恐惧心理（选D）。

55. C 无菌注射器由空筒、活塞、乳头、活塞轴、活塞柄组成；针头由针尖、针梗、针栓组成。使用过程中可以用手直接接触的部位有针栓、空筒外壁、活塞柄，其余部位应保持无菌。图中：①针头，②乳头，③空筒外壁，④活塞轴，⑤活塞柄。

56. E 检查大便中的阿米巴原虫，需要将便盆加温至接近正常体温，留便后连同便盆送检，以保持阿米巴原虫的活动状态，因阿米巴原虫在低温的环境下失去活力而难以查到。

57. A 剖宫产术前留置导尿管引流尿液，目的为保持膀胱空虚，避免手术中误伤。护士应向患者及其家属说明留置导尿管的目的及重要性，做好患者隐私保护以取得配合。

58. E 青霉素过敏性休克多在注射后5~20分钟内发生，出现胸闷、呼吸困难等呼吸道梗阻症状，因脑组织缺氧，可表现为意识丧失、抽搐等中枢神经系统症状。发生青霉素过敏性休克时应立即停药，协助患者平卧，报告医生，就地抢救，即刻皮下注射0.1%盐酸肾上腺素。

59. B 黄体功能不足表现为月经周期缩短，月经频发，易并发不孕或妊娠早期流产（选B）。子宫内膜不规则脱落（黄体萎缩不全）多为月经周期正常，经期延长，经量增多，好发于产后或流产后（不选E）。垂体功能低下表现为性腺功能低下性闭经，产后无乳，脱发，阴毛、腋毛脱落等（不选C）。卵巢功能衰退以低雌激素和促性腺激素升高为特征，表现为继发性闭经和绝经过渡期症状（不选D）。

60. A 室性期前收缩指房室束分叉以下部位过早发生的期前收缩。器质性心脏病合并心力衰竭者原则上只处理心脏本身疾病，不必应用抗心律失常药物。若症状明显，可选用β受体阻滞剂、钙通道阻滞剂和胺碘酮等。

61. C 消化液或体液急性丧失，如大量呕吐、肠瘘、肠梗阻、烧伤等，易引起等渗性脱水。应用平衡盐溶液能迅速补充有效循环血量并防止休克。

62. A 灭鼠药磷化锌中毒，洗胃用1:15 000~1:20 000高锰酸钾溶液、0.5%硫酸铜溶液，配合引吐；禁用鸡蛋、牛奶、脂肪及其他油类食物，因磷化锌易溶于油类物质，促使磷的溶解和吸收。

63. E 乳腺癌患者出现心理问题时，护士应鼓励患者倾诉并给予疏导和安慰，多与患者交流，帮助其采取乐观的生活态度，从医学角度来帮助患者树立战胜疾病的信心，如多讲解一些成功的案例等。

64. A 导致术后尿潴留的原因可有使用麻醉药致脊髓初级排尿中枢活动障碍或抑制，不能形成排尿反射（不选B）；下腹部手术导致支配膀胱神经功能紊乱（不选C）；不习惯卧床排尿（不选D）；药物作用，如术前使用阿托品以松弛平滑肌（不选E）。饮水过多可使尿液生成增加，但尿液增多与尿液潴留膀胱不能自主排出并不相关（选A）。

65. D 焦虑症患者的护理问题有焦虑、恐惧、睡眠型态紊乱、社会交往障碍、自杀的危险等。对有自杀倾向的抑郁症患者最主要的护理问题为有自杀的危险，应严密观察患者病情变化及异常言行，启发患者说出内心的真实想法。

66. C　颅脑外伤后应预防和处理颅内压增高和脑疝，静脉输入甘露醇可迅速提高血浆渗透压，使组织间液向血浆转移而产生组织脱水作用，从而减轻脑水肿、降低颅内压。

67. D　因患者情绪低落，护士与患者交流时，应特别注意语言的安慰性，要采取理解、同情的态度，经常陪伴在患者身旁，多运用非语言交流，可拉住患者的手，使患者感到被关心。

68. B　主动 - 被动型是以疾病为中心的护患关系模式，护士处于主动的、主导的地位，患者处于被动地接受护理的从属地位，是不平等的相互关系，适用于不能表达主观意愿的患者，如休克、昏迷等意识严重障碍患者及婴幼儿、智力严重低下和精神病患者。

69. B　各种病因的心包炎均可能伴有心包积液，大量心包积液影响静脉回流，出现体循环淤血表现，如颈静脉怒张、下肢水肿、肝大等。短期内出现大量心包积液可引起急性心脏压塞，出现奇脉，表现为吸气时脉搏明显减弱或消失。

70. E　护士应向患者讲解疾病知识以及注意饮食，给予精神上的安慰和鼓励，告知患者积极坚持规范的治疗可维持正常的生活，过度强调疼痛和疾病严重性会加重患者心理负担。

71. B　急性左心衰表现为突发严重呼吸困难，强迫坐位、发绀，频繁咳嗽，咳粉红色泡沫样痰，发病伊始可有短暂性血压升高。治疗原则为镇静、利尿、强心、扩血管，镇静常选用吗啡，可减少急性肺水肿患者的焦虑及呼吸困难引起的痛苦；强心常选用毛花苷丙，缓慢静脉注射；利尿常选用呋塞米；扩血管常选用硝普钠和硝酸甘油（选B）。利多卡因（不选C）、胺碘酮（不选D）及苯妥英钠（不选E）主要用于抗心律失常治疗。肾上腺素主要用于心脏骤停的抢救治疗(不选A)。

72. D　静脉补钾遵循“四不宜”原则，不宜过早（见尿补钾，一般尿量超过40ml/h方可补钾）、不宜过浓(浓度不超过0.3%)、不宜过多、不宜过快。500ml液体最多可以加15%氯化钾的量为500×0.3%/15%=10ml。

73. B　气管在隆凸处分为左、右主支气管，位置相当于胸骨角水平，是支气管镜检时判断气管分叉的重要定位标记（选B）。胸骨柄和胸骨体相接的部位向前突起，称为胸骨角，两侧平对第2肋（不选A、C）。

74. C　贫血根据外周血红细胞形态，可分为大细胞性贫血、正细胞性贫血和小细胞低色素性贫血。缺铁性贫血时红细胞内缺铁，血红素合成障碍，血红蛋白生成减少，红细胞胞质少、体积小，属小细胞低色素性贫血。

75. E　有无绒毛结构是侵蚀性葡萄胎和绒毛膜癌的主要区别。侵蚀性葡萄胎侵入子宫肌层或转移至子宫外，恶性程度一般不高，多数仅局部侵犯，镜下可见绒毛结构及滋养细胞增生和分化不良，绒毛结构也可退化仅见绒毛阴影。绒毛膜癌可突向宫腔或穿破浆膜，恶性程度极高，发生转移早而广泛，镜下滋养细胞极度不规则增生，绒毛或水泡状结构消失。

76. D　病室湿度通常为50%~60%。儿科护理学要求新生儿、早产儿、婴幼儿病室的湿度为55%~65%，与基础护理学要求的湿度不同，实际考试应根据试题所给选项灵活判断。

77. C　在注册的执业范围内，护士有权根据治疗、护理的需要，询问患者的病史、了解患者的诊疗情况、行体格检查、制定与实施护理措施、报告与隔离传染病患者等(选C)。护士的义务包括遵守医疗卫生法律、法规和诊疗护理规范（不选A）；正确执行医嘱，发现医嘱有误应及时向医生提出质疑（不选D）；如实记录和妥善保管病历；及时救治患者；向患者解释和说明；尊重和保护患者隐私（不选B）；参与突发公共卫生事件救护。

78. A　血液生化检查，如肝功能、空腹血糖等宜在清晨空腹采血，事先告知患者勿进食、饮水，以免影响检验结果。

79. A　血管病变是胎盘早剥最主要的病因，多发生于妊娠期高血压疾病、慢性肾脏疾病或全身血管病变的孕妇。主要由于底蜕膜螺旋小动脉痉挛或硬化，引起远端毛细血管变性坏死甚至破裂出血，血液在底蜕膜层与胎盘之间形成胎盘后血肿，致使胎盘与子宫壁分离。

80. B　Apgar评分是一种简易的临床上评价新生儿窒息程度的方法，包括心率（不选D)、呼吸（不选E)、肌张力、对刺激的反应(不选C)、皮肤颜色5项指标(不选A)。

81. B　双侧瞳孔散大常见于颅内压增高、颅脑损伤、颠茄类药物中毒及濒死状态（选B）。双侧瞳孔缩小常见于有机磷农药、氯丙嗪、吗啡、毛果芸香碱等中毒（不选C、D、E）。

82. C　《中华人民共和国献血法》规定血站对献血者每次采集血液量一般为200ml，最多不得超过

400ml（不选 D），两次采集间隔不少于 6 个月（不选 A）；血站、医疗机构不得将无偿献血的血液出售给采血浆站或者血液制品生产单位（不选 B）；为保障公民临床急救用血的需要，国家提倡并指导择期手术的患者自身储血，动员家庭、亲友、所在单位以及社会互助献血（不选 E）。输血前必须进行血型鉴定和交叉配血试验（选 C）。

83. C 医疗卫生法规的制定原则包括促进健康原则（不选 E）、预防为主原则（不选 A）、公平原则（不选 B）、以患者为主原则（不选 D）。

84. E 《艾滋病防治条例》规定，艾滋病病毒感染者和艾滋病患者应当履行下列义务：接受疾病预防控制机构或者出入境检验检疫机构的流行病学调查和指导；将感染或者发病的事实及时告知与其有性关系者；就医时，将感染或者发病的事实如实告知接诊医生；采取必要的防护措施，防止感染他人。艾滋病病毒感染者和艾滋病患者不得以任何方式故意传播艾滋病。

85. C 黑痣为良性色素斑块，分为皮内痣、交界痣和混合痣。皮内痣痣细胞位于真皮区，可存有汗毛（称毛痣），很少恶变（不选 B）；交界痣痣细胞位于基底细胞层，向表皮延伸，易恶变（选 C）。

86. E 小儿 3~4 个月可咿呀发音；7 个月能无意识地发“妈妈”“爸爸”等语音；10 个月能有意识地叫“爸爸”“妈妈”；12 个月能说简单的词语，如“再见”“没了”。

87. A 紫外线常用于物品表面消毒，有效照射距离为 25~60cm，消毒时间为 20~30 分钟（选 A），物品应摊开或挂起并定时翻动。用于空气消毒时有效照射距离不超过 2m，照射时间不少于 30 分钟（不选 D）。

88. D 归纳总结是用简单、概括的方式将患者的叙述重复一遍，以核实自己的感觉，表明确实了解对方所要表达的内容，并促进谈话进一步深入（选 D）。重述是一种不加任何判断的重复，也可以是要求对方将说过的话再复述一遍（不选 A）。改述又称意译，是把对方的话改用不同的说法表达出来，但本质意思不变，或将患者的弦外之音阐述出来（不选 B）。澄清是对于一些模棱两可、含糊不清、不够完整的信息提出疑问，以取得更具体、准确的信息（不选 C）。叙述是记载和讲述事情的前后经过（不选 E）。

89. B 血管紧张素转换酶抑制剂（ACEI）或血管紧张素Ⅱ受体拮抗剂（ARB）、β 受体阻滞剂及醛固酮受体拮抗剂是慢性心力衰竭治疗的“金三角”，可有效抑制心肌纤维化和重塑，改善预后，延长生存期，降低住院率和病死率。依那普利属于 ACEI（不选 A），氯沙坦属于 ARB（不选 D），螺内酯属醛固酮受体拮抗剂（不选 C），阿替洛尔属于 β 受体阻滞剂（不选 E）。地高辛属洋地黄类药物，洋地黄类药物作为正性肌力药的代表，可显著缓解心力衰竭患者的症状，提高运动耐量，改善生活质量，但不具有抑制心肌重塑的作用，对降低心力衰竭患者的病死率无明显改善（选 B）。

90. E 糖皮质激素（如泼尼松）和细胞毒药物（如环磷酰胺）是治疗肾病综合征的主要药物（选 E，不选 A）。环孢素 A 为钙调神经蛋白抑制剂，适用于激素及细胞毒药物治疗无效的难治性肾病综合征（不选 B）。雷公藤属于中医中药治疗，具有抑制免疫和系膜细胞增生、减少尿蛋白的作用（不选 C）。氢氯噻嗪与保钾利尿药合用可提高利尿效果（不选 D）。

91. C 支气管扩张症患者发生大咯血窒息时表现为表情恐怖，张口瞠目，双手乱抓等。此时患者自觉严重威胁到生命，会出现极度恐惧甚至绝望的心理。

92. E 止血带法一般用于四肢伤大出血，且加压包扎无法止血的情况。使用时，应注意正确的缚扎部位、方法和止血时间，以能止血为度，应每隔 1 小时放松 2~3 分钟，且使用时间一般不超过 4 小时。

93. C 中心静脉压（CVP）代表右心房或胸段腔静脉内的压力变化，在反映全身血容量及心功能状态方面早于动脉压，CVP 正常值为 5~10cmH_2O。

94. A 痿证以下肢痿弱多见，其主要临床特点为脏腑内伤，肢体筋脉失养，而致肢体筋脉弛缓，软弱无力，不能随意运功，甚则肌肉萎缩或瘫痪（不选 D）。中风又名卒中，病起急骤，症见多端，变化迅速，与自然界中风性善行数变的特性相似，主要以突然出现口眼歪斜、言语不利、半身不遂，甚则猝然昏倒、不省人事为特征（不选 E）。关格，是以脾肾虚衰，气化不利，浊邪壅塞三焦，而致以小便不通与呕吐为临床特征的危重病症，多见于水肿、癃闭、淋证等病的晚期（不选 B、C）。

95. B 预防佝偻病的关键是行日光浴与补充适量维生素 D，应指导家长在足月儿出生 2 周后补充维生素 D400U/d 至青春期；早产儿、低出生体重儿、双胎儿出生后应补充维生素 D800U/d，3 个月后改预防量 400U/d，1 岁后改为 600U/d，补充至 2 岁。

96. C 插胃管前应向患者耐心解释插胃管操作的目的、过程和配合方法，以取得患者的合作。

97. B 插胃管过程中出现恶心、呕吐症状时，可暂停插入，嘱患者深呼吸（选 B）。若出现呛咳、呼吸困难、发绀等现象时，表明插入气管，应该立即拔出，休息后重新插胃管（不选 A）。

98. D　小儿惊厥最常见的原因是高热。热性惊厥多由上呼吸道感染引起，主要表现为发热初起或体温快速上升期出现全身性或局部性肌群强直或阵挛性抽搐。

99. E　按照公式，执行医嘱的 ml= 医嘱中的 mg/ 每支药的 mg× 每支药的 ml，计算后应抽取药液的量 =6mg/10mg×2ml=1.2ml。

100. A　小儿惊厥时切勿用力强行牵拉或按压患儿肢体，以免发生骨折或关节脱位（选 A）。将纱布放在患儿手心、腋下，防皮肤损伤（不选 E）。在患儿上下臼齿之间垫牙垫，牙关紧闭时，切勿用力撬开（不选 B、C）。拉起床档，防止坠床或碰伤（不选 D）。

101. A　出现肠胀气时，为排除肠腔内的气体，应给予肛管排气(选 A)。硫酸镁溶液灌肠常用于导泻(不选 B)。10% 水合氯醛灌肠常用于镇静催眠（不选 C）。口服硫酸镁适用于清洁肠道（不选 E）。肛门周围涂抹凡士林主要用于保护皮肤（不选 D）。

102. D　肛管排气时，肛管应插入直肠 15~18cm。行大（小）量不保留灌肠时肛管应插入 7~10cm。行保留灌肠时肛管应插入 15~20cm。

103. E　哮喘性支气管炎是婴幼儿时期有哮喘表现的一种特殊类型的急性支气管炎，伴支气管痉挛，小气道阻力增加，引起肺通气障碍，导致低效性呼吸型态，是此时对生命威胁最大的护理问题。

104. B　哮喘性支气管炎患儿应注意经常变换体位，叩背，多饮水，使痰液易于咳出（选 B）。发热患儿给予物理降温或药物降温，预防热性惊厥（不选 D）。保持室内空气清新，定时通风（不选 A）。注意观察病情变化，若出现呼吸困难、发绀应给予吸氧并通知医生（不选 E）。对咳嗽的患儿应经常叩背，促使呼吸道分泌物的排出（不选 C）。

105. E　哮喘性支气管炎一般不使用镇咳药或镇静药，以免抑制咳嗽反射，影响痰液咳出（选 E）。痰液黏稠不易咳出者，可用雾化吸入湿化气道（不选 C）。给予营养丰富、易消化的饮食，少食多餐（不选 D）。指导正确用药方法，口服止咳糖浆后不可立即饮水，使药物更好地发挥疗效（不选 B）。小儿急性支气管炎的危险因素包括营养不良、贫血、佝偻病等，应积极预防（不选 A）。

106. C　保留灌肠与小量不保留灌肠时，灌肠液的温度是 38℃（选 C）。大量不保留灌肠时，溶液温度一般为 39~41℃（不选 D）。降温灌肠时，一般选择 28~32℃（不选 B）。中暑患者，灌肠的温度一般为 4℃（不选 A）。

107. D　保留灌肠时，应选择稍细的肛管并且插入要深，肛管插入直肠 15~20cm。

108. E　保留灌肠尽量保留药液在 1 小时以上，使药液充分被吸收，达到治疗目的。

109. D　护士在交谈过程中，应与患者保持良好的目光接触（不选 A）；全神贯注地倾听，并做记录（不选 B）；在倾听同时，注意患者情绪变化（不选 E）；回答问题简单明确（不选 C）；尊重是确保沟通顺利的首要原则，不可随意插话或打断患者的话题，应待患者诉说完再说明自己的观点（选 D）。

110. B　血栓闭塞性脉管炎是一种主要累及四肢远端中、小动静脉的慢性、节段性、周期性发作的血管炎性病变。指导患者多做伯格（Buerger）运动的目的是通过改变姿势，被动增进末梢血液循环，促进侧支循环建立。

111. A　血栓闭塞性脉管炎患者因疼痛和担心病情预后出现焦虑。护士应同情、体贴患者，帮助其树立战胜疾病的信心，积极配合治疗、护理。

112. B　血栓闭塞性脉管炎主要与吸烟、寒冷、潮湿等外部因素和雄激素、自身免疫功能紊乱等内部因素有关。预防病情加重最重要的是强调绝对戒烟，以消除烟碱对血管的收缩作用（选 B）。可指导患者做伯格(Buerger)运动，以促进侧支循环的建立(不选 A)。防止受寒，注意保暖但患肢不可局部热敷，以免加重组织缺氧（不选 C）。不可赤足行走，防止足部外伤；穿合脚的棉质鞋袜，勤洗勤换，预防足部真菌感染（不选 D）。遵医嘱服药，不可随意增减药量及更换药物(不选 E)。

113. E　惊恐发作可在无任何特殊的诱发情况或环境下突然发作，主要表现为强烈恐惧，伴濒死感和严重的自主神经功能紊乱症状，如多汗、呼吸困难、心动过速、手脚麻木等，一般持续 5~20 分钟，但短时间内可突然再发。

114. D　惊恐发作是一种急性焦虑发作，发作时患者突然感到难以名状的恐惧、紧张或难以忍受的不适感，常有濒死感、窒息感、失控感或人格解体体验。患者最主要的护理问题为"焦虑　与过度紧张担心和自主神经功能紊乱所致的躯体症状有关"。

115. C　止咳糖浆对呼吸道有安抚作用，同时服用多种药物时，最后服用止咳糖浆，服后不饮水，以免冲淡药液。

116. B　肌内注射的常用部位有臀大肌、臀中肌、臀小肌、股外侧肌及上臂三角肌。对 2 岁以下婴幼儿常选择臀中肌、臀小肌或股外侧肌注射（选 B）；不宜选用臀大肌，因臀大肌尚未发育完善，注射时有损伤坐骨神经的危险（不选 A）。

117. D 破伤风发作期表现为咀嚼不便、张口困难、牙关紧闭、苦笑面容等。破伤风具有传染性，应严格执行隔离制度，采取接触隔离。

118. C 破伤风患者所有器械、敷料均需要专用，使用后灭菌处理，敷料应焚烧。对其使用过的被服，正确的处置是先灭菌，再清洗，以免交叉感染。

119. B 分娩胎位为臀先露者，最易发生胎膜早破、脐带脱垂。发生胎膜早破是由于胎位异常，胎儿先露部不能与骨盆入口衔接，盆腔空虚使前羊膜囊所受压力不均引起。脐带脱垂是由胎先露部与骨盆入口之间有间隙使脐带滑落导致。

120. A 臀先露时应根据产妇及胎儿具体情况综合分析，以减少对产妇和胎儿造成损伤为原则决定分娩方式。有明显头盆不称、既往有难产史及新生儿产伤史或出现胎膜早破、胎儿窘迫的患者，应做好剖宫产的术前准备，如情况良好，可选择阴道试产（选 A）。选择阴道分娩者，应严密监测胎心，防止胎儿宫内窘迫（不选 E），并做好抢救的准备。第二产程可行臀助产术（不选 B），胎臀自然娩出后，术者右手握持上提胎儿双足，左手示、中指伸入阴道内顺胎儿后肩及上臂滑行屈其肘关节，使上举胎手按洗脸样动作顺胸前滑出阴道（不选 D）。胎头娩出时不应猛力牵拉，以防胎儿颈部过度牵拉，造成臂丛神经麻痹、颅骨剧烈变形，引起大脑镰、小脑幕等硬脑膜撕裂而致颅内出血（不选 C）。

实践能力

1. E 小儿重症肺炎除呼吸衰竭外，还可发生循环、神经和消化等系统严重功能障碍。其中，消化系统表现为频繁呕吐、严重腹胀、听诊肠鸣音消失等中毒性肠麻痹症状。

2. C 病毒性心肌炎心电图可见严重心律失常，包括各种期前收缩、室上性和室性心动过速、心房颤动、心室颤动、高度房室传导阻滞（不选 D、E）。心肌受累明显时可见 T 波压低、倒置，ST 段下移等心肌缺血表现（不选 A、B）。预激综合征是指心房部分激动由正常房室传导系统以外的通道下传导致的心律失常，先天性心血管病变、冠心病等可并发预激综合征（选 C）。

3. E 异位妊娠的典型表现有 6~8 周停经史（不选 A）；未破裂前表现为一侧下腹隐痛或酸胀感，流产或破裂时突感下腹撕裂样疼痛，而非下腹中部疼痛（选 E）；常有不规则阴道流血，暗红色，量少呈点滴状，淋漓不净（不选 D）；阴道后穹隆穿刺抽出不凝血（不选 C）；流产或破裂后形成的血肿时间过长，与周围器官粘连而形成包块（不选 B）。

4. C 平时月经周期规则，妊娠达到或超过 42 周尚未分娩者，称过期妊娠。过期妊娠易并发胎儿窘迫，此时需要通过自我监测胎动来判断胎儿安危，正常胎动＞ 10 次 /2 小时，若胎动明显减少提示胎儿宫内缺氧严重，应及时行剖宫产终止妊娠。

5. C 网状淋巴管炎（丹毒）起病急，患者多有畏寒、发热等全身症状，随后出现局部片状红疹，色鲜红，略隆起（不选 D），中央较淡，边界清楚（选 C）；局部有烧灼样疼痛（不选 B），红肿区可见水疱，附近淋巴结肿大（不选 E），病情加重可致全身脓毒症（不选 A）。

6. C 中心静脉压（CVP）代表右心房或胸段腔静脉内压力，可反映全身血容量和右心功能，正常值为 5~10cmH_2O。CVP ＜ 5cmH_2O 提示血容量不足，＞ 15cmH_2O 提示心力衰竭或肺循环阻力增高，＞ 20cmH_2O 提示存在充血性心力衰竭。

7. C 超声检查是诊断早期宫内妊娠最可靠的检查方法，还可排除异位妊娠和滋养细胞疾病、估计妊娠周数（选 C）。停经是早期妊娠最早、最重要的症状，但不是妊娠的特有症状（不选 A）。约半数妇女在停经 6 周左右有困倦、择食、恶心等早孕反应，一般于妊娠 12 周左右自行消失（不选 B）。妊娠 12 周，用多普勒胎心仪经孕妇腹壁能探测到胎心音（不选 D）。尿频是由于前倾增大的子宫在盆腔内压迫膀胱所致，妊娠 12 周后消失（不选 E）。

8. A 法洛四联症的 4 种畸形包括肺动脉狭窄（不选 C）、室间隔缺损（不选 B）、主动脉骑跨（不选 E）、右心室肥厚（不选 D）。其中，血流动力学改变的关键在于肺动脉狭窄，决定了临床症状的严重程度。

9. B 持续性枕后位因胎头压迫直肠使产妇过早感觉肛门坠胀，致使宫口尚未开全时过早使用腹压，易发生宫颈前唇水肿和产妇疲劳，影响产程进展，使第二产程延长。常需要手术助产，易发生软产道裂伤，增加产后出血及感染的机会。由于第二产程延长，常出现胎儿窘迫和新生儿窒息，新生儿死亡率高。

10. A 腹腔穿刺放羊水，应严格执行无菌操作。放羊水后腹部放置沙袋或腹带包扎，以防腹压骤降而发生休克。

11. C　原发性高血压患者应给予低盐、低脂、低胆固醇饮食；高钠饮食可加重体内水钠潴留，使血压升高，故应指导患者将钠盐摄入量逐步降至＜ 6g/d。

12. B　大咯血室息患者首要的护理措施是维持呼吸道通畅，立即取头低足高 45° 俯卧位（选 B）。轻叩背部（不选 A），清除口、鼻腔内血凝块（不选 C），或用吸痰管行负压吸引（不选 E）。气道通畅后呼吸仍未恢复，可遵医嘱给予呼吸兴奋药（不选 D）。

13. B　反复发作的腹泻、黏液脓血便及腹痛是溃疡性结肠炎的典型症状（不选 A）。轻者或缓解期患者多无腹痛或仅有腹部不适，活动期有左下腹或下腹阵痛（选 B），亦可波及全腹（不选 E）。腹痛有“疼痛—便意—便后缓解”的规律，多伴有里急后重，为直肠炎症刺激所致（不选 D）。中、重型患者活动期有低热或中度发热，高热多提示有并发症或急性暴发型（不选 C）。

14. A　弥散性血管内凝血（DIC）是在许多疾病基础上，致病因素损伤微血管体系，导致凝血活化，全身微血管血栓形成，凝血因子大量消耗并继发纤溶亢进，引起以出血及微循环衰竭为特征的临床综合征。出血是 DIC 最常见的症状，其主要表现为突然发生的自发性、多发性的出血，部位可遍及全身，多见于皮肤黏膜、伤口及穿刺部位。

15. D　婴儿出生后 4~10 个月乳牙开始萌出，如 10 个月的婴儿出现畏食，护士应首先检查其乳牙萌出情况。

16. E　定期乳房自我检查有助于及早发现乳房病变，20 岁以上妇女特别是高危人群应自我检查乳房 1 次 / 月。术后患者也应经常自查乳房，以便早期发现复发征象。

17. B　化脓性脑膜炎患者的脑脊液检查示压力增高，外观浑浊或呈脓性，似米汤样（选 B）。病毒性脑膜炎和流行性乙型脑炎患者脑脊液常呈清亮透明（不选 A）。结核性脑膜炎患者的脑脊液呈毛玻璃样且静置 24 小时后有蜘蛛网薄膜形成（不选 C、E）。蛛网膜下腔出血脑脊液呈均匀一致血性（不选 D）。

18. C　胸骨体后及心前区剧烈疼痛是急性心肌梗死患者最早出现和最突出的症状。诱因多不明显，且常发生于安静时，程度较重，持续时间较长，休息和含服硝酸甘油不能完全缓解。患者常伴有烦躁不安、大汗、呼吸困难、恐惧和濒死感。

19. D　接种卡介苗多采用皮内注射（ID），其注射部位为上臂三角肌下缘。

20. D　相邻多根多处肋骨骨折使局部胸壁失去完整肋骨的支撑而软化，可导致连枷胸，是最严重的肋骨骨折；患者常发生吸气时软化区胸壁内陷，呼气时外突，这种现象称为反常呼吸运动（选 D）。脓胸表现为剧烈咳嗽、呼吸困难、烦躁不安、发绀、胸痛、患侧呼吸运动受限等（不选 A）。慢性阻塞性肺疾病患者会出现桶状胸，表现为呼吸变浅、频率增快，严重者可有缩唇呼吸（不选 B）。佝偻病患儿 1 岁左右可见胸廓畸形，胸部骨骼出现肋骨串珠，以第 7~10 肋最明显，膈肌附着处的肋骨内陷形成郝氏沟，胸骨突出形成鸡胸，内陷形成漏斗胸（不选 C）。胸膜腔内积血、积气称为血气胸（不选 E）。

21. B　别嘌醇可抑制黄嘌呤氧化酶，使次黄嘌呤及黄嘌呤不能转化为尿酸，即尿酸合成减少，进而降低血中尿酸盐在骨、关节及肾脏的沉着。

22. D　胎儿的发育以 4 周为一个孕龄单位。妊娠 20 周前，胎儿身长（cm）=（妊娠月数）²，妊娠 20 周后，胎儿身长（cm）= 妊娠月数 ×5。妊娠 28 周末，胎儿身长约 35cm，体重约 1000g。

23. A　硫酸镁的治疗剂量和中毒剂量接近，硫酸镁过量会降低神经、肌肉的兴奋性，抑制呼吸和心肌收缩，首先表现为膝腱反射减弱或消失，还有呼吸肌麻痹、尿量减少等症状，严重者心脏骤停。

24. A　敌百虫（美曲磷酯）属有机磷农药。有机磷农药中毒可引起毒蕈碱样症状，由副交感神经末梢过度兴奋所致，主要表现为平滑肌痉挛，如瞳孔缩小、腹痛、腹泻等；腺体分泌增加，如多汗、全身湿冷、流泪和流涎；气道分泌物增多，如咳嗽、气促、呼吸困难、肺水肿等。

25. D　做深静脉通畅试验（波氏试验）时嘱患者站立，在腹股沟下方绑扎止血带压迫大隐静脉，待静脉充盈后，嘱患者用力踢腿或下蹲 10 余次，如曲张静脉明显减轻或消失，提示深静脉通畅；如曲张静脉加重，提示深静脉阻塞。

26. D　冰帽适用于体温＞ 39.5℃的患者，可防止脑水肿、降低脑细胞代谢率（选 D）。热衰竭指热应激后以血容量不足为特征的一组临床综合征，表现为多汗、口渴、头晕、恶心和肌痉挛，心率明显加快、直立性低血压或晕厥，体温≤ 40℃；发生热衰竭时应迅速将患者转移至通风良好的阴凉处休息（不选 A、B），迅速降温，给予清凉含盐饮料或口服十滴水等（不选 C、E）；当血容量严重减少、电解质紊乱时需要静脉补液。

27. E　强迫症可有强迫洗涤行为，表现为因怕受污染反复洗手、洗衣物、消毒家具等（选 E）。恐惧症是以过分和不合理地惧怕外界客体或处境为主要表现（不选 A）。焦虑症可分为广泛性焦虑障碍和惊恐障碍，以焦虑、紧张、恐惧情绪为主（不选 B）。抑郁症典型的表现为情绪低落、思维迟缓、意志减退（不选 C）。癔症又称分离性障碍，是指一种以解离症状和转换症状为主的精神症状（不选 D）。

28. B 难免流产表现为阴道流血增多，腹痛加剧，宫口已扩张，晚期有时可见胎囊或胚胎组织堵塞于宫口内，子宫大小与停经时间相符或略小（选 B）。先兆流产有少量阴道流血，宫口未开，无妊娠物排出，子宫大小与停经时间相符（不选 A）。复发性流产是指同一性伴侣连续自然流产 3 次或以上者（不选 E）。早期流产先出现阴道流血，后出现腹痛，妊娠物排出前胚胎多已死亡（不选 C）。晚期流产发生在妊娠 12 周至不足 28 周（不选 D）。

29. C 胎盘早剥发生在妊娠 20 周后或分娩期，表现为突发持续性腹痛，伴或不伴阴道流血。B 超检查可协助了解胎盘附着部位及胎盘早剥的程度，明确胎儿大小及存活情况（选 C）。胎盘早剥患者禁做肛门检查（不选 A），慎做阴道检查，减少刺激以免增加出血量（不选 B）。腹腔镜是检查并治疗子宫内膜、卵巢、腹部等病变的方法，对胎盘早剥意义不大（不选 D）。基础体温测定是测定有无排卵简易可行的方法（不选 E）。

30. E 佝偻病患儿的健康指导：指导母乳喂养，按时添加辅食，给予富含维生素 D、钙、磷和蛋白质的食物，如肝、蛋类、蘑菇等（不选 A、D）；维生素 D 注射制剂是油剂，宜选择较粗的针头，操作轻柔以防断针（不选 B）；指导家长带患儿多到户外活动，直接接受太阳照射（不选 C）；为预防患儿骨骼畸形和骨折应避免过早过长时间地坐、站、走（选 E）。

31. E 急性肾小球肾炎患儿起病 1 周内，若出现呼吸急促、肺部闻及湿啰音时，考虑发生了严重循环充血，严重者可出现端坐呼吸、颈静脉怒张、咳粉红色泡沫样痰等。

32. C 肺炎支原体肺炎主要表现为刺激性干咳，体温通常在 37.8~38.5℃，肺部体征不明显，可闻及干、湿啰音，可引起小流行的呼吸道感染；X 线检查显示肺部多种形态的浸润影，呈节段性分布，以肺下野为多见；药物治疗首选大环内酯类抗生素，如红霉素、罗红霉素和阿奇霉素。

33. B 成人正常尿量为 1000~2000ml/d，尿量＜ 400 ml/d 或 17ml/h 为少尿（选 B），＜ 100ml/d 为无尿（不选 C），尿量＞ 2500ml/d 为多尿（不选 D）。尿崩症患者尿量可多达 4~10L/d，一般不超过 18L（不选 E）。

34. E 化疗药物造成大量白血病细胞被破坏，使血清及尿液中尿酸浓度明显增高，尿酸结晶的析出可阻塞肾小管，严重者可致急性肾损伤。要求患者多饮水，最好 24 小时持续静脉补液，保证足够的尿量以利于尿酸和化疗药降解产物的稀释和排泄。

35. B 库欣综合征是各种原因引起肾上腺皮质分泌过多糖皮质激素（主要是皮质醇）所致的临床综合征，引起物质代谢紊乱表现为血糖和胆固醇增高，蛋白质分解加速，血钠增高，血钾和血钙降低等一系列营养障碍；糖皮质激素影响物质代谢可使胆固醇升高，脂肪重新分布，引起向心性肥胖（满月脸、水牛背）。护理评估重点为营养状态。

36. A 肠扭转为闭袢性肠梗阻加绞窄性肠梗阻，多见于青壮年，常因饱食后剧烈运动而发病，主要表现为突然发作的持续性剧烈腹部绞痛，腰背牵涉痛，呕吐频繁，可有腹膜刺激征（选 A）。单纯性肠梗阻起病缓慢，腹痛特点为阵发性绞痛（不选 B）。麻痹性肠梗阻主要表现为持续性胀痛（不选 C）。血运性肠梗阻是由于肠系膜血管栓塞或血栓的形成导致肠管血供障碍所致(不选 D)。痉挛性肠梗阻多见于急性肠炎、肠道功能紊乱、慢性铅中毒患者（不选 E）。

37. A 脾位于左季肋部，脾破裂是最常见的腹部闭合性损伤，临床上常无明显内出血征象，腹膜刺激征不明显（选 A）。肝破裂常见失血性表现，若有胆汁溢入腹腔会出现轻微腹痛和腹膜刺激征（不选 B）。胰腺损伤后，胰液经网膜孔进入腹腔，可致弥漫性腹膜炎（不选 E）。肾损伤患者大多出现血尿，肾包膜下血肿、出血或尿外渗等可引起患侧腰、腹部疼痛（不选 D）。胃穿孔典型表现为骤发性刀割样剧烈腹痛（不选 C）。

38. A 颈部脊髓损伤时，患者常有高热或低热，体温异常是病情恶化的征兆。高热时应以物理降温为主（如冷敷、温水拭浴、冰盐水灌肠等），同时调节环境温度（如降低室温、通风散热等），必要时给予输液和冬眠药物。

39. C 对于诊断明确的腹部损伤患者，使用镇痛药可减轻疼痛所致的不良刺激，防止疼痛剧烈导致神经源性休克。

40. B 肺结核全身症状以发热最常见，多为午后低热；部分患者可有乏力、食欲减退、盗汗和体重下降等全身中毒症状；继发性肺结核好发于上叶尖后段，故于肩胛间区或锁骨上、下区闻及细湿啰音有较大诊断价值（选 B）。诊断结核性胸膜炎需要影像学支持肺结核及胸腔积液，或胸膜病理学检查发现结核病变由融合的上皮细胞结节组成，中心为干酪样坏死，周边可见郎罕多核细胞（不选 D）。

41. C 肛门周围脓肿主要表现为疼痛、肿胀和局部压痛、红肿，脓肿形成可有波动感，肛周持续性跳痛，可因排便、局部受压、摩擦或咳嗽而疼痛加剧，坐立不安，行动不便。直肠指诊对直肠肛管周围脓肿有重要意义，局部穿刺抽出脓液即可确诊（选 C）。混合痔兼有内痔及外痔的表现，出现便血、痔块脱出、肛门不适及黏液分泌物流出等（不选 A）。肛瘘表现为肛门外口流出少量脓性、血性或黏液性分泌物，肛门周围皮肤潮湿、瘙痒、湿疹，直肠指诊肛瘘内口处有轻压痛，瘘管表浅可触及硬结样内口及条索状瘘管（不选 B）。直肠脱垂的主要表现为有直肠黏膜自肛门脱出(不选 D)。直肠癌表现为频繁便意和排便习惯改变，肛门下坠、里急后重和排便不尽感等表现（不选 E）。

42. D 气胸患者应保持呼吸道通畅，清理分泌物或呕吐物，及时供氧（选 D）。告知患者不能因担心疼痛而不敢咳嗽，可用双手按压患侧胸壁，以减轻疼痛（不选 C）。引流瓶位置应低于胸壁引流口平面 60~100cm（不选 B）。保持引流通畅，患者应取半坐卧位（不选 E），经常改变体位，鼓励患者咳嗽和深呼吸（不选 A），以利胸膜腔内液体和气体的排出，促进肺复张。

43. B 肥厚型梗阻性心肌病患者含服硝酸甘油可导致心脏后负荷降低，加重流出道梗阻而使病情加重（选 B）。β 受体阻滞剂（美托洛尔、阿替洛尔）是肥厚型梗阻性心肌病的一线治疗用药（不选 C、D）。钙通道阻滞剂（硝苯地平）也有一定的治疗效果（不选 E）。利尿药常用于疾病后期心力衰竭的治疗（不选 A）。

44. B 疝修补术后，为防止术后出血，最主要的护理措施是在伤口部位使用沙袋压迫 12~24 小时，减轻渗血。

45. A 肺气肿患者需要行缩唇呼吸、腹式呼吸等呼吸功能锻炼，以加强胸、膈肌的肌力和耐力、改善呼吸功能（不选 C、D）。如图所示为腹式呼吸，腹式呼吸可降低呼吸阻力，增加肺泡通气量，提高呼吸效率（不选 B、E）。缩唇呼吸通过缓慢呼气以提高支气管内压，防止呼气时小气道过早塌陷，利于肺泡气体排出（选 A）。

46. A 异物堵塞气管的患儿，应保持呼吸道通畅，严密观察患儿呼吸情况，如出现憋气、面色青紫等呼吸困难表现，立即通知医生，准备好抢救的用品及药品，如气管切开包、吸引器等，积极配合医生抢救。

47. B 十二指肠为吸收利用铁的主要部位；行胃大部及十二指肠切除术可致铁吸收的主要部位被切除，使铁吸收障碍，导致贫血。

48. A 前列腺特异性抗原（PSA）是前列腺癌重要的血清标志物，阳性提示前列腺癌。

49. A 多数降压药都是通过扩张血管达到降压效果，服用降压药后，指导患者改变体位时要缓慢，防止直立性低血压。

50. C 复苏有效且成功的标志是自主呼吸恢复（不选 A），触及大动脉搏动（不选 B），面色及口唇颜色由发绀转为红润（不选 D），瞳孔缩小（不选 E），出现眼球运动、对光反射、手足抽动、发出呻吟等意识恢复表现。行胸外按压时，可引起类似血压波动的情况，不能从测到血压来判断心肺复苏有效（选 C）。

51. E 雾化治疗适用于痰液黏稠不易咳出者，可稀释痰液，保持呼吸道通畅（选 E）。一般置患儿于半坐卧位或抬高床头，减少活动，保证休息（不选 D）。常采用鼻导管湿化给氧，缺氧明显者面罩吸氧（不选 C）。一般不用镇咳或镇静药，以免抑制咳嗽反射，影响痰液咳出（不选 B）。体位引流适用于痰液量较多、呼吸功能尚好者，如支气管扩张症、肺脓肿（不选 A）。

52. C 小儿肺炎合并心力衰竭表现为极度烦躁不安，明显发绀，呼吸困难加重，呼吸突然加快＞60 次 / 分；心率突然增快，婴儿＞180 次 / 分，幼儿＞160 次 / 分；双肺满布细湿啰音，双下肢水肿等。治疗要点包括吸氧、镇静、利尿、强心、应用血管活性药物等。应严格控制输液量及速度，以免加重心力衰竭，每小时滴速＜ 5ml/kg（选 C）。缺氧明显时可用面罩或头罩给氧，氧流量 2~4L/min（不选 D）。取半坐卧位，双腿下垂，减少回心血量（不选 A）。强心苷类药物应稀释后缓慢静脉注射(不选 E)。强心苷可使心肌细胞内钙离子增加，给予富含钙的食物可增加其毒性（不选 B）。

53. B 中毒型细菌性痢疾是急性细菌性痢疾的危重型，大便培养出痢疾杆菌是确诊细菌性痢疾最直接的依据；在抗菌药物使用前采集新鲜标本（不选 A），选取黏液脓血部分及时和早期多次送检有助于提高细菌培养阳性率（选 B，不选 C）。

54. C 直肠癌术前 3 天应进少渣半流质饮食，术前 2 天流质饮食，术前 1 天禁食，以减少大便的产生，利于清洁肠道（选 C）。术前 3 天口服肠道抗菌药如新霉素或甲硝唑，抑制肠道菌群，同时加服维生素 K（不选 E）。术前 3 天，每晚口服缓泻药如液状石蜡或硫酸镁（不选 B），术前 2 天晚用肥皂水灌肠，术前 1 天晚及术晨行清洁灌肠（不选 D）。直肠癌根治术前对患者解释治疗和护理的相关知识，介绍成功病例，缓解患者焦虑、恐惧情绪（不选 A）。

55. C 动眼神经走行于小脑幕旁，颅内压增高及脑疝形成时，直接压迫动眼神经或压迫动眼神经的动脉，使动眼神经受损。动眼神经完全损害时表现为患侧上眼睑下垂，眼球向外下斜视，瞳孔散大，直接、间接对光反射消失。图中：①正常瞳孔；②脑疝侧瘫痪状态；③脑疝侧上眼睑下垂，眼球外下斜视；④双侧瞳孔缩小；⑤双侧瞳孔散大。

56. A 急性心肌梗死发病 12 小时内应绝对卧床休息，以减轻心脏负担，减少心肌耗氧（选 A）。便秘的护理措施包括合理饮食，增加富含纤维素的食物如水果、蔬菜的摄入（不选 B）；适当腹部按摩以促进肠蠕动（不选 D）；常规应用缓泻药，以防止便秘时用力排便导致病情加重（不选 C）；练习床上排便（不选 E）。

57. C 病毒性肠炎患儿多有乳糖酶缺乏，应暂停乳类喂养，改为淀粉类食物或去乳糖配方奶，以减轻腹泻，缩短病程。

58. D 穿孔性阑尾炎随着阑尾腔压力骤然降低，腹痛可暂时缓解，但之后会出现腹膜炎，腹痛加剧并且范围扩大。

59. A 急性血源性骨髓炎好发于长骨的干骺端，如胫骨近端、股骨远端等，患者多有寒战、高热、呕吐等表现，早期患处剧痛，患肢半屈曲状，局部皮温增高（选 A）。急性化脓性关节炎起病急，常有外伤诱发史，关节腔内积液在膝部最为明显，可出现浮髌试验阳性（不选 E）。风湿性关节炎最早出现的症状是关节痛，表现为对称性、持续性多关节炎，时轻时重，伴有压痛（不选 D）。

60. A 寒战、高热时细菌在血液中大量繁殖，其中，以寒战时最佳，此时行血液细菌培养可提高阳性率。

61. E 下肢静脉曲张非手术治疗患者卧床休息时抬高患肢以利静脉回流（不选 C）；避免久坐、久站，使血流缓慢引起血栓形成（不选 A）；坐时双膝勿交叉或盘腿，以免压迫腘窝而影响静脉回流（选 E）；保持大便通畅，防止便秘，避免腹内压升高（不选 B）。

62. E $PaCO_2$ 正常值为 35~45mmHg，＜ 35mmHg 提示呼吸性碱中毒，主要由癔症、疼痛、发热等引起的通气过度所致（选 E）。中心静脉压正常值为 5~10cmH_2O(不选 A)。正常血液的 pH 为 7.35~7.45(不选 B)。正常成人尿比重为 1.015~1.025（不选 C）。血钠正常值 135~145mmol/L，平均 142mmol/L（不选 D）。

63. C 支气管哮喘严重发作可并发气胸、肺不张等。自发性气胸最常见的症状是突感刀割样或针刺样胸痛，严重者因呼吸困难而不能平卧，气管向健侧移位，患侧胸廓饱满，听诊呼吸音减弱或消失，叩诊呈鼓音。

64. A 骨、关节、肌腱手术应于术前 3 天开始皮肤准备，使用含氯己定的沐浴液沐浴，术晨备皮、更换清洁衣裤。

65. A 患者行骨盆兜带悬吊牵引时，悬吊重量以将臀部抬离床面为宜（选 A），不要随意移动，长期卧床休息期间，行肌肉等长舒缩训练（不选 D）。选择宽度适宜的骨盆兜带，保持兜带平整，排便时尽量避免污染兜带，不可在排便时行治疗或各类操作（不选 C）。骨盆骨折如有直肠损伤应严格禁食，术后保持造口周围皮肤清洁，避免进食含过多粗纤维的食物，但不限水（不选 B）。采用非手术治疗时卧床 3~4 周或至症状缓解时即可下床活动（不选 E）。

66. B 若 T 管引流出的胆汁色泽正常，且引流量逐渐减少，可在术后 10~14 天试行夹闭 T 管 1~2 天；夹管期间注意观察病情，若无腹胀、腹痛、发热及黄疸等症状，可行 T 管造影，造影后继续引流 24 小时以上；如胆道通畅、无结石或其他病变，再次夹闭 T 管 24~48 小时，无不适方可拔管。

67. E 心包摩擦音是急性心包炎的典型体征，呈抓刮样粗糙音，以胸骨左缘第 3、4 肋间、胸骨下端及剑突区最为明显，坐位时身体前倾、深吸气或用力按压膜式听诊器更易闻及。

68. D 动脉导管未闭听诊胸骨左缘第 2 肋间可闻及粗糙响亮的连续性机器样杂音，肺动脉瓣第二心音增强；脉压增大（＞ 40mmHg）；周围血管征如水冲脉、毛细血管搏动征和股动脉枪击音等阳性。

69. A 类风湿关节炎患者关节肿痛时，应限制活动；病情缓解后应鼓励患者及早行功能锻炼，运动量要适当，循序渐进（不选 D、E）；避免关节长时间保持一个姿势，经常变换体位（不选 C）。晨僵患者晨起后应行温水浴或用热水浸泡关节 15 分钟（不选 B），夜间睡眠时可戴弹力手套取暖，以减轻晨僵程度（选 A）。

70. C 蛛网膜下腔阻滞（腰麻）术后可出现尿潴留，可表现为下腹部膨隆，叩诊浊音；主要由支配膀胱的副交感神经恢复较迟、手术后切口疼痛、下腹部手术时膀胱的直接刺激及患者不习惯在床上排尿的体位等所致。

71. E 胃溃疡的腹痛节律特点为“进餐—餐后疼痛—空腹缓解”。少数胃溃疡可发生癌变，表现为疼痛节律消失。对 45 岁以上、溃疡久治不愈、大便隐血试验阳性者，应高度警惕癌变。

72. E 急性左心衰表现为突发严重呼吸困难，端坐呼吸，频繁咳嗽，咳粉红色泡沫痰，早期可有一过性血压升高，双肺满布湿啰音及哮鸣音。应立即协助患者取坐位，双腿下垂，减少回心血量，避免加重心脏负担（不选 D）。并立即通知医生（不选 A）。遵医嘱给予高流量吸氧（不选 B），备好急救物品和药品（不选 C）。无明显低血容量者应严格限制水、钠摄入量，避免增加心脏负担（选 E）。

73. E 预防便秘的措施包括适当增加活动量，行腹肌、盆底肌锻炼（不选 B）。增加膳食中的纤维素含量，多食水果、蔬菜（不选 C）。摄取充足的水分，适量摄入植物脂肪，如香油、豆油等，食用核桃、芝麻等含植物油多的硬果等（不选 D）。养成定时排便的习惯（不选 A）。指导患者正确使用简易通便法，如使用开塞露、甘油栓等，正确使用缓泻药，但不宜长期使用，避免形成依赖性（选 E）。

74. E 呼吸衰竭可致缺氧和 CO_2 潴留，轻度的 CO_2 增加可出现烦躁、昼眠夜醒等兴奋症状，严重时可出现神志恍惚、抽搐、昏迷等肺性脑病的表现。

75. D 对于已经确诊的新生儿呼吸窘迫征患儿，越早使用持续气道正压通气（CPAP），越能减少后续经气管插管行机械通气的机会（选 D）。此外，轻症者吸氧可选用鼻导管、面罩、头罩，维持经皮血氧饱和度 90%~95% 为宜（不选 B）。严重或药物治疗无效的呼吸暂停患儿，可经气管插管行机械通气（不选 C）。

76. E 基础体温测定是判断排卵简易可行的方法，单相型基础体温提示无排卵。

77. D 妊娠 $14\sim27^{+6}$ 周为中期妊娠，此期孕妇应定期行产前检查。产前检查可确定胎儿和孕妇的健康状况，估计和核对妊娠周数及胎龄。

78. E 心理护理的内容包括向患者介绍同室病友，减轻陌生感（不选 A）；帮助患者分析可利用的支持系统，纠正其消极的应对方式（不选 C）；详细解释患者所担心的各种疑惑（不选 B），向患者解释化疗及药物的信息（不选 D），增加其治疗的信心，减轻其心理负担。

79. B 挤压伤指四肢或躯干肌肉丰富的部位受到重物长时间挤压致肌肉组织缺血性坏死，大量肌红蛋白入血，在肾小管内形成管型，堵塞肾小管，出现急性肾损伤。

80. C 为防止黏膜糜烂，气囊充气加压 12~24 小时应放松牵引，放气 15~30 分钟，必要时可重复注气压迫。

81. A 心源性猝死常由心律失常导致，主要为致命性快速型心律失常如室性心动过速、心室扑动、心室颤动；另外，严重缓慢型心律失常也是心源性猝死的重要原因。

82. D 糖尿病酮症酸中毒的患者糖尿病代谢紊乱加重，脂肪动员和分解加速，大量脂肪酸在肝脏经 β 氧化产生大量酮体，并扩散到血液中，致使排出的尿液中带有丙酮，气味呈烂苹果味。

83. C 体位引流适用于痰液量较多、呼吸功能尚好者，如支气管扩张症、肺脓肿等。

84. A 临床上将吸气状态下直径小于 2mm 的细支气管称为小气道。

85. D 水肿是右心衰竭的典型体征，发生机制为有效循环血量减少，肾血流量减少，继发醛固酮增多引起水钠潴留；因低垂部位毛细血管内压较高，水肿首先出现于踝部，行走活动后明显，平卧休息后减轻或消失。

86. D Apgar 评分包括心率、呼吸、肌张力、对刺激的反应、皮肤颜色 5 项指标；每项 0~2 分，满分 10 分。心率＜100 次 / 分计 1 分，呼吸浅慢不规则计 1 分，四肢稍屈计 1 分，插鼻管反应、出现喷嚏反射计 2 分，皮肤颜色出现躯干红、四肢青紫计 1 分。共计 6 分。

87. D 鹅口疮为白假丝酵母菌感染所致。多见于新生儿和婴幼儿，口腔黏膜出现白色或灰白色乳凝块样小点或小片状物，可逐渐融合成大片，不易拭去。患处不痛，一般无全身症状。可用 2% 碳酸氢钠溶液清洁口腔，或 10 万 ~20 万 U/ml 制霉菌素鱼肝油混悬溶液局部治疗。

88. A 猩红热最常见的并发症为急性肾小球肾炎，可能与 A 组 β 溶血性链球菌与肾小球基底膜的抗原产生交叉免疫反应，或抗原 - 抗体免疫复合物沉积有关。

89. E 患病（不选 A）、刚刚丧偶（不选 B）、高龄（不选 C）、有精神障碍的老年人（不选 D）均需要重点关注。

90. C 癔症的症状多与心理因素有关，治疗应以心理治疗为主。心理治疗的方法有暗示治疗、催眠疗法、行为治疗、物理治疗等，其中暗示治疗是治疗癔症的经典方法。

91. E 子宫肌瘤最常见的症状是月经改变，表现为经量增多及经期延长，多见于大的肌壁间肌瘤及黏膜下肌瘤；其症状与肌瘤的生长部位、有无变性有关（选 E），与肌瘤的大小、数目关系不大（不选 A、B）。

92. B 痰脱落细胞学检查是简易有效的普查和早期诊断肺癌的方法，找到癌细胞即可确诊（选 B）。胸腔积液检查主要用于有胸腔积液的患者（不选 A）。放射性核素检查如 PET-CT，将正电子发射计算机断层成像（PET）与 CT 相结合，可辅助诊断病灶性质与范围及评估远处转移情况（不选 C）。支气管镜检查诊断中央型肺癌阳性率较高（不选 D）。纵隔镜检查可明确肺癌是否已转移到肺门和纵隔淋巴结（不选 E）。

93. E 发生张力性气胸时，胸膜腔内压高于大气压，胸膜腔穿刺有高压气体外推针筒活塞。

94. E 精神分裂症患者的情感障碍主要表现为情感淡漠和情感倒错。诊断精神分裂症最有价值的情感障碍是情感倒错（为情感反应与环境不协调或与思维内容不相符合），其他症状在非精神分裂症患者中也可出现，并非精神分裂症特有。

95. A 正常分娩胎膜破裂多发生在宫口近开全时，即第一产程的活跃期。

96. A 急性胰腺炎主要表现为饱餐或酗酒后出现剧烈持续的腹痛，伴血淀粉酶升高。疼痛的相关因素有胰腺及其周围组织炎症、水肿或出血坏死。

97. A 食物是胰液分泌的天然刺激物，急性胰腺炎起病后短期禁食，可减少胰液分泌，减轻胰酶对胰腺的自身消化。

98. E 食管癌早期症状不明显，吞咽粗硬食物时偶有不适，如哽噎感、异物感（不选 B、D），胸骨后烧灼样、针刺样或牵拉摩擦样疼痛（不选 C）。中晚期典型症状为进行性吞咽困难（选 E）。晚期侵袭邻近器官或远处转移时出现相应症状，如声音嘶哑、胸痛、呛咳等（不选 A）。

99. C 术后早期吻合口处于充血水肿期，术后 3~4 天最重要的护理措施是严格禁饮、禁食，持续胃肠减压，经静脉补充营养，待肛门排气、引流量减少后，拔除胃管。

100. C 食管癌术后最严重的并发症是吻合口瘘，多发生在术后 5~10 天，表现为呼吸困难、胸腔积液和全身中毒症状，如高热、寒战等。

101. D 吻合口狭窄一般发生在食管癌术后 3~4 周，表现为再次吞咽困难，一旦出现应及时就诊。

102. B 慢性阻塞性肺疾病（COPD）的特征性症状是慢性和进行性加重的呼吸困难，伴咳嗽、咳痰；由于 COPD 引起肺血管床减少和缺氧致肺动脉收缩和血管重塑，导致肺动脉高压，可发展为右心衰竭，可表现为双下肢水肿、肝大等（选 B）。支气管扩张症典型表现为反复咳大量脓痰，常反复咯血（不选 A）。慢性支气管炎主要症状为慢性咳嗽、咳痰，可发展为 COPD（不选 C）。肺脓肿起病急，有高热、咳嗽、大量脓臭痰（不选 D）。肺炎常以发热、寒战、胸痛、咳嗽和咳痰为特征（不选 E）。

103. A 慢性阻塞性肺疾病可引起肺血管床减少和缺氧致肺动脉收缩和血管重塑，导致肺动脉高压，可发展为慢性肺源性心脏病、右心衰竭，可表现为双下肢水肿。

104. B 慢性阻塞性肺疾病并发右心衰竭多由急性呼吸道感染使肺动脉压增高所致，积极治疗肺部感染是控制右心衰竭的关键(选 B)。一般在积极控制感染、改善呼吸功能、纠正缺氧和二氧化碳潴留后，心力衰竭便能得到改善（不选 D）。

105. C 口服铁剂时与维生素 C 或各种果汁同服可促进铁的吸收（选 C),但避免与茶、咖啡、牛奶等同服，以免影响铁吸收（不选 A）。口服铁剂时最常见的不良反应是恶心、呕吐、胃部不适和黑便等，应从小剂量开始，于餐后或两餐之间服用（不选 D）。口服液体铁剂时使用吸管，服后漱口，避免牙齿染黑（不选 B）。注射铁剂须深层肌内注射并经常更换注射部位，不可在皮肤暴露部位注射（不选 E）。

106. E 注射铁剂后应注意观察其不良反应，主要包括注射局部肿痛（不选 A）、硬结形成、皮肤发黑和过敏反应。铁剂过敏反应常表现为面色潮红（不选 C）、头痛、肌肉关节痛、荨麻疹（不选 D）、血压下降（选 E），严重者可出现过敏性休克（不选 B）。

107. A 风湿性心脏瓣膜病由 A 组 β 溶血性链球菌感染所致，其致病机制与继发于链球菌感染后异常免疫反应有关。预防风湿性心脏瓣膜病最关键的措施是积极防治链球菌感染。

108. E 二尖瓣狭窄患者血栓栓塞以脑栓塞最多见，表现为偏瘫、失语、偏身感觉障碍和共济失调等，多无意识障碍。氟桂利嗪属钙通道阻滞剂，可预防由蛛网膜下腔出血引起的脑血管痉挛及脑栓塞（选 E）。可使用复方丹参等中药活血化瘀（不选 A）；低分子右旋糖酐可改善微循环（不选 B）。甘露醇快速静脉滴注可预防脑水肿、降低颅内压、预防脑梗死等并发症（不选 C）。未溶栓者发病 48 小时内口服阿司匹林能抗血小板凝集，预防血栓形成（不选 D）。

109. B 风湿性心脏瓣膜病患者伴心房颤动时易发生附壁血栓脱落导致脑栓塞。脑栓塞起病急，以偏瘫、失语等局灶定位症状为主要表现（选 B）。脑出血累及内囊时表现为“三偏征”，即病灶对侧偏瘫、偏身感觉障碍、同向偏盲（不选 D）。

110. B 发生脑栓塞时应早期行溶栓治疗，尽快恢复缺血区的血流灌注，缩小梗死灶。桂利嗪（脑益嗪）为非选择性钙通道阻滞剂，适用于脑血栓形成、脑栓塞、脑出血恢复期等治疗。其虽有扩血管作用，但不利于脑缺血的改善，发生脑栓塞的重症急性期患者不宜口服桂利嗪（选 B）。20% 甘露醇 125~250ml 快速静脉滴注可防治脑水肿（不选 D）。未溶栓者在发病后 48 小时内，服用阿司匹林、氯吡格雷等进行抗血小板治疗（不选 A）。复方丹参可使体外血小板聚集率降低，活血化瘀（不选 E）。进行抗凝治疗，进行脑保护治疗。低分子右旋糖酐可降低血液黏稠度，减少红细胞聚集，改善血液循环和组织灌注，防止血栓形成（不选 C）。

111. E　对偏瘫患者应告知其康复治疗的重要性和功能锻炼的方法，帮助制订康复训练计划，指导其坚持康复治疗，与患者多沟通，鼓励其活动患侧肢体（选 E，不选 A、B），加强日常生活动作训练，进食、洗漱、穿脱衣服等应尽量自理（不选 C），并按摩瘫痪肢体，从近心端到远心端按摩，促进血液循环，预防肌肉萎缩（不选 D）。

112. E　肾挫伤患者采取保守治疗时，应注意观察尿量、尿色变化，了解肾出血情况，若血尿颜色逐渐加深，说明出血加重。

113. D　肾挫伤患者行保守治疗时，绝对卧床休息 2~4 周，即使血尿消失，仍要继续卧床防止再度出血（选 D，不选 A）。密切观察生命体征和尿色变化，定期检测血红蛋白及血细胞比容，以判断出血情况（不选 B）。对症治疗，如营养支持、补充血容量、抗感染、适当应用镇痛、镇静药（不选 C）。若明确为严重肾裂伤、肾破裂、肾盂破裂或肾蒂伤，应尽早手术（不选 E）。

114. A　术中误伤甲状旁腺，易引起甲状旁腺功能低下及血钙浓度下降，轻者仅有面部、唇部或手足部的针刺感、麻木感或强直感，经 2~3 周后症状可消失；重者可出现面肌和手足伴有疼痛的持续性痉挛，甚至窒息死亡（选 A）。单侧喉返神经损伤可引起声音嘶哑（不选 D）；双侧喉返神经损伤可引起两侧声带麻痹、失声或呼吸困难，甚至窒息（不选 E）。喉上神经损伤时，损伤外支可使环甲肌瘫痪，引起声带松弛、音调降低（不选 C）；损伤内支则使喉部黏膜感觉丧失，患者饮水时易发生误咽或呛咳。

115. B　甲状旁腺损伤患者宜进高钙低磷饮食，避免进食肉类、乳类、蛋黄及菜花等高磷食物，以免影响钙的吸收。

116. C　在未使用降压药物的前提下，非同日测量 3 次血压，收缩压均 ≥ 140mmHg 和（或）舒张压 ≥ 90mmHg 可诊断高血压。高钠盐摄入与高血压的发病有关，高血压患者应减少钠盐摄入，每天钠盐摄入量应低于 6g。

117. C　钠盐摄入过多会导致肾性水、钠潴留，机体为了维持体内水、钠平衡会使血压代偿性升高。

118. D　腹水是肝硬化肝功能失代偿期最突出的临床表现，查体有腹部移动性浊音阳性。腹水形成机制主要为门静脉压力增高（决定性因素），组织液回吸收减少而漏入腹腔（不选 A）；低白蛋白血症导致血浆胶体渗透压降低，血管内液外渗（不选 C）；肝淋巴液生成过多，超过胸导管引流能力，淋巴液自肝包膜和肝门淋巴管渗出至腹腔（不选 B）；有效循环血容量不足引起交感神经兴奋、肾素 - 血管紧张素 - 醛固酮系统激活及血管升压素分泌增多（不选 E），导致肾小球滤过率降低和肾小管对水、钠重吸收增加（选 D），发生水、钠潴留。

119. E　肝硬化是一种慢性消耗性疾病，应给予富含营养、易消化的食物（不选 C）；保证蛋白质摄入量，以优质蛋白为主（不选 A）；适当摄入脂肪，动物脂肪不宜过多摄入，并根据病情变化及时调整（不选 B）；有腹水者应限制水、钠的摄入（不选 D）。有食管胃底静脉曲张者，应避免食用粗纤维和坚硬、粗糙的食物，以免曲张静脉破裂导致上消化道出血（选 E）。

120. C　肝硬化患者饮食宜给予高维生素、易消化饮食，保证优质蛋白质摄入，以促进肝细胞恢复（不选 D），血氨升高时应限制或禁食蛋白质（选 C）；有腹水者应限制钠、水的摄入（不选 B）。大量腹水者应以卧床休息为主，休息可以减轻肝脏代谢的负担，增加肝脏的血流量，改善腹水（不选 A）。利尿药治疗是目前临床应用最广泛的治疗腹水的方法，应遵医嘱给予利尿药（不选 E）。

答案与解析 · 模拟试卷六

专业实务

1. C 护理质量管理常用 PDCA 循环模式，PDCA 分别为 Plan（计划）、Do（实施）、Check（检查）和 Action（处理）。该模式是全面质量管理中反映质量管理客观规律和运用反馈原理的系统工程方法。

2. D 齐多夫定为治疗艾滋病的首选药，其可通过血 - 脑屏障，逆转 HIV 所致痴呆；其最常见的不良反应是骨髓抑制，应定期检查血象。

3. E 胎盘完全剥离前，勿用力按揉、下压宫底或牵拉脐带，以免造成胎盘部分剥离而出血或拉断脐带，甚至导致子宫内翻（选 E）。确定胎盘完全剥离后，左手按压宫底，右手轻拉脐带，协助胎盘娩出。胎盘卒中属于胎盘早剥的一种病理类型，表现为血液浸入子宫肌层，可致肌纤维分离、断裂甚至变性，血液渗入子宫浆膜层时，子宫表面出现紫蓝色瘀斑（不选 D）。胎盘嵌顿是由于子宫收缩药应用不当，宫颈内口附近子宫肌出现环形收缩，使已剥离的胎盘嵌顿于宫腔（不选B）。胎盘植入是胎盘组织不同程度地侵入子宫肌层，使胎盘在胎儿娩出 30 分钟后仍不能剥离，常并发严重的产后出血（不选 A）。

4. B 进入第二产程后，医护人员应正确指导产妇运用腹压，以减少体力消耗，教会产妇宫缩时深吸气屏气，如排便样向下用力增加腹压（不选 E）。守护在产妇身边，安慰和鼓励产妇（不选 A），消除焦虑情绪，提供产程进展信息（不选 C），帮助产妇喂水、擦汗等，缓解其紧张心理（不选 D）。

5. A 流产指妊娠不足 28 周、胎儿体重不足 1000g 而终止者，发生于妊娠 12 周以前者称早期流产，发生在妊娠 12 周至不足 28 周者称晚期流产。胚胎染色体异常是早期自然流产最常见的原因（选 A），其次为孕妇内分泌异常、生殖器官畸形、生殖道感染、生殖道局部或全身免疫异常等原因；而晚期流产多由宫颈功能不全、母儿血型不合等因素引起（不选 E）。

6. C 对放疗敏感的肿瘤包括多发性骨髓瘤（选 C）、淋巴造血系统肿瘤、性腺肿瘤、肾母细胞瘤等低分化肿瘤。对放疗中度敏感的肿瘤包括食管癌（不选 A）、肺癌（不选 D）、皮肤癌等。对放疗不敏感的肿瘤包括大肠癌（不选 E）、软组织肉瘤等。

7. D 护士素质指个体完成工作活动与任务所具备的基本条件与潜在能力，是人与生俱来的自然特点与后天获得的一系列稳定的社会特点的有机结合；是人所特有的一种实力。

8. C 断流术是肝硬化食管胃底静脉曲张的重要治疗方法，是指切除脾的同时阻断门奇静脉间的反常血流，以达到止血目的。

9. C 严重腹部损伤患者一般伴有腹腔出血，若不及时止血易导致失血性休克；此外，肠道细菌侵入腹腔或空腔脏器损伤易造成弥漫性腹膜炎，导致感染性休克。

10. B 多器官功能障碍综合征可累及全身各个系统，多见于肺。

11. E 人体五官是指目、舌、鼻、口、耳。肾开窍于耳和二阴（选 E），心开窍于舌（不选 A），肝开窍于目（不选 B），脾开窍于口（不选 C），肺开窍于鼻（不选 D）。

12. C 护理立法的意义包括使护理管理法制化，保障护理安全，提高护理质量（不选 B）；促进护理教育及护理学科的发展（不选 E）；促进护理人员不断学习和接受培训（不选 D）；明确了护士的基本权益，使护士的执业权益受到法律的保护；有利于维护患者及所有服务对象的正当权益（不选 A）。

13. E 当患者表示对沟通的内容感兴趣时，容易放下戒备心理，是进一步沟通的最佳机会，是沟通过程中希望达到理想境界的目标。

14. D 根据体表面积计算小儿药物剂量，体重≤30kg，小儿体表面积（m^2）= 体重（kg）×0.035 + 0.1，将患儿体重代入上述公式，即 20×0.035 + 0.1=0.8m^2；给药剂量 = 小儿体表面积（m^2）× 每天（次）每平方米体表面积所需要的药量 =0.8m^2×1mg/m^2=0.8mg。

15. A 医疗过失行为责任依其程度可分为完全责任、主要责任、次要责任和轻微责任。其中完全责任指医疗事故损害后果完全由医疗过失行为造成。

16. B 护士在与患者或其家属沟通时应耐心倾听，非必要时避免打断对方的谈话，随意插话和制止对方说话均为不礼貌行为（选 B），应在对方诉说结束后再说明自己的观点（不选 E）。谈话时应充分估计交流时间，避免外界干扰，不宜在谈话中途去做其他事情（不选 A）。适当运用沉默技巧，但不能长时间沉默，应在合适的时机转移、续接或引导话题（不选 C）。沟通过程中应尊重患者的想法，严格按照提纲进行谈话不符合沟通的原则，应避免（不选 D）。

17. A 沉默有时更能表达对患者的关心与同情，患者哭泣时，护士应默默陪伴给予安慰，给予患者宣泄的时间，使其冷静下来。

18. D 一旦发现洋地黄中毒，应立即停用洋地黄类药物（选 D）。低钾血症可加重洋地黄中毒，故还应停用排钾利尿药（不选 A），适当补钾（不选 C）。如发生快速性心律失常，可应用苯妥英钠或利多卡因治疗(不选 B)，一般禁用电复律，易致心室颤动(不选 E)。

19. D 急性梗阻性化脓性胆管炎的治疗原则是立即手术解除胆道梗阻，通畅引流胆道，控制感染抗休克。手术力求简单、有效、多采用胆总管切开减压、T 管引流术，也可行经内镜鼻胆管引流术、经皮经肝胆管引流术。

20. C 急性中毒的治疗原则为：立即终止毒物接触；清除体内尚未吸收的毒物（不选 D）；促进已吸收毒物的排出（不选 E）；应用特效解毒药（不选 A）；对症支持治疗（不选 B）；预防并发症。

21. A 结肠的主要功能是吸收水分和电解质，暂时贮存食物残渣，形成大便后排出体外（选 A）。分泌胆汁，合成蛋白质、脂类等物质是肝的主要功能（不选 B、E）。吸收食物分解产物是小肠的主要功能（不选 C）。肠激酶主要由小肠黏膜腺体分泌（不选 D）。

22. B 不寐，即失眠，是指以经常不能获得正常睡眠为特征的病症，常伴头晕、头痛、心悸、健忘等，亦称“不得寐”或“目不瞑”。

23. D 网状淋巴管炎（丹毒）是由 A 组 β 溶血性链球菌侵袭感染皮肤淋巴管网所致的急性非化脓性炎症；具有传染性，但与破伤风梭菌只引起破伤风的特异性不同（不选 B），丹毒可引起多种疾病而不具有特异性（选 D）。疖是单个毛囊及其周围组织的急性细菌性化脓性感染，多由金黄色葡萄球菌感染所致（不选 A）。急性蜂窝织炎是发生在皮下、筋膜下、肌间隙或深部结缔组织的一种急性弥散性非化脓性感染，多由 A 组 β 溶血性链球菌、金黄色葡萄球菌所致（不选 E）。脓性指头炎属于手部急性化脓性感染，致病菌多为金黄色葡萄球菌（不选 C）。

24. D 卡托普利属血管紧张素转换酶抑制剂（ACEI），其降压的机制为阻止血管紧张素Ⅱ生成，拮抗血管紧张素Ⅱ收缩血管、升高血压的作用。适用于伴有心力衰竭、心肌梗死、心房颤动、蛋白尿、糖耐量减退或糖尿病肾病的高血压患者。

25. A 主动脉瓣区第二心音（A_2）常用的听诊部位为主动脉瓣区，在图中：①处的胸骨右缘第 2 肋间；②肺动脉瓣区，在胸骨左缘第 2 肋间；③主动脉瓣第二听诊区，在胸骨左缘第 3 肋间；④三尖瓣听诊区，在胸骨下段左或右缘；⑤二尖瓣区听诊区，位于心尖搏动最强点，又称心尖区。

26. D 慢性肺源性心脏病是由支气管 - 肺组织、胸廓或肺血管病变导致肺循环阻力增加，产生肺动脉高压，进而引起右心室结构和（或）功能改变的疾病。发病的关键环节是肺动脉高压的形成。

27. C 慢性阻塞性肺疾病特征性症状是慢性和进行性加重的呼吸困难，咳嗽和咳痰，好发于老年人。

28. A 手术室、换药室或病室的空气消毒常用食醋（5~10ml/m³）、纯乳酸（0.12ml/m³）熏蒸法。病室大小为 5×4×3=60m³，食醋消毒的用量为 300~600ml。

29. C 锐器损伤后应立即从近心端向远心端挤压受伤部位，使部分鲜血排出，相对减少受污染的程度（选 C）。用消毒肥皂液清洗或流动自来水冲洗伤口 5 分钟（不选 E）。用 0.5% 碘伏或 75% 乙醇等皮肤消毒剂涂擦伤口（不选 A、B）。及时在信息系统内填写锐器伤登记表，并尽早报告科室负责人和医院感染管理科（不选 D）。

30. E 《护士条例》规定，护士执业注册应具备的条件包括：具有完全民事行为能力（不选 A），申请者年龄至少在 18 周岁以上；在中等职业学校、高等学校完成国务院教育主管部门和国务院卫生主管部门规定的普通全日制 3 年以上的护理、助产专业课程学习，包括在教学、综合医院完成 8 个月以上护理临床实习，并取得相应学历证书（不选 B）；通过国务院卫生主管部门组织的护士执业资格考试（不选 D）；符合国务院卫生主管部门规定的健康标准（不选 C）。

31. E 锁骨下静脉穿刺置管有可能发生气胸、感染等并发症，操作前必须充分告知患者及其家属置管的目的，并指导术前、术后的注意事项，签署知情同意书。

32. D 胎盘早剥患者的治疗原则是一旦确诊，及时终止妊娠，纠正休克，防治并发症。轻症如无胎儿宫内窘迫、短时间可结束分娩者，可经阴道分娩。重症一旦确诊应采用剖宫产术终止妊娠。

33. D 在发热过程的体温下降期，机体散热大于产热，主要表现为大量出汗、皮肤潮湿等，若此期体温下降速度过快，特别在使用药物退热时，患者可因大量出汗，体液丢失过多，导致血压下降、脉搏细速、四肢厥冷等虚脱或休克表现，对应的首优护理问题是有体液不足的危险。

34. D 医疗事故是指医疗机构及其医务人员在医疗活动中，违反医疗卫生管理法律、行政法规、部门规章和诊疗护理规范、常规，过失造成患者人身损害的事故。但在医疗活动中由于患者病情异常或患者体质特殊而发生医疗意外的不属于医疗事故。

35. C 直肠肛管周围脓肿以肛门周围脓肿最常见，即图中③，表现为肛周持续性跳痛，局部红肿，有压痛，脓肿形成可有波动感。图中：①高位肌间隙脓肿；②坐骨肛管间隙脓肿；④括约肌间隙脓肿；⑤骨盆直肠间隙脓肿。

36. B 护患沟通时护士应以诚恳、积极的态度行有效沟通，护理操作时应尽量减轻患者痛苦（选B）。但不能给予患者肯定性或保证性的解释，以免引起不必要的纠纷（不选E）。

37. E 过氧化氢伤口冲洗液浓度为3%，需要加蒸馏水至10%×60/3%=200ml。

38. B 恐惧是人们面对危险情境而产生的一种负性情绪反应。引起患者恐惧的主要因素是疾病引起的一系列不利影响，如支气管哮喘急性发作时可出现呼吸困难、伴濒死感。

39. B 生理适应是指通过体内生理功能的调整，适应内外环境的变化对机体的影响，其目的是帮助机体维持在正常的生理功能范围内，以维护机体的生存与健康。这是个体处在无意识的状态下机体自动产生的适应。

40. C 虚假的或不恰当的保证表现为在临床护理工作中，当患者表示对病情、治疗或护理焦虑时，护士为了使患者“振作起来”，在没有明确的事实支持的情况下，给予患者虚假承诺。这种保证很可能无效，甚至让患者感觉到护士对其问题不重视，只有浅表层次的反应，因而很难达到专业的沟通效果。护患交流时不能给予患者肯定或保证性的解释，以免引起不必要的纠纷。

41. E 行肛管排气应协助患者取左侧卧位，注意遮盖，暴露肛门（不选B）。润滑肛管，嘱患者张口呼吸，将肛管轻轻插入直肠15~18cm（不选C），排气引流管末端插入液面下2~4cm（不选A），保留肛管不超过20分钟（不选D），长时间留置肛管可降低肛门括约肌的反应，甚至导致永久性松弛，必要时可间隔2~3小时重新插管排气（选E）。

42. A 急危重患者入院后，病区应立即通知有关医生做好抢救准备，备好急救物品及器材，将备用床改为暂空床；将患者安排在已准备好床单位的危重病室或抢救室；配合医生抢救，密切观察病情。经抢救患者病情稳定后，再行入院介绍，向患者及家属介绍病区环境、有关规章制度等。

43. E 开放性气胸患者胸壁伤口处空气可自由进出胸膜腔，呼吸时可闻及吸吮样“嘶嘶”声。急救时应立即将开放性气胸转变为闭合性气胸，可使用无菌敷料在患者用力呼气末封盖伤口，并加压包扎。

44. C 口服液体铁剂时应使用吸管，服后漱口，避免牙齿染黑（选C）。为预防或减轻胃肠道反应，应在餐后或两餐之间服用（不选A）。避免与影响铁吸收的食品如茶、咖啡、牛奶、钙片、植酸盐等同服（不选D）。

45. C 营养不良的早期表现为体重不增，以后体内脂肪逐渐消失，体重下降。皮下脂肪消耗的顺序为腹部→躯干→臀部→四肢→面部。测量小儿皮下脂肪厚度常选用的部位是腹部。图中：①耳后发际；②面部；③腹部；④小腿；⑤足底。

46. B Ⅱ型呼吸衰竭是指缺氧伴CO_2潴留，即$PaO_2 < 60mmHg$且$PaCO_2 > 50mmHg$，应给予持续低流量（1~2L/min）、低浓度（< 35%）吸氧，避免高浓度吸氧而抑制呼吸、加重CO_2潴留。

47. D 采集大便寄生虫及虫卵标本时，应嘱患者排便于清洁便盆内，留取不同部位带血或黏液部分5~10g送检，以提高虫卵检测的阳性率。

48. C 高渗性脱水的血钠> 150mmol/L，治疗的关键是去除病因，尽量口服补液，不能口服者，可静脉滴注5%葡萄糖溶液；待脱水症状基本纠正、血钠浓度降低后再补充适量的等渗盐水（选C）。11.2%乳酸钠为碱性溶液，可用于纠正酸中毒，调节酸碱平衡（不选B）。5%氯化钠可用于治疗低渗性脱水（不选A）。低分子右旋糖酐注射液可降低血液黏稠度，减少红细胞聚集，防止血栓形成，改善微循环，增加组织灌注（不选D）。林格液为等渗电解质溶液，可补充水分和电解质，维持渗透压平衡（不选E）。

49. E 良性前列腺增生主要病理改变为细胞增生，增生组织挤压外周的腺体，使前列腺尿道伸长、受压变窄，尿道阻力增加，引起排尿困难。尿道压力增高、局部抗感染能力降低是肾盂肾炎的重要诱因。

50. D 随着肿瘤发展，食管癌可侵犯邻近器官或向远处转移。食管癌晚期癌肿侵犯食管外其他组织，可出现持续而严重胸背疼痛。

51. D 脉搏短绌指在同一单位时间内脉率少于心率，常见于心房颤动的患者。脉搏短绌者，由 2 名护士同时测量，1 人听心率，另 1 人测脉率，由听心率者发出“开始”“停止”口令，计数 1 分钟，记录方式为心率 / 脉率 / 分。

52. B 嵌顿性疝多发生于强体力劳动或用力排便等腹内压骤增时，表现为疝块突然增大，伴有明显疼痛，平卧或用手推送不能使之回纳（选 B）。绞窄性疝是指嵌顿性疝长时间未解除，出现血运障碍，可导致肠管出现缺血、坏死（不选 A）。易复性疝（可复性疝）是指疝内容物在患者站立、行走、腹内压增高时突出进入疝囊，平卧、休息或用手轻推即可回纳腹腔（不选 C）。难复性疝是指疝内容物不能或不能完全回纳腹腔内，不引起严重症状（不选 D）。滑动性疝多为病程长、疝环大的腹外疝（不选 E）。

53. D 环磷酰胺可引起出血性膀胱炎，输注期间应保证输液量，并鼓励患者多饮水，以稀释尿中药物浓度。

54. C 鼻饲患者插胃管过程中若出现呛咳、呼吸困难、发绀，表明误入气管，应立即拔出胃管，休息后重新插入。若出现恶心、呕吐症状，可暂停插入，嘱患者深呼吸或吞咽动作。

55. A 原发性胆色素结石主要发生在肝内、外胆管内。图中：①左、右肝内胆管；②肝总管；③胆总管；④胆囊；⑤胆囊管。

56. B 护理肺结核患者时，可给患者讲解疾病知识，教会患者自我心理调节的技巧，使其保持乐观情绪（选 B）。肺结核主要通过呼吸道传播，应行呼吸道隔离（不选 A）。患者应卧床休息，咯血时取患侧卧位，以利于健侧通气，并防止病灶扩散（不选 C）。大量咯血者应禁食，小量咯血者可进少量温凉流质食物（不选 D）。若患者发生窒息应给予高流量、高浓度吸氧，并遵医嘱应用呼吸兴奋药（不选 E）。

57. E 护患关系的基本模式可分为：主动 - 被动型、指导 - 合作型和共同参与型。共同参与型是以健康为中心的护患关系模式，特点为“护士积极协助患者自我护理”。护患双方都具有平等的权利，共同参与医疗护理的决策和实施。这种模式适用于受过良好教育的患者和慢性疾病患者，了解自身所患疾病，有强烈的主动参与意识。

58. B 维生素 D 缺乏性手足搐搦症患儿多伴有惊厥、喉痉挛和手足抽搐和程度不等的活动期佝偻病表现。护士应向家长介绍疾病相关知识，减轻其心理压力，行心理护理（选 B，不选 C）。抽搐患儿紧急护理时，避免重压和强力牵拉，预防骨骼畸形和骨折（不选 A）。维生素 D 缺乏性佝偻病会遗留不同程度的骨骼畸形，应指导家长预防本病的相关知识，如多晒太阳、及时添加辅食等（不选 D）。

59. C 尿激酶可渗入血栓内，同时激活血栓内和循环中的纤溶酶原，起到局部溶栓作用，并使全身处于溶栓状态。剂量为 100 万 ~150 万 U，溶于生理盐水 100~200ml 中，持续静脉滴注 30 分钟。

60. B 尿路结石可分为上尿路结石和下尿路结石。上尿路（肾、输尿管）结石以草酸钙结石多见，下尿路（膀胱、尿道）结石以磷酸镁铵结石常见，上尿路结石较下尿路结石更常见。

61. B 冷疗可使血流减慢，血液黏稠度增加，有利于血液凝固而控制出血；适用于局部软组织损伤的初期、扁桃体摘除术后、鼻出血等患者。

62. E 热性惊厥是指 3 个月至 5 岁儿童，发热初起或体温快速上升期出现的惊厥，主要表现为突然发生的全身性或局部肌群强直或阵挛性抽动，常伴不同程度的意识改变。控制惊厥儿童首选地西泮静脉注射。

63. A 护士一般不执行口头医嘱，但在抢救、手术过程中医生向护士下达口头医嘱时，护士应将医嘱复诵 1 遍，双方确认无误后方可执行；抢救或手术结束后应及时请医生在 6 小时内据实补记医嘱。

64. E 铺麻醉床时，为方便患者搬移，椅子应置于门对侧的床尾（选 E）。将输液架置于床尾（不选 A）。腹部手术应在床中部铺中单、橡胶单，中单要遮住橡胶单，避免皮肤接触（不选 B）。盖被纵向三折置于门对侧，开口向门（不选 C）。枕头横立于床头，开口背门（不选 D）。

65. A 阿米巴痢疾病变部位多在回盲部，行保留灌肠时，取右侧卧位使回盲部处于低位，有利于药物到达治疗部位，以提高疗效。

66. D 目光接触可表达情感，调控互动，显示关系。会谈时，护士镇定的目光可给予患者安全感；热情的目光可给予患者信心。护士注视患者时，最好是平视，在与患儿交谈时，护士可采取蹲式、半蹲式或坐位。与卧床患者交谈时，可采取坐位或身体尽量前倾，以降低身高。

67. B 低分子右旋糖酐可降低血液黏稠度，减少红细胞聚集，防止血栓形成，改善微循环，增加组织灌注，补充血容量（选B）。葡萄糖溶液可补充水分和热能（不选A）。中分子右旋糖酐可提高血浆胶体渗透压，扩充血容量（不选C）。白蛋白为血液制品，除具有一般胶体溶液的作用外，还可补充蛋白质，促进组织修复，提高机体抵抗力（不选D）。林格液属等渗电解质溶液，可补充水分和电解质，维持渗透压平衡（不选E）。

68. D 焦虑是一种缺乏相应的客观因素刺激而出现内心不安或无根据的恐惧。患者因入院后环境改变而产生焦虑，可表现为坐立不安、紧张、忧虑、焦躁、入睡困难等。

69. E 在心脏舒张时，由于存在二尖瓣狭窄，血液由心房进入心室受阻，左心房压力增高，肺静脉压力增高，出现肺淤血等左心衰竭的表现。肺淤血继而导致肺动脉的压力升高，而长期肺动脉高压引起肺小动脉痉挛，最终导致肺小动脉硬化，更加重肺动脉高压。肺动脉高压增加右心室后负荷，引起右心室肥厚扩张，导致右心衰竭，出现体循环淤血表现，如肝大、压痛，下肢水肿等。

70. D 宫颈癌的病因包括人乳头瘤病毒感染、多个性伴侣、过早性生活（＜16岁）、吸烟、性传播疾病、长期口服避孕药、经济状况等。告知患者宫颈癌与家族遗传无关，不用过度担心。

71. A 对于绝经过渡期异常子宫出血的妇女首先考虑使用诊断性刮宫，迅速止血的同时可了解子宫内膜病理变化，排除恶性病变。

72. A 患者角色的适应包括：角色行为强化、角色行为缺如、角色行为消退和角色行为冲突。角色行为消退：指患者适应患者角色后，由于某种原因，又重新承担起本应免除的社会角色责任而放弃患者角色（选A）。角色行为冲突：指患者在适应患者角色过程中，与其患病前的各种角色发生心理冲突而引起行为的矛盾，患者不能很好的接受患者角色，出现烦躁不安、焦虑、紧张等情绪改变（不选B）。角色行为强化：指患者安于患者角色，对自我能力表示怀疑，产生退缩和依赖心理，以老年人或慢性病患者多见（不选C）。角色行为缺如：指患者没有进入患者角色，否认自己是患者，自我感觉良好，认为医生诊断有误，或病情尚未严重到需要治疗的程度，不能很好地配合治疗和休息（不选D）。

73. D 当与听力障碍的患者交流时，可选择使用文字交流的方式（不选E）。在病房内不可提高讲话声调，以免干扰其他患者（选D）。询问病史时，应注视患者，并最好保持平视，以展示对患者的尊重；在与卧床患者交谈时，可采取坐位或身体前倾的姿势（不选B），并利用肢体语言如点头、摇头等沟通（不选C）。对于不够完整、含糊或模糊的信息，需要核实（不选A）。

74. A 护患关系的发展过程包括初始期、工作期、结束期（不选B、C）。初始期也称熟悉期，是护士和患者的初识阶段，也是护患之间开始建立信任关系的时期，此期工作重点是建立信任关系，确认患者的需要；护士通过询问病史、体格检查、翻阅病历等方式来了解患者，患者通过护士的主动介绍、仪表举止了解护士（选A）。工作期也称合作期，是护士为患者实施治疗护理的阶段，也是护士完成各项护理任务的最主要时期（不选D）。结束期指经过治疗和护理，患者病情好转或康复，可以出院休养，护患关系转入结束期（不选E）。

75. E 护送患者入病区时，不应停止输液或给氧等必要的治疗，维持导管通畅，保证患者的持续性治疗不受影响。

76. C 患者病情反复，病程延长，常伴焦虑，此时护士应委婉地向患者说明不必过度焦虑不安，并提出建议和指导，采取适当的方式缓解焦虑，不可从疾病癌变的角度回答，以免加重患者焦虑。

77. C 对于行胸外按压60秒后仍然不能恢复正常的窒息患儿，应遵医嘱给予1∶10 000肾上腺素静脉或气管内注入。根据病情酌情使用纠酸、扩容药，有休克症状者可加用多巴胺。

78. E 心脏骤停的典型三联征包括突发意识丧失、呼吸停止和大动脉搏动消失。识别心脏骤停最可靠的临床征象是意识丧失伴大动脉搏动消失。

79. B 慢性胃炎患者因病情反复、病程迁延可有焦虑、烦躁不安等不良心理。护士的安慰行为属于对患者行心理方面的健康教育。

80. D 室间隔缺损患儿正常情况下，由于体循环压力高于肺循环，血液从左向右分流而不出现青紫。当屏气、剧烈哭闹或任何病理情况致肺动脉和右心室压力增高并超过左心室压力时，则可使氧含量低的血液自右向左分流而出现暂时性青紫。

81. E 麻疹疫苗属于减毒活疫苗（选E）。百日咳疫苗属于灭活疫苗。白喉和破伤风疫苗属于类毒素（不选A、D）。乙脑疫苗有减毒活疫苗和灭活疫苗两种剂型（不选C）。乙肝疫苗属于基因工程疫苗（不选B）。

82. E 无菌包应定期灭菌，有效期为7天。已开包未被污染的无菌包，包内物品的有效期为24小时。无菌包被打湿或包内物品被污染时应重新灭菌。

83. D 《中华人民共和国传染病防治法》规定，医疗机构发现甲类传染病时，应当及时采取下列措施：对患者、病原携带者予以隔离治疗（不选 A），隔离期限根据医学检查结果确定（不选 C）；对疑似患者，确诊前在指定场所单独隔离治疗（选 D）；对医疗机构内的患者、病原携带者、疑似患者的密切接触者，在指定场所医学观察和采取其他必要的预防措施（不选 B、E）。

84. D 临床工作中，一般不执行口头医嘱，在抢救、手术过程中医生向护士下达口头医嘱时，护士应将医嘱复诵 1 遍，双方确认无误后方可执行。抢救或手术结束后应在 6 小时内据实补写医嘱（选 D）。对有疑问的医嘱，护士不可盲目执行，必须核对清楚后再执行（不选 C）。如发现有明显错误的医嘱，护士有权拒绝执行（不选 E）。执行医嘱时，应熟知各项医疗护理常规，各种药物的作用、不良反应及使用方法及注意事项（不选 B）。若患者病情变化，应及时通知医生，由医生决定是否继续医嘱（不选 A）。

85. B 急性胆囊炎是胆囊管梗阻和细菌感染引起的炎症。胆囊结石堵塞胆囊管是急性胆囊炎的主要病因，细菌感染以大肠埃希菌最常见。

86. E 二尖瓣狭窄患者可出现典型的“二尖瓣面容”，双颧绀红，心脏体征为心尖区舒张中晚期低调的隆隆样杂音。二尖瓣狭窄患者应卧床休息，限制活动量，为避免长期卧床并发下肢静脉血栓形成，可多活动下肢和温水泡脚。

87. A 神经系统分为中枢神经系统和周围神经系统两大部分，中枢神经系统包括脑和脊髓，周围神经系统包括 12 对脑神经和 31 对脊神经。

88. D 猩红热是由 A 组 β 溶血性链球菌引起的急性呼吸道传染病，其病程初期舌覆白苔，红肿的乳头突出于白苔之外，称为“草莓舌”；皮疹多于发热后 24 小时内出现，始于耳后、颈底及上胸部，迅速蔓延全身，典型的皮疹为在皮肤上出现均匀分布的弥漫性充血性针尖大小的丘疹，触之有砂粒感，压之褪色，疹间无正常皮肤。

89. C 排卵多发生在下次月经来潮前 14 天左右。

90. D 护士在处理及执行医嘱时，如发现医嘱有明显错误，有权拒绝执行；向医生指出了医嘱中的错误后，医生执意要求执行，护士应报告护士长或上级主管部门。随意篡改或无故不执行医嘱属违法行为。

91. A 大多数心包疾病都可引起缩窄性心包炎。我国缩窄性心包炎的病因以结核性最常见；其他原因还有非特异性心包炎、化脓性或创伤性心包炎、放射性心包炎、心脏手术、自身免疫性疾病、肿瘤、尿毒症、药物等。

92. C 在我国，以肝炎后肝硬化导致的肝内型门静脉高压症最常见。肝外门静脉血栓形成、门静脉先天性畸形、上腹部肿瘤压迫、缩窄性心包炎及严重右心衰竭等也可引起门静脉高压症。

93. D 支气管哮喘主要由接触变应原触发或引起，本质是免疫介导的气道慢性炎症。气道慢性炎症反应是由多种炎症细胞、炎症介质和细胞因子共同参与、相互作用的结果。

94. D 流行性感冒为丙类传染病，为监测管理传染病，要求发现后 24 小时内上报。

95. D 蛛网膜下腔出血最常见病因是先天性脑动脉瘤，其次为动静脉畸形、颅内肿瘤、血液疾病等。

96. C 超声雾化吸入时水槽内不可加入温水或热水，应加冷蒸馏水。如发现水温超过 50℃时，应关机更换冷蒸馏水，以免损坏雾化器。

97. B 超声雾化时用生理盐水将药液稀释至 30~50ml 再倒入雾化罐内。

98. C 超声雾化治疗结束后，将雾化罐、口含嘴及螺纹管浸泡消毒 1 小时，洗净晾干备用。

99. D 烦躁、神志不清者，为确保液体顺利输入，应用约束带制动，使用时局部垫好衬垫，注意松紧适宜（选 D）。加床栏用于防止坠床（不选 C）。支被架用于肢体瘫痪、极度虚弱的患者，防止盖被压迫肢体，也可用于烧伤患者暴露疗法时保暖（不选 B）。

100. D 约束带只能短期使用，应定时松解，并协助患者翻身，使肢体和关节处于功能位。

101. E 使用约束带时，应重点观察约束部位的血液循环，如皮肤颜色、温度、活动度及感觉，每 15~30 分钟观察一次，防止发生血液循环障碍，如发现肢体苍白、冰冷或麻木，应立即放松约束带。

102. B 缺铁性贫血的病因包括铁摄入不足、铁吸收不良、铁丢失过多，其中铁吸收不良多由胃酸分泌不足或肠道功能紊乱，影响铁的吸收，常见于胃大部切除术后、慢性胃肠道疾病等。

103. D 补铁治疗首选口服铁剂。因铁剂易引起胃肠道反应，宜从小剂量开始，于两餐之间或餐后服用（不选 A）。告知患者餐后不要即刻饮浓茶、牛奶、咖啡，因为茶叶中含鞣酸，与铁结合后形成沉淀物质，牛奶中含磷较高，均影响铁的吸收（选 D）。还应告知患者口服液体铁剂使用吸管，服后漱口，避免牙齿染黑（不选 B）。指导患者可与维生素 C 或各种果汁同服，促进铁的吸收（不选 C）。如治疗反应满意，成人血红蛋白恢复正常后应再继续服用铁剂 3~6 个月，以增加铁贮存（不选 E）。

104. B 对需要长期静脉用药的患者，为有效保护血管，应有计划地由远心端至近心端的顺序使用静脉。

105. A 静脉炎主要原因是长期输注高浓度、刺激性较强的药物，引起局部静脉壁发生化学炎性反应。表现为沿静脉走行出现条索状红线，局部组织发红、肿胀、疼痛，可伴畏寒、发热等。

106. D 意识状态可根据患者的语言反应，了解其思维、反应、情感活动、定向力等，必要时可通过一些神经反射，如观察瞳孔对光的反应、角膜反射、对强刺激（如疼痛）的反应、肢体活动等来判断其有无意识障碍，以及意识障碍程度。临床上还可以使用量表评估，常用的如格拉斯哥昏迷评分（GCS），对患者的意识障碍及其严重程度观察与测定；GCS 包括睁眼反应、语言反应、运动反应 3 个子项目，其中运动反应根据患者能否按指令动作及对疼痛刺激反应评分。

107. E 脑血管意外患者处于恢复期时，康复训练应在病情稳定后早期开始，坚持肢体被动及主动的功能锻炼；为鼓励其饮食自理应将食物和餐具置于方便拿取处。

108. B 预防压疮应避免局部组织长期受压，经常翻身是长期卧床患者最简单而有效地解除压力的方法，一般每 2 小时翻身 1 次，必要时每 30 分钟翻身 1 次（不选 A）。协助患者变换卧位后，可采用软枕垫于身体空隙处，使支撑面积加大，压力分散并受力均匀，从而减少骨隆突处所受的压力，保护骨隆突处皮肤（不选 E）；环形或圈形减压器械因边缘产生高压区易导致周围组织血液循环障碍而损害组织，不推荐使用（选 B）。嘱患者穿宽松柔软衣服，若水疱已破溃并露出创面，需要生理盐水清洗创面，涂消毒溶液，用无菌敷料包扎（不选 D）。若为大水疱可在无菌操作下抽出疱内液体，不必剪去表皮，再消毒包扎（不选 C）。

109. C 压疮分四期。Ⅱ期（炎性浸润期）表现为受压部位呈紫红色，皮下产生硬结，表皮常有水疱，易破溃，有痛感（选 C）。Ⅰ期（淤血红润期）表现为红、肿、热、痛或麻木，出现压之不褪色红斑，但皮肤完整（不选 A）。Ⅲ期（浅度溃疡期）表现为表皮水疱逐渐扩大、破溃，创面有黄色渗出液，感染后有脓液流出，浅层组织坏死，形成溃疡，患者疼痛感加剧（不选 D、E）。Ⅳ期（坏死溃疡期）表现为坏死组织颜色变黑，脓性分泌物增多，有臭味（不选 B）。

110. B 良好的营养是创面愈合的重要条件，应给予平衡饮食，增加蛋白质、维生素和微量元素的摄入；心力衰竭患者应控制钠的摄入，采用低盐饮食。

111. D 四人搬运法适用于颈、腰椎骨折和病情危重的患者（选 D）。三人搬运法适用于不能活动、体重超重的患者（不选 C）。二人搬运法适用于病情较轻、不能活动、体重较重的患者（不选 B）。一人搬运法适用于体重较轻、病情允许的患者或儿科患者（不选 A）。

112. E 平车法运送患者时，将平车推至床旁与床平行，大轮靠近床头，平车贴近床缘便于搬运。

113. C 惊恐发作可在无任何特殊诱发因素或环境下突然发作，主要表现为强烈恐惧，伴濒死感和严重的自主神经功能紊乱。苯二氮䓬类药物具有抗焦虑、镇静催眠、抗惊厥等作用，治疗惊恐发作起效快，可作为惊恐发作急性期治疗的常用药（选 C）。氯丙嗪是精神分裂症的传统首选药（不选 A）。氯米帕明为抑郁症的治疗用药（不选 B）。碳酸锂是治疗躁狂症的首选药（不选 D）。卡马西平主要用于治疗三叉神经痛和癫痫（不选 E）。

114. C 苯二氮䓬类药物能与苯二氮䓬受体结合，具有抗焦虑、镇静催眠等作用，对各种原因引起的焦虑均有显著疗效。能明显缩短入睡时间，显著延长睡眠持续时间，对于惊恐发作的患者有较强镇静和肌肉松弛作用。

115. D 护士应指导焦虑症患者严格遵医嘱服药，从小剂量开始服用，逐渐增量至最小有效量，维持 2~4 周后遵医嘱逐渐停药，不可自行停药（选 D，不选 A、B）。苯二氮䓬类药物长期应用易成瘾，停药后可能会伴随反跳现象和戒断症状（不选 C、E）。

116. E 破伤风抗毒素（TAT）是马的免疫血清，相对人体是一种异种蛋白，具有抗原性，注射后易发生过敏反应，故首次使用前须做过敏试验。曾使用 TAT 超过 7 天，再次使用时也应做过敏试验。

117. E 在脱敏注射过程中，应密切观察患者的反应，若患者出现气促、发绀、荨麻疹及头晕、心悸等不适或发生过敏性休克时，应立即停止注射，并迅速处理；若出现过敏反应轻微，待反应消退后，酌情增加注射次数，减少每次注射剂量，以达到顺利注入余量的目的。

118. E st 为需要立即执行的临时医嘱，通常只执行 1 次，护士接到医嘱后应认真核对医嘱，核对无误后方可执行。

119. E 静脉注射时做好“三查八对”，仔细检查药物质量(不选 A)。穿刺时选择粗、直、有弹性的血管(不选 C)，避开关节和静脉瓣。在穿刺部位上方约 6cm 处扎止血带（不选 B）。用棉签蘸取 0.5% 碘伏或安尔碘消毒皮肤（不选 D）。手持注射器，针头斜面向上，与皮肤成 15°~30° 进针（选 E）。

120. B 静脉注射进针穿刺前须再次核对（不选 E），并排尽注射器内空气（不选 D）。穿刺成功后，松止血带，嘱患者松拳，固定注射针头（不选 A），缓慢推注药液（选 B）；推注过程中随时听取患者主诉，并观察其有无不良反应（不选 C）。

实践能力

1. C 心功能Ⅲ级表现为体力活动明显受限，稍事活动或轻于日常活动（一般活动）如平地步行 100~200m 或以常速上 3 层以下楼梯的高度时，即引起显著气促、乏力或心悸，应限制日常体力活动，以卧床休息为主（选 C）。心功能Ⅰ级体力活动不受限，一般活动不引起明显的气促、乏力或心悸（不选 A）。心功能Ⅱ级表现为体力活动轻度受限，休息时无症状，日常活动（一般活动）如平地步行 200~400m 或以常速上 3 层以上楼梯的高度时，出现气促、乏力和心悸，可适当从事轻体力工作，劳逸结合（不选 B）。心功能Ⅳ级体力活动重度受限，休息时也有气促、乏力或心悸，任何体力活动均会引起不适，须绝对卧床休息（不选 E）。

2. D 6 个月以内婴儿提倡纯母乳喂养，除药物外不给任何食物及饮料，包括水（选 D）。一般产后 30 分钟内行母婴接触，能够增进感情并促进产妇泌乳（不选 A）。分娩后 4 小时内应鼓励产妇排尿，避免尿潴留（不选 C）。产褥期（42 天）内禁止性生活（不选 B）。自然分娩者在产后 6~12 小时即可下床轻微活动，产后第 2 天可在室内随意走动，行会阴后 - 侧切开术和剖宫产术者可延后活动时间，一般 48 小时后可下床活动（不选 E）。

3. B 胆总管结石多为胆色素结石，可原发于胆总管，也可来自胆囊或肝内胆管（选 B）。胆固醇结石多见于胆囊结石（不选 A）。草酸钙结石多见于尿路结石（不选 C）。

4. A 发现心脏骤停患者，立即行胸外按压（不选 D），按压部位是胸骨下 1/3 处（选 A），按压频率 100~120 次 / 分（不选 B），胸骨下陷 5~6cm（不选 E）。成人不论两人施救还是单人施救，按压与通气比例均为 30∶2（不选 C）。

5. A 法洛四联症患儿由于长期缺氧、红细胞增加，血液黏稠度高，血液流速变慢，容易形成脑血栓。发热、出汗、呕吐、腹泻时，体液量减少，加重血液浓缩，更易形成血栓。

6. E 肺炎患者胸痛时取患侧卧位，以减轻疼痛，改善健侧通气（选 E）。大咯血窒息或支气管扩张症体位引流时取头低足高位（不选 A）。肺段切除术或楔形切除术者，采用健侧卧位，以促进患侧肺扩张（不选 D）。

7. C 肝动脉化疗栓塞治疗后应嘱患者大量饮水，以减轻化疗药物对肾的毒性作用，并观察排尿情况。

8. A 肝素是弥散性血管内凝血（DIC）早期（高凝期）首选的抗凝治疗药物，其主要的不良反应是出血，常用活化部分凝血活酶时间作为其血液学监测指标（选 A）。出血时间（不选 B）、血小板计数（不选 C）、红细胞计数（不选 D）和纤维蛋白原含量（不选 E）均为 DIC 消耗性低凝血期或纤溶亢进期须监测的指标。

9. D 一般妇科腹部手术留置导尿管 24 小时，全子宫切除术留置导尿管 48 小时，宫颈癌根治术加盆腔淋巴结清扫术后留置导尿管 7~14 天。

10. C 骨肉瘤最常见的临床表现是疼痛和肿块。初期疼痛多为间断性隐痛，随病情发展疼痛逐渐加重，多发展为持续性疼痛，经休息、制动或一般镇痛药无法缓解。应重点评估患者的疼痛情况。

11. B 短暂性脑缺血发作患者应强调低盐、低脂、低碳水化合物、足量蛋白和高维生素饮食，戒烟酒，避免刺激性食物和暴饮暴食，避免过分饥饿。

12. B 对于头皮撕脱伤的患者，现场应立即加压包扎止血、镇痛、观察并防治休克（不选 A、D），并注意保护创面，避免污染（不选 C）。头皮不完全撕脱者，彻底清创、消毒后缝回原处；头皮完全撕脱者，撕脱的头皮用无菌敷料包裹，隔水放置于有冰块的容器内，并随患者一起送至医院（不选 E），不可用 75% 乙醇浸泡（选 B），清创后行头皮血管吻合术。

13. B β 受体激动剂主要用于治疗支气管哮喘。冠心病二级预防 ABCDE 原则的主要内容为 A：抗血小板，抗心绞痛治疗，血管紧张素转换酶抑制剂（ACEI）。B：β 受体阻滞剂，控制血压。C：控制血脂，戒烟。D：控制饮食，治疗糖尿病。E：运动锻炼，健康教育。

14. E 慢性肾衰竭是各种慢性肾脏疾病进行性发展的最终结局，常出现各种电解质代谢紊乱和酸碱平衡失调，以代谢性酸中毒最多见。患者发生手足抽搐时与血浆游离钙降低有关。血钙分为结合钙和游离钙，发挥生理作用的主要为游离钙，二者可相互转化并呈动态平衡关系，此平衡受血浆 pH 影响；酸中毒时血中结合钙趋于解离，游离钙浓度得以维持；纠正酸中毒时 pH 升高，导致结合钙增多而游离钙减少，常伴抽搐现象。

15. C 鼓励失眠患者建立良好的生活方式和睡眠习惯，包括根据人体生物节律性调整作息时间，合理安排日间活动，白天适当锻炼（不选 A）；避免在非睡眠时间卧床，不要熬夜（不选 D）。睡前可进食少量易消化的食物或热饮料（选 C），防止饥饿影响睡眠，但应避免饮用咖啡、浓茶、可乐等刺激性饮料（不选 B）。遵医嘱正确使用镇静催眠药，注意观察患者在服药期间的睡眠情况及身心反应（不选 E）。

16. D 输卵管妊娠非手术治疗的患者应避免腹部压力增大，保持大便通畅，从而减少异位妊娠破裂的机会（选 D）。严密观察病情，注意腹痛、阴道流血和生命体征等（不选 E），嘱患者卧床休息（不选 A），摄取足够的营养物质。不提倡腹部触诊，会增加异位妊娠破裂的危险（不选 C）。

17. B 有机磷农药主要经消化道、呼吸道、皮肤黏膜吸收（不选 A）。毒物不明时用清水或生理盐水尽早洗胃或催吐(不选 E)。喷洒农药时应加强个人防护，穿长袖上衣及长裤，扎紧袖口、裤管，戴帽子、口罩和手套(选 B)；注意顺风喷洒(不选 C)，若衣服被污染，应及时更换并彻底清洗皮肤；禁用热水或乙醇清洗皮肤，防止毛细血管扩张促进毒物吸收（不选 D）。

18. D 胆道疾病的患者行 B 超检查前应禁食 12 小时，禁水 4 小时，减少肠道积气、积液及内容物，以免影响检查结果。

19. D 皮质醇增多症（库欣综合征）患者应给予高蛋白、高钾、高钙、低钠、低碳水化合物、低热量饮食，食用含钾丰富的食物如橘子、枇杷、香蕉、南瓜等，并摄取富含钙及维生素 D 的食物，以补充钾、钙和纠正因代谢障碍所致的机体负氮平衡（选 D）。甲状腺功能亢进症应给予高热量、高蛋白、高维生素及矿物质丰富的饮食（不选 A）。甲状腺功能减退症、克汀病（呆小病）可给予高蛋白、高维生素、高纤维素、低钠、低脂饮食（不选 B、E）。单纯性甲状腺肿应多食海带、紫菜等含碘丰富的食物（不选 C）。

20. C 心包摩擦音是急性纤维蛋白性心包炎早期表现中最具诊断价值的体征，呈抓刮样粗糙音，当积液增多致两层心包分开时，摩擦音即减弱或消失（选 C）。胸痛是急性纤维蛋白性心包炎主要症状，也是最早出现的症状（不选 E）。

21. C 急性胰腺炎患者进食后可加重病情（选 C）。腹痛是急性胰腺炎的主要表现和首发症状，呈刀割样痛、钻痛或绞痛（不选 A），可有阵发性加剧（不选 E）。取弯腰屈膝侧卧位可减轻疼痛（不选 B）。疼痛剧烈时，明确诊断后可给予哌替啶等解痉、镇痛药治疗（不选 D）。

22. B 继发性三叉神经痛多为脑桥小脑角占位病变压迫三叉神经以及多发性硬化等所致，多伴有其他脑神经及脑干损伤的症状和体征；原发性三叉神经痛者神经系统检查无阳性体征，即无面部痛觉感觉减退和角膜反射异常。

23. C 肺炎易感人群可接种肺炎疫苗以预防发病，主要包括年老体弱者、具有慢性基础疾病者和免疫功能低下者（如糖尿病患者、癌症患者、免疫抑制者）等。

24. B 经腹直肠癌切除术（Dixon 手术）适用于腹膜返折以上的直肠癌，癌肿距齿状线 5cm 以上，远端切缘距癌肿下缘 2cm 以上，保留正常肛门。

25. B T 管在胆总管切开处放置，一端通向肝管，一端通向十二指肠，由腹壁切口穿出体外并接引流袋。图中 A 通向肝管；B 为胆总管切开处；C 通向十二指肠。

26. A 利多卡因为钠通道阻滞剂，抑制 Na^+ 内流，促进 K^+ 外流，主要用于治疗室性心律失常（选 A）。除钠通道阻滞剂，抗心律失常药还包括 3 类：β 受体阻滞剂，常用药物有美托洛尔、普萘洛尔等（不选 C）；钾通道阻滞剂，常用药物有胺碘酮（不选 D）；钙通道阻滞剂，常用药物有维拉帕米、地尔硫䓬等（不选 B）。

27. D 甲状腺功能亢进症手术致双侧喉返神经损伤，可使声带麻痹致失声。

28. E 慢性阻塞性肺疾病的病理改变主要表现为肺部终末细支气管远端的气道弹性减退、异常扩张、伴有肺泡和细支气管的破坏。支气管分为左、右主支气管，逐级分为肺叶支气管→肺段支气管→小支气管→终末细支气管→呼吸性细支气管→肺泡管→肺泡囊→肺泡。

29. B 产褥早期因产程疲劳或泌乳热，体温可轻度升高，如突然出现高热，应考虑产褥感染的可能。产褥感染时应鼓励患者多饮水，保证足够液体摄入，以便冲洗膀胱（选 B）。取半坐卧位，促进恶露引流，防止感染扩散（不选 A）。给予高热量、高蛋白、高维生素、易消化的食物，提高机体抵抗力（不选 D）。遵医嘱及时应用敏感、足量、高效抗生素（不选 E）。高热者易排出大量汗液，应及时更换衣物（不选 C）。

30. E 第二产程指从宫口全开到胎儿娩出，产力主要包括子宫收缩力、腹肌和膈肌收缩力及肛提肌收缩力。子宫收缩力贯穿于分娩的全程，是临产后的主要产力。腹肌和膈肌收缩力（即腹压）是第二产程娩出胎儿时的重要辅助力量。肛提肌收缩力在第二产程协助胎先露在骨盆腔内完成内旋转及仰伸。

31. E 避孕药以激素成分为主，不良反应有类早孕反应、月经改变、色素沉着、体重增加等。出现体重增加是因为药物中所含的炔诺酮有弱雄激素活性，可促进体内合成代谢，雌激素使水钠潴留，使体重增加但不会引起肥胖。但在健康宣教时应尽量口语化，避免使用专业术语如促进代谢、水钠潴留等词汇，以患者能听懂、易于接受为目的。服药后可出现类早孕反应，为雌激素刺激胃黏膜所致，轻者不做处理，坚持服药数日后多自行缓解；可出现月经减少或停经，大多数在停药后可恢复，若连续 3 个月发生停经，应停止服用避孕药，连续 5 天肌内注射黄体酮或口服甲羟孕酮；面部出现色素沉着，停药后可自行消失、减轻。

32. E 异位妊娠以输卵管妊娠最常见。典型的临床表现包括有 6~8 周停经史（不选 A），流产或破裂时，突感下腹撕裂样疼痛。输卵管炎症是引起输卵管妊娠的主要原因（不选 C）。其他原因包括辅助生殖技术、输卵管发育不良或功能异常、输卵管绝育史或手术史（不选 B、D）、盆腔子宫内膜异位等。

33. C 不全流产可见宫口已扩张，宫口有妊娠物堵塞及持续性阴道流血，子宫小于停经时间。不全流产一经确诊，应做好术前准备，立即行刮宫术，清除宫腔内残留组织。

34. C 宫高是耻骨联合上缘中点到宫底的弧形长度。腹围是平脐或腹最膨隆处绕腹一周的长度。测量宫高与腹围，能判断胎儿大小与妊娠周数是否相符，反映胎儿生长发育状况。

35. D 爪形手是前臂缺血性肌挛缩后的典型畸形，常见原因包括骨折处理不当、骨折和软组织损伤直接导致等。

36. E 急性肺水肿是左心衰竭最严重的表现，表现为严重呼吸困难、端坐呼吸、发绀、烦躁不安、出冷汗、咳嗽剧烈、咳出大量粉红色泡沫痰，双肺布满湿啰音及哮鸣音。一般要求静脉输液的速度为成人 40~60 滴 / 分，儿童 20~40 滴 / 分，年老体弱、婴幼儿、心肺疾病者输入高渗溶液、含钾药物、升压药物速度宜慢，输入过多过快易诱发急性肺水肿。

37. A 张力性气胸主要表现为严重或极度呼吸困难，发绀，血压下降，多有皮下气肿，气管向健侧移位，患侧胸部饱满，叩诊鼓音，听诊呼吸音消失。首要处理措施是迅速排气减压，应立即行胸膜腔穿刺排气。

38. A 成人肺炎链球菌肺炎严重者可并发感染性休克。休克好转指标为神志逐渐清醒（不选 E），口唇红润，脉搏有力（不选 B），呼吸平稳，肢端温暖，收缩压＞90mmHg（不选 D），尿量＞30ml/h（不选 C）。

39. C 开放性气胸患者胸壁伤口处空气可自由进出胸膜腔，呼吸时可闻及吸吮样“嘶嘶”声（选 C）。闭合性气胸的胸膜破裂口较小，随肺萎缩而闭合，气体不再进入胸膜腔（不选 B）。张力性气胸破裂口呈单向活瓣或活塞作用，吸气时气体从裂口进入胸膜腔，呼气时裂口关闭（不选 D）。

40. B 脾位于左季肋部，是腹腔最容易受损的器官之一，脾破裂常见失血性表现，患者面色苍白、血压不稳，腹痛和腹膜刺激征较轻，多呈持续性；出血量大时可有移动性浊音，是内出血的晚期体征。胃肠道、胆道、膀胱等空腔脏器破裂时主要表现为弥漫性腹膜炎，多出现持续性剧烈腹痛，恶心、呕吐，伴全身性感染症状。

41. C 肾外伤患者应保证绝对卧床休息 2~4 周，过早、过多下床活动有再度出血的危险，恢复后 2~3 个月不宜参加体力劳动。

42. D 法洛四联症 X 线检查典型表现为心影呈“靴形”，即心尖圆钝上翘，肺动脉段凹陷，肺纹理减少。

43. A 有机磷农药中毒无论表现轻重均有特殊大蒜气味。有机磷农药能与体内胆碱酯酶迅速结合成稳定的磷酰化胆碱酯酶，使胆碱酯酶丧失分解乙酰胆碱的能力，导致大量乙酰胆碱蓄积，引起毒蕈碱样、烟碱样和中枢神经系统症状和体征。毒蕈碱样症状主要表现为平滑肌痉挛（如瞳孔缩小）、腺体分泌增加（如多汗）等。

44. E 破伤风抗毒素过敏属 I 型超敏反应。IgE 抗体是介导 I 型超敏反应的主要抗体，少数患者用药后可出现局部或全身药物过敏反应。

45. A 脓性指头炎早期表现为指头红、轻度肿胀、针刺样疼痛，继而肿胀加重、剧烈疼痛。当肿胀压迫指动脉时，疼痛转为搏动性跳痛；患指一旦出现跳痛、肿胀明显，应及时切开减压引流。通常采用指神经阻滞麻醉，在末指侧面作纵切口。图中①为侧向纵行切口。

46. A 小儿支气管肺炎合并心力衰竭表现为极度烦躁不安，明显发绀，呼吸困难加重，呼吸突然加快＞60 次 / 分；心率突然增快，婴儿＞180 次 / 分，幼儿＞160 次 / 分；心音低钝，双肺满布细湿啰音，肝大等。

47. C “进餐—餐后疼痛—空腹缓解”是胃溃疡的腹痛节律特点。少数胃溃疡可发生癌变，疼痛节律消失。对 45 岁以上、溃疡久治不愈、大便隐血试验阳性者，应高度警惕癌变（选 C）。消化性溃疡并发出血时，轻者仅表现为排柏油样便，重者可出现呕血甚至低血容量性休克，出血前常有腹痛加重现象，出血后疼痛多缓解（不选 A、B）。胰腺癌最突出的症状是梗阻性黄疸，呈进行性加重，伴皮肤瘙痒、茶色尿及白陶土色大便（不选 D）。消化性溃疡并发急性穿孔典型表现为骤发刀割样剧烈腹痛，持续性或阵发性加重（不选 E）。

48. E 感染性心内膜炎最重要的治疗措施是抗微生物药物治疗。在病原菌尚不明确时，早期、联合、大剂量、长疗程、经静脉途径应用广谱、杀菌性抗生素（选 E）；已确定病原菌后，根据致病微生物对药物的敏感性更换药物（不选 C）。

49. C 慢性肺源性心脏病失代偿期 CO_2 潴留严重时可出现肺性脑病。应保持呼吸道通畅、合理氧疗，给予持续低浓度吸氧，避免高浓度吸氧而抑制呼吸、加重 CO_2 潴留。

50. D 良性前列腺增生术后，固定气囊导尿管，利用导尿管气囊压迫前列腺窝与膀胱颈，起到局部压迫止血的目的。接密闭式冲洗装置，生理盐水持续冲洗膀胱 3~5 天，防止血凝块形成致导尿管堵塞。术后 5~7 天尿色清澈即可拔除导尿管。

51. C 恶臭味痰液是厌氧菌感染的特征（选 C）。铁锈色痰可见于肺炎链球菌肺炎（不选 A）。翠绿色痰多见于铜绿假单胞菌感染（不选 B）。砖红色胶冻样痰常见于肺炎克雷伯菌肺炎（不选 D）。黄脓痰见于细菌性感染，如金黄色葡萄球菌感染（不选 E）。

52. C 高血压分级的梯度记忆可掌握一个基本原则：收缩压从＜120mmHg开始每增加20mmHg，和（或）舒张压从＜80mmHg 的开始每增加 10mmHg，分级增加 1 级；各级血压分别为 120~139/80~89mmHg（＜140/90mmHg）为正常高值；140~159/90~99mmHg（＜160/100mmHg）为 1 级高血压；160~179/100~109 mmHg（＜180/110mmHg）为 2 级高血压；≥180/110 mmHg 为 3 级高血压。当收缩压和舒张压分属不同级别时，以较高的分级为准。

53. D 急性肾小球肾炎起病 2~3 周应绝对卧床休息，待水肿消退、血压降至正常、肉眼血尿消失后，才可下床轻微活动或散步（选 D）。严密观察生命体征及并发症（不选 A、C）、水肿情况、监测尿量变化。严重水肿或高血压时宜给予无盐饮食，严重少尿或循环充血时，应严格限水（不选 B）。遵医嘱使用利尿、降压药，观察药物不良反应（不选 E）。

54. D 呼吸衰竭由于缺氧和 CO_2 潴留可表现为呼吸困难，颜面潮红，球结膜水肿，心率增快，神志淡漠等。临床上常以动脉血气分析结果作为诊断呼吸衰竭的重要依据，单纯 PaO_2＜60mmHg 为Ⅰ型呼吸衰竭，若伴 $PaCO_2$＞50mmHg 为Ⅱ型呼吸衰竭。

55. C 麻疹患儿的皮疹多于发热后 3~4 天出现，始于耳后发际，逐渐累及额、面、颈部，自上而下蔓延至躯干、四肢，最后到达手掌、足底。图中：①面部；②足底；③耳后发际；④腹部；⑤臀部。

56. A 腹股沟直疝常见于年老体弱者，由直疝三角突出，不进入阴囊，疝块外形为半球形，基底较宽，精索在疝囊前外方，极少发生嵌顿（选 A）。切口疝最主要的原因是切口感染所致腹壁组织破坏（不选 B）。腹股沟斜疝常见于儿童、青壮年（不选 C）。股疝多见于 40 岁以上妇女（不选 D）。脐疝常见于婴儿（不选 E）。

57. E 能鉴别再生障碍性贫血与急性髓系白血病的主要检查是骨髓象检查。白血病的骨髓增生明显活跃或极度活跃，主要细胞为白血病原始细胞和幼稚细胞。再生障碍性贫血的骨髓增生低下或极度低下。

58. E 法洛四联症是最常见的青紫型先天性心脏病，缺氧发作多见于婴儿，诱因包括吃奶、哭闹、情绪激动、贫血、感染等。表现为阵发性呼吸困难，严重者可引起突然晕厥、抽搐，甚至死亡。

59. A 金黄色葡萄球菌属革兰阳性菌。胃肠型食物中毒以恶心、呕吐、腹痛、腹泻为主要特征，起病急，先有腹部不适，继而出现上腹部、脐周疼痛，呈持续性或阵发性绞痛，随后出现恶心、呕吐。金黄色葡萄球菌引起的食物中毒呕吐最剧烈，腹泻每天数次至数十次，多为黄色稀水便或黏液便。

60. B 休克患者禁用热水袋保暖，防止血管扩张、增加局部组织耗氧量而加重组织缺氧，加重出血和休克。

61. C 腹腔脓肿常继发于急性腹膜炎或腹腔内手术，包括盆腔脓肿、膈下脓肿、肠间脓肿。盆腔脓肿由于刺激直肠，可有大便次数增多，混有黏液，伴里急后重（选 C）。膈下脓肿全身症状明显，可有高热或中等程度的持续发热，脓肿部位可有持续钝痛，深呼吸时加重，脓肿刺激膈肌可引起呃逆（不选 D）。切口感染是阑尾切除术后最常见的并发症，常见于化脓性或穿孔性阑尾炎术后，表现为术后 2~3 天体温升高，切口红肿、跳痛（不选 A）。

62. E　系统性红斑狼疮患者应保持皮肤的清洁卫生，可用清水冲洗皮损处（不选 A），避免使用碱性肥皂和化妆品，防止刺激皮肤（选 E，不选 B）。外出时注意遮阳，必要时穿长袖衣裤，戴遮阳帽、打伞，忌日光浴（不选 C）。脱发的患者应减少洗头次数，忌染发、烫发、卷发（不选 D）。

63. A　喉上神经损伤外支时，可使环甲肌瘫痪，引起声带松弛、音调降低（不选 C）；若损伤内支，则使喉部黏膜感觉丧失，患者饮水时易发生误咽或呛咳（选 A）。单侧喉返神经损伤可引起声音嘶哑（不选 D）；双侧喉返神经损伤可引起两侧声带麻痹、失声或呼吸困难，甚至窒息。

64. E　溃疡性结肠炎病情严重的患者应禁食，并给予肠外营养；反复腹泻可造成脱水，应给予静脉补液（选 E）。重症患者禁用镇痛和止泻药，以免诱发中毒性巨结肠（不选 B）。病情缓解后指导患者食用质软、易消化、少纤维素又富含营养、有足够热量的食物，以维持机体代谢的需要（不选 A）。频繁排便会刺激肛周皮肤引起损伤、糜烂，可用温水清洗，涂凡士林或皮肤保护油，保持肛周清洁干燥（不选 C）。注意患者心理状况的评估和护理，鼓励患者配合检查和治疗，稳定患者情绪（不选 D）。

65. C　指导抑郁症患者定期门诊复查，抑郁症易复发，切不可擅自增减药量或停药（选 C，不选 A）。指导患者正确对待疾病，认识本病的病因和症状，并能及时识别本病复发的早期征兆（不选 B、E）。创造良好的家庭环境，促进康复，鼓励患者主动参加家庭和社会活动，锻炼社会适应能力（不选 D）。

66. A　经腹壁腹腔穿刺术常用于妇科疾病的检查和诊断，穿刺可抽取腹水检查，腹水的性质有血性、浆液性、黏液性等。卵巢恶性肿瘤穿刺腹水多为血性。

67. A　化疗药物可引起骨髓抑制。化疗期间，应密切观察化疗药物对骨髓的抑制作用，若白细胞＜ $3.5\times10^9/L$ 应暂停化疗，预防感染；白细胞＜ $1\times10^9/L$ 或血小板＜ $80\times10^9/L$ 时，实行保护性隔离；血小板＜ $20\times10^9/L$ 时，应绝对卧床休息，协助做好生活护理。

68. B　扩张型心肌病的主要体征为心界扩大，以左心室扩大为主；其他体征包括听诊心音减弱，常可闻及第三或第四心音，心率快时呈奔马律，有时可于心尖闻及收缩期杂音。随着病情加重可出现左心衰竭和右心衰竭的表现。

69. E　心电图检查是急性心肌梗死最有意义的辅助检查，特征性改变为出现宽而深的 Q 波（病理性 Q 波），ST 段弓背向上抬高，T 波倒置。心电图不仅可以作为急性心肌梗死的确诊检查，也可以作为定位诊断检查，确定心肌梗死的部位（选 E）。患者应在到达急诊室后 10 分钟内完成心电图检查。敏感的心肌生化标志物（如肌钙蛋白、肌酸激酶同工酶等）测定可发现无心电图改变的小灶性梗死，也是急性心肌梗死有价值的检查，但缺乏定位诊断意义（不选 B）。

70. D　上呼吸道梗阻是全身麻醉的并发症，主要原因为舌后坠、异物及口腔分泌物阻塞，喉头水肿或喉痉挛等，典型表现有三凹征、鼾声等。一旦发生，应迅速将下颌托起，放入口咽或鼻咽通气管，清除异物和分泌物。喉头水肿者给予糖皮质激素；喉痉挛者首先去除诱因，加压给氧，无效者给予肌松药，必要时行气管内插管。

71. C　心源性晕厥是因心排血量骤减、中断或严重低血压而引起脑供血骤然减少或停止而出现的短暂意识丧失。一般心脏供血暂停 3 秒以上即可发生近乎晕厥；5 秒以上可发生晕厥；超过 10 秒可出现抽搐，称阿 - 斯综合征。

72. E　小儿腹泻时如果限制饮食过久，会导致营养不良，使抵抗力下降，致腹泻迁延不愈（选 E）。针对腹泻患儿，护士应向家长解释腹泻的病因、潜在并发症以及相关的治疗措施（不选 C）。介绍脱水和电解质平衡紊乱的表现，学会观察尿量、眼窝及皮肤弹性等变化，防止出现严重并发症（不选 A）。指导家长配制和使用口服补液盐（ORS），强调应少量多次饮用（不选 D）。注意饮食卫生，食物应新鲜，食具应定期消毒（不选 B）。

73. B　痈是指相邻多个毛囊及其周围组织的急性细菌性化脓性感染，也可由多个疖融合而成。

74. D　缺铁性贫血与再生障碍性贫血均有贫血的表现，如头晕、乏力、睑结膜苍白、耳鸣、视物模糊、活动后心悸、气短等症状。吞咽困难是铁缺乏的特殊表现之一，可见于缺铁性贫血。

75. E　妊娠 24~28 周孕妇应行 50g 葡萄糖筛查试验（不选 A），服糖 1 小时后血糖≥ 7.8mmol/L 为糖筛查试验异常，此后行空腹血糖测定（不选 C），异常者再行 75g 口服葡萄糖耐量试验（OGTT）明确诊断（不选 D）。妊娠合并糖尿病患者易发生糖尿病酮症酸中毒，应行尿酮体测定，监测肾功能（不选 B）。

76. E 肾癌晚期患者出现营养不良主要与肿瘤消耗和长期血尿有关。

77. B 门静脉高压症分流术后早期，因门静脉系统、腔静脉系统血流量大，压力高，为使血管吻合口保持通畅，防止吻合口破裂出血，须取平卧或低坡半坐卧位（＜ 15°），并注意观察有无吻合口出血倾向。

78. E 为改善睡眠质量，老年人睡前应注意用热水泡脚（选 E）。睡前多饮水（不选 B）、饱餐（不选 A）、观看连续剧（不选 D）易影响睡眠质量。每晚服用镇静催眠药可成瘾，应尽量避免或在医师的指导下服用（不选 C）。

79. A 梗阻解除的重要标志是肛门排便、排气，常提示肠蠕动恢复，可拔除胃肠减压管。

80. D 细菌性肝脓肿患者术后应注意观察和记录脓腔引流液的颜色、性状和量，引流量＜ 10ml/d 时，可逐步退出并拔除引流管，适时换药，直至脓腔闭合。

81. C 小儿喉部呈漏斗状，喉腔较窄（不选 A），声门狭小，软骨柔软、对气道的支撑能力差，容易使气道在吸气时塌陷，引起吸气性呼吸困难；小儿抵抗力低下，喉腔黏膜柔嫩，富含血管及淋巴组织（选 C），声门下组织疏松（不选 B），炎症时易发生水肿，引起气道阻塞。小儿咳嗽反射差，难以有效清除气道内的分泌物（不选 D）。喉痉挛可使声门关闭导致患者出现呼吸困难，多见于 2~3 岁小儿（不选 E）。

82. A 新生儿颅内出血患儿应保持绝对安静，头肩抬高 15°~30°，减少噪声（选 A）；治疗护理操作尽可能集中，使用静脉留置针，减少对患儿的移动和刺激，防止病情加重（不选 D）。及时清除呼吸道分泌物，保持呼吸道通畅，防止窒息（不选 B）。维持体温恒定，体温过高时给予物理降温，体温过低时采用远红外辐射保温床、暖箱或热水袋保暖（不选 C）。保证患儿的热量及营养供给，注意记录 24 小时液体出入量（不选 E）。

83. D 因婴儿胃呈水平位，胃贲门括约肌不发达，吸吮母乳后易发生溢乳。为预防溢乳，可在喂奶后将婴儿竖抱，头部靠在母亲肩上，轻叩背部 1~2 分钟，使空气排出。

84. A 新生儿败血症指细菌侵入血液循环并生长繁殖、产生毒素而造成的全身感染。产后感染是主要感染途径，往往与细菌经脐部、皮肤黏膜损伤处、呼吸道及消化道等部位的侵入有关，其中以脐部感染最多见。

85. E 猩红热患儿典型的皮疹为在皮肤上出现均匀分布的弥漫性充血性针尖大小的丘疹。在皮肤褶皱处如腋窝、肘窝，皮疹密集或由于摩擦出血呈紫色线状，称为“帕氏线”。

86. E 支气管镜检查术前 4 小时禁食、禁饮，防止误吸（不选 A）。术中取仰卧位，肩部略垫高（不选 C）。检查时密切观察生命体征，如呼吸、脉搏等（不选 D）。术后 2 小时内禁食、禁饮（不选 B）。待麻醉作用消失后可小口饮水，无呛咳再进少量温凉流质或半流质食物。

87. B 血栓闭塞性脉管炎患者做伯格（Buerger）运动可以通过改变姿势，被动增进末梢血液循环，促进侧支循环建立。

88. D 腰椎间盘突出症患者直腿抬高试验和加强试验阳性；患者仰卧，伸膝，被动抬高患肢，下肢抬高到 60°~70° 始感腘窝不适，抬高在 60° 以内即可出现坐骨神经痛，称为直腿抬高试验（＋）。在直腿抬高试验阳性时，缓慢降低患肢高度，待放射痛消失，再被动背屈踝关节以牵拉坐骨神经，如又出现放射痛，称为加强试验（＋）。

89. B 肛门检查的体位包括膝胸卧位、左侧卧位、截石位以及蹲位。膝胸卧位是指跪伏在检查床上，大腿与床面垂直，胸部贴床面，臀部抬高，是最常用的体位，适用于肛门、直肠、乙状结肠镜的检查及治疗（选 B）。左侧卧位适用于年老体弱患者的肛门检查。截石位适用于肛门、会阴部位的检查、治疗或手术（不选 D）。蹲位适用于内痔脱出、直肠脱垂的检查。右侧卧位在消化系统疾病中主要适用于阿米巴痢疾的灌肠治疗（不选 A）。

90. D 尿频、尿急、尿痛即膀胱刺激征是肾结核的典型症状，肾结核最早出现的症状是尿频，以后当结核病变侵及膀胱壁，发生结核性膀胱炎及溃疡，尿频加剧，并伴有尿急、尿痛。晚期膀胱发生挛缩，容量显著缩小，尿频更加严重。

91. A 恶露是产后子宫蜕膜脱落，血液、坏死的蜕膜组织经阴道排出的液体（选 A）。正常恶露有腥味，无臭味，持续 4~6 周（不选 E）。恶露可分为 3 类，产后 3~4 天内为血性恶露，呈鲜红色（不选 B）；产后 3~4 天出现浆液恶露，持续 10 天左右，呈淡红色（不选 C）；产后 14 天出现白色恶露，持续 3 周左右，呈白色（不选 D）。

92. B 右心衰竭主要表现为体循环静脉淤血，典型体征包括双下肢水肿、肝大、颈静脉怒张、肝颈静脉反流征阳性等（选 B）。肺淤血是左心衰竭的主要表现（不选 A）。

93. C 水痘为自限性疾病，患儿应隔离至皮疹全部结痂或出疹后 7 天，易感儿接触后应检疫 3 周。

94. B 小儿前囟出生时为 1~2cm，后随颅骨发育而增大，6 个月后逐渐骨化而变小，一般 12~18 个月闭合，最迟于 2 岁闭合。

95. D 乳腺癌术后早期功能锻炼可减少瘢痕牵拉，恢复患侧上肢功能。术后 24 小时内开始做手指和腕部的屈曲和伸展运动（不选 A）。术后 1~3 天，行上肢肌肉等长收缩运动，开始屈肘、伸臂活动。术后第 4 天开始做肩关节的小范围前屈、后伸活动（不选 C）。术后 4~7 天，鼓励患者自行用患侧手洗脸、刷牙、进食，用患侧手摸到对侧肩部或同侧耳朵（选 D，不选 B）。术后 1~2 周，待皮瓣基本愈合后，开始活动肩关节，以肩部为中心，前后摆臂。术后 10 天，皮瓣与胸壁黏附较牢固后开始全范围的肩关节活动，可抬高患侧上肢，手指爬墙运动（直至患侧手指能高举过头），梳理头发（不选 E）。

96. E 子宫内膜癌典型表现为绝经后出现阴道流血。诊断性刮宫是早期确诊子宫内膜癌最常用、最可靠的检查方法，可区分宫颈和宫腔的病变。

97. C 护士为子宫内膜癌患者做妇科检查时，应解释操作的目的，取得配合；做到一人一臀巾，以防交叉感染；在操作时动作要轻，注意观察出血量；防止跌倒；需要特别注意，消毒外阴，戴无菌手套，防止感染。

98. D 双合诊目的在于检查阴道、宫颈、子宫、输卵管、卵巢及子宫旁结缔组织和韧带，以及盆腔内壁有无异常（不选 C）。三合诊检查可触及后倾或后屈子宫的大小，发现子宫后壁、直肠子宫陷凹、子宫骶韧带及双侧盆腔后壁的病变，估计盆腔内病变范围及其与子宫或直肠的关系；在生殖器官肿瘤、结核、子宫内膜异位症、炎症检查时尤为重要（选 D）。直肠-腹部诊（肛腹诊）适用于无性生活史、阴道闭锁或经期不宜做阴道检查者（不选 B）。腹部触诊一般适用于内科检查中（不选 E）。肛门检查是诊断直肠癌最重要且简便易行的方法（不选 A）。

99. B 支气管哮喘典型表现为发作性伴有哮鸣音的呼气性呼吸困难，严重发作时可出现缺氧（选 B）。吸气性呼吸困难常见于喉部、气管、大支气管的狭窄与阻塞（不选 A）。混合性呼吸困难常见于重症肺炎、大量胸腔积液和气胸等（不选 C）。心源性呼吸困难主要由左心和（或）右心衰竭引起（不选 D）。

100. B 支气管哮喘急性发作分为轻度、中度、重度和危重 4 级（不选 E）。轻度患者呼吸频率轻度增加，可闻及散在哮鸣音，肺通气功能和血气分析正常（不选 A）。中度患者呼吸困难明显，可闻及明显、响亮的哮鸣音，使用支气管扩张药后未缓解，SaO_2 91%~95%（选 B）。重度患者休息时即感气短，端坐呼吸，心率＞120 次 / 分，使用支气管扩张药后未缓解，PaO_2＜60mmHg，SaO_2≤90%（不选 C）。危重患者嗜睡或意识模糊，哮鸣音减弱甚至消失，严重低氧血症和高碳酸血症，pH 降低（不选 D）。

101. B 中度支气管哮喘急性发作患者的主要治疗原则是尽快缓解气道痉挛，应给予短效 β_2 受体激动剂吸入，联合吸入短效抗胆碱药、激素混悬液，也可联合静脉注射氨茶碱（选 B）。重度或危重支气管哮喘急性发作应尽早静脉给予糖皮质激素，短时间使用（不选 E）。

102. C 糖尿病酮症酸中毒的患者糖尿病代谢紊乱加重，脂肪动员和分解加速，大量脂肪酸在肝脏经 β 氧化产生大量酮体（乙酰乙酸、β-羟丁酸和丙酮），并扩散到血液中，致使排出的尿液中带有丙酮，呈烂苹果味。

103. D 糖尿病酮症酸中毒患者“三多一少”症状加重，表现为多饮、多食、多尿、体重下降，多尿指 24 小时尿量＞2500ml。

104. E 搬运颈椎、腰椎骨折和病情较重的患者可用四人搬运法，3 人同时平托患者移动，1 人牵引固定头部，并与身体保持一致，严禁弯腰、扭腰。

105. C 脊柱骨折易引起脊髓损伤，颈脊髓损伤时，可导致支配呼吸肌的神经受损，呼吸肌麻痹，出现呼吸困难，甚至呼吸停止。

106. A 脊椎骨折出现四肢瘫痪时，勿向患者介绍脊髓损伤的手术并发症，以免加重患者的心理负担。

107. B 外阴阴道假丝酵母菌病主要表现为外阴瘙痒、灼痛、性交痛，伴尿频、尿痛，典型阴道分泌物呈白色稠厚凝乳状或豆渣样。确诊可用生理盐水悬滴法，10% 氢氧化钾（KOH）悬滴法或革兰染色检查分泌物中的芽孢和假菌丝。

108. B 外阴阴道假丝酵母菌病以局部药物治疗为主，可选用咪康唑栓剂、制霉菌素栓剂等阴道给药，也可用 2%~4% 碳酸氢钠液冲洗阴道或坐浴。制霉菌素为抗真菌药，对假丝酵母菌抗菌活性较高，且不易产生耐药性。

109. B 消化性溃疡患者出现大便隐血试验阳性常提示处于活动期（选B）。胃和十二指肠均有活动性溃疡的患者幽门梗阻发生率较高（不选E），溃疡并发幽门梗阻时，呕吐是最为突出的症状，呕吐物为大量宿食（不选A）。溃疡并发穿孔时，典型表现为骤发刀割样剧烈腹痛，持续性或阵发性加重，可出现全腹压痛、反跳痛、腹肌紧张等急性腹膜炎体征（不选C、D）。

110. D 胃镜检查前应向患者仔细介绍检查的目的、方法，消除患者紧张情绪，使其检查时放松并主动配合（不选A）。检查前8小时禁食（不选B），伴幽门梗阻患者必要时行胃肠减压引流胃内容物（选D）。术前排空膀胱(不选E)。取下活动性义齿妥善保管(不选C)。

111. B 肺结核主要通过呼吸道传播，开放性肺结核患者的排菌是结核传播的主要来源，患者咳嗽排出的结核分枝杆菌悬浮在飞沫核中，当被人吸入后即可引起感染；应行呼吸道隔离。

112. B 痰结核分枝杆菌检查是确诊肺结核的主要方法，其中痰涂片检查简单、快速、易行、可靠，痰中检出结核分枝杆菌对诊断肺结核有极重要的意义。

113. E 利福平的主要不良反应为肝损害（选E)。异烟肼的主要不良反应为周围神经炎（不选A）。吡嗪酰胺的主要不良反应为高尿酸血症。

114. D 诊断颅底骨折最可靠的是有脑脊液漏的临床表现。颅前窝骨折表现为鼻漏，眶周、球结膜下瘀斑（熊猫眼），常伴嗅神经损伤（不选C)。颅中窝骨折可有耳漏，鼻咽部血肿，可能有面、听神经损伤（选D)。颅后窝骨折表现为乳突区（Battle征）、枕下部、咽后壁瘀斑，骨折位于中线者可出现舌咽神经、迷走神经、副神经和舌下神经损伤。

115. C 诊断颅底骨折最可靠的是有脑脊液漏的临床表现。预防脑脊液逆流及颅内感染是护理的重点。患者应绝对卧床休息，取半坐卧位，头偏向患侧，直至脑脊液漏停止3~5天后改为平卧位，目的是借重力作用使脑组织移向颅底，促进漏口封闭（不选B)。禁止经鼻腔或耳道冲洗、滴药（不选D)，禁止经鼻腔吸痰、放置胃管及鼻导管给氧等护理操作，禁止做腰椎穿刺（不选A)。避免咳嗽、擤鼻涕、打喷嚏、用力屏气排便等动作，防止颅内压骤升导致颅内积气或脑脊液逆流（不选E)。在外耳道或鼻前庭疏松处放置干棉球，并记录24小时浸湿的棉球数，以此估计漏出液量，避免挖鼻、抠耳，禁止堵塞鼻腔和外耳道（选C)。

116. C 硬膜外血肿的典型表现为伤后昏迷有中间清醒期，原发性脑损伤表现为昏迷→中间清醒或好转→昏迷。

117. D 肥厚型心肌病最常见的症状是劳力性呼吸困难和乏力，部分患者可出现劳力性胸痛，最常见的持续性心律失常为心房颤动。本病常有明显的家族史(如孪生兄弟)，是青少年和运动猝死的主要原因之一。

118. B 肥厚型心肌病者胸痛发作时，应立即停止活动，绝对卧床休息，安慰患者，解除紧张情绪（选B)。直流非同步电除颤主要用于心室扑动或心室颤动（不选E)。硝酸甘油可导致心脏后负荷降低，加重流出道梗阻而使病情加重（不选C)。

119. C 肥厚型心肌病患者因担心会发生猝死而焦虑，因情绪紧张出现难以入睡、胸闷等症状，查体无明显异常。

120. C 肥厚型心肌病者应避免剧烈运动(不选B)、突然屏气或站立（不选D)、持重物、情绪激动、饱餐、寒冷刺激等，戒烟酒，防止诱发心绞痛。有晕厥病史或猝死家族史者应避免独自外出活动，以免发作时无人在场而发生意外(选C)。坚持服用抗心力衰竭、抗心律失常的药物，以延长存活年限（不选A)。出现便秘时可适当服通便药，以保持大便通畅（不选E)。